国家病原微生物资源库目录

——第三类病原微生物目录（2021年版）

刘剑君　魏　强◎主编

清华大学出版社

北京

图书在版编目（CIP）数据

国家病原微生物资源库目录 . 第三类病原微生物目录：2021 年版 / 刘剑君，魏强主编 . — 北京：清华大学出版社，2023.7
ISBN 978-7-302-64135-3

Ⅰ . ①国… Ⅱ . ①刘… ②魏… Ⅲ . ①病原微生物—目录—中国 Ⅳ . ① R37

中国国家版本馆 CIP 数据核字（2023）第 131327 号

责任编辑：孙　宇　辛瑞瑞
封面设计：吴　晋
责任校对：李建庄
责任印制：曹婉颖

出版发行：清华大学出版社
　　　　　网　　　址：http://www.tup.com.cn，http://www.wqbook.com
　　　　　地　　　址：北京清华大学学研大厦 A 座　　　邮　　编：100084
　　　　　社 总 机：010-83470000　　　　　　邮　　购：010-62786544
　　　　　投稿与读者服务：010-62776969，c-service@tup.tsinghua.edu.cn
　　　　　质量反馈：010-62772015，zhiliang@tup.tsinghua.edu.cn
印 装 者：三河市铭诚印务有限公司
经　　销：全国新华书店
开　　本：210mm×285mm　　　印　　张：26.25　　　字　　数：653 千字
版　　次：2023 年 9 月第 1 版　　　印　　次：2023 年 9 月第 1 次印刷
定　　价：188.00 元

产品编号：098538-01

编委会

李丽娜　中国医学科学院病原生物学研究所

李筱芳　中国医学科学院皮肤病医院（中国医学科学院皮肤病研究所）

李宜晓　中国疾病预防控制中心

李玉环　中国医学科学院医药生物技术研究所

李振军　中国疾病预防控制中心传染病预防控制所

刘立国　中国医学科学院病原生物学研究所

刘梦莹　中国疾病预防控制中心

吕子全　深圳市疾病预防控制中心

马春涛　中国疾病预防控制中心性病艾滋病预防控制中心

梅　蠢　中国疾病预防控制中心

梅　嬛　中国医学科学院皮肤病医院（中国医学科学院皮肤病研究所）

莫艳玲　广东省疾病预防控制中心

彭　博　深圳市疾病预防控制中心

任丽丽　中国医学科学院病原生物学研究所

宋　杨　中国疾病预防控制中心

王聪慧　中国医学科学院病原生物学研究所

王衍海　中国疾病预防控制中心病毒病预防控制所

吴　双　深圳市疾病预防控制中心

吴林寰　中国科学院微生物研究所

吴思宇　中国疾病预防控制中心

肖　悦　中国疾病预防控制中心传染病预防控制所

徐　苗　中国食品药品检定研究院

徐　潇　中国食品药品检定研究院

薛　颖　中国医学科学院病原生物学研究所

杨信怡　中国医学科学院医药生物技术研究所

叶　强　中国食品药品检定研究院

游雪甫　中国医学科学院医药生物技术研究所

余　波　湖北省疾病预防控制中心

赵　莉　中国疾病预防控制中心病毒病预防控制所

赵爱华　中国食品药品检定研究院

赵元元　中国疾病预防控制中心

仲松超　中科软科技股份有限公司

邹　伟　湖北省疾病预防控制中心

邹　旋　深圳市疾病预防控制中心

编制病原微生物目录是国家指定的病原微生物菌（毒）种保藏机构的基本职责，也是提供国家科技资源共享服务的重要体现。2021年4月15日颁布实施的《中华人民共和国生物安全法》提出国家建立生物安全名录和清单制度，对涉及重要生物资源数据等涉及生物安全的材料要制定、公布名录或者清单，并动态调整。

病原微生物作为国家重要战略资源之一，是进行传染病防治、科研、教学、药品和生物制品生产、出入境检验检疫等工作的重要基础支撑材料。按照《病原微生物实验室生物安全管理条例》（国务院第424号令）的相关规定，国家根据病原微生物的传染性和病原微生物感染后对个体或者群体的危害程度将病原微生物分为四类。其中，第三类病原微生物是指能够引起人类或者动物疾病，但一般情况下对人、动物或者环境不构成严重危害，传播风险有限，实验室感染后很少引起严重疾病，并且具备有效治疗和预防措施的微生物。

2017年8月，原国家卫生计生委指定中国疾病预防控制中心为首家国家级病原微生物菌（毒）种保藏中心。2019年6月，经国家卫生健康委推荐，科技部和财政部批准，依托中国疾病预防控制中心组建国家病原微生物资源库，承担国家病原微生物资源保藏任务，履行国家病原微生物保藏职能。为此，中国疾病预防控制中心牵头组织相关保藏机构和国家病原微生物资源库参建单位，于2019年底启动了《国家病原微生物资源库目录——第三类病原微生物目录》（以下简称《目录》）系列目录编制工作。

2021年3月，《国家病原微生物资源库目录—第三类病原微生物目录（2019年版）》出版面世，该书作为我国首部病原微生物目录，收录了由国家指定的保藏机构保藏的危害程度为第三类的细菌、病毒、真菌等近2000条菌（毒）种信息，奠定了我国病原微生物目录的基本框架和内容基础，受到相关管理部门和业内专业人员的广泛关注。为进一步探索建立病原微生物目录制定、发布，以及动态调整等机制，在2019年版《目录》的基础上，中国疾病预防控制中心牵头编制了《国家病原微生物资源库目录—第三类病原微生物目录（2020年版）》，并于2022年12月出版面世。2020年版《目录》增加了国家资源库保藏编号、科技资源标识符、中文名称、外文名称、分类学地位、分离时间、分离地址、分离基物、致病名称和致病对象、用途、来源历史、联系单位及联系邮箱等信息描述项，进一步拓展了目录所包含的内容、丰富了目录信息。在前两版基础上，2021年版《目录》继续以《病原微生物菌（毒）种保藏数据描述通则》（T/CPMA 011-2020）为依据，同时，增加了病原微生物相关图谱及形态学描述，使读者能更直观的了解病原微生物，除丰富了资源信息外，也将积极发挥科普作用。

2021年版《目录》的出版得到了2022年国家出版基金"生物安全与生物资源能力体系建设丛书"项目，以及"十三五""艾滋病和病毒性肝炎等重大传染病防治"《重要传染病病原标准化鉴定关键技术研究和参比库建立》（2018ZX10734404）课题、国家科技资源共享服务平台(国家病原微生物资源库-NPRC-32)、国家科技基础资源调查专项（2021FY100904）、国家重点研发计划（2022YFC2602200）等资助。同时，本目录在编制过程中得到了国家卫生健康委科教司、科技部基础司、国家科技基础条件平台中心等单位领导，以及国家病原微生物资源库、国家微生物科学数据中心及有关专家的支持与指导，在此深表谢意！

作为一本规范性参考工具书，为方便使用，获取目录之外的其他信息及目录中某一株菌（毒）种，也可登陆国家病原微生物资源库网站（www.nprc.org.cn）进一步查询。本书适用于疾控、科研、临床、生产等从事病原微生物检测、鉴定和保藏工作的专业人员使用。由于经验有限，目录中难免有疏漏和不妥之处，敬请读者和相关专业人士批评指正，以便在今后版本中持续修改完善，不断提升国家病原微生物资源共享服务的水平和能力。

刘剑君　魏　强
2023年6月

目 录

第一部分

细 菌

一、埃希菌属

1. 埃希菌属

国家科技资源标识符：CSTR:16698.06.NPRC1.2.816

平台资源号：NPRC 1.2.816

保藏编号：CHPC 1.8564

中文名称：大肠埃希菌

外文名称：*Escherichia coli*

分类学地位：Bacteria; Pseudomonadota; Gammaproteobacteria; Enterobacterales; Enterobacteriaceae; *Escherichia*

生物危害程度：第三类

分离时间：2021-02-21

分离地址：中国北京市

分离基物：患者尿液

致病名称：食物中毒、腹泻

致病对象：人

来源历史：←中国疾病预防控制中心病原微生物菌（毒）种保藏中心传染病预防控制所分中心←中国疾病预防控制中心传染病预防控制所←首都医科大学附属北京友谊医院

用　　途：临床检验

联系单位：中国疾病预防控制中心传染病预防控制所

电子邮箱：chpc@icdc.cn

2. 埃希菌属

国家科技资源标识符：CSTR:16698.06.NPRC1.2.817

平台资源号：NPRC 1.2.817

保藏编号：CHPC 1.9049

中文名称：大肠埃希菌

外文名称：*Escherichia coli*

分类学地位：Bacteria; Pseudomonadota; Gam-

maproteobacteria; Enterobacterales; Enterobacteriaceae; *Escherichia*

生物危害程度：第三类

分离时间：2021-07-23

分离地址：中国北京市

分离基物：水

致病名称：食物中毒、腹泻

致病对象：人

来源历史：←中国疾病预防控制中心病原微生物菌（毒）种保藏中心传染病预防控制所分中心←中国疾病预防控制中心传染病预防控制所←首都医科大学附属北京友谊医院

用　　途：临床检验

联系单位：中国疾病预防控制中心传染病预防控制所

电子邮箱：chpc@icdc.cn

3. 埃希菌属

国家科技资源标识符：CSTR:16698.06.NPRC1.2.818

平台资源号：NPRC 1.2.818

保藏编号：CHPC 1.9215

中文名称：大肠埃希菌

外文名称：*Escherichia coli*

分类学地位：Bacteria; Pseudomonadota; Gammaproteobacteria; Enterobacterales; Enterobacteriaceae; *Escherichia*

生物危害程度：第三类

分离时间：2021-05-23

分离地址：中国福建省泉州市

分离基物：患者粪便

致病名称：食物中毒、腹泻

致病对象：人

来源历史：←中国疾病预防控制中心病原微生物菌（毒）种保藏中心传染病预防控制所分中心←中国疾病预防控制中心传染病预防控制所←福建省泉州市第一医院（福

建医科大学附属泉州第一医院）

用　　途：临床检验

联系单位：中国疾病预防控制中心传染病预防控
制所

电子邮箱：chpc@icdc.cn

4. 埃希菌属

国家科技资源标识符：CSTR:16698.06.NPRC1.2.819

平台资源号：NPRC 1.2.819

保藏编号：CHPC 1.9222

中文名称：大肠埃希菌

外文名称：*Escherichia coli*

分类学地位：Bacteria; Pseudomonadota; Gammaproteobacteria; Enterobacterales; Enterobacteriaceae; *Escherichia*

生物危害程度：第三类

分离时间：2021

分离地址：中国福建省泉州市

分离基物：患者粪便

致病名称：食物中毒、腹泻

致病对象：人

来源历史：←中国疾病预防控制中心病原微生物
菌（毒）种保藏中心传染病预防控制
所分中心←中国疾病预防控制中心传
染病预防控制所←福建省泉州市第一
医院（福建医科大学附属泉州第一医
院）

用　　途：临床检验

联系单位：中国疾病预防控制中心传染病预防控
制所

电子邮箱：chpc@icdc.cn

5. 埃希菌属

国家科技资源标识符：CSTR:16698.06.NPRC1.2.820

平台资源号：NPRC 1.2.820

保藏编号：CHPC 1.4082

中文名称：大肠埃希菌

外文名称：*Escherichia coli*

分类学地位：Bacteria; Pseudomonadota; Gammaproteobacteria; Enterobacterales; Enterobacteriaceae; *Escherichia*

生物危害程度：第三类

分离时间：2019-09-11

分离地址：中国北京市

分离基物：患者痰液

致病名称：食物中毒、腹泻

致病对象：人

来源历史：←中国疾病预防控制中心病原微生物
菌（毒）种保藏中心传染病预防控制
所分中心←中国疾病预防控制中心传
染病预防控制所←首都医科大学附属
北京友谊医院

用　　途：临床检验

联系单位：中国疾病预防控制中心传染病预防控
制所

电子邮箱：chpc@icdc.cn

6. 埃希菌属

国家科技资源标识符：CSTR:16698.06.NPRC1.2.821

平台资源号：NPRC 1.2.821

保藏编号：CHPC 1.4144

中文名称：大肠埃希菌

外文名称：*Escherichia coli*

分类学地位：Bacteria; Pseudomonadota; Gammaproteobacteria; Enterobacterales; Enterobacteriaceae; *Escherichia*

生物危害程度：第三类

分离时间：2019-08-29

分离地址：中国北京市

分离基物：患者痰液

致病名称：食物中毒、腹泻

致病对象：人

来源历史：←中国疾病预防控制中心病原微生物
菌（毒）种保藏中心传染病预防控制

所分中心←中国疾病预防控制中心传
染病预防控制所←首都医科大学附属
北京友谊医院

用　　途：临床检验

联系单位：中国疾病预防控制中心传染病预防控
制所

电子邮箱：chpc@icdc.cn

7. 埃希菌属

国家科技资源标识符：CSTR:16698.06.NPRC1.9.100

平台资源号：NPRC 1.9.100

保藏编号：CMCC(B)43210

中文名称：大肠埃希菌

外文名称：*Escherichia coli*

分类学地位：Bacteria; Pseudomonadota; Gammaproteobacteria; Enterobacterales; Enterobacteriaceae; *Escherichia*

生物危害程度：第三类

分离时间：2019-04-20

分离地址：中国

分离基物：患者[①]

致病名称：腹泻

致病对象：人

来源历史：←中国食品药品检定研究院病原微生
物菌（毒）种保藏中心←中国食品药
品检定研究院食品检定所

用　　途：科研

联系单位：中国食品药品检定研究院

电子邮箱：cmcc@nifdc.org.cn

8. 埃希菌属

国家科技资源标识符：CSTR:16698.06.NPRC1.9.101

平台资源号：NPRC 1.9.101

保藏编号：CMCC(B)43211

中文名称：大肠埃希菌

外文名称：*Escherichia coli*

分类学地位：Bacteria; Pseudomonadota; Gammaproteobacteria; Enterobacterales; Enterobacteriaceae; *Escherichia*

生物危害程度：第三类

分离时间：2019-04-20

分离地址：中国

分离基物：患者[②]

致病名称：腹泻

致病对象：人

来源历史：←中国食品药品检定研究院病原微生
物菌（毒）种保藏中心←中国食品药
品检定研究院食品检定所

用　　途：科研

联系单位：中国食品药品检定研究院

电子邮箱：cmcc@nifdc.org.cn

9. 埃希菌属

国家科技资源标识符：CSTR:16698.06.NPRC1.9.102

平台资源号：NPRC 1.9.102

保藏编号：CMCC(B)43212

中文名称：大肠埃希菌

外文名称：*Escherichia coli*

分类学地位：Bacteria; Pseudomonadota; Gammaproteobacteria; Enterobacterales; Enterobacteriaceae; *Escherichia*

生物危害程度：第三类

分离时间：2019-04-20

分离地址：中国

分离基物：患者[③]

致病名称：腹泻

致病对象：人

来源历史：←中国食品药品检定研究院病原微生
物菌（毒）种保藏中心←中国食品药

---

① 表示菌（毒）种只明确来自患者，具体基物不详。

② 表示菌（毒）种只明确来自患者，具体基物不详。

③ 表示菌（毒）种只明确来自患者，具体基物不详。

品检定研究院食品检定所

用　　途：科研

联系单位：中国食品药品检定研究院

电子邮箱：cmcc@nifdc.org.cn

10. 埃希菌属

国家科技资源标识符：CSTR:16698.06.NPRC 1.9.103

平台资源号：NPRC 1.9.103

保藏编号：CMCC(B)43217

中文名称：大肠埃希菌

外文名称：*Escherichia coli*

分类学地位：Bacteria; Pseudomonadota; Gammaproteobacteria; Enterobacterales; Enterobacteriaceae; *Escherichia*

生物危害程度：第三类

分离时间：2019-04-20

分离地址：中国

分离基物：患者[①]

致病名称：腹泻

致病对象：人

来源历史：←中国食品药品检定研究院病原微生物菌（毒）种保藏中心←中国食品药品检定研究院食品检定所

用　　途：科研

联系单位：中国食品药品检定研究院

电子邮箱：cmcc@nifdc.org.cn

11. 埃希菌属

国家科技资源标识符：CSTR:16698.06.NPRC 1.9.104

平台资源号：NPRC 1.9.104

保藏编号：CMCC(B)43219

中文名称：大肠埃希菌

外文名称：*Escherichia coli*

分类学地位：Bacteria; Pseudomonadota; Gammaproteobacteria; Enterobacterales;

Enterobacteriaceae; *Escherichia*

生物危害程度：第三类

分离时间：2019-04-20

分离地址：中国

分离基物：患者[②]

致病名称：腹泻

致病对象：人

来源历史：←中国食品药品检定研究院病原微生物菌（毒）种保藏中心←中国食品药品检定研究院食品检定所

用　　途：科研

联系单位：中国食品药品检定研究院

电子邮箱：cmcc@nifdc.org.cn

12. 埃希菌属

国家科技资源标识符：CSTR:16698.06.NPRC 1.9.105

平台资源号：NPRC 1.9.105

保藏编号：CMCC(B)43220

中文名称：大肠埃希菌

外文名称：*Escherichia coli*

分类学地位：Bacteria; Pseudomonadota; Gammaproteobacteria; Enterobacterales; Enterobacteriaceae; *Escherichia*

生物危害程度：第三类

分离时间：2019-04-20

分离地址：中国

分离基物：患者[③]

致病名称：腹泻

致病对象：人

来源历史：←中国食品药品检定研究院病原微生物菌（毒）种保藏中心←中国食品药品检定研究院食品检定所

用　　途：科研

联系单位：中国食品药品检定研究院

---

① 表示菌（毒）种只明确来自患者，具体基物不详。

② 表示菌（毒）种只明确来自患者，具体基物不详。

③ 表示菌（毒）种只明确来自患者，具体基物不详。

电子邮箱：cmcc@nifdc.org.cn

13. 埃希菌属

国家科技资源标识符：CSTR:16698.06.NPRC 1.9.106

平台资源号：NPRC 1.9.106

保藏编号：CMCC(B)43228

中文名称：大肠埃希菌

外文名称：*Escherichia coli*

分类学地位：Bacteria; Pseudomonadota; Gammaproteobacteria; Enterobacterales; Enterobacteriaceae; *Escherichia*

生物危害程度：第三类

分离时间：2019-04-20

分离地址：中国

分离基物：患者①

致病名称：腹泻

致病对象：人

来源历史：←中国食品药品检定研究院病原微生物菌（毒）种保藏中心←中国食品药品检定研究院食品检定所

用　　途：科研

联系单位：中国食品药品检定研究院

电子邮箱：cmcc@nifdc.org.cn

14. 埃希菌属

国家科技资源标识符：CSTR:16698.06.NPRC 1.9.107

平台资源号：NPRC 1.9.107

保藏编号：CMCC(B)43229

中文名称：大肠埃希菌

外文名称：*Escherichia coli*

分类学地位：Bacteria; Pseudomonadota; Gammaproteobacteria; Enterobacterales; Enterobacteriaceae; *Escherichia*

生物危害程度：第三类

分离时间：2019-04-20

分离地址：中国

分离基物：患者②

致病名称：腹泻

致病对象：人

来源历史：←中国食品药品检定研究院病原微生物菌（毒）种保藏中心←中国食品药品检定研究院食品检定所

用　　途：科研

联系单位：中国食品药品检定研究院

电子邮箱：cmcc@nifdc.org.cn

15. 埃希菌属

国家科技资源标识符：CSTR:16698.06.NPRC 1.9.108

平台资源号：NPRC 1.9.108

保藏编号：CMCC(B)43230

中文名称：大肠埃希菌

外文名称：*Escherichia coli*

分类学地位：Bacteria; Pseudomonadota; Gammaproteobacteria; Enterobacterales; Enterobacteriaceae; *Escherichia*

生物危害程度：第三类

分离时间：2019-04-20

分离地址：中国

分离基物：患者③

致病名称：腹泻

致病对象：人

来源历史：←中国食品药品检定研究院病原微生物菌（毒）种保藏中心←中国食品药品检定研究院食品检定所

用　　途：科研

联系单位：中国食品药品检定研究院

电子邮箱：cmcc@nifdc.org.cn

---

① 表示菌（毒）种只明确来自患者，具体基物不详。

② 表示菌（毒）种只明确来自患者，具体基物不详。

③ 表示菌（毒）种只明确来自患者，具体基物不详。

16. 埃希菌属

国家科技资源标识符：CSTR:16698.06.NPRC 1.9.109

平台资源号：NPRC 1.9.109

保藏编号：CMCC(B)43231

中文名称：大肠埃希菌

外文名称：*Escherichia coli*

分类学地位：Bacteria; Pseudomonadota; Gammaproteobacteria; Enterobacterales; Enterobacteriaceae; *Escherichia*

生物危害程度：第三类

分离时间：2019-08-10

分离地址：中国

分离基物：患者[①]

致病名称：腹泻

致病对象：人

来源历史：←中国食品药品检定研究院病原微生物菌（毒）种保藏中心←中国食品药品检定研究院食品检定所

用　　途：科研

联系单位：中国食品药品检定研究院

电子邮箱：cmcc@nifdc.org.cn

17. 埃希菌属

国家科技资源标识符：CSTR:16698.06.NPRC 1.9.110

平台资源号：NPRC 1.9.110

保藏编号：CMCC(B)43232

中文名称：大肠埃希菌

外文名称：*Escherichia coli*

分类学地位：Bacteria; Pseudomonadota; Gammaproteobacteria; Enterobacterales; Enterobacteriaceae; *Escherichia*

生物危害程度：第三类

分离时间：2019-04-20

分离地址：中国

分离基物：患者[②]

致病名称：腹泻

致病对象：人

来源历史：←中国食品药品检定研究院病原微生物菌（毒）种保藏中心←中国食品药品检定研究院食品检定所

用　　途：科研

联系单位：中国食品药品检定研究院

电子邮箱：cmcc@nifdc.org.cn

18. 埃希菌属

国家科技资源标识符：CSTR:16698.06.NPRC 1.9.111

平台资源号：NPRC 1.9.111

保藏编号：CMCC(B)43233

中文名称：大肠埃希菌

外文名称：*Escherichia coli*

分类学地位：Bacteria; Pseudomonadota; Gammaproteobacteria; Enterobacterales; Enterobacteriaceae; *Escherichia*

生物危害程度：第三类

分离时间：2019-04-20

分离地址：中国

分离基物：患者[③]

致病名称：腹泻

致病对象：人

来源历史：←中国食品药品检定研究院病原微生物菌（毒）种保藏中心←中国食品药品检定研究院食品检定所

用　　途：科研

联系单位：中国食品药品检定研究院

电子邮箱：cmcc@nifdc.org.cn

19. 埃希菌属

国家科技资源标识符：CSTR:16698.06.NPRC 1.9.112

---

① 表示菌（毒）种只明确来自患者，具体基物不详。

② 表示菌（毒）种只明确来自患者，具体基物不详。

③ 表示菌（毒）种只明确来自患者，具体基物不详。

平台资源号：NPRC 1.9.112

保藏编号：CMCC(B)43234

中文名称：大肠埃希菌

外文名称：*Escherichia coli*

分类学地位：Bacteria; Pseudomonadota; Gammaproteobacteria; Enterobacterales; Enterobacteriaceae; *Escherichia*

生物危害程度：第三类

分离时间：2019-04-20

分离地址：中国

分离基物：患者[①]

致病名称：腹泻

致病对象：人

来源历史：←中国食品药品检定研究院病原微生物菌（毒）种保藏中心←中国食品药品检定研究院食品检定所

用　　途：科研

联系单位：中国食品药品检定研究院

电子邮箱：cmcc@nifdc.org.cn

20. 埃希菌属

国家科技资源标识符：CSTR:16698.06.NPRC 1.9.113

平台资源号：NPRC 1.9.113

保藏编号：CMCC(B)43235

中文名称：大肠埃希菌

外文名称：*Escherichia coli*

分类学地位：Bacteria; Pseudomonadota; Gammaproteobacteria; Enterobacterales; Enterobacteriaceae; *Escherichia*

生物危害程度：第三类

分离时间：2019-04-20

分离地址：中国

分离基物：患者[②]

致病名称：腹泻

---

① 表示菌（毒）种只明确来自患者，具体基物不详。
② 表示菌（毒）种只明确来自患者，具体基物不详。

致病对象：人

来源历史：←中国食品药品检定研究院病原微生物菌（毒）种保藏中心←中国食品药品检定研究院食品检定所

用　　途：科研

联系单位：中国食品药品检定研究院

电子邮箱：cmcc@nifdc.org.cn

21. 埃希菌属

国家科技资源标识符：CSTR:16698.06.NPRC 1.12.110

平台资源号：NPRC 1.12.110

保藏编号：HB0400041

中文名称：大肠埃希菌

外文名称：*Escherichia coli*

分类学地位：Bacteria; Pseudomonadota; Gammaproteobacteria; Enterobacterales; Enterobacteriaceae; *Escherichia*

生物危害程度：第三类

分离时间：2020-05-06

分离地址：中国湖北省宜昌市

分离基物：腹泻患者粪便

致病名称：食物中毒

致病对象：人

来源历史：←湖北省疾病预防控制中心病原微生物菌（毒）种保藏中心←湖北省疾病预防控制中心←湖北省宜昌市疾病预防控制中心←湖北省宜昌市妇幼保健院

用　　途：传染病病原监测和溯源

联系单位：湖北省疾病预防控制中心

电子邮箱：JDZBCZX@163.com

22. 埃希菌属

国家科技资源标识符：CSTR:16698.06.NPRC 1.12.111

平台资源号：NPRC 1.12.111

保藏编号：HB0400042

中文名称：大肠埃希菌

外文名称：*Escherichia coli*

分类学地位：Bacteria; Pseudomonadota; Gammaproteobacteria; Enterobacterales; Enterobacteriaceae; *Escherichia*

生物危害程度：第三类

分离时间：2020-05-06

分离地址：中国湖北省宜昌市

分离基物：腹泻患者粪便

致病名称：食物中毒

致病对象：人

来源历史：←湖北省疾病预防控制中心病原微生物菌（毒）种保藏中心←湖北省疾病预防控制中心←湖北省宜昌市疾病预防控制中心←湖北省宜昌市妇幼保健院

用　　途：传染病病原监测和溯源

联系单位：湖北省疾病预防控制中心

电子邮箱：JDZBCZX@163.com

23. 埃希菌属

国家科技资源标识符：CSTR:16698.06.NPRC 1.12.112

平台资源号：NPRC 1.12.112

保藏编号：HB0400043

中文名称：大肠埃希菌

外文名称：*Escherichia coli*

分类学地位：Bacteria; Pseudomonadota; Gammaproteobacteria; Enterobacterales; Enterobacteriaceae; *Escherichia*

生物危害程度：第三类

分离时间：2020-05-11

分离地址：中国湖北省宜昌市

分离基物：腹泻患者粪便

致病名称：食物中毒

致病对象：人

来源历史：←湖北省疾病预防控制中心病原微生物菌（毒）种保藏中心←湖北省疾病预防控制中心←湖北省宜昌市疾病预

防控制中心←湖北省宜昌市妇幼保健院

用　　途：传染病病原监测和溯源

联系单位：湖北省疾病预防控制中心

电子邮箱：JDZBCZX@163.com

24. 埃希菌属

国家科技资源标识符：CSTR:16698.06.NPRC 1.12.113

平台资源号：NPRC 1.12.113

保藏编号：HB0400044

中文名称：大肠埃希菌

外文名称：*Escherichia coli*

分类学地位：Bacteria; Pseudomonadota; Gammaproteobacteria; Enterobacterales; Enterobacteriaceae; *Escherichia*

生物危害程度：第三类

分离时间：2020-05-11

分离地址：中国湖北省宜昌市

分离基物：腹泻患者粪便

致病名称：食物中毒

致病对象：人

来源历史：←湖北省疾病预防控制中心病原微生物菌（毒）种保藏中心←湖北省疾病预防控制中心←湖北省宜昌市疾病预防控制中心←湖北省宜昌市妇幼保健院

用　　途：传染病病原监测和溯源

联系单位：湖北省疾病预防控制中心

电子邮箱：JDZBCZX@163.com

25. 埃希菌属

国家科技资源标识符：CSTR:16698.06.NPRC 1.12.114

平台资源号：NPRC 1.12.114

保藏编号：HB0400045

中文名称：大肠埃希菌

外文名称：*Escherichia coli*

分类学地位：Bacteria; Pseudomonadota; Gam-

maproteobacteria; Enterobacterales;
Enterobacteriaceae; *Escherichia*

生物危害程度：第三类

分离时间：2020-05-25

分离地址：中国湖北省宜昌市

分离基物：腹泻患者粪便

致病名称：食物中毒

致病对象：人

来源历史：←湖北省疾病预防控制中心病原微生物菌（毒）种保藏中心←湖北省疾病预防控制中心←湖北省宜昌市疾病预防控制中心←湖北省宜昌市妇幼保健院

用　　途：传染病病原监测和溯源

联系单位：湖北省疾病预防控制中心

电子邮箱：JDZBCZX@163.com

26. 埃希菌属

国家科技资源标识符：CSTR:16698.06.NPRC 1.12.115

平台资源号：NPRC 1.12.115

保藏编号：HB0400046

中文名称：大肠埃希菌

外文名称：*Escherichia coli*

分类学地位：Bacteria; Pseudomonadota; Gammaproteobacteria; Enterobacterales; Enterobacteriaceae; *Escherichia*

生物危害程度：第三类

分离时间：2020-06-28

分离地址：中国湖北省宜昌市

分离基物：腹泻患者粪便

致病名称：食物中毒

致病对象：人

来源历史：←湖北省疾病预防控制中心病原微生物菌（毒）种保藏中心←湖北省疾病预防控制中心←湖北省宜昌市疾病预防控制中心←湖北省宜昌市妇幼保健院

用　　途：传染病病原监测和溯源

联系单位：湖北省疾病预防控制中心

电子邮箱：JDZBCZX@163.com

27. 埃希菌属

国家科技资源标识符：CSTR:16698.06.NPRC 1.12.116

平台资源号：NPRC 1.12.116

保藏编号：HB0400047

中文名称：大肠埃希菌

外文名称：*Escherichia coli*

分类学地位：Bacteria; Pseudomonadota; Gammaproteobacteria; Enterobacterales; Enterobacteriaceae; *Escherichia*

生物危害程度：第三类

分离时间：2020-06-28

分离地址：中国湖北省宜昌市

分离基物：腹泻患者粪便

致病名称：食物中毒

致病对象：人

来源历史：←湖北省疾病预防控制中心病原微生物菌（毒）种保藏中心←湖北省疾病预防控制中心←湖北省宜昌市疾病预防控制中心←湖北省宜昌市妇幼保健院

用　　途：传染病病原监测和溯源

联系单位：湖北省疾病预防控制中心

电子邮箱：JDZBCZX@163.com

28. 埃希菌属

国家科技资源标识符：CSTR:16698.06.NPRC 1.12.117

平台资源号：NPRC 1.12.117

保藏编号：HB0400048

中文名称：大肠埃希菌

外文名称：*Escherichia coli*

分类学地位：Bacteria; Pseudomonadota; Gammaproteobacteria; Enterobacterales; Enterobacteriaceae; *Escherichia*

生物危害程度：第三类

分离时间：2020-06-28

分离地址：中国湖北省宜昌市

分离基物：腹泻患者粪便

致病名称：食物中毒

致病对象：人

来源历史：←湖北省疾病预防控制中心病原微生物菌（毒）种保藏中心←湖北省疾病预防控制中心←湖北省宜昌市疾病预防控制中心←湖北省宜昌市妇幼保健院

用　　途：传染病病原监测和溯源

联系单位：湖北省疾病预防控制中心

电子邮箱：JDZBCZX@163.com

29. 埃希菌属

国家科技资源标识符：CSTR:16698.06.NPRC 1.12.118

平台资源号：NPRC 1.12.118

保藏编号：HB0400049

中文名称：大肠埃希菌

外文名称：*Escherichia coli*

分类学地位：Bacteria; Pseudomonadota; Gammaproteobacteria; Enterobacterales; Enterobacteriaceae; *Escherichia*

生物危害程度：第三类

分离时间：2020-06-28

分离地址：中国湖北省宜昌市

分离基物：腹泻患者粪便

致病名称：食物中毒

致病对象：人

来源历史：←湖北省疾病预防控制中心病原微生物菌（毒）种保藏中心←湖北省疾病预防控制中心←湖北省宜昌市疾病预防控制中心←湖北省宜昌市妇幼保健院

用　　途：传染病病原监测和溯源

联系单位：湖北省疾病预防控制中心

电子邮箱：JDZBCZX@163.com

30. 埃希菌属

国家科技资源标识符：CSTR:16698.06.NPRC 1.12.119

平台资源号：NPRC 1.12.119

保藏编号：HB0400050

中文名称：大肠埃希菌

外文名称：*Escherichia coli*

分类学地位：Bacteria; Pseudomonadota; Gammaproteobacteria; Enterobacterales; Enterobacteriaceae; *Escherichia*

生物危害程度：第三类

分离时间：2020-07-22

分离地址：中国湖北省武汉市

分离基物：腹泻患者粪便

致病名称：食物中毒

致病对象：人

来源历史：←湖北省疾病预防控制中心病原微生物菌（毒）种保藏中心←湖北省疾病预防控制中心←湖北省武汉市疾病预防控制中心←华中科技大学社区卫生服务中心

用　　途：传染病病原监测和溯源

联系单位：湖北省疾病预防控制中心

电子邮箱：JDZBCZX@163.com

31. 埃希菌属

国家科技资源标识符：CSTR:16698.06.NPRC 1.12.120

平台资源号：NPRC 1.12.120

保藏编号：HB0400051

中文名称：大肠埃希菌

外文名称：*Escherichia coli*

分类学地位：Bacteria; Pseudomonadota; Gammaproteobacteria; Enterobacterales; Enterobacteriaceae; *Escherichia*

生物危害程度：第三类

分离时间：2020-08-03

细菌

分离地址：中国湖北省武汉市

分离基物：腹泻患者粪便

致病名称：食物中毒

致病对象：人

来源历史：←湖北省疾病预防控制中心病原微生物菌（毒）种保藏中心←湖北省疾病预防控制中心←湖北省武汉市疾病预防控制中心←华中科技大学社区卫生服务中心

用　　途：传染病病原监测和溯源

联系单位：湖北省疾病预防控制中心

电子邮箱：JDZBCZX@163.com

32. 埃希菌属

国家科技资源标识符：CSTR:16698.06.NPRC 1.12.121

平台资源号：NPRC 1.12.121

保藏编号：HB0400052

中文名称：大肠埃希菌

外文名称：*Escherichia coli*

分类学地位：Bacteria; Pseudomonadota; Gammaproteobacteria; Enterobacterales; Enterobacteriaceae; *Escherichia*

生物危害程度：第三类

分离时间：2020-09-15

分离地址：中国湖北省武汉市

分离基物：腹泻患者粪便

致病名称：食物中毒

致病对象：人

来源历史：←湖北省疾病预防控制中心病原微生物菌（毒）种保藏中心←湖北省疾病预防控制中心←湖北省武汉市疾病预防控制中心←华中师范大学社区卫生服务中心

用　　途：传染病病原监测和溯源

联系单位：湖北省疾病预防控制中心

电子邮箱：JDZBCZX@163.com

33. 埃希菌属

国家科技资源标识符：CSTR:16698.06.NPRC 1.12.122

平台资源号：NPRC 1.12.122

保藏编号：HB0400053

中文名称：大肠埃希菌

外文名称：*Escherichia coli*

分类学地位：Bacteria; Pseudomonadota; Gammaproteobacteria; Enterobacterales; Enterobacteriaceae; *Escherichia*

生物危害程度：第三类

分离时间：2020-09-24

分离地址：中国湖北省武汉市

分离基物：腹泻患者粪便

致病名称：食物中毒

致病对象：人

来源历史：←湖北省疾病预防控制中心病原微生物菌（毒）种保藏中心←湖北省疾病预防控制中心←湖北省武汉市疾病预防控制中心←华中科技大学社区卫生服务中心

用　　途：传染病病原监测和溯源

联系单位：湖北省疾病预防控制中心

电子邮箱：JDZBCZX@163.com

34. 埃希菌属

国家科技资源标识符：CSTR:16698.06.NPRC 1.12.123

平台资源号：NPRC 1.12.123

保藏编号：HB0400054

中文名称：大肠埃希菌

外文名称：*Escherichia coli*

分类学地位：Bacteria; Pseudomonadota; Gammaproteobacteria; Enterobacterales; Enterobacteriaceae; *Escherichia*

生物危害程度：第三类

分离时间：2020-09-27

分离地址：中国湖北省武汉市

分离基物：腹泻患者粪便

致病名称：食物中毒

致病对象：人

来源历史：←湖北省疾病预防控制中心病原微生物菌（毒）种保藏中心←湖北省疾病预防控制中心←湖北省武汉市疾病预防控制中心←华中师范大学社区卫生服务中心

用　　途：传染病病原监测和溯源

联系单位：湖北省疾病预防控制中心

电子邮箱：JDZBCZX@163.com

35. 埃希菌属

国家科技资源标识符：CSTR:16698.06.NPRC 1.12.124

平台资源号：NPRC 1.12.124

保藏编号：HB0400055

中文名称：大肠埃希菌

外文名称：*Escherichia coli*

分类学地位：Bacteria; Pseudomonadota; Gammaproteobacteria; Enterobacterales; Enterobacteriaceae; *Escherichia*

生物危害程度：第三类

分离时间：2020-09-27

分离地址：中国湖北省武汉市

分离基物：腹泻患者粪便

致病名称：食物中毒

致病对象：人

来源历史：←湖北省疾病预防控制中心病原微生物菌（毒）种保藏中心←湖北省疾病预防控制中心←湖北省武汉市疾病预防控制中心←华中科技大学社区卫生服务中心

用　　途：传染病病原监测和溯源

联系单位：湖北省疾病预防控制中心

电子邮箱：JDZBCZX@163.com

36. 埃希菌属

国家科技资源标识符：CSTR:16698.06.NPRC 1.12.125

平台资源号：NPRC 1.12.125

保藏编号：HB0400056

中文名称：大肠埃希菌

外文名称：*Escherichia coli*

分类学地位：Bacteria; Pseudomonadota; Gammaproteobacteria; Enterobacterales; Enterobacteriaceae; *Escherichia*

生物危害程度：第三类

分离时间：2020-09-28

分离地址：中国湖北省武汉市

分离基物：腹泻患者粪便

致病名称：食物中毒

致病对象：人

来源历史：←湖北省疾病预防控制中心病原微生物菌（毒）种保藏中心←湖北省疾病预防控制中心←湖北省武汉市疾病预防控制中心←华中师范大学社区卫生服务中心

用　　途：传染病病原监测和溯源

联系单位：湖北省疾病预防控制中心

电子邮箱：JDZBCZX@163.com

37. 埃希菌属

国家科技资源标识符：CSTR:16698.06.NPRC 1.12.126

平台资源号：NPRC 1.12.126

保藏编号：HB0400057

中文名称：大肠埃希菌

外文名称：*Escherichia coli*

分类学地位：Bacteria; Pseudomonadota; Gammaproteobacteria; Enterobacterales; Enterobacteriaceae; *Escherichia*

生物危害程度：第三类

分离时间：2020-10-15

分离地址：中国湖北省武汉市

细菌

分离基物：腹泻患者粪便

致病名称：食物中毒

致病对象：人

来源历史：←湖北省疾病预防控制中心病原微生物菌（毒）种保藏中心←湖北省疾病预防控制中心←湖北省武汉市疾病预防控制中心←华中科技大学社区卫生服务中心

用　　途：传染病病原监测和溯源

联系单位：湖北省疾病预防控制中心

电子邮箱：JDZBCZX@163.com

38. 埃希菌属

国家科技资源标识符：CSTR:16698.06.NPRC 1.12.127

平台资源号：NPRC 1.12.127

保藏编号：HB0400058

中文名称：大肠埃希菌

外文名称：*Escherichia coli*

分类学地位：Bacteria; Pseudomonadota; Gammaproteobacteria; Enterobacterales; Enterobacteriaceae; *Escherichia*

生物危害程度：第三类

分离时间：2020-10-15

分离地址：中国湖北省武汉市

分离基物：腹泻患者粪便

致病名称：食物中毒

致病对象：人

来源历史：←湖北省疾病预防控制中心病原微生物菌（毒）种保藏中心←湖北省疾病预防控制中心←湖北省武汉市疾病预防控制中心←华中师范大学社区卫生服务中心

用　　途：传染病病原监测和溯源

联系单位：湖北省疾病预防控制中心

电子邮箱：JDZBCZX@163.com

39. 埃希菌属

国家科技资源标识符：CSTR:16698.06.NPRC 1.12.128

平台资源号：NPRC 1.12.128

保藏编号：HB0400059

中文名称：大肠埃希菌

外文名称：*Escherichia coli*

分类学地位：Bacteria; Pseudomonadota; Gammaproteobacteria; Enterobacterales; Enterobacteriaceae; *Escherichia*

生物危害程度：第三类

分离时间：2020-11-11

分离地址：中国湖北省武汉市

分离基物：腹泻患者粪便

致病名称：食物中毒

致病对象：人

来源历史：←湖北省疾病预防控制中心病原微生物菌（毒）种保藏中心←湖北省疾病预防控制中心←湖北省武汉市疾病预防控制中心←华中师范大学社区卫生服务中心

用　　途：传染病病原监测和溯源

联系单位：湖北省疾病预防控制中心

电子邮箱：JDZBCZX@163.com

40. 埃希菌属

国家科技资源标识符：CSTR:16698.06.NPRC 1.12.129

平台资源号：NPRC 1.12.129

保藏编号：HB0400060

中文名称：大肠埃希菌

外文名称：*Escherichia coli*

分类学地位：Bacteria; Pseudomonadota; Gammaproteobacteria; Enterobacterales; Enterobacteriaceae; *Escherichia*

生物危害程度：第三类

分离时间：2020-11-11

分离地址：中国湖北省武汉市

分离基物：腹泻患者粪便

致病名称：食物中毒

致病对象：人

来源历史：←湖北省疾病预防控制中心病原微生物菌（毒）种保藏中心←湖北省疾病预防控制中心←湖北省武汉市疾病预防控制中心←华中师范大学社区卫生服务中心

用　　途：传染病病原监测和溯源

联系单位：湖北省疾病预防控制中心

电子邮箱：JDZBCZX@163.com

41. 埃希菌属

国家科技资源标识符：CSTR:16698.06.NPRC 1.14.6

平台资源号：NPRC 1.14.6

保藏编号：SZCDC-WXSEC20220003

中文名称：大肠埃希菌

外文名称：*Escherichia coli*

分类学地位：Bacteria; Pseudomonadota; Gammaproteobacteria; Enterobacterales; Enterobacteriaceae; *Escherichia*

生物危害程度：第三类

分离时间：2021-02-16

分离地址：中国广东省深圳市

分离基物：腹泻患者粪便

致病名称：食物中毒、腹泻

致病对象：人

来源历史：←广东省深圳市疾病预防控制中心←广东省深圳市福田区疾病预防控制中心

用　　途：传染病病原监测和溯源

联系单位：广东省深圳市疾病预防控制中心卫生微生物检测所

电子邮箱：jkzxwjwswjcs@wjw.sz.gov.cn

42. 埃希菌属

国家科技资源标识符：CSTR:16698.06.NPRC 1.7.31

平台资源号：NPRC 1.7.31

保藏编号：CCPM(A)-P-072101

中文名称：大肠埃希菌

外文名称：*Escherichia coli*

分类学地位：Bacteria; Pseudomonadota; Gammaproteobacteria; Enterobacterales; Enterobacteriaceae; *Escherichia*

生物危害程度：第三类

分离时间：2020-10-18

分离地址：中国北京市

分离基物：患者外周血

致病名称：尿路感染、菌血症、消化道感染

致病对象：人

来源历史：←中国医学科学院病原微生物菌（毒）种保藏中心药用微生物相关菌（毒）种保藏分中心←中国医学科学院医药生物技术研究所

用　　途：科研、教学领域的微生物学检验

联系单位：中国医学科学院医药生物技术研究所

电子邮箱：xinyiyang@imb.cams.cn

43. 埃希菌属

国家科技资源标识符：CSTR:16698.06.NPRC 1.7.32

平台资源号：NPRC 1.7.32

保藏编号：CCPM(A)-P-072102

中文名称：大肠埃希菌

外文名称：*Escherichia coli*

分类学地位：Bacteria; Pseudomonadota; Gammaproteobacteria; Enterobacterales; Enterobacteriaceae; *Escherichia*

生物危害程度：第三类

分离时间：2020-10-16

分离地址：中国北京市

分离基物：患者盆腔引流液

致病名称：尿路感染、菌血症、消化道感染

致病对象：人

来源历史：←中国医学科学院病原微生物菌（毒）

细菌

种保藏中心药用微生物相关菌（毒）
种保藏分中心←中国医学科学院医药
生物技术研究所

用　　途：科研、教学领域的微生物学检验

联系单位：中国医学科学院医药生物技术研究所

电子邮箱：xinyiyang@imb.cams.cn

◢ 二、巴斯德菌属

44. 巴斯德菌属

国家科技资源标识符：CSTR:16698.06.NPRC 1.2.822

平台资源号：NPRC 1.2.822

保藏编号：CHPC 1.4080

中文名称：产气巴斯德菌

外文名称：*Pasteurella aerogenes*

分类学地位：Bacteria; Pseudomonadota; Gammaproteobacteria; Pasteurellales; Pasteurellaceae; *Pasteurella*

生物危害程度：第三类

分离时间：2019-09-11

分离地址：中国北京市

分离基物：患者尿液

致病名称：尿路感染、关节炎、骨髓炎、败血症

致病对象：人

来源历史：←中国疾病预防控制中心病原微生物菌（毒）种保藏中心传染病预防控制所分中心←中国疾病预防控制中心传染病预防控制所←首都医科大学附属北京友谊医院

用　　途：临床检验

联系单位：中国疾病预防控制中心传染病预防控制所

电子邮箱：chpc@icdc.cn

45. 巴斯德菌属

国家科技资源标识符：CSTR:16698.06.NPRC 1.2.823

平台资源号：NPRC 1.2.823

保藏编号：CHPC 1.4127

中文名称：多杀巴斯德菌

外文名称：*Pasteurella multocida*

分类学地位：Bacteria; Pseudomonadota; Gammaproteobacteria; Pasteurellales; Pasteurellaceae; *Pasteurella*

生物危害程度：第三类

分离时间：2019-08-02

分离地址：中国北京市

分离基物：患者痰液

致病名称：尿路感染、关节炎、骨髓炎、败血症

致病对象：人

来源历史：←中国疾病预防控制中心病原微生物菌（毒）种保藏中心传染病预防控制所分中心←中国疾病预防控制中心传染病预防控制所←首都医科大学附属北京友谊医院

用　　途：临床检验

联系单位：中国疾病预防控制中心传染病预防控制所

电子邮箱：chpc@icdc.cn

◢ 三、棒状杆菌属

46. 棒状杆菌属

国家科技资源标识符：CSTR:16698.06.NPRC 1.9.114

平台资源号：NPRC 1.9.114

保藏编号：CMCC(B)38109

中文名称：白喉棒状杆菌

外文名称：*Corynebacterium diphtheriae*

分类学地位：Bacteria; Actinomycetota; Actinomy-

cetes; Mycobacteriales; Corynebacte-
riaceae; *Corynebacterium*

生物危害程度：第三类

分离时间：未知

分离地址：未知

分离基物：未知

致病名称：白喉

致病对象：人

来源历史：←中国食品药品检定研究院病原微
生物菌（毒）种保藏中心←中国食
品药品检定研究院←美国标准生物
品收藏中心（American Type Culture
Collection, ATCC）

用　　途：科研

联系单位：中国食品药品检定研究院

电子邮箱：cmcc@nifdc.org.cn

47. 棒状杆菌属

国家科技资源标识符：CSTR:16698.06.NPRC 1.9.115

平台资源号：NPRC 1.9.115

保藏编号：CMCC(B)65602

中文名称：停滞棒杆菌

外文名称：*Corynebacterium stationis*

分类学地位：Bacteria; Actinomycetota; Actinomy-
cetes; Mycobacteriales; Corynebacte-
riaceae; *Corynebacterium*

生物危害程度：未知

分离时间：2020-08-30

分离地址：中国

分离基物：食品

致病名称：未知

致病对象：未知

来源历史：←中国食品药品检定研究院病原微生
物菌（毒）种保藏中心←中国食品药
品检定研究院食品检定所

用　　途：科研

联系单位：中国食品药品检定研究院

电子邮箱：cmcc@nifdc.org.cn

48. 棒状杆菌属

国家科技资源标识符：CSTR:16698.06.NPRC 1.9.116

平台资源号：NPRC 1.9.116

保藏编号：CMCC(B)65603

中文名称：干酪棒杆菌

外文名称：*Corynebacterium casei*

分类学地位：Bacteria; Actinomycetota; Actinomy-
cetes; Mycobacteriales; Corynebacte-
riaceae; *Corynebacterium*

生物危害程度：未知

分离时间：未知

分离地址：中国

分离基物：食品

致病名称：未知

致病对象：未知

来源历史：←中国食品药品检定研究院病原微生
物菌（毒）种保藏中心←中国食品药
品检定研究院食品检定所

用　　途：科研

联系单位：中国食品药品检定研究院

电子邮箱：cmcc@nifdc.org.cn

49. 棒状杆菌属

国家科技资源标识符：CSTR:16698.06.NPRC 1.9.117

平台资源号：NPRC 1.9.117

保藏编号：CMCC(B)38403

中文名称：快速食脲棒杆菌

外文名称：*Corynebacterium ureicelerivorans*

分类学地位：Bacteria; Actinomycetota; Actinomy-
cetes; Mycobacteriales; Corynebacte-
riaceae; *Corynebacterium*

生物危害程度：未知

分离时间：2020-08-20

分离地址：中国

分离基物：动物①

致病名称：未知

致病对象：未知

来源历史：←中国食品药品检定研究院病原微生
物菌（毒）种保藏中心←中国食品药
品检定研究院食品检定所

用　　途：科研

联系单位：中国食品药品检定研究院

电子邮箱：cmcc@nifdc.org.cn

50. 棒状杆菌属

国家科技资源标识符：CSTR:16698.06.NPRC 1.2.824

平台资源号：NPRC 1.2.824

保藏编号：CHPC 1.8361

中文名称：假白喉棒状杆菌

外文名称：*Corynebacterium pseudodiphtheriticum*

分类学地位：Bacteria; Actinomycetota; Actinomy-
cetes; Mycobacteriales; Corynebacte-
riaceae; *Corynebacterium*

生物危害程度：第三类

分离时间：1980

分离地址：美国纽约市

分离基物：患者咽喉拭子

致病名称：心内膜炎、尿道感染

致病对象：人

来源历史：←中国疾病预防控制中心病原微生物
菌（毒）种保藏中心传染病预防控制
所分中心←中国疾病预防控制中心传
染病预防控制所←广东省微生物菌种
保藏中心

用　　途：模式菌株

联系单位：中国疾病预防控制中心传染病预防控
制所

电子邮箱：chpc@icdc.cn

51. 棒状杆菌属

国家科技资源标识符：CSTR:16698.06.NPRC 1.9.118

平台资源号：NPRC 1.9.118

保藏编号：CMCC(B)38404

中文名称：谷氨酸棒杆菌

外文名称：*Corynebacterium glutamicum*

分类学地位：Bacteria; Actinomycetota; Actinomy-
cetes; Mycobacteriales; Corynebacte-
riaceae; *Corynebacterium*

生物危害程度：未知

分离时间：2020-08-20

分离地址：中国北京市

分离基物：动物②

致病名称：未知

致病对象：未知

来源历史：←中国食品药品检定研究院病原微生
物菌（毒）种保藏中心←中国食品药
品检定研究院食品检定所

用　　途：科研

联系单位：中国食品药品检定研究院

电子邮箱：cmcc@nifdc.org.cn

四、变形杆菌属

52. 变形杆菌属

国家科技资源标识符：CSTR:16698.06.NPRC 1.2.1368

平台资源号：NPRC 1.2.1368

保藏编号：CHPC 1.9096

中文名称：奇异变形杆菌

外文名称：*Proteus mirabilis*

分类学地位：Bacteria; Pseudomonadota; Gam-
maproteobacteria; Enterobacterales;

---

① 表示菌（毒）种只明确来自动物，具体基物不详。

② 表示菌（毒）种只明确来自动物，具体基物不详。

Morganellaceae; *Proteus*

生物危害程度：第三类

分离时间：2021-08-15

分离地址：中国北京市

分离基物：患者粪便

致病名称：食物中毒、尿路感染、医源性感染

致病对象：人

来源历史：←中国疾病预防控制中心病原微生物
菌（毒）种保藏中心传染病预防控制
所分中心←中国疾病预防控制中心传
染病预防控制所

用　　途：临床检验

联系单位：中国疾病预防控制中心传染病预防控
制所

电子邮箱：chpc@icdc.cn

53. 变形杆菌属

国家科技资源标识符：CSTR:16698.06.NPRC 1.2.825

平台资源号：NPRC 1.2.825

保藏编号：CHPC 1.3098

中文名称：彭氏变形杆菌

外文名称：*Proteus penneri*

分类学地位：Bacteria; Pseudomonadota; Gam-
maproteobacteria; Enterobacterales;
Morganellaceae; *Proteus*

生物危害程度：第三类

分离时间：2017

分离地址：美国阿拉斯加州

分离基物：患者尿液

致病名称：食物中毒、尿路感染、医源性感染

致病对象：人

来源历史：←中国疾病预防控制中心病原微生物
菌（毒）种保藏中心传染病预防控制
所分中心←中国疾病预防控制中心传
染病预防控制所←广东省微生物菌种
保藏中心

用　　途：质量控制、质控考核

联系单位：中国疾病预防控制中心传染病预防控
制所

电子邮箱：chpc@icdc.cn

54. 变形杆菌属

国家科技资源标识符：CSTR:16698.06.NPRC 1.2.826

平台资源号：NPRC 1.2.826

保藏编号：CHPC 1.1899

中文名称：变形杆菌

外文名称：*Proteus* sp.

分类学地位：Bacteria; Pseudomonadota; Gam-
maproteobacteria; Enterobacterales;
Morganellaceae; *Proteus*

生物危害程度：第三类

分离时间：2013

分离地址：中国天津市

分离基物：患者粪便

致病名称：食物中毒、尿路感染、医源性感染

致病对象：人

来源历史：←中国疾病预防控制中心病原微生物
菌（毒）种保藏中心传染病预防控制
所分中心←中国疾病预防控制中心传
染病预防控制所←天津中医药大学第
二附属医院

用　　途：临床检验

联系单位：中国疾病预防控制中心传染病预防控
制所

电子邮箱：chpc@icdc.cn

55. 变形杆菌属

国家科技资源标识符：CSTR:16698.06.NPRC 1.2.827

平台资源号：NPRC 1.2.827

保藏编号：CHPC 1.1919

中文名称：变形杆菌

外文名称：*Proteus* sp.

分类学地位：Bacteria; Pseudomonadota; Gam-
maproteobacteria; Enterobacterales;

Morganellaceae; *Proteus*

生物危害程度：第三类

分离时间：2014

分离地址：中国北京市

分离基物：患者尿液

致病名称：食物中毒、尿路感染、医源性感染

致病对象：人

来源历史：←中国疾病预防控制中心病原微生物菌（毒）种保藏中心传染病预防控制所分中心←中国疾病预防控制中心传染病预防控制所

用　　途：临床检验

联系单位：中国疾病预防控制中心传染病预防控制所

电子邮箱：chpc@icdc.cn

56. 变形杆菌属

国家科技资源标识符：CSTR:16698.06.NPRC 1.2.828

平台资源号：NPRC 1.2.828

保藏编号：CHPC 1.2374

中文名称：变形杆菌

外文名称：*Proteus* sp.

分类学地位：Bacteria; Pseudomonadota; Gammaproteobacteria; Enterobacterales; Morganellaceae; *Proteus*

生物危害程度：第三类

分离时间：2015

分离地址：中国北京市

分离基物：患者尿液

致病名称：食物中毒、尿路感染、医源性感染

致病对象：人

来源历史：←中国疾病预防控制中心病原微生物菌（毒）种保藏中心传染病预防控制所分中心←中国民用航空总医院

用　　途：临床检验

联系单位：中国疾病预防控制中心传染病预防控制所

电子邮箱：chpc@icdc.cn

57. 变形杆菌属

国家科技资源标识符：CSTR:16698.06.NPRC 1.2.829

平台资源号：NPRC 1.2.829

保藏编号：CHPC 1.2450

中文名称：变形杆菌

外文名称：*Proteus* sp.

分类学地位：Bacteria; Pseudomonadota; Gammaproteobacteria; Enterobacterales; Morganellaceae; *Proteus*

生物危害程度：第三类

分离时间：2015

分离地址：中国北京市

分离基物：患者尿液

致病名称：食物中毒、尿路感染、医源性感染

致病对象：人

来源历史：←中国疾病预防控制中心病原微生物菌（毒）种保藏中心传染病预防控制所分中心←中国民用航空总医院

用　　途：临床检验

联系单位：中国疾病预防控制中心传染病预防控制所

电子邮箱：chpc@icdc.cn

58. 变形杆菌属

国家科技资源标识符：CSTR:16698.06.NPRC 1.2.830

平台资源号：NPRC 1.2.830

保藏编号：CHPC 1.1429

中文名称：普通变形杆菌

外文名称：*Proteus vulgaris*

分类学地位：Bacteria; Pseudomonadota; Gammaproteobacteria; Enterobacterales; Morganellaceae; *Proteus*

生物危害程度：第三类

分离时间：2008

分离地址：中国安徽省马鞍山市

分离基物：食品

致病名称：食物中毒、尿路感染、医源性感染

致病对象：人

来源历史：←中国疾病预防控制中心病原微生物菌（毒）种保藏中心传染病预防控制所分中心←中国疾病预防控制中心传染病预防控制所←安徽省马鞍山市疾病预防控制中心

用　　途：临床检验

联系单位：中国疾病预防控制中心传染病预防控制所

电子邮箱：chpc@icdc.cn

59. 变形杆菌属

国家科技资源标识符：CSTR:16698.06.NPRC 1.2.831

平台资源号：NPRC 1.2.831

保藏编号：CHPC 1.1618

中文名称：普通变形杆菌

外文名称：*Proteus vulgaris*

分类学地位：Bacteria; Pseudomonadota; Gammaproteobacteria; Enterobacterales; Morganellaceae; *Proteus*

生物危害程度：第三类

分离时间：2008

分离地址：中国安徽省马鞍山市

分离基物：海产品

致病名称：食物中毒、尿路感染、医源性感染

致病对象：人

来源历史：←中国疾病预防控制中心病原微生物菌（毒）种保藏中心传染病预防控制所分中心←中国疾病预防控制中心传染病预防控制所←安徽省马鞍山市疾病预防控制中心

用　　途：临床检验

联系单位：中国疾病预防控制中心传染病预防控制所

电子邮箱：chpc@icdc.cn

60. 变形杆菌属

国家科技资源标识符：CSTR:16698.06.NPRC 1.2.832

平台资源号：NPRC 1.2.832

保藏编号：CHPC 1.1660

中文名称：普通变形杆菌

外文名称：*Proteus vulgaris*

分类学地位：Bacteria; Pseudomonadota; Gammaproteobacteria; Enterobacterales; Morganellaceae; *Proteus*

生物危害程度：第三类

分离时间：2008

分离地址：中国安徽省马鞍山市

分离基物：海产品

致病名称：食物中毒、尿路感染、医源性感染

致病对象：人

来源历史：←中国疾病预防控制中心病原微生物菌（毒）种保藏中心传染病预防控制所分中心←中国疾病预防控制中心传染病预防控制所←安徽省马鞍山市疾病预防控制中心

用　　途：临床检验

联系单位：中国疾病预防控制中心传染病预防控制所

电子邮箱：chpc@icdc.cn

61. 变形杆菌属

国家科技资源标识符：CSTR:16698.06.NPRC 1.2.833

平台资源号：NPRC 1.2.833

保藏编号：CHPC 1.1669

中文名称：普通变形杆菌

外文名称：*Proteus vulgaris*

分类学地位：Bacteria; Pseudomonadota; Gammaproteobacteria; Enterobacterales; Morganellaceae; *Proteus*

生物危害程度：第三类

分离时间：2008

细菌

分离地址：中国安徽省马鞍山市

分离基物：海产品

致病名称：食物中毒、尿路感染、医源性感染

致病对象：人

来源历史：←中国疾病预防控制中心病原微生物菌（毒）种保藏中心传染病预防控制所分中心←中国疾病预防控制中心传染病预防控制所←安徽省马鞍山市疾病预防控制中心

用　　途：临床检验

联系单位：中国疾病预防控制中心传染病预防控制所

电子邮箱：chpc@icdc.cn

62. 变形杆菌属

国家科技资源标识符：CSTR:16698.06.NPRC 1.9.119

平台资源号：NPRC 1.9.119

保藏编号：CMCC(B)49900

中文名称：变形杆菌

外文名称：*Bacillus* sp.

分类学地位：Bacteria; Pseudomonadota; Gammaproteobacteria; Enterobacterales; Morganellaceae; *Proteus*

生物危害程度：第三类

分离时间：2020-08-20

分离地址：中国

分离基物：动物①

致病名称：未知

致病对象：未知

来源历史：←中国食品药品检定研究院病原微生物菌（毒）种保藏中心←中国食品药品检定研究院食品检定所

用　　途：科研

联系单位：中国食品药品检定研究院

电子邮箱：cmcc@nifdc.org.cn

①　表示菌（毒）种只明确来自动物，具体基物不详。

63. 变形杆菌属

国家科技资源标识符：CSTR:16698.06.NPRC 1.7.33

平台资源号：NPRC 1.7.33

保藏编号：CCPM(A)-P-132126

中文名称：奇异变形杆菌

外文名称：*Proteus mirabilis*

分类学地位：Bacteria; Pseudomonadota; Gammaproteobacteria; Enterobacterales; Morganellaceae; *Proteus*

生物危害程度：第三类

分离时间：2020-11-27

分离地址：中国北京市

分离基物：患者中段尿

致病名称：尿路感染、伤口感染、肺炎、败血症、婴儿肠炎，能产耐热肠毒素，污染食物致食物中毒

致病对象：人

来源历史：中国医学科学院病原微生物菌（毒）种保藏中心药用微生物相关菌（毒）种保藏分中心←中国医学科学院医药生物技术研究所

用　　途：科研、教学领域的微生物学检验

联系单位：中国医学科学院医药生物技术研究所

电子邮箱：xinyiyang@imb.cams.cn

64. 变形杆菌属

国家科技资源标识符：CSTR:16698.06.NPRC 1.7.34

平台资源号：NPRC 1.7.34

保藏编号：CCPM(A)-P-142108

中文名称：普通变形杆菌

外文名称：*Proteus vulgaris*

分类学地位：Bacteria; Pseudomonadota; Gammaproteobacteria; Enterobacterales; Morganellaceae; *Proteus*

生物危害程度：第三类

分离时间：2020-11-10

分离地址：中国北京市

分离基物：患者导管尿

致病名称：尿路感染、伤口感染、肺炎、败血症、婴儿肠炎、能产耐热肠毒素、污染食物致食物中毒

致病对象：人

来源历史：←中国医学科学院病原微生物菌（毒）种保藏中心药用微生物相关菌（毒）种保藏分中心←中国医学科学院医药生物技术研究所

用　　途：科研、教学领域的微生物学检验

联系单位：中国医学科学院医药生物技术研究所

电子邮箱：xinyiyang@imb.cams.cn

五、伯克霍尔德菌属

65. 伯克霍尔德菌属

国家科技资源标识符：CSTR:16698.06.NPRC 1.2.834

平台资源号：NPRC 1.2.834

保藏编号：CHPC 1.9115

中文名称：安蒂纳伯克霍尔德菌

外文名称：*Burkholderia anthina*

分类学地位：Bacteria; Pseudomonadota; Betaproteobacteria; Burkholderiales; Burkholderiaceae; *Burkholderia*

生物危害程度：第三类

分离时间：2021-08-15

分离地址：中国北京市

分离基物：患者粪便

致病名称：心内膜炎、肺炎、伤口感染

致病对象：人、动物

来源历史：←中国疾病预防控制中心病原微生物菌（毒）种保藏中心传染病预防控制所分中心←中国疾病预防控制中心传染病预防控制所

用　　途：临床检验

联系单位：中国疾病预防控制中心传染病预防控制所

电子邮箱：chpc@icdc.cn

66. 伯克霍尔德菌属

国家科技资源标识符：CSTR:16698.06.NPRC 1.2.835

平台资源号：NPRC 1.2.835

保藏编号：CHPC 1.9122

中文名称：洋葱伯克霍尔德菌

外文名称：*Burkholderia cepacia*

分类学地位：Bacteria; Pseudomonadota; Betaproteobacteria; Burkholderiales; Burkholderiaceae; *Burkholderia*

生物危害程度：第三类

分离时间：2021-08-16

分离地址：中国北京市

分离基物：患者粪便

致病名称：心内膜炎、肺炎、伤口感染

致病对象：人、动物

来源历史：←中国疾病预防控制中心病原微生物菌（毒）种保藏中心传染病预防控制所分中心←中国疾病预防控制中心传染病预防控制所

用　　途：临床检验

联系单位：中国疾病预防控制中心传染病预防控制所

电子邮箱：chpc@icdc.cn

67. 伯克霍尔德菌属

国家科技资源标识符：CSTR:16698.06.NPRC 1.2.836

平台资源号：NPRC 1.2.836

保藏编号：CHPC 1.9158

中文名称：土壤伯克霍尔德菌

外文名称：*Burkholderia soli*

分类学地位：Bacteria; Pseudomonadota; Betaproteobacteria; Burkholderiales; Burkholderiaceae; *Burkholderia*

生物危害程度：第三类

分离时间：2017-05-09

分离地址：韩国

分离基物：土壤

致病名称：心内膜炎、肺炎、伤口感染

致病对象：人、动物

来源历史：←中国疾病预防控制中心病原微生物菌（毒）种保藏中心传染病预防控制所分中心←中国疾病预防控制中心传染病预防控制所←广东省微生物菌种保藏中心

用　　途：疫苗研发，模式菌株

联系单位：中国疾病预防控制中心传染病预防控制所

电子邮箱：chpc@icdc.cn

68. 伯克霍尔德菌属

国家科技资源标识符：CSTR:16698.06.NPRC 1.7.35

平台资源号：NPRC 1.7.35

保藏编号：CCPM(A)-P-282003

中文名称：洋葱伯克霍尔德氏菌

外文名称：*Burkholderia cepacia*

分类学地位：Bacteria; Pseudomonadota; Betaproteobacteria; Burkholderiales; Burkholderiaceae; *Burkholderia*

生物危害程度：第三类

分离时间：2020-11-17

分离地址：中国河北省

分离基物：患者痰液

致病名称：尿路感染、下呼吸道感染、烧伤创面感染、手术切口感染、败血症

致病对象：人

来源历史：←中国医学科学院病原微生物菌（毒）种保藏中心药用微生物相关菌（毒）种保藏分中心←中国医学科学院医药生物技术研究所

用　　途：科研、教学领域的微生物学检验

联系单位：中国医学科学院医药生物技术研究所

电子邮箱：xinyiyang@imb.cams.cn

六、博德特菌属

69. 博德特菌属

国家科技资源标识符：CSTR:16698.06.NPRC 1.2.837

平台资源号：NPRC 1.2.837

保藏编号：CHPC 1.8362

中文名称：百日咳博德特菌

外文名称：*Bordetella pertussis*

分类学地位：Bacteria; Pseudomonadota; Betaproteobacteria; Burkholderiales; Alcaligenaceae; *Bordetella*

生物危害程度：第三类

分离时间：1980

分离地址：美国

分离基物：患者痰液

致病名称：百日咳

致病对象：人

来源历史：←中国疾病预防控制中心病原微生物菌（毒）种保藏中心传染病预防控制所分中心←中国疾病预防控制中心传染病预防控制所←广东省微生物菌种保藏中心

用　　途：临床检验

联系单位：中国疾病预防控制中心传染病预防控制所

电子邮箱：chpc@icdc.cn

七、不动杆菌属

70. 不动杆菌属

国家科技资源标识符：CSTR:16698.06.NPRC 1.2.838

平台资源号：NPRC 1.2.838

保藏编号：CHPC 1.9072

中文名称：鲍氏不动杆菌

外文名称：*Acinetobacter baumannii*

分类学地位：Bacteria; Pseudomonadota; Gammaproteobacteria; Pseudomonadales; Moraxellaceae; *Acinetobacter*

生物危害程度：第三类

分离时间：2021-07-23

分离地址：中国北京市

分离基物：水

致病名称：医源性感染

致病对象：人

来源历史：←中国疾病预防控制中心病原微生物菌（毒）种保藏中心传染病预防控制所分中心←中国疾病预防控制中心传染病预防控制所

用　　途：临床检验

联系单位：中国疾病预防控制中心传染病预防控制所

电子邮箱：chpc@icdc.cn

71. 不动杆菌属

国家科技资源标识符：CSTR:16698.06.NPRC 1.2.839

平台资源号：NPRC 1.2.839

保藏编号：CHPC 1.9121

中文名称：鲍氏不动杆菌

外文名称：*Acinetobacter baumannii*

分类学地位：Bacteria; Pseudomonadota; Gammaproteobacteria; Pseudomonadales; Moraxellaceae; *Acinetobacter*

生物危害程度：第三类

分离时间：2021-08-15

分离地址：中国北京市

分离基物：患者粪便

致病名称：医源性感染

致病对象：人

来源历史：←中国疾病预防控制中心病原微生物菌（毒）种保藏中心传染病预防控制所分中心←中国疾病预防控制中心传染病预防控制所

用　　途：临床检验

联系单位：中国疾病预防控制中心传染病预防控制所

电子邮箱：chpc@icdc.cn

72. 不动杆菌属

国家科技资源标识符：CSTR:16698.06.NPRC 1.9.120

平台资源号：NPRC 1.9.120

保藏编号：CMCC(B)25157

中文名称：申氏不动杆菌

外文名称：*Acinetobacter schindleri*

分类学地位：Bacteria; Pseudomonadota; Gammaproteobacteria; Pseudomonadales; Moraxellaceae; *Acinetobacter*

生物危害程度：第三类

分离时间：2019-10-31

分离地址：中国北京市

分离基物：环境

致病名称：未知

致病对象：未知

来源历史：←中国食品药品检定研究院病原微生物菌（毒）种保藏中心←中国食品药品检定研究院食品检定所

用　　途：科研

联系单位：中国食品药品检定研究院

电子邮箱：cmcc@nifdc.org.cn

73. 不动杆菌属

国家科技资源标识符：CSTR:16698.06.NPRC 1.9.121

平台资源号：NPRC 1.9.121

保藏编号：CMCC(B)25158

中文名称：溶血不动杆菌

外文名称：*Acinetobacter haemolyticus*

分类学地位：Bacteria; Pseudomonadota; Gammaproteobacteria; Pseudomonadales; Moraxellaceae; *Acinetobacter*

生物危害程度：未知

分离时间：2019-08-06

分离地址：中国

分离基物：环境

致病名称：菌血症、伤口感染、尿路感染

致病对象：人

来源历史：←中国食品药品检定研究院病原微生物菌（毒）种保藏中心←中国食品药品检定研究院食品检定所

用　　途：科研

联系单位：中国食品药品检定研究院

电子邮箱：cmcc@nifdc.org.cn

74. 不动杆菌属

国家科技资源标识符：CSTR:16698.06.NPRC 1.9.122

平台资源号：NPRC 1.9.122

保藏编号：CMCC(B)25159

中文名称：约氏不动杆菌

外文名称：*Acinetobacter johnsonii*

分类学地位：Bacteria; Pseudomonadota; Gammaproteobacteria; Pseudomonadales; Moraxellaceae; *Acinetobacter*

生物危害程度：未知

分离时间：2018-03-26

分离地址：中国

分离基物：环境

致病名称：未知

致病对象：未知

来源历史：←中国食品药品检定研究院病原微生物菌（毒）种保藏中心←中国食品药品检定研究院食品检定所

用　　途：科研

联系单位：中国食品药品检定研究院

电子邮箱：cmcc@nifdc.org.cn

75. 不动杆菌属

国家科技资源标识符：CSTR:16698.06.NPRC 1.9.123

平台资源号：NPRC 1.9.123

保藏编号：CMCC(B)25160

中文名称：汤氏不动杆菌

外文名称：*Acinetobacter towneri*

分类学地位：Bacteria; Pseudomonadota; Gammaproteobacteria; Pseudomonadales; Moraxellaceae; *Acinetobacter*

生物危害程度：未知

分离时间：2020-08-20

分离地址：中国北京市

分离基物：动物

致病名称：未知

致病对象：未知

来源历史：←中国食品药品检定研究院病原微生物菌（毒）种保藏中心←中国食品药品检定研究院食品检定所

用　　途：科研

联系单位：中国食品药品检定研究院

电子邮箱：cmcc@nifdc.org.cn

76. 不动杆菌属

国家科技资源标识符：CSTR:16698.06.NPRC 1.7.36

平台资源号：NPRC 1.7.36

保藏编号：CCPM(A)-P-102129

中文名称：鲍曼不动杆菌

外文名称：*Acinetobacter baumannii*

分类学地位：Bacteria; Pseudomonadota; Gam-

细菌

maprotcobacteria; Pseudomonadales; Moraxellaceae; *Acinetobacter*

生物危害程度：第三类

分离时间：2020-12-31

分离地址：中国北京市

分离基物：患者尿液

致病名称：肺炎、烧伤感染、伤口感染、脑膜炎、尿路感染、腹膜炎、心内膜炎、骨髓炎、关节炎、败血症

致病对象：人

来源历史：←中国医学科学院病原微生物菌（毒）种保藏中心药用微生物相关菌（毒）种保藏分中心←中国医学科学院医药生物技术研究所

用　　途：科研、教学领域的微生物学检验

联系单位：中国医学科学院医药生物技术研究所

电子邮箱：xinyiyang@imb.cams.cn

77. 不动杆菌属

国家科技资源标识符：CSTR:16698.06.NPRC 1.7.37

平台资源号：NPRC 1.7.37

保藏编号：CCPM(A)-P-102134

中文名称：鲍曼不动杆菌

外文名称：*Acinetobacter baumannii*

分类学地位：Bacteria; Pseudomonadota; Gammaproteobacteria; Pseudomonadales; Moraxellaceae; *Acinetobacter*

生物危害程度：第三类

分离时间：2021-05-07

分离地址：中国河北省

分离基物：患者痰液

致病名称：肺炎、烧伤感染、伤口感染、脑膜炎、尿路感染、腹膜炎、心内膜炎、骨髓炎、关节炎、败血症

致病对象：人

来源历史：←中国医学科学院病原微生物菌（毒）种保藏中心药用微生物相关菌（毒）种

保藏分中心←中国医学科学院医药生物技术研究所

用　　途：科研、教学领域的微生物学检验

联系单位：中国医学科学院医药生物技术研究所

电子邮箱：xinyiyang@imb.cams.cn

78. 不动杆菌属

国家科技资源标识符：CSTR:16698.06.NPRC 1.7.38

平台资源号：NPRC 1.7.38

保藏编号：CCPM(A)-P-272101

中文名称：洛菲不动杆菌

外文名称：*Acinetobacter lwoffii*

分类学地位：Bacteria; Pseudomonadota; Gammaproteobacteria; Pseudomonadales; Moraxellaceae; *Acinetobacter*

生物危害程度：第三类

分离时间：2021-05-07

分离地址：中国河北省

分离基物：患者痰液

致病名称：医院内感染、菌血症

致病对象：人

来源历史：←中国医学科学院病原微生物菌（毒）种保藏中心药用微生物相关菌（毒）种保藏分中心←中国医学科学院医药生物技术研究所

用　　途：科研、教学领域的微生物学检验

联系单位：中国医学科学院医药生物技术研究所

电子邮箱：xinyiyang@imb.cams.cn

◢ 八、莫拉菌属

79. 莫拉菌属

国家科技资源标识符：CSTR:16698.06.NPRC 1.2.840

平台资源号：NPRC 1.2.840

保藏编号：CHPC 1.4092

中文名称：卡他莫拉菌

外文名称：*Moraxella catarrhalis*

分类学地位：Bacteria; Pseudomonadota; Gammaproteobacteria; Pseudomonadales; Moraxellaceae; *Moraxella*

生物危害程度：第三类

分离时间：2019-09-10

分离地址：中国北京市

分离基物：中耳炎患者耳道渗出液

致病名称：扁桃体炎、前列腺炎

致病对象：人

来源历史：←中国疾病预防控制中心病原微生物菌（毒）种保藏中心传染病预防控制所分中心←中国疾病预防控制中心传染病预防控制所←首都医科大学附属北京友谊医院

用　　途：临床检验

联系单位：中国疾病预防控制中心传染病预防控制所

电子邮箱：chpc@icdc.cn

80. 莫拉菌属

国家科技资源标识符：CSTR:16698.06.NPRC 1.7.53

平台资源号：NPRC 1.7.53

保藏编号：CCPM(A)-P-422113

中文名称：卡他莫拉菌

外文名称：*Moraxella catarrhalis*

分类学地位：Bacteria; Pseudomonadota; Gammaproteobacteria; Pseudomonadales; Moraxellaceae; *Moraxella*

生物危害程度：第三类

分离时间：2020-11-18

分离地址：中国北京市

分离基物：患者痰液

致病名称：呼吸道感染、结膜炎、中耳炎、鼻窦炎、支气管炎、菌血症、心内膜炎、脓胸、脑膜炎、尿道炎

致病对象：人

来源历史：←中国医学科学院病原微生物菌（毒）种保藏中心药用微生物相关菌（毒）种保藏分中心←中国医学科学院医药生物技术研究所

用　　途：科研、教学领域的微生物学检验

联系单位：中国医学科学院医药生物技术研究所

电子邮箱：xinyiyang@imb.cams.cn

九、产碱杆菌属

81. 产碱杆菌属

国家科技资源标识符：CSTR:16698.06.NPRC 1.2.841

平台资源号：NPRC 1.2.841

保藏编号：CHPC 1.9038

中文名称：产碱杆菌

外文名称：*Alcaligenes* sp.

分类学地位：Bacteria; Pseudomonadota; Betaproteobacteria; Burkholderiales; Alcaligenaceae; *Alcaligenes*

生物危害程度：第三类

分离时间：2021-08-08

分离地址：中国北京市

分离基物：水

致病名称：医源性感染

致病对象：人

来源历史：←中国疾病预防控制中心病原微生物菌（毒）种保藏中心传染病预防控制所分中心←中国疾病预防控制中心传染病预防控制所

用　　途：临床检验

联系单位：中国疾病预防控制中心传染病预防控制所

电子邮箱：chpc@icdc.cn

细
菌

82. 产碱杆菌属

国家科技资源标识符：CSTR:16698.06.NPRC 1.9.124

平台资源号：NPRC 1.9.124

保藏编号：CMCC(B)40007

中文名称：粪产碱杆菌

外文名称：*Alcaligenes faecalis*

分类学地位：Bacteria; Pseudomonadota; Betaproteobacteria; Burkholderiales; Alcaligenaceae; *Alcaligenes*

生物危害程度：未知

分离时间：未知

分离地址：未知

分离基物：未知

致病名称：未知

致病对象：未知

来源历史：←中国食品药品检定研究院病原微生物菌（毒）种保藏中心←中国食品药品检定研究院食品检定所←中国工业微生物菌种保藏管理中心

用　　途：科研

联系单位：中国食品药品检定研究院

电子邮箱：cmcc@nifdc.org.cn

83. 产碱杆菌属

国家科技资源标识符：CSTR:16698.06.NPRC 1.9.125

平台资源号：NPRC 1.9.125

保藏编号：CMCC(B)40999

中文名称：人类产碱菌

外文名称：*Paenalcaligenes hominis*

分类学地位：Bacteria; Pseudomonadota; Betaproteobacteria; Burkholderiales; Alcaligenaceae; *Paenalcaligenes*

生物危害程度：未知

分离时间：2020-08-20

分离地址：中国北京市

分离基物：动物①

致病名称：未知

致病对象：未知

来源历史：←中国食品药品检定研究院病原微生物菌（毒）种保藏中心←中国食品药品检定研究院食品检定所

用　　途：科研

联系单位：中国食品药品检定研究院

电子邮箱：cmcc@nifdc.org.cn

十、肠杆菌属

84. 肠杆菌属

国家科技资源标识符：CSTR:16698.06.NPRC 1.2.842

平台资源号：NPRC 1.2.842

保藏编号：CHPC 1.9140

中文名称：日勾维肠杆菌

外文名称：*Enterobacter gergoviae*

分类学地位：Bacteria; Pseudomonadota; Gammaproteobacteria; Enterobacterales; Enterobacteriaceae; *Enterobacter*

生物危害程度：第三类

分离时间：2021-09-28

分离地址：法国

分离基物：患者尿液

致病名称：腹泻

致病对象：人、动物

来源历史：←中国疾病预防控制中心病原微生物菌（毒）种保藏中心传染病预防控制所分中心←中国疾病预防控制中心传染病预防控制所←广东省微生物菌种保藏中心

用　　途：模式菌株

___

① 表示菌（毒）种只明确来自动物，具体基物不详。

联系单位：中国疾病预防控制中心传染病预防控
　　　　　制所

电子邮箱：chpc@icdc.cn

85. 肠杆菌属

国家科技资源标识符：CSTR:16698.06.NPRC 1.2.843

平台资源号：NPRC 1.2.843

保藏编号：CHPC 1.9060

中文名称：霍氏肠杆菌

外文名称：*Enterobacter hormaechei*

分类学地位：Bacteria; Pseudomonadota; Gammaproteobacteria; Enterobacterales; Enterobacteriaceae; *Enterobacter*

生物危害程度：第三类

分离时间：2021-07-23

分离地址：中国北京市

分离基物：水

致病名称：腹泻

致病对象：人、动物

来源历史：←中国疾病预防控制中心病原微生物
　　　　　菌（毒）种保藏中心传染病预防控制
　　　　　所分中心←中国疾病预防控制中心传
　　　　　染病预防控制所

用　　途：临床检验

联系单位：中国疾病预防控制中心传染病预防控
　　　　　制所

电子邮箱：chpc@icdc.cn

86. 肠杆菌属

国家科技资源标识符：CSTR:16698.06.NPRC 1.2.844

平台资源号：NPRC 1.2.844

保藏编号：CHPC 1.9039

中文名称：肠杆菌

外文名称：*Enterobacter* sp.

分类学地位：Bacteria; Pseudomonadota; Gammaproteobacteria; Enterobacterales; Enterobacteriaceae; *Enterobacter*

生物危害程度：第三类

分离时间：2021-07-23

分离地址：中国北京市

分离基物：水

致病名称：腹泻

致病对象：人、动物

来源历史：←中国疾病预防控制中心病原微生物
　　　　　菌（毒）种保藏中心传染病预防控制
　　　　　所分中心←中国疾病预防控制中心传
　　　　　染病预防控制所

用　　途：临床检验

联系单位：中国疾病预防控制中心传染病预防控
　　　　　制所

电子邮箱：chpc@icdc.cn

87. 肠杆菌属

国家科技资源标识符：CSTR:16698.06.NPRC 1.7.39

平台资源号：NPRC 1.7.39

保藏编号：CCPM(A)-P-112124

中文名称：阴沟肠杆菌

外文名称：*Enterobacter cloacae*

分类学地位：Bacteria; Pseudomonadota; Gammaproteobacteria; Enterobacterales; Enterobacteriaceae; *Enterobacter*

生物危害程度：第三类

分离时间：2020-12-24

分离地址：中国北京市

分离基物：患者导管尿

致病名称：呼吸道感染、泌尿道感染、伤口感染、
　　　　　菌血症和脑膜炎

致病对象：人

来源历史：中国医学科学院病原微生物菌（毒）
　　　　　种保藏中心药用微生物相关菌（毒）
　　　　　种保藏分中心←中国医学科学院医药
　　　　　生物技术研究所

用　　途：科研、教学领域的微生物学检验

联系单位：中国医学科学院医药生物技术研究所

电子邮箱：xinyiyang@imb.cams.cn

88. 肠杆菌属

国家科技资源标识符：CSTR:16698.06.NPRC 1.7.40

平台资源号：NPRC 1.7.40

保藏编号：CCPM(A)-P-122126

中文名称：产气肠杆菌

外文名称：*Enterobacter aerogenes*

分类学地位：Bacteria; Pseudomonadota; Gammaproteobacteria; Enterobacterales; Enterobacteriaceae; *Enterobacter*

生物危害程度：第三类

分离时间：2020-12-24

分离地址：中国北京市

分离基物：患者阴拭子

致病名称：呼吸道感染、泌尿道感染、伤口感染、菌血症

致病对象：人

来源历史：←中国医学科学院病原微生物菌（毒）种保藏中心药用微生物相关菌（毒）种保藏分中心←中国医学科学院医药生物技术研究所

用　　途：科研、教学领域的微生物学检验

联系单位：中国医学科学院医药生物技术研究所

电子邮箱：xinyiyang@imb.cams.cn

十一、肠球菌属

89. 肠球菌属

国家科技资源标识符：CSTR:16698.06.NPRC 1.2.845

平台资源号：NPRC 1.2.845

保藏编号：CHPC 1.9227

中文名称：卡氏肠球菌

外文名称：*Enterococcus casseliflavus*

分类学地位：Bacteria; Bacillota; Bacilli; Lactobacillales; Enterococcaceae; *Enterococcus*

生物危害程度：第三类

分离时间：2021

分离地址：中国福建省泉州市

分离基物：患者粪便

致病名称：腹泻

致病对象：人

来源历史：←中国疾病预防控制中心病原微生物菌（毒）种保藏中心传染病预防控制所分中心←中国疾病预防控制中心传染病预防控制所←福建省泉州市第一医院（福建医科大学附属泉州第一医院）

用　　途：临床检验

联系单位：中国疾病预防控制中心传染病预防控制所

电子邮箱：chpc@icdc.cn

90. 肠球菌属

国家科技资源标识符：CSTR:16698.06.NPRC 1.2.846

平台资源号：NPRC 1.2.846

保藏编号：CHPC 1.8600

中文名称：屎肠球菌

外文名称：*Enterococcus faecium*

分类学地位：Bacteria; Bacillota; Bacilli; Lactobacillales; Enterococcaceae; *Enterococcus*

生物危害程度：第三类

分离时间：2021-02-21

分离地址：中国北京市

分离基物：患者血液

致病名称：尿路感染

致病对象：人

来源历史：←中国疾病预防控制中心病原微生物菌（毒）种保藏中心传染病预防控制所分中心←中国疾病预防控制中心传

染病预防控制所←首都医科大学附属
北京友谊医院

用　　途：临床检验

联系单位：中国疾病预防控制中心传染病预防控
制所

电子邮箱：chpc@icdc.cn

91. 肠球菌属

国家科技资源标识符：CSTR:16698.06.NPRC 1.2.847

平台资源号：NPRC 1.2.847

保藏编号：CHPC 1.4104

中文名称：屎肠球菌

外文名称：*Enterococcus faecium*

分类学地位：Bacteria; Bacillota; Bacilli; Lactoba-
cillales; Enterococcaceae; *Enterococ-
cus*

生物危害程度：第三类

分离时间：2019-10-19

分离地址：中国北京市

分离基物：患者体液

致病名称：尿路感染

致病对象：人

来源历史：←中国疾病预防控制中心病原微生物
菌（毒）种保藏中心传染病预防控制
所分中心←中国疾病预防控制中心传
染病预防控制所←首都医科大学附属
北京友谊医院

用　　途：临床检验

联系单位：中国疾病预防控制中心传染病预防控
制所

电子邮箱：chpc@icdc.cn

92. 肠球菌属

国家科技资源标识符：CSTR:16698.06.NPRC 1.2.848

平台资源号：NPRC 1.2.848

保藏编号：CHPC 1.4119

中文名称：屎肠球菌

外文名称：*Enterococcus faecium*

分类学地位：Bacteria; Bacillota; Bacilli; Lactoba-
cillales; Enterococcaceae; *Enterococ-
cus*

生物危害程度：第三类

分离时间：2019-05-23

分离地址：中国北京市

分离基物：患者尿液

致病名称：尿路感染

致病对象：人

来源历史：←中国疾病预防控制中心病原微生物
菌（毒）种保藏中心传染病预防控制
所分中心←中国疾病预防控制中心传
染病预防控制所←首都医科大学附属
北京友谊医院

用　　途：临床检验

联系单位：中国疾病预防控制中心传染病预防控
制所

电子邮箱：chpc@icdc.cn

93. 肠球菌属

国家科技资源标识符：CSTR:16698.06.NPRC 1.2.849

平台资源号：NPRC 1.2.849

保藏编号：CHPC 1.8598

中文名称：鹑鸡肠球菌

外文名称：*Enterococcus gallinarum*

分类学地位：Bacteria; Bacillota; Bacilli; Lactoba-
cillales; Enterococcaceae; *Enterococ-
cus*

生物危害程度：第三类

分离时间：2021-02-21

分离地址：中国北京市

分离基物：患者胆汁

致病名称：尿路感染

致病对象：人

来源历史：←中国疾病预防控制中心病原微生物
菌（毒）种保藏中心传染病预防控制

所分中心←中国疾病预防控制中心传
染病预防控制所←首都医科大学附属
北京友谊医院

用　　途：临床检验

联系单位：中国疾病预防控制中心传染病预防控
制所

电子邮箱：chpc@icdc.cn

94.肠球菌属

国家科技资源标识符：CSTR:16698.06.NPRC 1.9.126

平台资源号：NPRC 1.9.126

保藏编号：CMCC(B)32484

中文名称：海氏肠球菌

外文名称：*Enterococcus hirae*

分类学地位：Bacteria; Bacillota; Bacilli; Lactoba-
cillales; Enterococcaceae; *Enterococ-
cus*

生物危害程度：未知

分离时间：2020-05-28

分离地址：中国

分离基物：食品

致病名称：未知

致病对象：未知

来源历史：←中国食品药品检定研究院病原微生
物菌（毒）种保藏中心←中国食品药
品检定研究院食品检定所

用　　途：科研

联系单位：中国食品药品检定研究院

电子邮箱：cmcc@nifdc.org.cn

95.肠球菌属

国家科技资源标识符：CSTR:16698.06.NPRC 1.9.127

平台资源号：NPRC 1.9.127

保藏编号：CMCC(B)32502

中文名称：解糖肠球菌

外文名称：*Enterococcus saccharolyticus*

分类学地位：Bacteria; Bacillota; Bacilli; Lactoba-

cillales; Enterococcaceae; *Enterococ-
cus*

生物危害程度：未知

分离时间：2020-08-20

分离地址：中国

分离基物：食品

致病名称：未知

致病对象：未知

来源历史：←中国食品药品检定研究院病原微生
物菌（毒）种保藏中心←中国食品药
品检定研究院食品检定所

用　　途：科研

联系单位：中国食品药品检定研究院

电子邮箱：cmcc@nifdc.org.cn

96.肠球菌属

国家科技资源标识符：CSTR:16698.06.NPRC 1.7.41

平台资源号：NPRC 1.7.41

保藏编号：CCPM(A)-P-052101

中文名称：粪肠球菌

外文名称：*Enterococcus faecalis*

分类学地位：Bacteria; Bacillota; Bacilli; Lactoba-
cillales; Enterococcaceae; *Enterococ-
cus*

生物危害程度：第三类

分离时间：2021-05-07

分离地址：中国河北省

分离基物：患者尿液

致病名称：心内膜炎、尿路感染、腹膜炎

致病对象：人

来源历史：←中国医学科学院病原微生物菌（毒）
种保藏中心药用微生物相关菌（毒）
种保藏分中心←中国医学科学院医药
生物技术研究所

用　　途：科研、教学领域的微生物学检验

联系单位：中国医学科学院医药生物技术研究所

电子邮箱：xinyiyang@imb.cams.cn

97. 肠球菌属

国家科技资源标识符：CSTR:16698.06.NPRC 1.7.42

平台资源号：NPRC 1.7.42

保藏编号：CCPM(A)-P-062101

中文名称：屎肠球菌

外文名称：*Enterococcus faecium*

分类学地位：Bacteria; Bacillota; Bacilli; Lactobacillales; Enterococcaceae; *Enterococcus*

生物危害程度：第三类

分离时间：2021-05-07

分离地址：中国河北省

分离基物：患者尿液

致病名称：心内膜炎、尿路感染、腹膜炎

致病对象：人

来源历史：←中国医学科学院病原微生物菌（毒）种保藏中心药用微生物相关菌（毒）种保藏分中心←中国医学科学院医药生物技术研究所

用　　途：科研、教学领域的微生物学检验

联系单位：中国医学科学院医药生物技术研究所

电子邮箱：xinyiyang@imb.cams.cn

十二、丛毛单胞菌属

98. 丛毛单胞菌属

国家科技资源标识符：CSTR:16698.06.NPRC 1.2.850

平台资源号：NPRC 1.2.850

保藏编号：CHPC 1.9135

中文名称：白蚁丛毛单胞菌

外文名称：*Comamonas odontotermitis*

分类学地位：Bacteria; Pseudomonadota; Betaproteobacteria; Burkholderiales; Comamonadaceae; *Comamonas*

生物危害程度：第三类

分离时间：2021-09-15

分离地址：中国台湾省

分离基物：白蚁

致病名称：呼吸道感染、伤口感染

致病对象：动物

来源历史：←中国疾病预防控制中心病原微生物菌（毒）种保藏中心传染病预防控制所分中心←中国疾病预防控制中心传染病预防控制所←广东省微生物菌种保藏中心

用　　途：模式菌株

联系单位：中国疾病预防控制中心传染病预防控制所

电子邮箱：chpc@icdc.cn

99. 丛毛单胞菌属

国家科技资源标识符：CSTR:16698.06.NPRC 1.2.851

平台资源号：NPRC 1.2.851

保藏编号：CHPC 1.9045

中文名称：丛毛单胞菌

外文名称：*Comamonas* sp.

分类学地位：Bacteria; Pseudomonadota; Betaproteobacteria; Burkholderiales; Comamonadaceae; *Comamonas*

生物危害程度：第三类

分离时间：2021-05-23

分离地址：中国北京市

分离基物：水体

致病名称：呼吸道感染、伤口感染

致病对象：人

来源历史：←中国疾病预防控制中心病原微生物菌（毒）种保藏中心传染病预防控制所分中心←中国疾病预防控制中心传染病预防控制所←首都医科大学附属北京友谊医院

用　　途：临床检验

联系单位：中国疾病预防控制中心传染病预防控制所

电子邮箱：chpc@icdc.cn

100. 丛毛单胞菌属

国家科技资源标识符：CSTR:16698.06.NPRC 1.2.852

平台资源号：NPRC 1.2.852

保藏编号：CHPC 1.9214

中文名称：丛毛单胞菌

外文名称：*Comamonas* sp.

分类学地位：Bacteria; Pseudomonadota; Betaproteobacteria; Burkholderiales; Comamonadaceae; *Comamonas*

生物危害程度：第三类

分离时间：2021-05-23

分离地址：中国福建省泉州市

分离基物：患者痰液

致病名称：呼吸道感染、伤口感染

致病对象：人

来源历史：←中国疾病预防控制中心病原微生物菌（毒）种保藏中心传染病预防控制所分中心←中国疾病预防控制中心传染病预防控制所←福建省泉州市第一医院（福建医科大学附属泉州第一医院）

用　　途：临床检验

联系单位：中国疾病预防控制中心传染病预防控制所

电子邮箱：chpc@icdc.cn

101. 丛毛单胞菌属

国家科技资源标识符：CSTR:16698.06.NPRC 1.2.853

平台资源号：NPRC 1.2.853

保藏编号：CHPC 1.9219

中文名称：丛毛单胞菌

外文名称：*Comamonas* sp.

分类学地位：Bacteria; Pseudomonadota; Betapro-

teobacteria; Burkholderiales; Comamonadaceae; *Comamonas*

生物危害程度：第三类

分离时间：2021-05-23

分离地址：中国福建省泉州市

分离基物：患者痰液

致病名称：呼吸道感染、伤口感染

致病对象：人

来源历史：←中国疾病预防控制中心病原微生物菌（毒）种保藏中心传染病预防控制所分中心←中国疾病预防控制中心传染病预防控制所←福建省泉州市第一医院（福建医科大学附属泉州第一医院）

用　　途：临床检验

联系单位：中国疾病预防控制中心传染病预防控制所

电子邮箱：chpc@icdc.cn

十三、代尔夫特菌属

102. 代尔夫特菌属

国家科技资源标识符：CSTR:16698.06.NPRC 1.2.854

平台资源号：NPRC 1.2.854

保藏编号：CHPC 1.4117

中文名称：食酸代尔夫特菌

外文名称：*Delftia acidovorans*

分类学地位：Bacteria; Pseudomonadota; Betaproteobacteria; Burkholderiales; Comamonadaceae; *Delftia*

生物危害程度：第三类

分离时间：2019-11-27

分离地址：中国北京市

分离基物：患者引流液

致病名称：肺炎、脑膜炎

致病对象：人

来源历史：←中国疾病预防控制中心病原微生物
菌（毒）种保藏中心传染病预防控制
所分中心←中国疾病预防控制中心传
染病预防控制所←首都医科大学附属
北京友谊医院

用　　途：临床检验

联系单位：中国疾病预防控制中心传染病预防控
制所

电子邮箱：chpc@icdc.cn

103. 代尔夫特菌属

国家科技资源标识符：CSTR:16698.06.NPRC 1.2.855

平台资源号：NPRC 1.2.855

保藏编号：CHPC 1.9209

中文名称：代尔夫特菌

外文名称：*Delftia* sp.

分类学地位：Bacteria; Pseudomonadota; Betapro-
teobacteria; Burkholderiales; Coma-
monadaceae; *Delftia*

生物危害程度：第三类

分离时间：2021-05-23

分离地址：中国福建省泉州市

分离基物：患者血液

致病名称：肺炎、脑膜炎

致病对象：人

来源历史：←中国疾病预防控制中心病原微生物
菌（毒）种保藏中心传染病预防控制
所分中心←中国疾病预防控制中心传
染病预防控制所←福建省泉州市第一
医院（福建医科大学附属泉州第一医
院）

用　　途：临床检验

联系单位：中国疾病预防控制中心传染病预防控
制所

电子邮箱：chpc@icdc.cn

十四、短波单胞菌属

104. 短波单胞菌属

国家科技资源标识符：CSTR:16698.06.NPRC 1.2.856

平台资源号：NPRC 1.2.856

保藏编号：CHPC 1.9231

中文名称：短波单胞菌

外文名称：*Brevundimonas* sp.

分类学地位：Bacteria; Pseudomonadota; Alphapro-
teobacteria; Caulobacterales; Caulo-
bacteraceae; *Brevundimonas*

生物危害程度：第三类

分离时间：2017-07-09

分离地址：中国福建省泉州市

分离基物：患者粪便

致病名称：肺炎、脑膜炎

致病对象：人

来源历史：←中国疾病预防控制中心病原微生物
菌（毒）种保藏中心传染病预防控制
所分中心←中国疾病预防控制中心传
染病预防控制所←福建省泉州市第一
医院（福建医科大学附属泉州第一医
院）

用　　途：临床检验

联系单位：中国疾病预防控制中心传染病预防控
制所

电子邮箱：chpc@icdc.cn

105. 短波单胞菌属

国家科技资源标识符：CSTR:16698.06.NPRC 1.2.857

平台资源号：NPRC 1.2.857

保藏编号：CHPC 1.3453

中文名称：土壤短波单胞菌

外文名称：*Brevundimonas terrae*

分类学地位：Bacteria; Pseudomonadota; Alphaproteobacteria; Caulobacterales; Caulobacteraceae; *Brevundimonas*

生物危害程度：第三类

分离时间：2018

分离地址：中国安徽省马鞍山市

分离基物：患者粪便

致病名称：肺炎、脑膜炎

致病对象：人

来源历史：←中国疾病预防控制中心病原微生物菌（毒）种保藏中心传染病预防控制所分中心←中国疾病预防控制中心传染病预防控制所

用　　途：临床检验

联系单位：中国疾病预防控制中心传染病预防控制所

电子邮箱：chpc@icdc.cn

十五、发光杆菌属

106. 发光杆菌属

国家科技资源标识符：CSTR:16698.06.NPRC 1.2.858

平台资源号：NPRC 1.2.858

保藏编号：CHPC 1.8625

中文名称：藻酸发光杆菌

外文名称：*Photobacterium alginatilyticum*

分类学地位：Bacteria; Pseudomonadota; Gammaproteobacteria; Vibrionales; Vibrionaceae; *Photobacterium*

生物危害程度：第三类

分离时间：2017

分离地址：中国

分离基物：水

致病名称：坏死性筋膜炎

致病对象：人、动物

来源历史：←中国疾病预防控制中心病原微生物菌（毒）种保藏中心传染病预防控制所分中心←中国疾病预防控制中心传染病预防控制所←广东省微生物菌种保藏中心

用　　途：模式菌株

联系单位：中国疾病预防控制中心传染病预防控制所

电子邮箱：chpc@icdc.cn

107. 发光杆菌属

国家科技资源标识符：CSTR:16698.06.NPRC 1.2.859

平台资源号：NPRC 1.2.859

保藏编号：CHPC 1.8626

中文名称：几丁质发光杆菌

外文名称：*Photobacterium chitinilyticum*

分类学地位：Bacteria; Pseudomonadota; Gammaproteobacteria; Vibrionales; Vibrionaceae; *Photobacterium*

生物危害程度：第三类

分离时间：2019

分离地址：中国

分离基物：水

致病名称：坏死性筋膜炎

致病对象：人、动物

来源历史：←中国疾病预防控制中心病原微生物菌（毒）种保藏中心传染病预防控制所分中心←中国疾病预防控制中心传染病预防控制所←广东省微生物菌种保藏中心

用　　途：模式菌株

联系单位：中国疾病预防控制中心传染病预防控制所

电子邮箱：chpc@icdc.cn

108. 发光杆菌属

国家科技资源标识符：CSTR:16698.06.NPRC 1.2.860

平台资源号：NPRC 1.2.860

保藏编号：CHPC 1.8624

中文名称：美人鱼发光杆菌

外文名称：*Photobacterium damselae*

分类学地位：Bacteria; Pseudomonadota; Gammaproteobacteria; Vibrionales; Vibrionaceae; *Photobacterium*

生物危害程度：第三类

分离时间：1991

分离地址：美国

分离基物：海产品

致病名称：坏死性筋膜炎

致病对象：人、动物

来源历史：←中国疾病预防控制中心病原微生物菌（毒）种保藏中心传染病预防控制所分中心←中国疾病预防控制中心传染病预防控制所←广东省微生物菌种保藏中心

用　　途：模式菌株

联系单位：中国疾病预防控制中心传染病预防控制所

电子邮箱：chpc@icdc.cn

十六、泛菌属

109. 泛菌属

国家科技资源标识符：CSTR:16698.06.NPRC 1.2.861

平台资源号：NPRC 1.2.861

保藏编号：CHPC 1.9056

中文名称：成团泛菌

外文名称：*Pantoea agglomerans*

分类学地位：Bacteria; Pseudomonadota; Gammaproteobacteria; Enterobacterales; Erwiniaceae; *Pantoea*

生物危害程度：第三类

分离时间：2021-07-23

分离地址：中国北京市

分离基物：水

致病名称：尿路感染、关节炎、骨髓炎、败血症

致病对象：人

来源历史：←中国疾病预防控制中心病原微生物菌（毒）种保藏中心传染病预防控制所分中心←中国疾病预防控制中心传染病预防控制所

用　　途：传染病病原监测和溯源

联系单位：中国疾病预防控制中心传染病预防控制所

电子邮箱：chpc@icdc.cn

110. 泛菌属

国家科技资源标识符：CSTR:16698.06.NPRC 1.9.128

平台资源号：NPRC 1.9.128

保藏编号：CMCC(B)45902

中文名称：成团泛菌

外文名称：*Pantoea agglomerans*

分类学地位：Bacteria; Pseudomonadota; Gammaproteobacteria; Enterobacterales; Erwiniaceae; *Pantoea*

生物危害程度：未知

分离时间：2020-08-20

分离地址：中国北京市

分离基物：动物①

致病名称：未知

致病对象：未知

来源历史：←中国食品药品检定研究院病原微生物菌（毒）种保藏中心←中国食品药品检定研究院食品检定所

用　　途：科研

联系单位：中国食品药品检定研究院

电子邮箱：cmcc@nifdc.org.cn

---

① 表示菌（毒）种只明确来自动物，具体基物不详。

111. 泛菌属

国家科技资源标识符：CSTR:16698.06.NPRC 1.7.43

平台资源号：NPRC 1.7.43

保藏编号：CCPM(A)-P-202001

中文名称：成团泛菌

外文名称：*Pantoea agglomerans*

分类学地位：Bacteria; Pseudomonadota; Gammaproteobacteria; Enterobacterales; Erwiniaceae; *Pantoea*

生物危害程度：第三类

分离时间：2020-12-20

分离地址：中国河北省

分离基物：患者痰液

致病名称：肺炎、腹膜炎、脑膜炎、败血症、伤口感染、烧伤感染

致病对象：人

来源历史：←中国医学科学院病原微生物菌（毒）种保藏中心药用微生物相关菌（毒）种保藏分中心←中国医学科学院医药生物技术研究所

用　　途：科研、教学领域的微生物学检验

联系单位：中国医学科学院医药生物技术研究所

电子邮箱：xinyiyang@imb.cams.cn

▣ 十七、分枝杆菌属

112. 分枝杆菌属

国家科技资源标识符：CSTR:16698.06.NPRC 1.5.3

平台资源号：NPRC 1.5.3

保藏编号：CAMS-CCPM-C-Ⅲ-216-001

中文名称：海分枝杆菌

外文名称：*Mycobacterium marinum*

分类学地位：Bacteria; Actinomycetota; Actinomycetes; Mycobacteriales; Mycobacteriaceae; *Mycobacterium*

生物危害程度：第三类

分离时间：未知

分离地址：未知

分离基物：患者皮肤组织

致病名称：皮肤感染

致病对象：人兽共患

来源历史：←中国医学科学院病原微生物菌（毒）种保藏中心医学病原微生物菌（毒）种保藏分中心←中国医学科学院病原微生物研究所

用　　途：科研用途，用于分枝杆菌基因编辑工具的研发

联系单位：中国医学科学院病原生物学研究所

电子邮箱：CCPM_C@ipbcams.ac.cn

113. 分枝杆菌属

国家科技资源标识符：CSTR:16698.06.NPRC 1.5.4

平台资源号：NPRC 1.5.4

保藏编号：CAMS-CCPM-C-Ⅲ-216-002

中文名称：鸟分枝杆菌

外文名称：*Mycobacterium avium*

分类学地位：Bacteria; Actinomycetota; Actinomycetes; Mycobacteriales; Mycobacteriaceae; *Mycobacterium*

生物危害程度：第三类

分离时间：未知

分离地址：未知

分离基物：患者痰液

致病名称：肺部疾病、脊髓炎

致病对象：人

来源历史：←中国医学科学院病原微生物菌（毒）种保藏中心医学病原微生物菌（毒）种保藏分中心←中国医学科学院病原微生物研究所

用　　途：科研用途，用于分枝杆菌基因编辑工具的研发

联系单位：中国医学科学院病原生物学研究所

电子邮箱：CCPM_C@ipbcams.ac.cn

◤ 十八、副球菌属

114. 副球菌属

国家科技资源标识符：CSTR:16698.06.NPRC 1.9.129

平台资源号：NPRC 1.9.129

保藏编号：CMCC(B)10810

中文名称：伊氏副球菌

外文名称：*Paracoccus yeei*

分类学地位：Bacteria; Pseudomonadota; Alphaproteobacteria; Rhodobacterales; Rhodobacteraceae; *Paracoccus*

生物危害程度：未知

分离时间：2020-05-12

分离地址：中国北京市

分离基物：环境

致病名称：未知

致病对象：未知

来源历史：←中国食品药品检定研究院病原微生物菌（毒）种保藏中心←中国食品药品检定研究院食品检定所

用　　途：科研

联系单位：中国食品药品检定研究院

电子邮箱：cmcc@nifdc.org.cn

◤ 十九、戈登菌属

115. 戈登菌属

国家科技资源标识符：CSTR:16698.06.NPRC 1.2.1369

平台资源号：NPRC 1.2.1369

保藏编号：CHPC 1.9131

中文名称：土壤戈登菌

外文名称：*Gordonia humi*

分类学地位：Bacteria; Actinomycetota; Actinomycetes; Mycobacteriales; Gordoniaccac; *Gordonia*

生物危害程度：第三类

分离时间：2021-09-15

分离地址：中国台湾省

分离基物：土壤

致病名称：伤口感染、肺炎

致病对象：人

来源历史：←中国疾病预防控制中心病原微生物菌（毒）种保藏中心传染病预防控制所分中心←中国疾病预防控制中心传染病预防控制所←广东省微生物菌种保藏中心

用　　途：模式菌株

联系单位：中国疾病预防控制中心传染病预防控制所

电子邮箱：chpc@icdc.cn

◤ 二十、孤岛杆菌属

116. 孤岛杆菌属

国家科技资源标识符：CSTR:16698.06.NPRC 1.2.1370

平台资源号：NPRC 1.2.1370

保藏编号：CHPC 1.9139

中文名称：人参土孤岛杆菌

外文名称：*Dokdonella ginsengisoli*

分类学地位：Bacteria; Pseudomonadota; Gammaproteobacteria; Lysobacterales; Rhodanobacteraceae; *Dokdonella*

生物危害程度：第三类

分离时间：2021-09-28

分离地址：韩国

分离基物：土壤

致病名称：伤口感染

致病对象：动物

来源历史：←中国疾病预防控制中心病原微生物菌（毒）种保藏中心传染病预防控制所分中心←中国疾病预防控制中心传染病预防控制所←广东省微生物菌种保藏中心

用　　途：模式菌株

联系单位：中国疾病预防控制中心传染病预防控制所

电子邮箱：chpc@icdc.cn

二十一、果胶杆菌属

117. 果胶杆菌属

国家科技资源标识符：CSTR:16698.06.NPRC 1.2.862

平台资源号：NPRC 1.2.862

保藏编号：CHPC 1.9073

中文名称：果胶杆菌

外文名称：*Pectobacterium* sp.

分类学地位：Bacteria; Pseudomonadota; Gammaproteobacteria; Enterobacterales; Pectobacteriaceae; *Pectobacterium*

生物危害程度：第三类

分离时间：2021-07-23

分离地址：中国北京市

分离基物：水体

致病名称：医源性感染

致病对象：人

来源历史：←中国疾病预防控制中心病原微生物菌（毒）种保藏中心传染病预防控制所分中心←中国疾病预防控制中心传染病预防控制所

用　　途：临床检验

联系单位：中国疾病预防控制中心传染病预防控制所

电子邮箱：chpc@icdc.cn

二十二、海杆菌属

118. 海杆菌属

国家科技资源标识符：CSTR:16698.06.NPRC 1.2.863

平台资源号：NPRC 1.2.863

保藏编号：CHPC 1.9141

中文名称：海杆菌

外文名称：*Marinobacter* sp.

分类学地位：Bacteria; Pseudomonadota; Gammaproteobacteria; Alteromonadales; Alteromonadaceae; *Marinobacter*

生物危害程度：第三类

分离时间：2021-09-28

分离地址：俄罗斯

分离基物：水体

致病名称：伤口感染

致病对象：动物

来源历史：←中国疾病预防控制中心病原微生物菌（毒）种保藏中心传染病预防控制所分中心←中国疾病预防控制中心传染病预防控制所←广东省微生物菌种保藏中心

用　　途：模式菌株

联系单位：中国疾病预防控制中心传染病预防控制所

电子邮箱：chpc@icdc.cn

细菌

二十三、赫夫勒菌属

119. 赫夫勒菌属

国家科技资源标识符：CSTR:16698.06.NPRC 1.2.864

平台资源号：NPRC 1.2.864

保藏编号：CHPC 1.9144

中文名称：沟鞭藻赫夫勒菌

外文名称：*Hoeflea alexandrii*

分类学地位：Bacteria; Pseudomonadota; Alphaproteobacteria; Hyphomicrobiales; Rhizobiaceae; *Hoeflea*

生物危害程度：第三类

分离时间：2021-10-03

分离地址：中国

分离基物：海产品

致病名称：伤口感染

致病对象：人、动物

来源历史：←中国疾病预防控制中心病原微生物菌（毒）种保藏中心传染病预防控制所分中心←中国疾病预防控制中心传染病预防控制所←广东省微生物菌种保藏中心

用　　途：模式菌株

联系单位：中国疾病预防控制中心传染病预防控制所

电子邮箱：chpc@icdc.cn

二十四、弧菌属

120. 弧菌属

国家科技资源标识符：CSTR:16698.06.NPRC 1.2.865

平台资源号：NPRC 1.2.865

保藏编号：CHPC 1.8927

中文名称：溶藻弧菌

外文名称：*Vibrio alginolyticus*

分类学地位：Bacteria; Pseudomonadota; Gammaproteobacteria; Vibrionales; Vibrionaceae; *Vibrio*

生物危害程度：第三类

分离时间：2021-08-31

分离地址：中国福建省福州市

分离基物：水体

致病名称：腹痛、呕吐、腹泻

致病对象：人、动物

来源历史：←中国疾病预防控制中心病原微生物菌（毒）种保藏中心传染病预防控制所分中心←中国疾病预防控制中心传染病预防控制所

用　　途：临床检验

联系单位：中国疾病预防控制中心传染病预防控制所

电子邮箱：chpc@icdc.cn

121. 弧菌属

国家科技资源标识符：CSTR:16698.06.NPRC 1.2.866

平台资源号：NPRC 1.2.866

保藏编号：CHPC 1.8928

中文名称：溶藻弧菌

外文名称：*Vibrio alginolyticus*

分类学地位：Bacteria; Pseudomonadota; Gammaproteobacteria; Vibrionales; Vibrionaceae; *Vibrio*

生物危害程度：第三类

分离时间：2021-08-31

分离地址：中国福建省福州市

分离基物：水体

致病名称：腹痛、呕吐、腹泻

致病对象：人、动物

来源历史：←中国疾病预防控制中心病原微生物

菌（毒）种保藏中心传染病预防控制
所分中心←中国疾病预防控制中心传
染病预防控制所

用　　途：临床检验

联系单位：中国疾病预防控制中心传染病预防控
制所

电子邮箱：chpc@icdc.cn

122. 弧菌属

国家科技资源标识符：CSTR:16698.06.NPRC 1.2.867

平台资源号：NPRC 1.2.867

保藏编号：CHPC 1.8965

中文名称：溶藻弧菌

外文名称：*Vibrio alginolyticus*

分类学地位：Bacteria; Pseudomonadota;Gam-
maproteobacteria; Vibrionales; Vibri-
onaceae; *Vibrio*

生物危害程度：第三类

分离时间：2021-08-31

分离地址：中国河北省秦皇岛市

分离基物：水体

致病名称：腹痛、呕吐、腹泻

致病对象：人、动物

来源历史：←中国疾病预防控制中心病原微生物
菌（毒）种保藏中心传染病预防控制
所分中心←中国疾病预防控制中心传
染病预防控制所

用　　途：临床检验

联系单位：中国疾病预防控制中心传染病预防控
制所

电子邮箱：chpc@icdc.cn

123. 弧菌属

国家科技资源标识符：CSTR:16698.06.NPRC 1.2.868

平台资源号：NPRC 1.2.868

保藏编号：CHPC 1.8966

中文名称：溶藻弧菌

外文名称：*Vibrio alginolyticus*

分类学地位：Bacteria; Pseudomonadota; Gam-
maproteobacteria; Vibrionales; Vibri-
onaceae; *Vibrio*

生物危害程度：第三类

分离时间：2021-08-31

分离地址：中国河北省秦皇岛市

分离基物：水体

致病名称：腹痛、呕吐、腹泻

致病对象：人、动物

来源历史：←中国疾病预防控制中心病原微生物
菌（毒）种保藏中心传染病预防控制
所分中心←中国疾病预防控制中心传
染病预防控制所

用　　途：临床检验

联系单位：中国疾病预防控制中心传染病预防控
制所

电子邮箱：chpc@icdc.cn

124. 弧菌属

国家科技资源标识符：CSTR:16698.06.NPRC 1.2.869

平台资源号：NPRC 1.2.869

保藏编号：CHPC 1.8969

中文名称：溶藻弧菌

外文名称：*Vibrio alginolyticus*

分类学地位：Bacteria; Pseudomonadota; Gam-
maproteobacteria; Vibrionales; Vibri-
onaceae; *Vibrio*

生物危害程度：第三类

分离时间：2021-08-31

分离地址：中国河北省秦皇岛市

分离基物：水体

致病名称：腹痛、呕吐、腹泻

致病对象：人、动物

来源历史：←中国疾病预防控制中心病原微生物
菌（毒）种保藏中心传染病预防控制
所分中心←中国疾病预防控制中心传

细
菌

染病预防控制所

用　　途：临床检验

联系单位：中国疾病预防控制中心传染病预防控
制所

电子邮箱：chpc@icdc.cn

125. 弧菌属

国家科技资源标识符：CSTR:16698.06.NPRC 1.2.870

平台资源号：NPRC 1.2.870

保藏编号：CHPC 1.8970

中文名称：溶藻弧菌

外文名称：*Vibrio alginolyticus*

分类学地位：Bacteria; Pseudomonadota; Gammaproteobacteria; Vibrionales; Vibrionaceae; *Vibrio*

生物危害程度：第三类

分离时间：2021-08-31

分离地址：中国河北省秦皇岛市

分离基物：水体

致病名称：腹痛、呕吐、腹泻

致病对象：人、动物

来源历史：←中国疾病预防控制中心病原微生物
菌（毒）种保藏中心传染病预防控制
所分中心←中国疾病预防控制中心传
染病预防控制所

用　　途：临床检验

联系单位：中国疾病预防控制中心传染病预防控
制所

电子邮箱：chpc@icdc.cn

126. 弧菌属

国家科技资源标识符：CSTR:16698.06.NPRC 1.2.871

平台资源号：NPRC 1.2.871

保藏编号：CHPC 1.8974

中文名称：溶藻弧菌

外文名称：*Vibrio alginolyticus*

分类学地位：Bacteria; Pseudomonadota; Gam-

maproteobacteria; Vibrionales; Vibrionaceae; *Vibrio*

生物危害程度：第三类

分离时间：2021-08-31

分离地址：中国河北省秦皇岛市

分离基物：水体

致病名称：腹痛、呕吐、腹泻

致病对象：人、动物

来源历史：←中国疾病预防控制中心病原微生物
菌（毒）种保藏中心传染病预防控制
所分中心←中国疾病预防控制中心传
染病预防控制所

用　　途：临床检验

联系单位：中国疾病预防控制中心传染病预防控
制所

电子邮箱：chpc@icdc.cn

127. 弧菌属

国家科技资源标识符：CSTR:16698.06.NPRC 1.2.872

平台资源号：NPRC 1.2.872

保藏编号：CHPC 1.8975

中文名称：溶藻弧菌

外文名称：*Vibrio alginolyticus*

分类学地位：Bacteria; Pseudomonadota; Gammaproteobacteria; Vibrionales; Vibrionaceae; *Vibrio*

生物危害程度：第三类

分离时间：2021-08-31

分离地址：中国河北省秦皇岛市

分离基物：水体

致病名称：腹痛、呕吐、腹泻

致病对象：人、动物

来源历史：←中国疾病预防控制中心病原微生物
菌（毒）种保藏中心传染病预防控制
所分中心←中国疾病预防控制中心传
染病预防控制所

用　　途：临床检验

联系单位：中国疾病预防控制中心传染病预防控制所

电子邮箱：chpc@icdc.cn

128. 弧菌属

国家科技资源标识符：CSTR:16698.06.NPRC 1.2.873

平台资源号：NPRC 1.2.873

保藏编号：CHPC 1.8977

中文名称：溶藻弧菌

外文名称：*Vibrio alginolyticus*

分类学地位：Bacteria; Pseudomonadota; Gammaproteobacteria; Vibrionales; Vibrionaceae; *Vibrio*

生物危害程度：第三类

分离时间：2021-08-31

分离地址：中国河北省秦皇岛市

分离基物：水体

致病名称：腹痛、呕吐、腹泻

致病对象：人、动物

来源历史：←中国疾病预防控制中心病原微生物菌（毒）种保藏中心传染病预防控制所分中心←中国疾病预防控制中心传染病预防控制所

用　　途：临床检验

联系单位：中国疾病预防控制中心传染病预防控制所

电子邮箱：chpc@icdc.cn

129. 弧菌属

国家科技资源标识符：CSTR:16698.06.NPRC 1.2.874

平台资源号：NPRC 1.2.874

保藏编号：CHPC 1.8980

中文名称：溶藻弧菌

外文名称：*Vibrio alginolyticus*

分类学地位：Bacteria; Pseudomonadota; Gammaproteobacteria; Vibrionales; Vibrionaceae; *Vibrio*

生物危害程度：第三类

分离时间：2021-08-31

分离地址：中国河北省秦皇岛市

分离基物：水体

致病名称：腹痛、呕吐、腹泻

致病对象：人、动物

来源历史：←中国疾病预防控制中心病原微生物菌（毒）种保藏中心传染病预防控制所分中心←中国疾病预防控制中心传染病预防控制所

用　　途：临床检验

联系单位：中国疾病预防控制中心传染病预防控制所

电子邮箱：chpc@icdc.cn

130. 弧菌属

国家科技资源标识符：CSTR:16698.06.NPRC 1.2.875

平台资源号：NPRC 1.2.875

保藏编号：CHPC 1.8988

中文名称：溶藻弧菌

外文名称：*Vibrio alginolyticus*

分类学地位：Bacteria; Pseudomonadota; Gammaproteobacteria; Vibrionales; Vibrionaceae; *Vibrio*

生物危害程度：第三类

分离时间：2021-08-31

分离地址：中国山东省威海市

分离基物：水体

致病名称：腹痛、呕吐、腹泻

致病对象：人、动物

来源历史：←中国疾病预防控制中心病原微生物菌（毒）种保藏中心传染病预防控制所分中心←中国疾病预防控制中心传染病预防控制所

用　　途：临床检验

联系单位：中国疾病预防控制中心传染病预防控制所

细菌

电子邮箱：chpc@icdc.cn

131. 弧菌属

国家科技资源标识符：CSTR:16698.06.NPRC 1.2.876

平台资源号：NPRC 1.2.876

保藏编号：CHPC 1.8997

中文名称：溶藻弧菌

外文名称：*Vibrio alginolyticus*

分类学地位：Bacteria; Pseudomonadota; Gammaproteobacteria; Vibrionales; Vibrionaceae; *Vibrio*

生物危害程度：第三类

分离时间：2021-08-31

分离地址：中国山东省威海市

分离基物：水体

致病名称：腹痛、呕吐、腹泻

致病对象：人、动物

来源历史：←中国疾病预防控制中心病原微生物菌（毒）种保藏中心传染病预防控制所分中心←中国疾病预防控制中心传染病预防控制所

用　　途：临床检验

联系单位：中国疾病预防控制中心传染病预防控制所

电子邮箱：chpc@icdc.cn

132. 弧菌属

国家科技资源标识符：CSTR:16698.06.NPRC 1.2.877

平台资源号：NPRC 1.2.877

保藏编号：CHPC 1.9002

中文名称：溶藻弧菌

外文名称：*Vibrio alginolyticus*

分类学地位：Bacteria; Pseudomonadota; Gammaproteobacteria; Vibrionales; Vibrionaceae; *Vibrio*

生物危害程度：第三类

分离时间：2021-08-31

分离地址：中国山东省威海市

分离基物：水体

致病名称：腹痛、呕吐、腹泻

致病对象：人、动物

来源历史：←中国疾病预防控制中心病原微生物菌（毒）种保藏中心传染病预防控制所分中心←中国疾病预防控制中心传染病预防控制所

用　　途：临床检验

联系单位：中国疾病预防控制中心传染病预防控制所

电子邮箱：chpc@icdc.cn

133. 弧菌属

国家科技资源标识符：CSTR:16698.06.NPRC 1.2.878

平台资源号：NPRC 1.2.878

保藏编号：CHPC 1.9005

中文名称：溶藻弧菌

外文名称：*Vibrio alginolyticus*

分类学地位：Bacteria; Pseudomonadota; Gammaproteobacteria; Vibrionales; Vibrionaceae; *Vibrio*

生物危害程度：第三类

分离时间：2021-08-31

分离地址：中国山东省威海市

分离基物：水体

致病名称：腹痛、呕吐、腹泻

致病对象：人、动物

来源历史：←中国疾病预防控制中心病原微生物菌（毒）种保藏中心传染病预防控制所分中心←中国疾病预防控制中心传染病预防控制所

用　　途：临床检验

联系单位：中国疾病预防控制中心传染病预防控制所

电子邮箱：chpc@icdc.cn

细菌

134. 弧菌属

国家科技资源标识符：CSTR:16698.06.NPRC 1.2.879

平台资源号：NPRC 1.2.879

保藏编号：CHPC 1.9009

中文名称：溶藻弧菌

外文名称：*Vibrio alginolyticus*

分类学地位：Bacteria; Pseudomonadota; Gammaproteobacteria; Vibrionales; Vibrionaceae; *Vibrio*

生物危害程度：第三类

分离时间：2021-08-31

分离地址：中国山东省威海市

分离基物：水体

致病名称：腹痛、呕吐、腹泻

致病对象：人、动物

来源历史：←中国疾病预防控制中心病原微生物菌（毒）种保藏中心传染病预防控制所分中心←中国疾病预防控制中心传染病预防控制所

用　　途：临床检验

联系单位：中国疾病预防控制中心传染病预防控制所

电子邮箱：chpc@icdc.cn

135. 弧菌属

国家科技资源标识符：CSTR:16698.06.NPRC 1.2.880

平台资源号：NPRC 1.2.880

保藏编号：CHPC 1.9016

中文名称：溶藻弧菌

外文名称：*Vibrio alginolyticus*

分类学地位：Bacteria; Pseudomonadota; Gammaproteobacteria; Vibrionales; Vibrionaceae; *Vibrio*

生物危害程度：第三类

分离时间：2021-08-31

分离地址：中国山东省烟台市

分离基物：水体

致病名称：腹痛、呕吐、腹泻

致病对象：人、动物

来源历史：←中国疾病预防控制中心病原微生物菌（毒）种保藏中心传染病预防控制所分中心←中国疾病预防控制中心传染病预防控制所

用　　途：临床检验

联系单位：中国疾病预防控制中心传染病预防控制所

电子邮箱：chpc@icdc.cn

136. 弧菌属

国家科技资源标识符：CSTR:16698.06.NPRC 1.2.881

平台资源号：NPRC 1.2.881

保藏编号：CHPC 1.8972

中文名称：坎氏弧菌

外文名称：*Vibrio campbellii*

分类学地位：Bacteria; Pseudomonadota; Gammaproteobacteria; Vibrionales; Vibrionaceae; *Vibrio*

生物危害程度：第三类

分离时间：2021-08-31

分离地址：中国河北省秦皇岛市

分离基物：水体

致病名称：腹痛、呕吐、腹泻

致病对象：人、动物

来源历史：←中国疾病预防控制中心病原微生物菌（毒）种保藏中心传染病预防控制所分中心←中国疾病预防控制中心传染病预防控制所

用　　途：临床检验

联系单位：中国疾病预防控制中心传染病预防控制所

电子邮箱：chpc@icdc.cn

137. 弧菌属

国家科技资源标识符：CSTR:16698.06.NPRC 1.2.882

平台资源号：NPRC 1.2.882

保藏编号：CHPC 1.8947

中文名称：加勒比海弧菌

外文名称：*Vibrio caribbeanicus*

分类学地位：Bacteria; Pseudomonadota; Gammaproteobacteria; Vibrionales; Vibrionaceae; *Vibrio*

生物危害程度：第三类

分离时间：2021-08-31

分离地址：中国山东省青岛市

分离基物：水体

致病名称：腹痛、呕吐、腹泻

致病对象：人、动物

来源历史：←中国疾病预防控制中心病原微生物菌（毒）种保藏中心传染病预防控制所分中心←中国疾病预防控制中心传染病预防控制所

用　　途：临床检验

联系单位：中国疾病预防控制中心传染病预防控制所

电子邮箱：chpc@icdc.cn

138. 弧菌属

国家科技资源标识符：CSTR:16698.06.NPRC 1.2.883

平台资源号：NPRC 1.2.883

保藏编号：CHPC 1.8957

中文名称：加勒比海弧菌

外文名称：*Vibrio caribbeanicus*

分类学地位：Bacteria; Pseudomonadota; Gammaproteobacteria; Vibrionales; Vibrionaceae; *Vibrio*

生物危害程度：第三类

分离时间：2021-08-31

分离地址：中国山东省青岛市

分离基物：水体

致病名称：腹痛、呕吐、腹泻

致病对象：人、动物

来源历史：←中国疾病预防控制中心病原微生物菌（毒）种保藏中心传染病预防控制所分中心←中国疾病预防控制中心传染病预防控制所

用　　途：临床检验

联系单位：中国疾病预防控制中心传染病预防控制所

电子邮箱：chpc@icdc.cn

139. 弧菌属

国家科技资源标识符：CSTR:16698.06.NPRC 1.2.884

平台资源号：NPRC 1.2.884

保藏编号：CHPC 1.8889

中文名称：霍乱弧菌非 O1/O139 群

外文名称：*Vibrio cholerae* non-O1/O139

分类学地位：Bacteria; Pseudomonadota; Gammaproteobacteria; Vibrionales; Vibrionaceae; *Vibrio*

生物危害程度：第三类

分离时间：2021-08-31

分离地址：中国北京市

分离基物：水体

致病名称：腹痛、呕吐、腹泻

致病对象：人、动物

来源历史：←中国疾病预防控制中心病原微生物菌（毒）种保藏中心传染病预防控制所分中心←中国疾病预防控制中心传染病预防控制所

用　　途：传染病病原监测和溯源

联系单位：中国疾病预防控制中心传染病预防控制所

电子邮箱：chpc@icdc.cn

细
菌

140. 弧菌属

国家科技资源标识符：CSTR:16698.06.NPRC 1.2.885

平台资源号：NPRC 1.2.885

保藏编号：CHPC 1.8890

中文名称：霍乱弧菌非 O1/O139 群

外文名称：*Vibrio cholerae* non-O1/O139

分类学地位：Bacteria; Pseudomonadota; Gammaproteobacteria; Vibrionales; Vibrionaceae; *Vibrio*

生物危害程度：第三类

分离时间：2021-08-31

分离地址：中国北京市

分离基物：水体

致病名称：腹痛、呕吐、腹泻

致病对象：人、动物

来源历史：←中国疾病预防控制中心病原微生物菌（毒）种保藏中心传染病预防控制所分中心←中国疾病预防控制中心传染病预防控制所

用　　途：传染病病原监测和溯源

联系单位：中国疾病预防控制中心传染病预防控制所

电子邮箱：chpc@icdc.cn

141. 弧菌属

国家科技资源标识符：CSTR:16698.06.NPRC 1.2.886

平台资源号：NPRC 1.2.886

保藏编号：CHPC 1.8891

中文名称：霍乱弧菌非 O1/O139 群

外文名称：*Vibrio cholerae* non-O1/O139

分类学地位：Bacteria; Pseudomonadota; Gammaproteobacteria; Vibrionales; Vibrionaceae; *Vibrio*

生物危害程度：第三类

分离时间：2021-08-31

分离地址：中国北京市

分离基物：水体

致病名称：腹痛、呕吐、腹泻

致病对象：人、动物

来源历史：←中国疾病预防控制中心病原微生物菌（毒）种保藏中心传染病预防控制所分中心←中国疾病预防控制中心传染病预防控制所

用　　途：传染病病原监测和溯源

联系单位：中国疾病预防控制中心传染病预防控制所

电子邮箱：chpc@icdc.cn

142. 弧菌属

国家科技资源标识符：CSTR:16698.06.NPRC 1.2.887

平台资源号：NPRC 1.2.887

保藏编号：CHPC 1.8892

中文名称：霍乱弧菌非 O1/O139 群

外文名称：*Vibrio cholerae* non-O1/O139

分类学地位：Bacteria; Pseudomonadota; Gammaproteobacteria; Vibrionales; Vibrionaceae; *Vibrio*

生物危害程度：第三类

分离时间：2021-08-31

分离地址：中国北京市

分离基物：水体

致病名称：腹痛、呕吐、腹泻

致病对象：人、动物

来源历史：←中国疾病预防控制中心病原微生物菌（毒）种保藏中心传染病预防控制所分中心←中国疾病预防控制中心传染病预防控制所

用　　途：传染病病原监测和溯源

联系单位：中国疾病预防控制中心传染病预防控制所

电子邮箱：chpc@icdc.cn

143. 弧菌属

国家科技资源标识符：CSTR:16698.06.NPRC 1.2.888

平台资源号：NPRC 1.2.888

保藏编号：CHPC 1.8893

中文名称：霍乱弧菌非 O1/O139 群

外文名称：*Vibrio cholerae* non-O1/O139

分类学地位：Bacteria; Pseudomonadota; Gammaproteobacteria; Vibrionales; Vibrionaceae; *Vibrio*

生物危害程度：第三类

分离时间：2021-08-31

分离地址：中国北京市

分离基物：水体

致病名称：腹痛、呕吐、腹泻

致病对象：人、动物

来源历史：←中国疾病预防控制中心病原微生物菌（毒）种保藏中心传染病预防控制所分中心←中国疾病预防控制中心传染病预防控制所

用　　途：传染病病原监测和溯源

联系单位：中国疾病预防控制中心传染病预防控制所

电子邮箱：chpc@icdc.cn

144. 弧菌属

国家科技资源标识符：CSTR:16698.06.NPRC 1.2.889

平台资源号：NPRC 1.2.889

保藏编号：CHPC 1.8894

中文名称：霍乱弧菌非 O1/O139 群

外文名称：*Vibrio cholerae* non-O1/O139

分类学地位：Bacteria; Pseudomonadota; Gammaproteobacteria; Vibrionales; Vibrionaceae; *Vibrio*

生物危害程度：第三类

分离时间：2021-08-31

分离地址：中国北京市

分离基物：水体

致病名称：腹痛、呕吐、腹泻

致病对象：人、动物

来源历史：←中国疾病预防控制中心病原微生物菌（毒）种保藏中心传染病预防控制所分中心←中国疾病预防控制中心传染病预防控制所

用　　途：传染病病原监测和溯源

联系单位：中国疾病预防控制中心传染病预防控制所

电子邮箱：chpc@icdc.cn

145. 弧菌属

国家科技资源标识符：CSTR:16698.06.NPRC 1.2.890

平台资源号：NPRC 1.2.890

保藏编号：CHPC 1.8895

中文名称：霍乱弧菌非 O1/O139 群

外文名称：*Vibrio cholerae* non-O1/O139

分类学地位：Bacteria; Pseudomonadota; Gammaproteobacteria; Vibrionales; Vibrionaceae; *Vibrio*

生物危害程度：第三类

分离时间：2021-08-31

分离地址：中国北京市

分离基物：水体

致病名称：腹痛、呕吐、腹泻

致病对象：人、动物

来源历史：←中国疾病预防控制中心病原微生物菌（毒）种保藏中心传染病预防控制所分中心←中国疾病预防控制中心传染病预防控制所

用　　途：传染病病原监测和溯源

联系单位：中国疾病预防控制中心传染病预防控制所

电子邮箱：chpc@icdc.cn

146. 弧菌属

国家科技资源标识符：CSTR:16698.06.NPRC 1.2.891

平台资源号：NPRC 1.2.891

保藏编号：CHPC 1.8896

中文名称：霍乱弧菌非 O1/O139 群

外文名称：*Vibrio cholerae* non-O1/O139

分类学地位：Bacteria; Pseudomonadota; Gammaproteobacteria; Vibrionales; Vibrionaceae; *Vibrio*

生物危害程度：第三类

分离时间：2021-08-31

分离地址：中国北京市

分离基物：水体

致病名称：腹痛、呕吐、腹泻

致病对象：人、动物

来源历史：←中国疾病预防控制中心病原微生物菌（毒）种保藏中心传染病预防控制所分中心←中国疾病预防控制中心传染病预防控制所

用　　途：传染病病原监测和溯源

联系单位：中国疾病预防控制中心传染病预防控制所

电子邮箱：chpc@icdc.cn

147. 弧菌属

国家科技资源标识符：CSTR:16698.06.NPRC 1.2.892

平台资源号：NPRC 1.2.892

保藏编号：CHPC 1.8897

中文名称：霍乱弧菌非 O1/O139 群

外文名称：*Vibrio cholerae* non-O1/O139

分类学地位：Bacteria; Pseudomonadota; Gammaproteobacteria; Vibrionales; Vibrionaceae; *Vibrio*

生物危害程度：第三类

分离时间：2021-08-31

分离地址：中国北京市

分离基物：水体

致病名称：腹痛、呕吐、腹泻

致病对象：人、动物

来源历史：←中国疾病预防控制中心病原微生物菌（毒）种保藏中心传染病预防控制所分中心←中国疾病预防控制中心传染病预防控制所

用　　途：传染病病原监测和溯源

联系单位：中国疾病预防控制中心传染病预防控制所

电子邮箱：chpc@icdc.cn

148. 弧菌属

国家科技资源标识符：CSTR:16698.06.NPRC 1.2.893

平台资源号：NPRC 1.2.893

保藏编号：CHPC 1.8898

中文名称：霍乱弧菌非 O1/O139 群

外文名称：*Vibrio cholerae* non-O1/O139

分类学地位：Bacteria; Pseudomonadota; Gammaproteobacteria; Vibrionales; Vibrionaceae; *Vibrio*

生物危害程度：第三类

分离时间：2021-08-31

分离地址：中国北京市

分离基物：水体

致病名称：腹痛、呕吐、腹泻

致病对象：人、动物

来源历史：←中国疾病预防控制中心病原微生物菌（毒）种保藏中心传染病预防控制所分中心←中国疾病预防控制中心传染病预防控制所

用　　途：传染病病原监测和溯源

联系单位：中国疾病预防控制中心传染病预防控制所

电子邮箱：chpc@icdc.cn

细菌

149. 弧菌属

国家科技资源标识符：CSTR:16698.06.NPRC 1.2.894

平台资源号：NPRC 1.2.894

保藏编号：CHPC 1.8899

中文名称：霍乱弧菌非 O1/O139 群

外文名称：*Vibrio cholerae* non-O1/O139

分类学地位：Bacteria; Pseudomonadota; Gammaproteobacteria; Vibrionales; Vibrionaceae; *Vibrio*

生物危害程度：第三类

分离时间：2021-08-31

分离地址：中国北京市

分离基物：水体

致病名称：腹痛、呕吐、腹泻

致病对象：人、动物

来源历史：←中国疾病预防控制中心病原微生物菌（毒）种保藏中心传染病预防控制所分中心←中国疾病预防控制中心传染病预防控制所

用　　途：传染病病原监测和溯源

联系单位：中国疾病预防控制中心传染病预防控制所

电子邮箱：chpc@icdc.cn

150. 弧菌属

国家科技资源标识符：CSTR:16698.06.NPRC 1.2.895

平台资源号：NPRC 1.2.895

保藏编号：CHPC 1.8900

中文名称：霍乱弧菌非 O1/O139 群

外文名称：*Vibrio cholerae* non-O1/O139

分类学地位：Bacteria; Pseudomonadota; Gammaproteobacteria; Vibrionales; Vibrionaceae; *Vibrio*

生物危害程度：第三类

分离时间：2021-08-31

分离地址：中国北京市

分离基物：水体

致病名称：腹痛、呕吐、腹泻

致病对象：人、动物

来源历史：←中国疾病预防控制中心病原微生物菌（毒）种保藏中心传染病预防控制所分中心←中国疾病预防控制中心传染病预防控制所

用　　途：传染病病原监测和溯源

联系单位：中国疾病预防控制中心传染病预防控制所

电子邮箱：chpc@icdc.cn

151. 弧菌属

国家科技资源标识符：CSTR:16698.06.NPRC 1.2.896

平台资源号：NPRC 1.2.896

保藏编号：CHPC 1.8901

中文名称：霍乱弧菌非 O1/O139 群

外文名称：*Vibrio cholerae* non-O1/O139

分类学地位：Bacteria; Pseudomonadota; Gammaproteobacteria; Vibrionales; Vibrionaceae; *Vibrio*

生物危害程度：第三类

分离时间：2021-08-31

分离地址：中国北京市

分离基物：水体

致病名称：腹痛、呕吐、腹泻

致病对象：人、动物

来源历史：←中国疾病预防控制中心病原微生物菌（毒）种保藏中心传染病预防控制所分中心←中国疾病预防控制中心传染病预防控制所

用　　途：传染病病原监测和溯源

联系单位：中国疾病预防控制中心传染病预防控制所

电子邮箱：chpc@icdc.cn

152. 弧菌属

国家科技资源标识符：CSTR:16698.06.NPRC 1.2.897

平台资源号：NPRC 1.2.897

保藏编号：CHPC 1.8902

中文名称：霍乱弧菌非 O1/O139 群

外文名称：*Vibrio cholerae* non-O1/O139

分类学地位：Bacteria; Pseudomonadota; Gammaproteobacteria; Vibrionales; Vibrionaceae; *Vibrio*

生物危害程度：第三类

分离时间：2021-08-31

分离地址：中国北京市

分离基物：水体

致病名称：腹痛、呕吐、腹泻

致病对象：人、动物

来源历史：←中国疾病预防控制中心病原微生物菌（毒）种保藏中心传染病预防控制所分中心←中国疾病预防控制中心传染病预防控制所

用　　途：传染病病原监测和溯源

联系单位：中国疾病预防控制中心传染病预防控制所

电子邮箱：chpc@icdc.cn

153. 弧菌属

国家科技资源标识符：CSTR:16698.06.NPRC 1.2.898

平台资源号：NPRC 1.2.898

保藏编号：CHPC 1.8903

中文名称：霍乱弧菌非 O1/O139 群

外文名称：*Vibrio cholerae* non-O1/O139

分类学地位：Bacteria; Pseudomonadota; Gammaproteobacteria; Vibrionales; Vibrionaceae; *Vibrio*

生物危害程度：第三类

分离时间：2021-08-31

分离地址：中国北京市

分离基物：水体

致病名称：腹痛、呕吐、腹泻

致病对象：人、动物

来源历史：←中国疾病预防控制中心病原微生物菌（毒）种保藏中心传染病预防控制所分中心←中国疾病预防控制中心传染病预防控制所

用　　途：传染病病原监测和溯源

联系单位：中国疾病预防控制中心传染病预防控制所

电子邮箱：chpc@icdc.cn

154. 弧菌属

国家科技资源标识符：CSTR:16698.06.NPRC 1.2.899

平台资源号：NPRC 1.2.899

保藏编号：CHPC 1.8906

中文名称：霍乱弧菌非 O1/O139 群

外文名称：*Vibrio cholerae* non-O1/O139

分类学地位：Bacteria; Pseudomonadota; Gammaproteobacteria; Vibrionales; Vibrionaceae; *Vibrio*

生物危害程度：第三类

分离时间：2021-08-31

分离地址：中国北京市

分离基物：水体

致病名称：腹痛、呕吐、腹泻

致病对象：人、动物

来源历史：←中国疾病预防控制中心病原微生物菌（毒）种保藏中心传染病预防控制所分中心←中国疾病预防控制中心传染病预防控制所

用　　途：传染病病原监测和溯源

联系单位：中国疾病预防控制中心传染病预防控制所

电子邮箱：chpc@icdc.cn

细菌

155. 弧菌属

国家科技资源标识符：CSTR:16698.06.NPRC 1.2.900

平台资源号：NPRC 1.2.900

保藏编号：CHPC 1.8908

中文名称：霍乱弧菌非 O1/O139 群

外文名称：*Vibrio cholerae* non-O1/O139

分类学地位：Bacteria; Pseudomonadota; Gammaproteobacteria; Vibrionales; Vibrionaceae; *Vibrio*

生物危害程度：第三类

分离时间：2021-08-31

分离地址：中国北京市

分离基物：水体

致病名称：腹痛、呕吐、腹泻

致病对象：人、动物

来源历史：←中国疾病预防控制中心病原微生物菌（毒）种保藏中心传染病预防控制所分中心←中国疾病预防控制中心传染病预防控制所

用　　途：传染病病原监测和溯源

联系单位：中国疾病预防控制中心传染病预防控制所

电子邮箱：chpc@icdc.cn

156. 弧菌属

国家科技资源标识符：CSTR:16698.06.NPRC 1.2.901

平台资源号：NPRC 1.2.901

保藏编号：CHPC 1.8909

中文名称：霍乱弧菌非 O1/O139 群

外文名称：*Vibrio cholerae* non-O1/O139

分类学地位：Bacteria; Pseudomonadota; Gammaproteobacteria; Vibrionales; Vibrionaceae; *Vibrio*

生物危害程度：第三类

分离时间：2021-08-31

分离地址：中国北京市

分离基物：水体

致病名称：腹痛、呕吐、腹泻

致病对象：人、动物

来源历史：←中国疾病预防控制中心病原微生物菌（毒）种保藏中心传染病预防控制所分中心←中国疾病预防控制中心传染病预防控制所

用　　途：传染病病原监测和溯源

联系单位：中国疾病预防控制中心传染病预防控制所

电子邮箱：chpc@icdc.cn

157. 弧菌属

国家科技资源标识符：CSTR:16698.06.NPRC 1.2.902

平台资源号：NPRC 1.2.902

保藏编号：CHPC 1.8910

中文名称：霍乱弧菌非 O1/O139 群

外文名称：*Vibrio cholerae* non-O1/O139

分类学地位：Bacteria; Pseudomonadota; Gammaproteobacteria; Vibrionales; Vibrionaceae; *Vibrio*

生物危害程度：第三类

分离时间：2021-08-31

分离地址：中国北京市

分离基物：水体

致病名称：腹痛、呕吐、腹泻

致病对象：人、动物

来源历史：←中国疾病预防控制中心病原微生物菌（毒）种保藏中心传染病预防控制所分中心←中国疾病预防控制中心传染病预防控制所

用　　途：传染病病原监测和溯源

联系单位：中国疾病预防控制中心传染病预防控制所

电子邮箱：chpc@icdc.cn

158. 弧菌属

国家科技资源标识符：CSTR:16698.06.NPRC 1.2.903

平台资源号：NPRC 1.2.903

保藏编号：CHPC 1.8911

中文名称：霍乱弧菌非 O1/O139 群

外文名称：*Vibrio cholerae* non-O1/O139

分类学地位：Bacteria; Pseudomonadota; Gammaproteobacteria; Vibrionales; Vibrionaceae; *Vibrio*

生物危害程度：第三类

分离时间：2021-08-31

分离地址：中国北京市

分离基物：水体

致病名称：腹痛、呕吐、腹泻

致病对象：人、动物

来源历史：←中国疾病预防控制中心病原微生物菌（毒）种保藏中心传染病预防控制所分中心←中国疾病预防控制中心传染病预防控制所

用　　途：传染病病原监测和溯源

联系单位：中国疾病预防控制中心传染病预防控制所

电子邮箱：chpc@icdc.cn

159. 弧菌属

国家科技资源标识符：CSTR:16698.06.NPRC 1.2.904

平台资源号：NPRC 1.2.904

保藏编号：CHPC 1.8912

中文名称：霍乱弧菌非 O1/O139 群

外文名称：*Vibrio cholerae* non-O1/O139

分类学地位：Bacteria; Pseudomonadota; Gammaproteobacteria; Vibrionales; Vibrionaceae; *Vibrio*

生物危害程度：第三类

分离时间：2021-08-31

分离地址：中国北京市

分离基物：水体

致病名称：腹痛、呕吐、腹泻

致病对象：人、动物

来源历史：←中国疾病预防控制中心病原微生物菌（毒）种保藏中心传染病预防控制所分中心←中国疾病预防控制中心传染病预防控制所

用　　途：传染病病原监测和溯源

联系单位：中国疾病预防控制中心传染病预防控制所

电子邮箱：chpc@icdc.cn

160. 弧菌属

国家科技资源标识符：CSTR:16698.06.NPRC 1.2.905

平台资源号：NPRC 1.2.905

保藏编号：CHPC 1.8913

中文名称：霍乱弧菌非 O1/O139 群

外文名称：*Vibrio cholerae* non-O1/O139

分类学地位：Bacteria; Pseudomonadota; Gammaproteobacteria; Vibrionales; Vibrionaceae; *Vibrio*

生物危害程度：第三类

分离时间：2021-08-31

分离地址：中国北京市

分离基物：水体

致病名称：腹痛、呕吐、腹泻

致病对象：人、动物

来源历史：←中国疾病预防控制中心病原微生物菌（毒）种保藏中心传染病预防控制所分中心←中国疾病预防控制中心传染病预防控制所

用　　途：传染病病原监测和溯源

联系单位：中国疾病预防控制中心传染病预防控制所

电子邮箱：chpc@icdc.cn

161. 弧菌属

国家科技资源标识符：CSTR:16698.06.NPRC 1.2.906

平台资源号：NPRC 1.2.906

保藏编号：CHPC 1.4129

中文名称：霍乱弧菌非 O1/O139 群

外文名称：*Vibrio cholerae* non-O1/O139

分类学地位：Bacteria; Pseudomonadota; Gammaproteobacteria; Vibrionales; Vibrionaceae; *Vibrio*

生物危害程度：第三类

分离时间：2021-08-15

分离地址：中国北京市

分离基物：患者血液

致病名称：腹痛、呕吐、腹泻

致病对象：人、动物

来源历史：←中国疾病预防控制中心病原微生物菌（毒）种保藏中心传染病预防控制所分中心←中国疾病预防控制中心传染病预防控制所

用　　途：传染病病原监测和溯源

联系单位：中国疾病预防控制中心传染病预防控制所

电子邮箱：chpc@icdc.cn

162. 弧菌属

国家科技资源标识符：CSTR:16698.06.NPRC 1.2.907

平台资源号：NPRC 1.2.907

保藏编号：CHPC 1.3120

中文名称：辛辛那提弧菌

外文名称：*Vibrio cincinnatiensis*

分类学地位：Bacteria; Pseudomonadota; Gammaproteobacteria; Vibrionales; Vibrionaceae; *Vibrio*

生物危害程度：第三类

分离时间：2017

分离地址：美国辛辛那提市

分离基物：患者粪便

致病名称：腹痛、呕吐、腹泻

致病对象：人、动物

来源历史：←中国疾病预防控制中心病原微生物菌（毒）种保藏中心传染病预防控制所分中心←中国疾病预防控制中心传染病预防控制所←德国微生物菌种保藏中心

用　　途：临床检验

联系单位：中国疾病预防控制中心传染病预防控制所

电子邮箱：chpc@icdc.cn

163. 弧菌属

国家科技资源标识符：CSTR:16698.06.NPRC 1.2.908

平台资源号：NPRC 1.2.908

保藏编号：CHPC 1.8866

中文名称：河流弧菌

外文名称：*Vibrio fluvialis*

分类学地位：Bacteria; Pseudomonadota; Gammaproteobacteria; Vibrionales; Vibrionaceae; *Vibrio*

生物危害程度：第三类

分离时间：1986

分离地址：孟加拉国达卡

分离基物：患者粪便

致病名称：腹痛、呕吐、腹泻

致病对象：人、动物

来源历史：←中国疾病预防控制中心病原微生物菌（毒）种保藏中心传染病预防控制所分中心←中国疾病预防控制中心传染病预防控制所←广东省微生物菌种保藏中心

用　　途：临床检验

联系单位：中国疾病预防控制中心传染病预防控制所

电子邮箱：chpc@icdc.cn

164. 弧菌属

国家科技资源标识符：CSTR:16698.06.NPRC 1.2.909

平台资源号：NPRC 1.2.909

保藏编号：CHPC 1.8935

中文名称：河流弧菌

外文名称：*Vibrio fluvialis*

分类学地位：Bacteria; Pseudomonadota; Gammaproteobacteria; Vibrionales; Vibrionaceae; *Vibrio*

生物危害程度：第三类

分离时间：2021-08-31

分离地址：中国福建省福州市

分离基物：水体

致病名称：腹痛、呕吐、腹泻

致病对象：人、动物

来源历史：←中国疾病预防控制中心病原微生物菌（毒）种保藏中心传染病预防控制所分中心←中国疾病预防控制中心传染病预防控制所

用　　途：临床检验

联系单位：中国疾病预防控制中心传染病预防控制所

电子邮箱：chpc@icdc.cn

165. 弧菌属

国家科技资源标识符：CSTR:16698.06.NPRC 1.2.910

平台资源号：NPRC 1.2.910

保藏编号：CHPC 1.8936

中文名称：河流弧菌

外文名称：*Vibrio fluvialis*

分类学地位：Bacteria; Pseudomonadota; Gammaproteobacteria; Vibrionales; Vibrionaceae; *Vibrio*

生物危害程度：第三类

分离时间：2021-08-31

分离地址：中国福建省福州市

分离基物：水体

致病名称：腹痛、呕吐、腹泻

致病对象：人、动物

来源历史：←中国疾病预防控制中心病原微生物菌（毒）种保藏中心传染病预防控制所分中心←中国疾病预防控制中心传染病预防控制所

用　　途：临床检验

联系单位：中国疾病预防控制中心传染病预防控制所

电子邮箱：chpc@icdc.cn

166. 弧菌属

国家科技资源标识符：CSTR:16698.06.NPRC 1.2.911

平台资源号：NPRC 1.2.911

保藏编号：CHPC 1.8937

中文名称：河流弧菌

外文名称：*Vibrio fluvialis*

分类学地位：Bacteria; Pseudomonadota; Gammaproteobacteria; Vibrionales; Vibrionaceae; *Vibrio*

生物危害程度：第三类

分离时间：2021-08-31

分离地址：中国福建省福州市

分离基物：水体

致病名称：腹痛、呕吐、腹泻

致病对象：人、动物

来源历史：←中国疾病预防控制中心病原微生物菌（毒）种保藏中心传染病预防控制所分中心←中国疾病预防控制中心传染病预防控制所

用　　途：临床检验

联系单位：中国疾病预防控制中心传染病预防控制所

电子邮箱：chpc@icdc.cn

细菌

167. 弧菌属

国家科技资源标识符：CSTR:16698.06.NPRC 1.2.912

平台资源号：NPRC 1.2.912

保藏编号：CHPC 1.8938

中文名称：河流弧菌

外文名称：*Vibrio fluvialis*

分类学地位：Bacteria; Pseudomonadota; Gammaproteobacteria; Vibrionales; Vibrionaceae; *Vibrio*

生物危害程度：第三类

分离时间：2021-08-31

分离地址：中国福建省福州市

分离基物：水体

致病名称：腹痛、呕吐、腹泻

致病对象：人、动物

来源历史：←中国疾病预防控制中心病原微生物菌（毒）种保藏中心传染病预防控制所分中心←中国疾病预防控制中心传染病预防控制所

用　　途：临床检验

联系单位：中国疾病预防控制中心传染病预防控制所

电子邮箱：chpc@icdc.cn

168. 弧菌属

国家科技资源标识符：CSTR:16698.06.NPRC 1.2.913

平台资源号：NPRC 1.2.913

保藏编号：CHPC 1.8939

中文名称：河流弧菌

外文名称：*Vibrio fluvialis*

分类学地位：Bacteria; Pseudomonadota; Gammaproteobacteria; Vibrionales; Vibrionaceae; *Vibrio*

生物危害程度：第三类

分离时间：2021-08-31

分离地址：中国福建省福州市

分离基物：水体

致病名称：腹痛、呕吐、腹泻

致病对象：人、动物

来源历史：←中国疾病预防控制中心病原微生物菌（毒）种保藏中心传染病预防控制所分中心←中国疾病预防控制中心传染病预防控制所

用　　途：临床检验

联系单位：中国疾病预防控制中心传染病预防控制所

电子邮箱：chpc@icdc.cn

169. 弧菌属

国家科技资源标识符：CSTR:16698.06.NPRC 1.2.914

平台资源号：NPRC 1.2.914

保藏编号：CHPC 1.8941

中文名称：河流弧菌

外文名称：*Vibrio fluvialis*

分类学地位：Bacteria; Pseudomonadota; Gammaproteobacteria; Vibrionales; Vibrionaceae; *Vibrio*

生物危害程度：第三类

分离时间：2021-08-31

分离地址：中国福建省福州市

分离基物：水体

致病名称：腹痛、呕吐、腹泻

致病对象：人、动物

来源历史：←中国疾病预防控制中心病原微生物菌（毒）种保藏中心传染病预防控制所分中心←中国疾病预防控制中心传染病预防控制所

用　　途：临床检验

联系单位：中国疾病预防控制中心传染病预防控制所

电子邮箱：chpc@icdc.cn

170. 弧菌属

国家科技资源标识符：CSTR:16698.06.NPRC 1.2.915

平台资源号：NPRC 1.2.915

保藏编号：CHPC 1.8943

中文名称：河流弧菌

外文名称：*Vibrio fluvialis*

分类学地位：Bacteria; Pseudomonadota; Gammaproteobacteria; Vibrionales; Vibrionaceae; *Vibrio*

生物危害程度：第三类

分离时间：2021-08-31

分离地址：中国福建省福州市

分离基物：水体

致病名称：腹痛、呕吐、腹泻

致病对象：人、动物

来源历史：←中国疾病预防控制中心病原微生物菌（毒）种保藏中心传染病预防控制所分中心←中国疾病预防控制中心传染病预防控制所

用　　途：临床检验

联系单位：中国疾病预防控制中心传染病预防控制所

电子邮箱：chpc@icdc.cn

171. 弧菌属

国家科技资源标识符：CSTR:16698.06.NPRC 1.2.916

平台资源号：NPRC 1.2.916

保藏编号：CHPC 1.8944

中文名称：河流弧菌

外文名称：*Vibrio fluvialis*

分类学地位：Bacteria; Pseudomonadota; Gammaproteobacteria; Vibrionales; Vibrionaceae; *Vibrio*

生物危害程度：第三类

分离时间：2021-08-31

分离地址：中国福建省福州市

分离基物：水体

致病名称：腹痛、呕吐、腹泻

致病对象：人、动物

来源历史：←中国疾病预防控制中心病原微生物菌（毒）种保藏中心传染病预防控制所分中心←中国疾病预防控制中心传染病预防控制所

用　　途：临床检验

联系单位：中国疾病预防控制中心传染病预防控制所

电子邮箱：chpc@icdc.cn

172. 弧菌属

国家科技资源标识符：CSTR:16698.06.NPRC 1.2.917

平台资源号：NPRC 1.2.917

保藏编号：CHPC 1.8945

中文名称：河流弧菌

外文名称：*Vibrio fluvialis*

分类学地位：Bacteria; Pseudomonadota; Gammaproteobacteria; Vibrionales; Vibrionaceae; *Vibrio*

生物危害程度：第三类

分离时间：2021-08-31

分离地址：中国福建省福州市

分离基物：水体

致病名称：腹痛、呕吐、腹泻

致病对象：人、动物

来源历史：←中国疾病预防控制中心病原微生物菌（毒）种保藏中心传染病预防控制所分中心←中国疾病预防控制中心传染病预防控制所

用　　途：临床检验

联系单位：中国疾病预防控制中心传染病预防控制所

电子邮箱：chpc@icdc.cn

细菌

173. 弧菌属

国家科技资源标识符：CSTR:16698.06.NPRC 1.2.918

平台资源号：NPRC 1.2.918

保藏编号：CHPC 1.8954

中文名称：哈氏弧菌

外文名称：*Vibrio harveyi*

分类学地位：Bacteria; Pseudomonadota; Gammaproteobacteria; Vibrionales; Vibrionaceae; *Vibrio*

生物危害程度：第三类

分离时间：2021-08-31

分离地址：中国山东省青岛市

分离基物：水体

致病名称：腹痛、呕吐、腹泻

致病对象：人、动物

来源历史：←中国疾病预防控制中心病原微生物菌（毒）种保藏中心传染病预防控制所分中心←中国疾病预防控制中心传染病预防控制所

用　　途：临床检验

联系单位：中国疾病预防控制中心传染病预防控制所

电子邮箱：chpc@icdc.cn

174. 弧菌属

国家科技资源标识符：CSTR:16698.06.NPRC 1.2.919

平台资源号：NPRC 1.2.919

保藏编号：CHPC 1.8956

中文名称：哈氏弧菌

外文名称：*Vibrio harveyi*

分类学地位：Bacteria; Pseudomonadota; Gammaproteobacteria; Vibrionales; Vibrionaceae; *Vibrio*

生物危害程度：第三类

分离时间：2021-08-31

分离地址：中国山东省青岛市

分离基物：水体

致病名称：腹痛、呕吐、腹泻

致病对象：人、动物

来源历史：←中国疾病预防控制中心病原微生物菌（毒）种保藏中心传染病预防控制所分中心←中国疾病预防控制中心传染病预防控制所

用　　途：临床检验

联系单位：中国疾病预防控制中心传染病预防控制所

电子邮箱：chpc@icdc.cn

175. 弧菌属

国家科技资源标识符：CSTR:16698.06.NPRC 1.2.920

平台资源号：NPRC 1.2.920

保藏编号：CHPC 1.8960

中文名称：哈氏弧菌

外文名称：*Vibrio harveyi*

分类学地位：Bacteria; Pseudomonadota; Gammaproteobacteria; Vibrionales; Vibrionaceae; *Vibrio*

生物危害程度：第三类

分离时间：2021-08-31

分离地址：中国山东省青岛市

分离基物：水体

致病名称：腹痛、呕吐、腹泻

致病对象：人、动物

来源历史：←中国疾病预防控制中心病原微生物菌（毒）种保藏中心传染病预防控制所分中心←中国疾病预防控制中心传染病预防控制所

用　　途：临床检验

联系单位：中国疾病预防控制中心传染病预防控制所

电子邮箱：chpc@icdc.cn

176. 弧菌属

国家科技资源标识符：CSTR:16698.06.NPRC 1.2.921

平台资源号：NPRC 1.2.921

保藏编号：CHPC 1.8961

中文名称：哈氏弧菌

外文名称：*Vibrio harveyi*

分类学地位：Bacteria; Pseudomonadota; Gammaproteobacteria; Vibrionales; Vibrionaceae; *Vibrio*

生物危害程度：第三类

分离时间：2021-08-31

分离地址：中国山东省青岛市

分离基物：水体

致病名称：腹痛、呕吐、腹泻

致病对象：人、动物

来源历史：←中国疾病预防控制中心病原微生物菌（毒）种保藏中心传染病预防控制所分中心←中国疾病预防控制中心传染病预防控制所

用　　途：临床检验

联系单位：中国疾病预防控制中心传染病预防控制所

电子邮箱：chpc@icdc.cn

177. 弧菌属

国家科技资源标识符：CSTR:16698.06.NPRC 1.2.922

平台资源号：NPRC 1.2.922

保藏编号：CHPC 1.8967

中文名称：哈氏弧菌

外文名称：*Vibrio harveyi*

分类学地位：Bacteria; Pseudomonadota; Gammaproteobacteria; Vibrionales; Vibrionaceae; *Vibrio*

生物危害程度：第三类

分离时间：2021-08-31

分离地址：中国河北省秦皇岛市

分离基物：水体

致病名称：腹痛、呕吐、腹泻

致病对象：人、动物

来源历史：←中国疾病预防控制中心病原微生物菌（毒）种保藏中心传染病预防控制所分中心←中国疾病预防控制中心传染病预防控制所

用　　途：临床检验

联系单位：中国疾病预防控制中心传染病预防控制所

电子邮箱：chpc@icdc.cn

178. 弧菌属

国家科技资源标识符：CSTR:16698.06.NPRC 1.2.923

平台资源号：NPRC 1.2.923

保藏编号：CHPC 1.8981

中文名称：哈氏弧菌

外文名称：*Vibrio harveyi*

分类学地位：Bacteria; Pseudomonadota; Gammaproteobacteria; Vibrionales; Vibrionaceae; *Vibrio*

生物危害程度：第三类

分离时间：2021-08-31

分离地址：中国河北省秦皇岛市

分离基物：水体

致病名称：腹痛、呕吐、腹泻

致病对象：人、动物

来源历史：←中国疾病预防控制中心病原微生物菌（毒）种保藏中心传染病预防控制所分中心←中国疾病预防控制中心传染病预防控制所

用　　途：临床检验

联系单位：中国疾病预防控制中心传染病预防控制所

电子邮箱：chpc@icdc.cn

细菌

179. 弧菌属

国家科技资源标识符：CSTR:16698.06.NPRC 1.2.924

平台资源号：NPRC 1.2.924

保藏编号：CHPC 1.8985

中文名称：哈氏弧菌

外文名称：*Vibrio harveyi*

分类学地位：Bacteria; Pseudomonadota; Gammaproteobacteria; Vibrionales; Vibrionaceae; *Vibrio*

生物危害程度：第三类

分离时间：2021-08-31

分离地址：中国山东省威海市

分离基物：水体

致病名称：腹痛、呕吐、腹泻

致病对象：人、动物

来源历史：←中国疾病预防控制中心病原微生物菌（毒）种保藏中心传染病预防控制所分中心←中国疾病预防控制中心传染病预防控制所

用　　途：临床检验

联系单位：中国疾病预防控制中心传染病预防控制所

电子邮箱：chpc@icdc.cn

180. 弧菌属

国家科技资源标识符：CSTR:16698.06.NPRC 1.2.925

平台资源号：NPRC 1.2.925

保藏编号：CHPC 1.8986

中文名称：哈氏弧菌

外文名称：*Vibrio harveyi*

分类学地位：Bacteria; Pseudomonadota; Gammaproteobacteria; Vibrionales; Vibrionaceae; *Vibrio*

生物危害程度：第三类

分离时间：2021-08-31

分离地址：中国山东省威海市

分离基物：水体

致病名称：腹痛、呕吐、腹泻

致病对象：人、动物

来源历史：←中国疾病预防控制中心病原微生物菌（毒）种保藏中心传染病预防控制所分中心←中国疾病预防控制中心传染病预防控制所

用　　途：临床检验

联系单位：中国疾病预防控制中心传染病预防控制所

电子邮箱：chpc@icdc.cn

181. 弧菌属

国家科技资源标识符：CSTR:16698.06.NPRC 1.2.926

平台资源号：NPRC 1.2.926

保藏编号：CHPC 1.8991

中文名称：哈氏弧菌

外文名称：*Vibrio harveyi*

分类学地位：Bacteria; Pseudomonadota; Gammaproteobacteria; Vibrionales; Vibrionaceae; *Vibrio*

生物危害程度：第三类

分离时间：2021-08-31

分离地址：中国山东省威海市

分离基物：水体

致病名称：腹痛、呕吐、腹泻

致病对象：人、动物

来源历史：←中国疾病预防控制中心病原微生物菌（毒）种保藏中心传染病预防控制所分中心←中国疾病预防控制中心传染病预防控制所

用　　途：临床检验

联系单位：中国疾病预防控制中心传染病预防控制所

电子邮箱：chpc@icdc.cn

182. 弧菌属

国家科技资源标识符：CSTR:16698.06.NPRC 1.2.927

平台资源号：NPRC 1.2.927

保藏编号：CHPC 1.8994

中文名称：哈氏弧菌

外文名称：*Vibrio harveyi*

分类学地位：Bacteria; Pseudomonadota; Gammaproteobacteria; Vibrionales; Vibrionaceae; *Vibrio*

生物危害程度：第三类

分离时间：2021-08-31

分离地址：中国山东省威海市

分离基物：水体

致病名称：腹痛、呕吐、腹泻

致病对象：人、动物

来源历史：←中国疾病预防控制中心病原微生物菌（毒）种保藏中心传染病预防控制所分中心←中国疾病预防控制中心传染病预防控制所

用　　途：临床检验

联系单位：中国疾病预防控制中心传染病预防控制所

电子邮箱：chpc@icdc.cn

183. 弧菌属

国家科技资源标识符：CSTR:16698.06.NPRC 1.2.928

平台资源号：NPRC 1.2.928

保藏编号：CHPC 1.9004

中文名称：哈氏弧菌

外文名称：*Vibrio harveyi*

分类学地位：Bacteria; Pseudomonadota; Gammaproteobacteria; Vibrionales; Vibrionaceae; *Vibrio*

生物危害程度：第三类

分离时间：2021-08-31

分离地址：中国山东省威海市

分离基物：水体

致病名称：腹痛、呕吐、腹泻

致病对象：人、动物

来源历史：←中国疾病预防控制中心病原微生物菌（毒）种保藏中心传染病预防控制所分中心←中国疾病预防控制中心传染病预防控制所

用　　途：临床检验

联系单位：中国疾病预防控制中心传染病预防控制所

电子邮箱：chpc@icdc.cn

184. 弧菌属

国家科技资源标识符：CSTR:16698.06.NPRC 1.2.929

平台资源号：NPRC 1.2.929

保藏编号：CHPC 1.9011

中文名称：哈氏弧菌

外文名称：*Vibrio harveyi*

分类学地位：Bacteria; Pseudomonadota; Gammaproteobacteria; Vibrionales; Vibrionaceae; *Vibrio*

生物危害程度：第三类

分离时间：2021-08-31

分离地址：中国山东省威海市

分离基物：水体

致病名称：腹痛、呕吐、腹泻

致病对象：人、动物

来源历史：←中国疾病预防控制中心病原微生物菌（毒）种保藏中心传染病预防控制所分中心←中国疾病预防控制中心传染病预防控制所

用　　途：临床检验

联系单位：中国疾病预防控制中心传染病预防控制所

电子邮箱：chpc@icdc.cn

185. 弧菌属

国家科技资源标识符：CSTR:16698.06.NPRC 1.2.930

平台资源号：NPRC 1.2.930

保藏编号：CHPC 1.9027

中文名称：哈氏弧菌

外文名称：*Vibrio harveyi*

分类学地位：Bacteria; Pseudomonadota; Gammaproteobacteria; Vibrionales; Vibrionaceae; *Vibrio*

生物危害程度：第三类

分离时间：2021-08-31

分离地址：中国山东省烟台市

分离基物：水体

致病名称：腹痛、呕吐、腹泻

致病对象：人、动物

来源历史：←中国疾病预防控制中心病原微生物菌（毒）种保藏中心传染病预防控制所分中心←中国疾病预防控制中心传染病预防控制所

用　　途：临床检验

联系单位：中国疾病预防控制中心传染病预防控制所

电子邮箱：chpc@icdc.cn

186. 弧菌属

国家科技资源标识符：CSTR:16698.06.NPRC 1.2.931

平台资源号：NPRC 1.2.931

保藏编号：CHPC 1.8948

中文名称：海洋弧菌

外文名称：*Vibrio maritimus*

分类学地位：Bacteria; Pseudomonadota; Gammaproteobacteria; Vibrionales; Vibrionaceae; *Vibrio*

生物危害程度：第三类

分离时间：2021-08-31

分离地址：中国山东省青岛市

分离基物：水体

致病名称：腹痛、呕吐、腹泻

致病对象：人、动物

来源历史：←中国疾病预防控制中心病原微生物菌（毒）种保藏中心传染病预防控制所分中心←中国疾病预防控制中心传染病预防控制所

用　　途：临床检验

联系单位：中国疾病预防控制中心传染病预防控制所

电子邮箱：chpc@icdc.cn

187. 弧菌属

国家科技资源标识符：CSTR:16698.06.NPRC 1.2.932

平台资源号：NPRC 1.2.932

保藏编号：CHPC 1.8949

中文名称：海洋弧菌

外文名称：*Vibrio maritimus*

分类学地位：Bacteria; Pseudomonadota; Gammaproteobacteria; Vibrionales; Vibrionaceae; *Vibrio*

生物危害程度：第三类

分离时间：2021-08-31

分离地址：中国山东省青岛市

分离基物：水体

致病名称：腹痛、呕吐、腹泻

致病对象：人、动物

来源历史：←中国疾病预防控制中心病原微生物菌（毒）种保藏中心传染病预防控制所分中心←中国疾病预防控制中心传染病预防控制所

用　　途：临床检验

联系单位：中国疾病预防控制中心传染病预防控制所

电子邮箱：chpc@icdc.cn

188. 弧菌属

国家科技资源标识符：CSTR:16698.06.NPRC 1.2.933

平台资源号：NPRC 1.2.933

保藏编号：CHPC 1.8950

中文名称：海洋弧菌

外文名称：*Vibrio maritimus*

分类学地位：Bacteria; Pseudomonadota; Gammaproteobacteria; Vibrionales; Vibrionaceae; *Vibrio*

生物危害程度：第三类

分离时间：2021-08-31

分离地址：中国山东省青岛市

分离基物：水体

致病名称：腹痛、呕吐、腹泻

致病对象：人、动物

来源历史：←中国疾病预防控制中心病原微生物菌（毒）种保藏中心传染病预防控制所分中心←中国疾病预防控制中心传染病预防控制所

用　　途：临床检验

联系单位：中国疾病预防控制中心传染病预防控制所

电子邮箱：chpc@icdc.cn

189. 弧菌属

国家科技资源标识符：CSTR:16698.06.NPRC 1.2.934

平台资源号：NPRC 1.2.934

保藏编号：CHPC 1.8951

中文名称：海洋弧菌

外文名称：*Vibrio maritimus*

分类学地位：Bacteria; Pseudomonadota;Gammaproteobacteria; Vibrionales; Vibrionaceae; *Vibrio*

生物危害程度：第三类

分离时间：2021-08-31

分离地址：中国山东省青岛市

分离基物：水体

致病名称：腹痛、呕吐、腹泻

致病对象：人、动物

来源历史：←中国疾病预防控制中心病原微生物菌（毒）种保藏中心传染病预防控制所分中心←中国疾病预防控制中心传染病预防控制所

用　　途：临床检验

联系单位：中国疾病预防控制中心传染病预防控制所

电子邮箱：chpc@icdc.cn

190. 弧菌属

国家科技资源标识符：CSTR:16698.06.NPRC 1.2.935

平台资源号：NPRC 1.2.935

保藏编号：CHPC 1.8959

中文名称：海洋弧菌

外文名称：*Vibrio maritimus*

分类学地位：Bacteria; Pseudomonadota; Gammaproteobacteria; Vibrionales; Vibrionaceae; *Vibrio*

生物危害程度：第三类

分离时间：2021-08-31

分离地址：中国山东省青岛市

分离基物：水体

致病名称：腹痛、呕吐、腹泻

致病对象：人、动物

来源历史：←中国疾病预防控制中心病原微生物菌（毒）种保藏中心传染病预防控制所分中心←中国疾病预防控制中心传染病预防控制所

用　　途：临床检验

联系单位：中国疾病预防控制中心传染病预防控制所

电子邮箱：chpc@icdc.cn

细菌

191. 弧菌属

国家科技资源标识符：CSTR:16698.06.NPRC 1.2.936

平台资源号：NPRC 1.2.936

保藏编号：CHPC 1.9013

中文名称：海洋弧菌

外文名称：*Vibrio maritimus*

分类学地位：Bacteria; Pseudomonadota; Gammaproteobacteria; Vibrionales; Vibrionaceae; *Vibrio*

生物危害程度：第三类

分离时间：2021-08-31

分离地址：中国山东省威海市

分离基物：水体

致病名称：腹痛、呕吐、腹泻

致病对象：人、动物

来源历史：←中国疾病预防控制中心病原微生物菌（毒）种保藏中心传染病预防控制所分中心←中国疾病预防控制中心传染病预防控制所

用　　途：临床检验

联系单位：中国疾病预防控制中心传染病预防控制所

电子邮箱：chpc@icdc.cn

192. 弧菌属

国家科技资源标识符：CSTR:16698.06.NPRC 1.2.937

平台资源号：NPRC 1.2.937

保藏编号：CHPC 1.9026

中文名称：海洋弧菌

外文名称：*Vibrio maritimus*

分类学地位：Bacteria; Pseudomonadota; Gammaproteobacteria; Vibrionales; Vibrionaceae; *Vibrio*

生物危害程度：第三类

分离时间：2021-08-31

分离地址：中国山东省烟台市

分离基物：水体

致病名称：腹痛、呕吐、腹泻

致病对象：人、动物

来源历史：←中国疾病预防控制中心病原微生物菌（毒）种保藏中心传染病预防控制所分中心←中国疾病预防控制中心传染病预防控制所

用　　途：临床检验

联系单位：中国疾病预防控制中心传染病预防控制所

电子邮箱：chpc@icdc.cn

193. 弧菌属

国家科技资源标识符：CSTR:16698.06.NPRC 1.2.938

平台资源号：NPRC 1.2.938

保藏编号：CHPC 1.8962

中文名称：麦氏弧菌

外文名称：*Vibrio metschnikovii*

分类学地位：Bacteria; Pseudomonadota; Gammaproteobacteria; Vibrionales; Vibrionaceae; *Vibrio*

生物危害程度：第三类

分离时间：2021-08-31

分离地址：中国山东省青岛市

分离基物：水体

致病名称：腹痛、呕吐、腹泻

致病对象：人、动物

来源历史：←中国疾病预防控制中心病原微生物菌（毒）种保藏中心传染病预防控制所分中心←中国疾病预防控制中心传染病预防控制所

用　　途：临床检验

联系单位：中国疾病预防控制中心传染病预防控制所

电子邮箱：chpc@icdc.cn

194. 弧菌属

国家科技资源标识符：CSTR:16698.06.NPRC 1.2.939

平台资源号：NPRC 1.2.939

保藏编号：CHPC 1.8963

中文名称：麦氏弧菌

外文名称：*Vibrio metschnikovii*

分类学地位：Bacteria; Pseudomonadota; Gammaproteobacteria; Vibrionales; Vibrionaceae; *Vibrio*

生物危害程度：第三类

分离时间：2021-08-31

分离地址：中国山东省青岛市

分离基物：水体

致病名称：腹痛、呕吐、腹泻

致病对象：人、动物

来源历史：←中国疾病预防控制中心病原微生物菌（毒）种保藏中心传染病预防控制所分中心←中国疾病预防控制中心传染病预防控制所

用　　途：临床检验

联系单位：中国疾病预防控制中心传染病预防控制所

电子邮箱：chpc@icdc.cn

195. 弧菌属

国家科技资源标识符：CSTR:16698.06.NPRC 1.2.940

平台资源号：NPRC 1.2.940

保藏编号：CHPC 1.1150

中文名称：麦氏弧菌

外文名称：*Vibrio metschnikovii*

分类学地位：Bacteria; Pseudomonadota; Gammaproteobacteria; Vibrionales; Vibrionaceae; *Vibrio*

生物危害程度：第三类

分离时间：2010

分离地址：中国辽宁省丹东市

分离基物：水体

致病名称：腹痛、呕吐、腹泻

致病对象：人、动物

来源历史：←中国疾病预防控制中心病原微生物菌（毒）种保藏中心传染病预防控制所分中心←中国疾病预防控制中心传染病预防控制所

用　　途：传染病病原监测和溯源

联系单位：中国疾病预防控制中心传染病预防控制所

电子邮箱：chpc@icdc.cn

196. 弧菌属

国家科技资源标识符：CSTR:16698.06.NPRC 1.2.941

平台资源号：NPRC 1.2.941

保藏编号：CHPC 1.1151

中文名称：麦氏弧菌

外文名称：*Vibrio metschnikovii*

分类学地位：Bacteria; Pseudomonadota; Gammaproteobacteria; Vibrionales; Vibrionaceae; *Vibrio*

生物危害程度：第三类

分离时间：2010

分离地址：中国辽宁省丹东市

分离基物：水体

致病名称：腹痛、呕吐、腹泻

致病对象：人、动物

来源历史：←中国疾病预防控制中心病原微生物菌（毒）种保藏中心传染病预防控制所分中心←中国疾病预防控制中心传染病预防控制所

用　　途：传染病病原监测和溯源

联系单位：中国疾病预防控制中心传染病预防控制所

电子邮箱：chpc@icdc.cn

细
菌

197. 弧菌属

国家科技资源标识符：CSTR:16698.06.NPRC 1.2.942

平台资源号：NPRC 1.2.942

保藏编号：CHPC 1.1245

中文名称：麦氏弧菌

外文名称：*Vibrio metschnikovii*

分类学地位：Bacteria; Pseudomonadota; Gammaproteobacteria; Vibrionales; Vibrionaceae; *Vibrio*

生物危害程度：第三类

分离时间：2008-5

分离地址：中国辽宁省丹东市

分离基物：海产品

致病名称：腹痛、呕吐、腹泻

致病对象：人、动物

来源历史：←中国疾病预防控制中心病原微生物菌（毒）种保藏中心传染病预防控制所分中心←中国疾病预防控制中心传染病预防控制所←丹东市出入境检验检疫局

用　　途：临床检验

联系单位：中国疾病预防控制中心传染病预防控制所

电子邮箱：chpc@icdc.cn

198. 弧菌属

国家科技资源标识符：CSTR:16698.06.NPRC 1.2.943

平台资源号：NPRC 1.2.943

保藏编号：CHPC 1.1246

中文名称：麦氏弧菌

外文名称：*Vibrio metschnikovii*

分类学地位：Bacteria; Pseudomonadota; Gammaproteobacteria; Vibrionales; Vibrionaceae; *Vibrio*

生物危害程度：第三类

分离时间：2008-9

分离地址：中国辽宁省丹东市

分离基物：海产品

致病名称：腹痛、呕吐、腹泻

致病对象：人、动物

来源历史：←中国疾病预防控制中心病原微生物菌（毒）种保藏中心传染病预防控制所分中心←中国疾病预防控制中心传染病预防控制所←丹东市出入境检验检疫局

用　　途：临床检验

联系单位：中国疾病预防控制中心传染病预防控制所

电子邮箱：chpc@icdc.cn

199. 弧菌属

国家科技资源标识符：CSTR:16698.06.NPRC 1.2.944

平台资源号：NPRC 1.2.944

保藏编号：CHPC 1.2598

中文名称：麦氏弧菌

外文名称：*Vibrio metschnikovii*

分类学地位：Bacteria; Pseudomonadota; Gammaproteobacteria; Vibrionales; Vibrionaceae; *Vibrio*

生物危害程度：第三类

分离时间：2015

分离地址：中国云南省玉溪市

分离基物：患者粪便

致病名称：腹痛、呕吐、腹泻

致病对象：人、动物

来源历史：←中国疾病预防控制中心病原微生物菌（毒）种保藏中心传染病预防控制所分中心←中国疾病预防控制中心传染病预防控制所

用　　途：临床检验

联系单位：中国疾病预防控制中心传染病预防控制所

电子邮箱：chpc@icdc.cn

200. 弧菌属

国家科技资源标识符：CSTR:16698.06.NPRC 1.2.945

平台资源号：NPRC 1.2.945

保藏编号：CHPC 1.2701

中文名称：麦氏弧菌

外文名称：*Vibrio metschnikovii*

分类学地位：Bacteria; Pseudomonadota; Gammaproteobacteria; Vibrionales; Vibrionaceae; *Vibrio*

生物危害程度：第三类

分离时间：2006

分离地址：中国浙江省温州市

分离基物：患者粪便

致病名称：腹痛、呕吐、腹泻

致病对象：人、动物

来源历史：←中国疾病预防控制中心病原微生物菌（毒）种保藏中心传染病预防控制所分中心←中国疾病预防控制中心传染病预防控制所←浙江省温州市疾病预防控制中心

用　　途：临床检验

联系单位：中国疾病预防控制中心传染病预防控制所

电子邮箱：chpc@icdc.cn

201. 弧菌属

国家科技资源标识符：CSTR:16698.06.NPRC 1.2.946

平台资源号：NPRC 1.2.946

保藏编号：CHPC 1.2702

中文名称：麦氏弧菌

外文名称：*Vibrio metschnikovii*

分类学地位：Bacteria; Pseudomonadota; Gammaproteobacteria; Vibrionales; Vibrionaceae; *Vibrio*

生物危害程度：第三类

分离时间：2006

分离地址：中国浙江省温州市

分离基物：患者粪便

致病名称：腹痛、呕吐、腹泻

致病对象：人、动物

来源历史：←中国疾病预防控制中心病原微生物菌（毒）种保藏中心传染病预防控制所分中心←中国疾病预防控制中心传染病预防控制所←浙江省温州市疾病预防控制中心

用　　途：临床检验

联系单位：中国疾病预防控制中心传染病预防控制所

电子邮箱：chpc@icdc.cn

202. 弧菌属

国家科技资源标识符：CSTR:16698.06.NPRC 1.2.947

平台资源号：NPRC 1.2.947

保藏编号：CHPC 1.2703

中文名称：麦氏弧菌

外文名称：*Vibrio metschnikovii*

分类学地位：Bacteria; Pseudomonadota; Gammaproteobacteria; Vibrionales; Vibrionaceae; *Vibrio*

生物危害程度：第三类

分离时间：2006

分离地址：中国浙江省温州市

分离基物：患者粪便

致病名称：腹痛、呕吐、腹泻

致病对象：人、动物

来源历史：←中国疾病预防控制中心病原微生物菌（毒）种保藏中心传染病预防控制所分中心←中国疾病预防控制中心传染病预防控制所←浙江省温州市疾病预防控制中心

用　　途：临床检验

联系单位：中国疾病预防控制中心传染病预防控制所

电子邮箱：chpc@icdc.cn

203. 弧菌属

国家科技资源标识符：CSTR:16698.06.NPRC 1.2.948

平台资源号：NPRC 1.2.948

保藏编号：CHPC 1.2704

中文名称：麦氏弧菌

外文名称：*Vibrio metschnikovii*

分类学地位：Bacteria; Pseudomonadota; Gammaproteobacteria; Vibrionales; Vibrionaceae; *Vibrio*

生物危害程度：第三类

分离时间：2006

分离地址：中国浙江省温州市

分离基物：患者粪便

致病名称：腹痛、呕吐、腹泻

致病对象：人、动物

来源历史：←中国疾病预防控制中心病原微生物菌（毒）种保藏中心传染病预防控制所分中心←中国疾病预防控制中心传染病预防控制所←浙江省温州市疾病预防控制中心

用　　途：临床检验

联系单位：中国疾病预防控制中心传染病预防控制所

电子邮箱：chpc@icdc.cn

204. 弧菌属

国家科技资源标识符：CSTR:16698.06.NPRC 1.2.949

平台资源号：NPRC 1.2.949

保藏编号：CHPC 1.2706

中文名称：麦氏弧菌

外文名称：*Vibrio metschnikovii*

分类学地位：Bacteria; Pseudomonadota; Gammaproteobacteria; Vibrionales; Vibrionaceae; *Vibrio*

生物危害程度：第三类

分离时间：2013

分离地址：中国福建省福州市

分离基物：患者粪便

致病名称：腹痛、呕吐、腹泻

致病对象：人、动物

来源历史：←中国疾病预防控制中心病原微生物菌（毒）种保藏中心传染病预防控制所分中心←中国疾病预防控制中心传染病预防控制所←福建省疾病预防控制中心

用　　途：临床检验

联系单位：中国疾病预防控制中心传染病预防控制所

电子邮箱：chpc@icdc.cn

205. 弧菌属

国家科技资源标识符：CSTR:16698.06.NPRC 1.2.950

平台资源号：NPRC 1.2.950

保藏编号：CHPC 1.2707

中文名称：麦氏弧菌

外文名称：*Vibrio metschnikovii*

分类学地位：Bacteria; Pseudomonadota; Gammaproteobacteria; Vibrionales; Vibrionaceae; *Vibrio*

生物危害程度：第三类

分离时间：2004-5

分离地址：中国四川省成都市

分离基物：患者粪便

致病名称：腹痛、呕吐、腹泻

致病对象：人、动物

来源历史：←中国疾病预防控制中心病原微生物菌（毒）种保藏中心传染病预防控制所分中心←中国疾病预防控制中心传染病预防控制所←四川省疾病预防控制中心

用　　途：临床检验

联系单位：中国疾病预防控制中心传染病预防控

制所

电子邮箱：chpc@icdc.cn

206. 弧菌属

国家科技资源标识符：CSTR:16698.06.NPRC 1.2.951

平台资源号：NPRC 1.2.951

保藏编号：CHPC 1.2708

中文名称：麦氏弧菌

外文名称：*Vibrio metschnikovii*

分类学地位：Bacteria; Pseudomonadota; Gammaproteobacteria; Vibrionales; Vibrionaceae; *Vibrio*

生物危害程度：第三类

分离时间：2004-5

分离地址：中国四川省成都市

分离基物：患者粪便

致病名称：腹痛、呕吐、腹泻

致病对象：人、动物

来源历史：←中国疾病预防控制中心病原微生物菌（毒）种保藏中心传染病预防控制所分中心←中国疾病预防控制中心传染病预防控制所←四川省疾病预防控制中心

用　　途：临床检验

联系单位：中国疾病预防控制中心传染病预防控制所

电子邮箱：chpc@icdc.cn

207. 弧菌属

国家科技资源标识符：CSTR:16698.06.NPRC 1.2.952

平台资源号：NPRC 1.2.952

保藏编号：CHPC 1.2710

中文名称：麦氏弧菌

外文名称：*Vibrio metschnikovii*

分类学地位：Bacteria; Pseudomonadota; Gammaproteobacteria; Vibrionales; Vibrionaceae; *Vibrio*

生物危害程度：第三类

分离时间：2000

分离地址：中国辽宁省丹东市

分离基物：水体

致病名称：腹痛、呕吐、腹泻

致病对象：人、动物

来源历史：←中国疾病预防控制中心病原微生物菌（毒）种保藏中心传染病预防控制所分中心←中国疾病预防控制中心传染病预防控制所

用　　途：临床检验

联系单位：中国疾病预防控制中心传染病预防控制所

电子邮箱：chpc@icdc.cn

208. 弧菌属

国家科技资源标识符：CSTR:16698.06.NPRC 1.2.953

平台资源号：NPRC 1.2.953

保藏编号：CHPC 1.2711

中文名称：麦氏弧菌

外文名称：*Vibrio metschnikovii*

分类学地位：Bacteria; Pseudomonadota; Gammaproteobacteria; Vibrionales; Vibrionaceae; *Vibrio*

生物危害程度：第三类

分离时间：2011

分离地址：中国辽宁省丹东市

分离基物：水体

致病名称：腹痛、呕吐、腹泻

致病对象：人、动物

来源历史：←中国疾病预防控制中心病原微生物菌（毒）种保藏中心传染病预防控制所分中心←中国疾病预防控制中心传染病预防控制所←丹东市出入境检验检疫局

用　　途：临床检验

联系单位：中国疾病预防控制中心传染病预防控

制所

电子邮箱：chpc@icdc.cn

209. 弧菌属

国家科技资源标识符：CSTR:16698.06.NPRC 1.2.954

平台资源号：NPRC 1.2.954

保藏编号：CHPC 1.8867

中文名称：拟态弧菌

外文名称：*Vibrio mimicus*

分类学地位：Bacteria; Pseudomonadota; Gammaproteobacteria; Vibrionales; Vibrionaceae; *Vibrio*

生物危害程度：第三类

分离时间：1981

分离地址：美国北卡罗来纳州

分离基物：患者粪便

致病名称：腹痛、呕吐、腹泻

致病对象：人、动物

来源历史：←中国疾病预防控制中心病原微生物菌（毒）种保藏中心传染病预防控制所分中心←中国疾病预防控制中心传染病预防控制所←广东省微生物菌种保藏中心

用　　途：临床检验

联系单位：中国疾病预防控制中心传染病预防控制所

电子邮箱：chpc@icdc.cn

210. 弧菌属

国家科技资源标识符：CSTR:16698.06.NPRC 1.2.955

平台资源号：NPRC 1.2.955

保藏编号：CHPC 1.8904

中文名称：拟态弧菌

外文名称：*Vibrio mimicus*

分类学地位：Bacteria; Pseudomonadota; Gammaproteobacteria; Vibrionales; Vibrionaceae; *Vibrio*

生物危害程度：第三类

分离时间：2021-08-31

分离地址：中国北京市

分离基物：水体

致病名称：腹痛、呕吐、腹泻

致病对象：人、动物

来源历史：←中国疾病预防控制中心病原微生物菌（毒）种保藏中心传染病预防控制所分中心←中国疾病预防控制中心传染病预防控制所

用　　途：临床检验

联系单位：中国疾病预防控制中心传染病预防控制所

电子邮箱：chpc@icdc.cn

211. 弧菌属

国家科技资源标识符：CSTR:16698.06.NPRC 1.2.956

平台资源号：NPRC 1.2.956

保藏编号：CHPC 1.8905

中文名称：拟态弧菌

外文名称：*Vibrio mimicus*

分类学地位：Bacteria; Pseudomonadota; Gammaproteobacteria; Vibrionales; Vibrionaceae; *Vibrio*

生物危害程度：第三类

分离时间：2021-08-31

分离地址：中国北京市

分离基物：水体

致病名称：腹痛、呕吐、腹泻

致病对象：人、动物

来源历史：←中国疾病预防控制中心病原微生物菌（毒）种保藏中心传染病预防控制所分中心←中国疾病预防控制中心传染病预防控制所

用　　途：临床检验

联系单位：中国疾病预防控制中心传染病预防控制所

电子邮箱：chpc@icdc.cn

212. 弧菌属

国家科技资源标识符：CSTR:16698.06.NPRC 1.2.957

平台资源号：NPRC 1.2.957

保藏编号：CHPC 1.8907

中文名称：拟态弧菌

外文名称：*Vibrio mimicus*

分类学地位：Bacteria; Pseudomonadota; Gammaproteobacteria; Vibrionales; Vibrionaceae; *Vibrio*

生物危害程度：第三类

分离时间：2021-08-31

分离地址：中国北京市

分离基物：水体

致病名称：腹痛、呕吐、腹泻

致病对象：人、动物

来源历史：←中国疾病预防控制中心病原微生物菌（毒）种保藏中心传染病预防控制所分中心←中国疾病预防控制中心传染病预防控制所

用　　途：临床检验

联系单位：中国疾病预防控制中心传染病预防控制所

电子邮箱：chpc@icdc.cn

213. 弧菌属

国家科技资源标识符：CSTR:16698.06.NPRC 1.2.958

平台资源号：NPRC 1.2.958

保藏编号：CHPC 1.8914

中文名称：拟态弧菌

外文名称：*Vibrio mimicus*

分类学地位：Bacteria; Pseudomonadota; Gammaproteobacteria; Vibrionales; Vibrionaceae; *Vibrio*

生物危害程度：第三类

分离时间：2021-08-31

分离地址：中国福建省福州市

分离基物：水体

致病名称：腹痛、呕吐、腹泻

致病对象：人、动物

来源历史：←中国疾病预防控制中心病原微生物菌（毒）种保藏中心传染病预防控制所分中心←中国疾病预防控制中心传染病预防控制所

用　　途：临床检验

联系单位：中国疾病预防控制中心传染病预防控制所

电子邮箱：chpc@icdc.cn

214. 弧菌属

国家科技资源标识符：CSTR:16698.06.NPRC 1.2.959

平台资源号：NPRC 1.2.959

保藏编号：CHPC 1.8915

中文名称：拟态弧菌

外文名称：*Vibrio mimicus*

分类学地位：Bacteria; Pseudomonadota; Gammaproteobacteria; Vibrionales; Vibrionaceae; *Vibrio*

生物危害程度：第三类

分离时间：2021-08-31

分离地址：中国福建省福州市

分离基物：水体

致病名称：腹痛、呕吐、腹泻

致病对象：人、动物

来源历史：←中国疾病预防控制中心病原微生物菌（毒）种保藏中心传染病预防控制所分中心←中国疾病预防控制中心传染病预防控制所

用　　途：临床检验

联系单位：中国疾病预防控制中心传染病预防控制所

电子邮箱：chpc@icdc.cn

细菌

215. 弧菌属

国家科技资源标识符：CSTR:16698.06.NPRC 1.2.960

平台资源号：NPRC 1.2.960

保藏编号：CHPC 1.8916

中文名称：拟态弧菌

外文名称：*Vibrio mimicus*

分类学地位：Bacteria; Pseudomonadota; Gammaproteobacteria; Vibrionales; Vibrionaceae; *Vibrio*

生物危害程度：第三类

分离时间：2021-08-31

分离地址：中国福建省福州市

分离基物：水体

致病名称：腹痛、呕吐、腹泻

致病对象：人、动物

来源历史：←中国疾病预防控制中心病原微生物菌（毒）种保藏中心传染病预防控制所分中心←中国疾病预防控制中心传染病预防控制所

用　　途：临床检验

联系单位：中国疾病预防控制中心传染病预防控制所

电子邮箱：chpc@icdc.cn

216. 弧菌属

国家科技资源标识符：CSTR:16698.06.NPRC 1.2.961

平台资源号：NPRC 1.2.961

保藏编号：CHPC 1.8917

中文名称：拟态弧菌

外文名称：*Vibrio mimicus*

分类学地位：Bacteria; Pseudomonadota; Gammaproteobacteria; Vibrionales; Vibrionaceae; *Vibrio*

生物危害程度：第三类

分离时间：2021-08-31

分离地址：中国福建省福州市

分离基物：水体

致病名称：腹痛、呕吐、腹泻

致病对象：人、动物

来源历史：←中国疾病预防控制中心病原微生物菌（毒）种保藏中心传染病预防控制所分中心←中国疾病预防控制中心传染病预防控制所

用　　途：临床检验

联系单位：中国疾病预防控制中心传染病预防控制所

电子邮箱：chpc@icdc.cn

217. 弧菌属

国家科技资源标识符：CSTR:16698.06.NPRC 1.2.962

平台资源号：NPRC 1.2.962

保藏编号：CHPC 1.8918

中文名称：拟态弧菌

外文名称：*Vibrio mimicus*

分类学地位：Bacteria; Pseudomonadota; Gammaproteobacteria; Vibrionales; Vibrionaceae; *Vibrio*

生物危害程度：第三类

分离时间：2021-08-31

分离地址：中国福建省福州市

分离基物：水体

致病名称：腹痛、呕吐、腹泻

致病对象：人、动物

来源历史：←中国疾病预防控制中心病原微生物菌（毒）种保藏中心传染病预防控制所分中心←中国疾病预防控制中心传染病预防控制所

用　　途：临床检验

联系单位：中国疾病预防控制中心传染病预防控制所

电子邮箱：chpc@icdc.cn

细
菌

218. 弧菌属

国家科技资源标识符：CSTR:16698.06.NPRC 1.2.963

平台资源号：NPRC 1.2.963

保藏编号：CHPC 1.8919

中文名称：拟态弧菌

外文名称：*Vibrio mimicus*

分类学地位：Bacteria; Pseudomonadota; Gam-
maproteobacteria; Vibrionales; Vibri-
onaceae; *Vibrio*

生物危害程度：第三类

分离时间：2021-08-31

分离地址：中国福建省福州市

分离基物：水体

致病名称：腹痛、呕吐、腹泻

致病对象：人、动物

来源历史：←中国疾病预防控制中心病原微生物
菌（毒）种保藏中心传染病预防控制
所分中心←中国疾病预防控制中心传
染病预防控制所

用　　途：临床检验

联系单位：中国疾病预防控制中心传染病预防控
制所

电子邮箱：chpc@icdc.cn

219. 弧菌属

国家科技资源标识符：CSTR:16698.06.NPRC 1.2.964

平台资源号：NPRC 1.2.964

保藏编号：CHPC 1.8923

中文名称：拟态弧菌

外文名称：*Vibrio mimicus*

分类学地位：Bacteria; Pseudomonadota; Gam-
maproteobacteria; Vibrionales; Vibri-
onaceae; *Vibrio*

生物危害程度：第三类

分离时间：2021-08-31

分离地址：中国福建省福州市

分离基物：水体

致病名称：腹痛、呕吐、腹泻

致病对象：人、动物

来源历史：←中国疾病预防控制中心病原微生物
菌（毒）种保藏中心传染病预防控制
所分中心←中国疾病预防控制中心传
染病预防控制所

用　　途：临床检验

联系单位：中国疾病预防控制中心传染病预防控
制所

电子邮箱：chpc@icdc.cn

220. 弧菌属

国家科技资源标识符：CSTR:16698.06.NPRC 1.2.965

平台资源号：NPRC 1.2.965

保藏编号：CHPC 1.8924

中文名称：拟态弧菌

外文名称：*Vibrio mimicus*

分类学地位：Bacteria; Pseudomonadota; Gam-
maproteobacteria; Vibrionales; Vibri-
onaceae; *Vibrio*

生物危害程度：第三类

分离时间：2021-08-31

分离地址：中国福建省福州市

分离基物：水体

致病名称：腹痛、呕吐、腹泻

致病对象：人、动物

来源历史：←中国疾病预防控制中心病原微生物
菌（毒）种保藏中心传染病预防控制
所分中心←中国疾病预防控制中心传
染病预防控制所

用　　途：临床检验

联系单位：中国疾病预防控制中心传染病预防控
制所

电子邮箱：chpc@icdc.cn

221. 弧菌属

国家科技资源标识符：CSTR:16698.06.NPRC 1.2.966

平台资源号：NPRC 1.2.966

保藏编号：CHPC 1.8925

中文名称：拟态弧菌

外文名称：*Vibrio mimicus*

分类学地位：Bacteria; Pseudomonadota; Gammaproteobacteria; Vibrionales; Vibrionaceae; *Vibrio*

生物危害程度：第三类

分离时间：2021-08-31

分离地址：中国福建省福州市

分离基物：水体

致病名称：腹痛、呕吐、腹泻

致病对象：人、动物

来源历史：←中国疾病预防控制中心病原微生物菌（毒）种保藏中心传染病预防控制所分中心←中国疾病预防控制中心传染病预防控制所

用　　途：临床检验

联系单位：中国疾病预防控制中心传染病预防控制所

电子邮箱：chpc@icdc.cn

222. 弧菌属

国家科技资源标识符：CSTR:16698.06.NPRC 1.2.967

平台资源号：NPRC 1.2.967

保藏编号：CHPC 1.8926

中文名称：拟态弧菌

外文名称：*Vibrio mimicus*

分类学地位：Bacteria; Pseudomonadota; Gammaproteobacteria; Vibrionales; Vibrionaceae; *Vibrio*

生物危害程度：第三类

分离时间：2021-08-31

分离地址：中国福建省福州市

分离基物：水体

致病名称：腹痛、呕吐、腹泻

致病对象：人、动物

来源历史：←中国疾病预防控制中心病原微生物菌（毒）种保藏中心传染病预防控制所分中心←中国疾病预防控制中心传染病预防控制所

用　　途：临床检验

联系单位：中国疾病预防控制中心传染病预防控制所

电子邮箱：chpc@icdc.cn

223. 弧菌属

国家科技资源标识符：CSTR:16698.06.NPRC 1.2.968

平台资源号：NPRC 1.2.968

保藏编号：CHPC 1.8929

中文名称：拟态弧菌

外文名称：*Vibrio mimicus*

分类学地位：Bacteria; Pseudomonadota; Gammaproteobacteria; Vibrionales; Vibrionaceae; *Vibrio*

生物危害程度：第三类

分离时间：2021-08-31

分离地址：中国福建省福州市

分离基物：水体

致病名称：腹痛、呕吐、腹泻

致病对象：人、动物

来源历史：←中国疾病预防控制中心病原微生物菌（毒）种保藏中心传染病预防控制所分中心←中国疾病预防控制中心传染病预防控制所

用　　途：临床检验

联系单位：中国疾病预防控制中心传染病预防控制所

电子邮箱：chpc@icdc.cn

224. 弧菌属

国家科技资源标识符：CSTR:16698.06.NPRC 1.2.969

平台资源号：NPRC 1.2.969

保藏编号：CHPC 1.8930

中文名称：拟态弧菌

外文名称：*Vibrio mimicus*

分类学地位：Bacteria; Pseudomonadota; Gammaproteobacteria; Vibrionales; Vibrionaceae; *Vibrio*

生物危害程度：第三类

分离时间：2021-08-31

分离地址：中国福建省福州市

分离基物：水体

致病名称：腹痛、呕吐、腹泻

致病对象：人、动物

来源历史：←中国疾病预防控制中心病原微生物菌（毒）种保藏中心传染病预防控制所分中心←中国疾病预防控制中心传染病预防控制所

用　　途：临床检验

联系单位：中国疾病预防控制中心传染病预防控制所

电子邮箱：chpc@icdc.cn

225. 弧菌属

国家科技资源标识符：CSTR:16698.06.NPRC 1.2.970

平台资源号：NPRC 1.2.970

保藏编号：CHPC 1.8933

中文名称：拟态弧菌

外文名称：*Vibrio mimicus*

分类学地位：Bacteria; Pseudomonadota; Gammaproteobacteria; Vibrionales; Vibrionaceae; *Vibrio*

生物危害程度：第三类

分离时间：2021-08-31

分离地址：中国福建省福州市

分离基物：水体

致病名称：腹痛、呕吐、腹泻

致病对象：人、动物

来源历史：←中国疾病预防控制中心病原微生物菌（毒）种保藏中心传染病预防控制所分中心←中国疾病预防控制中心传染病预防控制所

用　　途：临床检验

联系单位：中国疾病预防控制中心传染病预防控制所

电子邮箱：chpc@icdc.cn

226. 弧菌属

国家科技资源标识符：CSTR:16698.06.NPRC 1.2.971

平台资源号：NPRC 1.2.971

保藏编号：CHPC 1.8983

中文名称：拟态弧菌

外文名称：*Vibrio mimicus*

分类学地位：Bacteria; Pseudomonadota; Gammaproteobacteria; Vibrionales; Vibrionaceae; *Vibrio*

生物危害程度：第三类

分离时间：2021-08-31

分离地址：中国山东省威海市

分离基物：水体

致病名称：腹痛、呕吐、腹泻

致病对象：人、动物

来源历史：←中国疾病预防控制中心病原微生物菌（毒）种保藏中心传染病预防控制所分中心←中国疾病预防控制中心传染病预防控制所

用　　途：临床检验

联系单位：中国疾病预防控制中心传染病预防控制所

电子邮箱：chpc@icdc.cn

227. 弧菌属

国家科技资源标识符：CSTR:16698.06.NPRC 1.2.972

平台资源号：NPRC 1.2.972

保藏编号：CHPC 1.8984

中文名称：拟态弧菌

外文名称：*Vibrio mimicus*

分类学地位：Bacteria; Pseudomonadota; Gammaproteobacteria; Vibrionales; Vibrionaceae; *Vibrio*

生物危害程度：第三类

分离时间：2021-08-31

分离地址：中国山东省威海市

分离基物：水体

致病名称：腹痛、呕吐、腹泻

致病对象：人、动物

来源历史：←中国疾病预防控制中心病原微生物菌（毒）种保藏中心传染病预防控制所分中心←中国疾病预防控制中心传染病预防控制所

用　　途：临床检验

联系单位：中国疾病预防控制中心传染病预防控制所

电子邮箱：chpc@icdc.cn

228. 弧菌属

国家科技资源标识符：CSTR:16698.06.NPRC 1.2.973

平台资源号：NPRC 1.2.973

保藏编号：CHPC 1.9014

中文名称：拟态弧菌

外文名称：*Vibrio mimicus*

分类学地位：Bacteria; Pseudomonadota; Gammaproteobacteria; Vibrionales; Vibrionaceae; *Vibrio*

生物危害程度：第三类

分离时间：2021-08-31

分离地址：中国山东省威海市

分离基物：水体

致病名称：腹痛、呕吐、腹泻

致病对象：人、动物

来源历史：←中国疾病预防控制中心病原微生物菌（毒）种保藏中心传染病预防控制所分中心←中国疾病预防控制中心传染病预防控制所

用　　途：临床检验

联系单位：中国疾病预防控制中心传染病预防控制所

电子邮箱：chpc@icdc.cn

229. 弧菌属

国家科技资源标识符：CSTR:16698.06.NPRC 1.2.974

平台资源号：NPRC 1.2.974

保藏编号：CHPC 1.8971

中文名称：纳氏弧菌

外文名称：*Vibrio natriegens*

分类学地位：Bacteria; Pseudomonadota; Gammaproteobacteria; Vibrionales; Vibrionaceae; *Vibrio*

生物危害程度：第三类

分离时间：2021-08-31

分离地址：中国河北省秦皇岛市

分离基物：水体

致病名称：腹痛、呕吐、腹泻

致病对象：人、动物

来源历史：←中国疾病预防控制中心病原微生物菌（毒）种保藏中心传染病预防控制所分中心←中国疾病预防控制中心传染病预防控制所

用　　途：临床检验

联系单位：中国疾病预防控制中心传染病预防控制所

电子邮箱：chpc@icdc.cn

230. 弧菌属

国家科技资源标识符：CSTR:16698.06.NPRC 1.2.975

平台资源号：NPRC 1.2.975

保藏编号：CHPC 1.8989

中文名称：需钠弧菌

外文名称：*Vibrio natriegens*

分类学地位：Bacteria; Pseudomonadota; Gammaproteobacteria; Vibrionales; Vibrionaceae; *Vibrio*

生物危害程度：第三类

分离时间：2021-08-31

分离地址：中国山东省威海市

分离基物：水体

致病名称：腹痛、呕吐、腹泻

致病对象：人、动物

来源历史：←中国疾病预防控制中心病原微生物菌（毒）种保藏中心传染病预防控制所分中心←中国疾病预防控制中心传染病预防控制所

用　　途：临床检验

联系单位：中国疾病预防控制中心传染病预防控制所

电子邮箱：chpc@icdc.cn

231. 弧菌属

国家科技资源标识符：CSTR:16698.06.NPRC 1.2.976

平台资源号：NPRC 1.2.976

保藏编号：CHPC 1.8990

中文名称：需钠弧菌

外文名称：*Vibrio natriegens*

分类学地位：Bacteria; Pseudomonadota; Gammaproteobacteria; Vibrionales; Vibrionaceae; *Vibrio*

生物危害程度：第三类

分离时间：2021-08-31

分离地址：中国山东省威海市

分离基物：水体

致病名称：腹痛、呕吐、腹泻

致病对象：人、动物

来源历史：←中国疾病预防控制中心病原微生物菌（毒）种保藏中心传染病预防控制所分中心←中国疾病预防控制中心传染病预防控制所

用　　途：临床检验

联系单位：中国疾病预防控制中心传染病预防控制所

电子邮箱：chpc@icdc.cn

232. 弧菌属

国家科技资源标识符：CSTR:16698.06.NPRC 1.2.977

平台资源号：NPRC 1.2.977

保藏编号：CHPC 1.8992

中文名称：需钠弧菌

外文名称：*Vibrio natriegens*

分类学地位：Bacteria; Pseudomonadota; Gammaproteobacteria; Vibrionales; Vibrionaceae; *Vibrio*

生物危害程度：第三类

分离时间：2021-08-31

分离地址：中国山东省威海市

分离基物：水体

致病名称：腹痛、呕吐、腹泻

致病对象：人、动物

来源历史：←中国疾病预防控制中心病原微生物菌（毒）种保藏中心传染病预防控制所分中心←中国疾病预防控制中心传染病预防控制所

用　　途：临床检验

联系单位：中国疾病预防控制中心传染病预防控制所

电子邮箱：chpc@icdc.cn

细菌

233. 弧菌属

国家科技资源标识符：CSTR:16698.06.NPRC 1.2.978

平台资源号：NPRC 1.2.978

保藏编号：CHPC 1.8993

中文名称：需钠弧菌

外文名称：*Vibrio natriegens*

分类学地位：Bacteria; Pseudomonadota; Gammaproteobacteria; Vibrionales; Vibrionaceae; *Vibrio*

生物危害程度：第三类

分离时间：2021-08-31

分离地址：中国山东省威海市

分离基物：水体

致病名称：腹痛、呕吐、腹泻

致病对象：人、动物

来源历史：←中国疾病预防控制中心病原微生物菌（毒）种保藏中心传染病预防控制所分中心←中国疾病预防控制中心传染病预防控制所

用　　途：临床检验

联系单位：中国疾病预防控制中心传染病预防控制所

电子邮箱：chpc@icdc.cn

234. 弧菌属

国家科技资源标识符：CSTR:16698.06.NPRC 1.2.979

平台资源号：NPRC 1.2.979

保藏编号：CHPC 1.8995

中文名称：需钠弧菌

外文名称：*Vibrio natriegens*

分类学地位：Bacteria; Pseudomonadota; Gammaproteobacteria; Vibrionales; Vibrionaceae; *Vibrio*

生物危害程度：第三类

分离时间：2021-08-31

分离地址：中国山东省威海市

分离基物：水体

致病名称：腹痛、呕吐、腹泻

致病对象：人、动物

来源历史：←中国疾病预防控制中心病原微生物菌（毒）种保藏中心传染病预防控制所分中心←中国疾病预防控制中心传染病预防控制所

用　　途：临床检验

联系单位：中国疾病预防控制中心传染病预防控制所

电子邮箱：chpc@icdc.cn

235. 弧菌属

国家科技资源标识符：CSTR:16698.06.NPRC 1.2.980

平台资源号：NPRC 1.2.980

保藏编号：CHPC 1.8996

中文名称：需钠弧菌

外文名称：*Vibrio natriegens*

分类学地位：Bacteria; Pseudomonadota; Gammaproteobacteria; Vibrionales; Vibrionaceae; *Vibrio*

生物危害程度：第三类

分离时间：2021-08-31

分离地址：中国山东省威海市

分离基物：水体

致病名称：腹痛、呕吐、腹泻

致病对象：人、动物

来源历史：←中国疾病预防控制中心病原微生物菌（毒）种保藏中心传染病预防控制所分中心←中国疾病预防控制中心传染病预防控制所

用　　途：临床检验

联系单位：中国疾病预防控制中心传染病预防控制所

电子邮箱：chpc@icdc.cn

236. 弧菌属

国家科技资源标识符：CSTR:16698.06.NPRC 1.2.981

平台资源号：NPRC 1.2.981

保藏编号：CHPC 1.8998

中文名称：需钠弧菌

外文名称：*Vibrio natriegens*

分类学地位：Bacteria; Pseudomonadota; Gammaproteobacteria; Vibrionales; Vibrionaceae; *Vibrio*

生物危害程度：第三类

分离时间：2021-08-31

分离地址：中国山东省威海市

分离基物：水体

致病名称：腹痛、呕吐、腹泻

致病对象：人、动物

来源历史：←中国疾病预防控制中心病原微生物菌（毒）种保藏中心传染病预防控制所分中心←中国疾病预防控制中心传染病预防控制所

用　　途：临床检验

联系单位：中国疾病预防控制中心传染病预防控制所

电子邮箱：chpc@icdc.cn

237. 弧菌属

国家科技资源标识符：CSTR:16698.06.NPRC 1.2.982

平台资源号：NPRC 1.2.982

保藏编号：CHPC 1.9001

中文名称：需钠弧菌

外文名称：*Vibrio natriegens*

分类学地位：Bacteria; Pseudomonadota; Gammaproteobacteria; Vibrionales; Vibrionaceae; *Vibrio*

生物危害程度：第三类

分离时间：2021-08-31

分离地址：中国山东省威海市

分离基物：水体

致病名称：腹痛、呕吐、腹泻

致病对象：人、动物

来源历史：←中国疾病预防控制中心病原微生物菌（毒）种保藏中心传染病预防控制所分中心←中国疾病预防控制中心传染病预防控制所

用　　途：临床检验

联系单位：中国疾病预防控制中心传染病预防控制所

电子邮箱：chpc@icdc.cn

238. 弧菌属

国家科技资源标识符：CSTR:16698.06.NPRC 1.2.983

平台资源号：NPRC 1.2.983

保藏编号：CHPC 1.8968

中文名称：新喀里多尼亚弧菌

外文名称：*Vibrio neocaledonicus*

分类学地位：Bacteria; Pseudomonadota; Gammaproteobacteria; Vibrionales; Vibrionaceae; *Vibrio*

生物危害程度：第三类

分离时间：2021-08-31

分离地址：中国河北省秦皇岛市

分离基物：水体

致病名称：腹痛、呕吐、腹泻

致病对象：人、动物

来源历史：←中国疾病预防控制中心病原微生物菌（毒）种保藏中心传染病预防控制所分中心←中国疾病预防控制中心传染病预防控制所

用　　途：临床检验

联系单位：中国疾病预防控制中心传染病预防控制所

电子邮箱：chpc@icdc.cn

239. 弧菌属

国家科技资源标识符：CSTR:16698.06.NPRC 1.2.984

平台资源号：NPRC 1.2.984

保藏编号：CHPC 1.8973

中文名称：新喀里多尼亚弧菌

外文名称：*Vibrio neocaledonicus*

分类学地位：Bacteria; Pseudomonadota; Gammaproteobacteria; Vibrionales; Vibrionaceae; *Vibrio*

生物危害程度：第三类

分离时间：2021-08-31

分离地址：中国河北省秦皇岛市

分离基物：水体

致病名称：腹痛、呕吐、腹泻

致病对象：人、动物

来源历史：←中国疾病预防控制中心病原微生物菌（毒）种保藏中心传染病预防控制所分中心←中国疾病预防控制中心传染病预防控制所

用　　途：临床检验

联系单位：中国疾病预防控制中心传染病预防控制所

电子邮箱：chpc@icdc.cn

240. 弧菌属

国家科技资源标识符：CSTR:16698.06.NPRC 1.2.985

平台资源号：NPRC 1.2.985

保藏编号：CHPC 1.8976

中文名称：新喀里多尼亚弧菌

外文名称：*Vibrio neocaledonicus*

分类学地位：Bacteria; Pseudomonadota; Gammaproteobacteria; Vibrionales; Vibrionaceae; *Vibrio*

生物危害程度：第三类

分离时间：2021-08-31

分离地址：中国河北省秦皇岛市

分离基物：水体

致病名称：腹痛、呕吐、腹泻

致病对象：人、动物

来源历史：←中国疾病预防控制中心病原微生物菌（毒）种保藏中心传染病预防控制所分中心←中国疾病预防控制中心传染病预防控制所

用　　途：临床检验

联系单位：中国疾病预防控制中心传染病预防控制所

电子邮箱：chpc@icdc.cn

241. 弧菌属

国家科技资源标识符：CSTR:16698.06.NPRC 1.2.986

平台资源号：NPRC 1.2.986

保藏编号：CHPC 1.8978

中文名称：新喀里多尼亚弧菌

外文名称：*Vibrio neocaledonicus*

分类学地位：Bacteria; Pseudomonadota; Gammaproteobacteria; Vibrionales; Vibrionaceae; *Vibrio*

生物危害程度：第三类

分离时间：2021-08-31

分离地址：中国河北省秦皇岛市

分离基物：水体

致病名称：腹痛、呕吐、腹泻

致病对象：人、动物

来源历史：←中国疾病预防控制中心病原微生物菌（毒）种保藏中心传染病预防控制所分中心←中国疾病预防控制中心传染病预防控制所

用　　途：临床检验

联系单位：中国疾病预防控制中心传染病预防控制所

电子邮箱：chpc@icdc.cn

242. 弧菌属

国家科技资源标识符：CSTR:16698.06.NPRC 1.2.987

平台资源号：NPRC 1.2.987

保藏编号：CHPC 1.8979

中文名称：新喀里多尼亚弧菌

外文名称：*Vibrio neocaledonicus*

分类学地位：Bacteria; Pseudomonadota; Gammaproteobacteria; Vibrionales; Vibrionaceae; *Vibrio*

生物危害程度：第三类

分离时间：2021-08-31

分离地址：中国河北省秦皇岛市

分离基物：水体

致病名称：腹痛、呕吐、腹泻

致病对象：人、动物

来源历史：←中国疾病预防控制中心病原微生物菌（毒）种保藏中心传染病预防控制所分中心←中国疾病预防控制中心传染病预防控制所

用　　途：临床检验

联系单位：中国疾病预防控制中心传染病预防控制所

电子邮箱：chpc@icdc.cn

243. 弧菌属

国家科技资源标识符：CSTR:16698.06.NPRC 1.2.988

平台资源号：NPRC 1.2.988

保藏编号：CHPC 1.9021

中文名称：新喀里多尼亚弧菌

外文名称：*Vibrio neocaledonicus*

分类学地位：Bacteria; Pseudomonadota; Gammaproteobacteria; Vibrionales; Vibrionaceae; *Vibrio*

生物危害程度：第三类

分离时间：2021-08-31

分离地址：中国山东省烟台市

分离基物：水体

致病名称：腹痛、呕吐、腹泻

致病对象：人、动物

来源历史：←中国疾病预防控制中心病原微生物菌（毒）种保藏中心传染病预防控制所分中心←中国疾病预防控制中心传染病预防控制所

用　　途：临床检验

联系单位：中国疾病预防控制中心传染病预防控制所

电子邮箱：chpc@icdc.cn

244. 弧菌属

国家科技资源标识符：CSTR:16698.06.NPRC 1.2.989

平台资源号：NPRC 1.2.989

保藏编号：CHPC 1.9022

中文名称：新喀里多尼亚弧菌

外文名称：*Vibrio neocaledonicus*

分类学地位：Bacteria; Pseudomonadota; Gammaproteobacteria; Vibrionales; Vibrionaceae; *Vibrio*

生物危害程度：第三类

分离时间：2021-08-31

分离地址：中国山东省烟台市

分离基物：水体

致病名称：腹痛、呕吐、腹泻

致病对象：人、动物

来源历史：←中国疾病预防控制中心病原微生物菌（毒）种保藏中心传染病预防控制所分中心←中国疾病预防控制中心传染病预防控制所

用　　途：临床检验

联系单位：中国疾病预防控制中心传染病预防控制所

电子邮箱：chpc@icdc.cn

细菌

245. 弧菌属

国家科技资源标识符：CSTR:16698.06.NPRC 1.2.990

平台资源号：NPRC 1.2.990

保藏编号：CHPC 1.8952

中文名称：欧文弧菌

外文名称：*Vibrio owensii*

分类学地位：Bacteria; Pseudomonadota; Gammaproteobacteria; Vibrionales; Vibrionaceae; *Vibrio*

生物危害程度：第三类

分离时间：2021-08-31

分离地址：中国山东省青岛市

分离基物：水体

致病名称：腹痛、呕吐、腹泻

致病对象：人、动物

来源历史：←中国疾病预防控制中心病原微生物菌（毒）种保藏中心传染病预防控制所分中心←中国疾病预防控制中心传染病预防控制所

用　　途：临床检验

联系单位：中国疾病预防控制中心传染病预防控制所

电子邮箱：chpc@icdc.cn

246. 弧菌属

国家科技资源标识符：CSTR:16698.06.NPRC 1.2.991

平台资源号：NPRC 1.2.991

保藏编号：CHPC 1.8955

中文名称：欧文弧菌

外文名称：*Vibrio owensii*

分类学地位：Bacteria; Pseudomonadota; Gammaproteobacteria; Vibrionales; Vibrionaceae; *Vibrio*

生物危害程度：第三类

分离时间：2021-08-31

分离地址：中国山东省青岛市

分离基物：水体

致病名称：腹痛、呕吐、腹泻

致病对象：人、动物

来源历史：←中国疾病预防控制中心病原微生物菌（毒）种保藏中心传染病预防控制所分中心←中国疾病预防控制中心传染病预防控制所

用　　途：临床检验

联系单位：中国疾病预防控制中心传染病预防控制所

电子邮箱：chpc@icdc.cn

247. 弧菌属

国家科技资源标识符：CSTR:16698.06.NPRC 1.2.992

平台资源号：NPRC 1.2.992

保藏编号：CHPC 1.9006

中文名称：欧文弧菌

外文名称：*Vibrio owensii*

分类学地位：Bacteria; Pseudomonadota; Gammaproteobacteria; Vibrionales; Vibrionaceae; *Vibrio*

生物危害程度：第三类

分离时间：2021-08-31

分离地址：中国山东省威海市

分离基物：水体

致病名称：腹痛、呕吐、腹泻

致病对象：人、动物

来源历史：←中国疾病预防控制中心病原微生物菌（毒）种保藏中心传染病预防控制所分中心←中国疾病预防控制中心传染病预防控制所

用　　途：临床检验

联系单位：中国疾病预防控制中心传染病预防控制所

电子邮箱：chpc@icdc.cn

248. 弧菌属

国家科技资源标识符：CSTR:16698.06.NPRC 1.2.993

平台资源号：NPRC 1.2.993

保藏编号：CHPC 1.9007

中文名称：欧文弧菌

外文名称：*Vibrio owensii*

分类学地位：Bacteria; Pseudomonadota; Gammaproteobacteria; Vibrionales; Vibrionaceae; *Vibrio*

生物危害程度：第三类

分离时间：2021-08-31

分离地址：中国山东省威海市

分离基物：水体

致病名称：腹痛、呕吐、腹泻

致病对象：人、动物

来源历史：←中国疾病预防控制中心病原微生物菌（毒）种保藏中心传染病预防控制所分中心←中国疾病预防控制中心传染病预防控制所

用　　途：临床检验

联系单位：中国疾病预防控制中心传染病预防控制所

电子邮箱：chpc@icdc.cn

249. 弧菌属

国家科技资源标识符：CSTR:16698.06.NPRC 1.2.994

平台资源号：NPRC 1.2.994

保藏编号：CHPC 1.9015

中文名称：欧文弧菌

外文名称：*Vibrio owensii*

分类学地位：Bacteria; Pseudomonadota; Gammaproteobacteria; Vibrionales; Vibrionaceae; *Vibrio*

生物危害程度：第三类

分离时间：2021-08-31

分离地址：中国山东省威海市

分离基物：水体

致病名称：腹痛、呕吐、腹泻

致病对象：人、动物

来源历史：←中国疾病预防控制中心病原微生物菌（毒）种保藏中心传染病预防控制所分中心←中国疾病预防控制中心传染病预防控制所

用　　途：临床检验

联系单位：中国疾病预防控制中心传染病预防控制所

电子邮箱：chpc@icdc.cn

250. 弧菌属

国家科技资源标识符：CSTR:16698.06.NPRC 1.2.995

平台资源号：NPRC 1.2.995

保藏编号：CHPC 1.9025

中文名称：欧文弧菌

外文名称：*Vibrio owensii*

分类学地位：Bacteria; Pseudomonadota; Gammaproteobacteria; Vibrionales; Vibrionaceae; *Vibrio*

生物危害程度：第三类

分离时间：2021-08-31

分离地址：中国山东省烟台市

分离基物：水体

致病名称：腹痛、呕吐、腹泻

致病对象：人、动物

来源历史：←中国疾病预防控制中心病原微生物菌（毒）种保藏中心传染病预防控制所分中心←中国疾病预防控制中心传染病预防控制所

用　　途：临床检验

联系单位：中国疾病预防控制中心传染病预防控制所

电子邮箱：chpc@icdc.cn

细菌

251. 弧菌属

国家科技资源标识符：CSTR:16698.06.NPRC 1.2.996

平台资源号：NPRC 1.2.996

保藏编号：CHPC 1.9029

中文名称：欧文氏弧菌

外文名称：*Vibrio owensii*

分类学地位：Bacteria; Pseudomonadota; Gammaproteobacteria; Vibrionales; Vibrionaceae; *Vibrio*

生物危害程度：第三类

分离时间：2021-08-31

分离地址：中国山东省烟台市

分离基物：水体

致病名称：腹痛、呕吐、腹泻

致病对象：人、动物

来源历史：←中国疾病预防控制中心病原微生物菌（毒）种保藏中心传染病预防控制所分中心←中国疾病预防控制中心传染病预防控制所

用　途：临床检验

联系单位：中国疾病预防控制中心传染病预防控制所

电子邮箱：chpc@icdc.cn

252. 弧菌属

国家科技资源标识符：CSTR:16698.06.NPRC 1.2.997

平台资源号：NPRC 1.2.997

保藏编号：CHPC 1.8931

中文名称：副溶血性弧菌

外文名称：*Vibrio parahaemolyticus*

分类学地位：Bacteria; Pseudomonadota; Gammaproteobacteria; Vibrionales; Vibrionaceae; *Vibrio*

生物危害程度：第三类

分离时间：2021-08-31

分离地址：中国福建省福州市

分离基物：水体

致病名称：腹痛、呕吐、腹泻

致病对象：人、动物

来源历史：←中国疾病预防控制中心病原微生物菌（毒）种保藏中心传染病预防控制所分中心←中国疾病预防控制中心传染病预防控制所

用　途：临床检验

联系单位：中国疾病预防控制中心传染病预防控制所

电子邮箱：chpc@icdc.cn

253. 弧菌属

国家科技资源标识符：CSTR:16698.06.NPRC 1.2.998

平台资源号：NPRC 1.2.998

保藏编号：CHPC 1.8932

中文名称：副溶血性弧菌

外文名称：*Vibrio parahaemolyticus*

分类学地位：Bacteria; Pseudomonadota; Gammaproteobacteria; Vibrionales; Vibrionaceae; *Vibrio*

生物危害程度：第三类

分离时间：2021-08-31

分离地址：中国福建省福州市

分离基物：水体

致病名称：腹痛、呕吐、腹泻

致病对象：人、动物

来源历史：←中国疾病预防控制中心病原微生物菌（毒）种保藏中心传染病预防控制所分中心←中国疾病预防控制中心传染病预防控制所

用　途：临床检验

联系单位：中国疾病预防控制中心传染病预防控制所

电子邮箱：chpc@icdc.cn

254. 弧菌属

国家科技资源标识符：CSTR:16698.06.NPRC 1.2.999

平台资源号：NPRC 1.2.999

保藏编号：CHPC 1.8999

中文名称：副溶血性弧菌

外文名称：*Vibrio parahaemolyticus*

分类学地位：Bacteria; Pseudomonadota; Gammaproteobacteria; Vibrionales; Vibrionaceae; *Vibrio*

生物危害程度：第三类

分离时间：2021-08-31

分离地址：中国山东省威海市

分离基物：水体

致病名称：腹痛、呕吐、腹泻

致病对象：人、动物

来源历史：←中国疾病预防控制中心病原微生物菌（毒）种保藏中心传染病预防控制所分中心←中国疾病预防控制中心传染病预防控制所

用　　途：临床检验

联系单位：中国疾病预防控制中心传染病预防控制所

电子邮箱：chpc@icdc.cn

255. 弧菌属

国家科技资源标识符：CSTR:16698.06.NPRC 1.2.1000

平台资源号：NPRC 1.2.1000

保藏编号：CHPC 1.9000

中文名称：副溶血性弧菌

外文名称：*Vibrio parahaemolyticus*

分类学地位：Bacteria; Pseudomonadota; Gammaproteobacteria; Vibrionales; Vibrionaceae; *Vibrio*

生物危害程度：第三类

分离时间：2021-08-31

分离地址：中国山东省威海市

分离基物：水体

致病名称：腹痛、呕吐、腹泻

致病对象：人、动物

来源历史：←中国疾病预防控制中心病原微生物菌（毒）种保藏中心传染病预防控制所分中心←中国疾病预防控制中心传染病预防控制所

用　　途：临床检验

联系单位：中国疾病预防控制中心传染病预防控制所

电子邮箱：chpc@icdc.cn

256. 弧菌属

国家科技资源标识符：CSTR:16698.06.NPRC 1.2.1001

平台资源号：NPRC 1.2.1001

保藏编号：CHPC 1.9003

中文名称：副溶血性弧菌

外文名称：*Vibrio parahaemolyticus*

分类学地位：Bacteria; Pseudomonadota; Gammaproteobacteria; Vibrionales; Vibrionaceae; *Vibrio*

生物危害程度：第三类

分离时间：2021-08-31

分离地址：中国山东省威海市

分离基物：水体

致病名称：腹痛、呕吐、腹泻

致病对象：人、动物

来源历史：←中国疾病预防控制中心病原微生物菌（毒）种保藏中心传染病预防控制所分中心←中国疾病预防控制中心传染病预防控制所

用　　途：临床检验

联系单位：中国疾病预防控制中心传染病预防控制所

电子邮箱：chpc@icdc.cn

细菌

257. 弧菌属

国家科技资源标识符：CSTR:16698.06.NPRC 1.2.1002

平台资源号：NPRC 1.2.1002

保藏编号：CHPC 1.9012

中文名称：副溶血性弧菌

外文名称：*Vibrio parahaemolyticus*

分类学地位：Bacteria; Pseudomonadota; Gammaproteobacteria; Vibrionales; Vibrionaceae; *Vibrio*

生物危害程度：第三类

分离时间：2021-08-31

分离地址：中国山东省威海市

分离基物：水体

致病名称：腹痛、呕吐、腹泻

致病对象：人、动物

来源历史：←中国疾病预防控制中心病原微生物菌（毒）种保藏中心传染病预防控制所分中心←中国疾病预防控制中心传染病预防控制所

用　　途：临床检验

联系单位：中国疾病预防控制中心传染病预防控制所

电子邮箱：chpc@icdc.cn

258. 弧菌属

国家科技资源标识符：CSTR:16698.06.NPRC 1.2.1003

平台资源号：NPRC 1.2.1003

保藏编号：CHPC 1.9017

中文名称：副溶血性弧菌

外文名称：*Vibrio parahaemolyticus*

分类学地位：Bacteria; Pseudomonadota; Gammaproteobacteria; Vibrionales; Vibrionaceae; *Vibrio*

生物危害程度：第三类

分离时间：2021-08-31

分离地址：中国山东省烟台市

分离基物：水体

致病名称：腹痛、呕吐、腹泻

致病对象：人、动物

来源历史：←中国疾病预防控制中心病原微生物菌（毒）种保藏中心传染病预防控制所分中心←中国疾病预防控制中心传染病预防控制所

用　　途：临床检验

联系单位：中国疾病预防控制中心传染病预防控制所

电子邮箱：chpc@icdc.cn

259. 弧菌属

国家科技资源标识符：CSTR:16698.06.NPRC 1.2.1004

平台资源号：NPRC 1.2.1004

保藏编号：CHPC 1.9018

中文名称：副溶血性弧菌

外文名称：*Vibrio parahaemolyticus*

分类学地位：Bacteria; Pseudomonadota; Gammaproteobacteria; Vibrionales; Vibrionaceae; *Vibrio*

生物危害程度：第三类

分离时间：2021-08-31

分离地址：中国山东省烟台市

分离基物：水体

致病名称：腹痛、呕吐、腹泻

致病对象：人、动物

来源历史：←中国疾病预防控制中心病原微生物菌（毒）种保藏中心传染病预防控制所分中心←中国疾病预防控制中心传染病预防控制所

用　　途：临床检验

联系单位：中国疾病预防控制中心传染病预防控制所

电子邮箱：chpc@icdc.cn

第一部分　细菌　89

260. 弧菌属

国家科技资源标识符：CSTR:16698.06.NPRC 1.2.1005

平台资源号：NPRC 1.2.1005

保藏编号：CHPC 1.9019

中文名称：副溶血性弧菌

外文名称：*Vibrio parahaemolyticus*

分类学地位：Bacteria; Pseudomonadota; Gammaproteobacteria; Vibrionales; Vibrionaceae; *Vibrio*

生物危害程度：第三类

分离时间：2021-08-31

分离地址：中国山东省烟台市

分离基物：水体

致病名称：腹痛、呕吐、腹泻

致病对象：人、动物

来源历史：←中国疾病预防控制中心病原微生物菌（毒）种保藏中心传染病预防控制所分中心←中国疾病预防控制中心传染病预防控制所

用　　途：临床检验

联系单位：中国疾病预防控制中心传染病预防控制所

电子邮箱：chpc@icdc.cn

261. 弧菌属

国家科技资源标识符：CSTR:16698.06.NPRC 1.2.1006

平台资源号：NPRC 1.2.1006

保藏编号：CHPC 1.9020

中文名称：副溶血性弧菌

外文名称：*Vibrio parahaemolyticus*

分类学地位：Bacteria; Pseudomonadota; Gammaproteobacteria; Vibrionales; Vibrionaceae; *Vibrio*

生物危害程度：第三类

分离时间：2021-08-31

分离地址：中国山东省烟台市

分离基物：水体

致病名称：腹痛、呕吐、腹泻

致病对象：人、动物

来源历史：←中国疾病预防控制中心病原微生物菌（毒）种保藏中心传染病预防控制所分中心←中国疾病预防控制中心传染病预防控制所

用　　途：临床检验

联系单位：中国疾病预防控制中心传染病预防控制所

电子邮箱：chpc@icdc.cn

262. 弧菌属

国家科技资源标识符：CSTR:16698.06.NPRC 1.2.1007

平台资源号：NPRC 1.2.1007

保藏编号：CHPC 1.9023

中文名称：副溶血性弧菌

外文名称：*Vibrio parahaemolyticus*

分类学地位：Bacteria; Pseudomonadota; Gammaproteobacteria; Vibrionales; Vibrionaceae; *Vibrio*

生物危害程度：第三类

分离时间：2021-08-31

分离地址：中国山东省烟台市

分离基物：水体

致病名称：腹痛、呕吐、腹泻

致病对象：人、动物

来源历史：←中国疾病预防控制中心病原微生物菌（毒）种保藏中心传染病预防控制所分中心←中国疾病预防控制中心传染病预防控制所

用　　途：临床检验

联系单位：中国疾病预防控制中心传染病预防控制所

电子邮箱：chpc@icdc.cn

263. 弧菌属

国家科技资源标识符：CSTR:16698.06.NPRC 1.2.1008

平台资源号：NPRC 1.2.1008

保藏编号：CHPC 1.9024

中文名称：副溶血性弧菌

外文名称：*Vibrio parahaemolyticus*

分类学地位：Bacteria; Pseudomonadota; Gammaproteobacteria; Vibrionales; Vibrionaceae; *Vibrio*

生物危害程度：第三类

分离时间：2021-08-31

分离地址：中国山东省烟台市

分离基物：水体

致病名称：腹痛、呕吐、腹泻

致病对象：人、动物

来源历史：←中国疾病预防控制中心病原微生物菌（毒）种保藏中心传染病预防控制所分中心←中国疾病预防控制中心传染病预防控制所

用　　途：临床检验

联系单位：中国疾病预防控制中心传染病预防控制所

电子邮箱：chpc@icdc.cn

264. 弧菌属

国家科技资源标识符：CSTR:16698.06.NPRC 1.2.1009

平台资源号：NPRC 1.2.1009

保藏编号：CHPC 1.3094

中文名称：盐湖弧菌

外文名称：*Vibrio salilacus*

分类学地位：Bacteria; Pseudomonadota; Gammaproteobacteria; Vibrionales; Vibrionaceae; *Vibrio*

生物危害程度：第三类

分离时间：2017

分离地址：中国

分离基物：患者粪便

致病名称：腹痛、呕吐、腹泻

致病对象：人、动物

来源历史：←中国疾病预防控制中心病原微生物菌（毒）种保藏中心传染病预防控制所分中心←中国普通微生物管理中心

用　　途：质量控制、质控考核

联系单位：中国疾病预防控制中心传染病预防控制所

电子邮箱：chpc@icdc.cn

265. 弧菌属

国家科技资源标识符：CSTR:16698.06.NPRC 1.2.1010

平台资源号：NPRC 1.2.1010

保藏编号：CHPC 1.8946

中文名称：锡那罗州弧菌

外文名称：*Vibrio sinaloensis*

分类学地位：Bacteria; Pseudomonadota; Gammaproteobacteria; Vibrionales; Vibrionaceae; *Vibrio*

生物危害程度：第三类

分离时间：2021-08-31

分离地址：中国山东省青岛市

分离基物：水体

致病名称：腹痛、呕吐、腹泻

致病对象：人、动物

来源历史：←中国疾病预防控制中心病原微生物菌（毒）种保藏中心传染病预防控制所分中心←中国疾病预防控制中心传染病预防控制所

用　　途：临床检验

联系单位：中国疾病预防控制中心传染病预防控制所

电子邮箱：chpc@icdc.cn

266. 弧菌属

国家科技资源标识符：CSTR:16698.06.NPRC 1.2.1011

细
菌

平台资源号：NPRC 1.2.1011

保藏编号：CHPC 1.8953

中文名称：锡那罗州弧菌

外文名称：*Vibrio sinaloensis*

分类学地位：Bacteria; Pseudomonadota; Gammaproteobacteria; Vibrionales; Vibrionaceae; *Vibrio*

生物危害程度：第三类

分离时间：2021-08-31

分离地址：中国山东省青岛市

分离基物：水体

致病名称：腹痛、呕吐、腹泻

致病对象：人、动物

来源历史：←中国疾病预防控制中心病原微生物菌（毒）种保藏中心传染病预防控制所分中心←中国疾病预防控制中心传染病预防控制所

用　　途：临床检验

联系单位：中国疾病预防控制中心传染病预防控制所

电子邮箱：chpc@icdc.cn

267. 弧菌属

国家科技资源标识符：CSTR:16698.06.NPRC 1.2.1012

平台资源号：NPRC 1.2.1012

保藏编号：CHPC 1.8958

中文名称：锡那罗州弧菌

外文名称：*Vibrio sinaloensis*

分类学地位：Bacteria; Pseudomonadota; Gammaproteobacteria; Vibrionales; Vibrionaceae; *Vibrio*

生物危害程度：第三类

分离时间：2021-08-31

分离地址：中国山东省青岛市

分离基物：水体

致病名称：腹痛、呕吐、腹泻

致病对象：人、动物

来源历史：←中国疾病预防控制中心病原微生物菌（毒）种保藏中心传染病预防控制所分中心←中国疾病预防控制中心传染病预防控制所

用　　途：临床检验

联系单位：中国疾病预防控制中心传染病预防控制所

电子邮箱：chpc@icdc.cn

268. 弧菌属

国家科技资源标识符：CSTR:16698.06.NPRC 1.2.1013

平台资源号：NPRC 1.2.1013

保藏编号：CHPC 1.8987

中文名称：锡那罗州弧菌

外文名称：*Vibrio sinaloensis*

分类学地位：Bacteria; Pseudomonadota; Gammaproteobacteria; Vibrionales; Vibrionaceae; *Vibrio*

生物危害程度：第三类

分离时间：2021-08-31

分离地址：中国山东省威海市

分离基物：水体

致病名称：腹痛、呕吐、腹泻

致病对象：人、动物

来源历史：←中国疾病预防控制中心病原微生物菌（毒）种保藏中心传染病预防控制所分中心←中国疾病预防控制中心传染病预防控制所

用　　途：临床检验

联系单位：中国疾病预防控制中心传染病预防控制所

电子邮箱：chpc@icdc.cn

269. 弧菌属

国家科技资源标识符：CSTR:16698.06.NPRC 1.2.1014

平台资源号：NPRC 1.2.1014

保藏编号：CHPC 1.9010

中文名称：锡那罗州弧菌

外文名称：*Vibrio sinaloensis*

分类学地位：Bacteria; Pseudomonadota; Gammaproteobacteria; Vibrionales; Vibrionaceae; *Vibrio*

生物危害程度：第三类

分离时间：2021-08-31

分离地址：中国山东省威海市

分离基物：水体

致病名称：腹痛、呕吐、腹泻

致病对象：人、动物

来源历史：←中国疾病预防控制中心病原微生物菌（毒）种保藏中心传染病预防控制所分中心←中国疾病预防控制中心传染病预防控制所

用　　途：临床检验

联系单位：中国疾病预防控制中心传染病预防控制所

电子邮箱：chpc@icdc.cn

270. 弧菌属

国家科技资源标识符：CSTR:16698.06.NPRC 1.2.1015

平台资源号：NPRC 1.2.1015

保藏编号：CHPC 1.8868

中文名称：弧菌

外文名称：*Vibrio variabilis*

分类学地位：Bacteria; Pseudomonadota; Gammaproteobacteria; Vibrionales; Vibrionaceae; *Vibrio*

生物危害程度：第三类

分离时间：2005

分离地址：巴西圣保罗

分离基物：水体

致病名称：腹痛、呕吐、腹泻

致病对象：人、动物

来源历史：←中国疾病预防控制中心病原微生物菌（毒）种保藏中心传染病预防控制

所分中心←中国疾病预防控制中心传染病预防控制所←广东省微生物菌种保藏中心

用　　途：临床检验

联系单位：中国疾病预防控制中心传染病预防控制所

电子邮箱：chpc@icdc.cn

271. 弧菌属

国家科技资源标识符：CSTR:16698.06.NPRC 1.2.1016

平台资源号：NPRC 1.2.1016

保藏编号：CHPC 1.8869

中文名称：创伤弧菌

外文名称：*Vibrio vulnificus*

分类学地位：Bacteria; Pseudomonadota; Gammaproteobacteria; Vibrionales; Vibrionaceae; *Vibrio*

生物危害程度：第三类

分离时间：1905-06-08

分离地址：美国佛罗里达

分离基物：患者血液

致病名称：腹痛、呕吐、腹泻

致病对象：人、动物

来源历史：←中国疾病预防控制中心病原微生物菌（毒）种保藏中心传染病预防控制所分中心←中国疾病预防控制中心传染病预防控制所←广东省微生物菌种保藏中心

用　　途：质量控制、质控考核

联系单位：中国疾病预防控制中心传染病预防控制所

电子邮箱：chpc@icdc.cn

272. 弧菌属

国家科技资源标识符：CSTR:16698.06.NPRC 1.2.1017

平台资源号：NPRC 1.2.1017

保藏编号：CHPC 1.8870

中文名称：产气弧菌

外文名称：*Vibrio gazogenes*

分类学地位：Bacteria; Pseudomonadota; Gammaproteobacteria; Vibrionales; Vibrionaceae; *Vibrio*

生物危害程度：第三类

分离时间：1993

分离地址：美国伍兹霍尔

分离基物：水体

致病名称：腹痛、呕吐、腹泻

致病对象：人、动物

来源历史：←中国疾病预防控制中心病原微生物菌（毒）种保藏中心传染病预防控制所分中心←中国疾病预防控制中心传染病预防控制所←广东省微生物菌种保藏中心

用　　途：质量控制、质控考核

联系单位：中国疾病预防控制中心传染病预防控制所

电子邮箱：chpc@icdc.cn

273. 弧菌属

国家科技资源标识符：CSTR:16698.06.NPRC 1.9.130

平台资源号：NPRC 1.9.130

保藏编号：CMCC(B)20035

中文名称：副溶血弧菌

外文名称：*Vibrio parahemolyticus*

分类学地位：Bacteria; Pseudomonadota; Gammaproteobacteria; Vibrionales; Vibrionaceae; *Vibrio*

生物危害程度：未知

分离时间：未知

分离地址：中国广东省深圳市

分离基物：食品

致病名称：腹泻

致病对象：人

来源历史：←中国食品药品检定研究院病原微生物菌（毒）种保藏中心←中国食品药品检定研究院食品检定所←广东省微生物菌种保藏中心

用　　途：科研

联系单位：中国食品药品检定研究院

电子邮箱：cmcc@nifdc.org.cn

274. 弧菌属

国家科技资源标识符：CSTR:16698.06.NPRC 1.14.7

平台资源号：NPRC 1.14.7

保藏编号：SZCDC-WXSVP20220005

中文名称：副溶血性弧菌

外文名称：*Vibrio parahemolyticus*

分类学地位：Bacteria; Pseudomonadota; Gammaproteobacteria; Vibrionales; Vibrionaceae; *Vibrio*

生物危害程度：第三类

分离时间：2020-04-19

分离地址：中国广东省深圳市

分离基物：腹泻患者粪便

致病名称：食物中毒、腹泻

致病对象：人

来源历史：←深圳市疾病预防控制中心←深圳市龙华区疾病预防控制中心

用　　途：传染病病原监测和溯源

联系单位：广东省深圳市疾病预防控制中心卫生微生物检测所

电子邮箱：jkzxwjwswjcs@wjw.sz.gov.cn

二十五、黄杆菌属

275. 黄杆菌属

国家科技资源标识符：CSTR:16698.06.NPRC 1.2.1018

平台资源号：NPRC 1.2.1018

保藏编号：CHPC 1.9221

中文名称：耐林丹黄杆菌

外文名称：*Flavobacterium lindanitolerans*

分类学地位：Bacteria; Bacteroidota; Flavobacteriia; Flavobacteriales; Flavobacteriaceae; *Flavobacterium*

生物危害程度：第三类

分离时间：2021

分离地址：中国福建省泉州市

分离基物：患者痰液

致病名称：医源性感染

致病对象：人

来源历史：←中国疾病预防控制中心病原微生物菌（毒）种保藏中心传染病预防控制所分中心←中国疾病预防控制中心传染病预防控制所←福建省泉州市第一医院（福建医科大学附属泉州第一医院）

用　　途：临床检验

联系单位：中国疾病预防控制中心传染病预防控制所

电子邮箱：chpc@icdc.cn

276. 黄杆菌属

国家科技资源标识符：CSTR:16698.06.NPRC 1.2.1019

平台资源号：NPRC 1.2.1019

保藏编号：CHPC 1.9149

中文名称：嗜中温黄菌

外文名称：*Galbibacter mesophilus*

分类学地位：Bacteria; Bacteroidota; Flavobacteriia; Flavobacteriales; Flavobacteriaceae; *Galbibacter*

生物危害程度：第三类

分离时间：2021-10-03

分离地址：日本

分离基物：水

致病名称：伤口感染

致病对象：动物

来源历史：←中国疾病预防控制中心病原微生物菌（毒）种保藏中心传染病预防控制所分中心←中国疾病预防控制中心传染病预防控制所←广东省微生物菌种保藏中心

用　　途：模式菌株

联系单位：中国疾病预防控制中心传染病预防控制所

电子邮箱：chpc@icdc.cn

二十六、吉莱菌属

277. 吉莱菌属

国家科技资源标识符：CSTR:16698.06.NPRC 1.2.1020

平台资源号：NPRC 1.2.1020

保藏编号：CHPC 1.9153

中文名称：吉莱菌

外文名称：*Gillisia* sp.

分类学地位：Bacteria; Bacteroidota; Flavobacteriia; Flavobacteriales; Flavobacteriaceae; *Gillisia*

生物危害程度：第三类

分离时间：2021-10-16

分离地址：美国

分离基物：海产品

致病名称：伤口感染

致病对象：动物

来源历史：←中国疾病预防控制中心病原微生物菌（毒）种保藏中心传染病预防控制所分中心←中国疾病预防控制中心传染病预防控制所←广东省微生物菌种保藏中心

用　　途：疫苗研发，模式菌株

联系单位：中国疾病预防控制中心传染病预防控制所

电子邮箱：chpc@icdc.cn

二十七、假单胞菌属

278. 假单胞菌属

国家科技资源标识符：CSTR:16698.06.NPRC 1.2.1021

平台资源号：NPRC 1.2.1021

保藏编号：CHPC 1.8562

中文名称：铜绿假单胞菌

外文名称：*Pseudomonas aeruginosa*

分类学地位：Bacteria; Pseudomonadota; Gammaproteobacteria; Pseudomonadales; Pseudomonadaceae; *Pseudomonas*

生物危害程度：第三类

分离时间：2021-02-21

分离地址：中国北京市

分离基物：患者痰液

致病名称：中耳炎、脑膜炎、呼吸道感染、尿路感染、败血症

致病对象：人、动物

来源历史：←中国疾病预防控制中心病原微生物菌（毒）种保藏中心传染病预防控制所分中心←中国疾病预防控制中心传染病预防控制所←首都医科大学附属北京友谊医院

用　　途：临床检验

联系单位：中国疾病预防控制中心传染病预防控制所

电子邮箱：chpc@icdc.cn

279. 假单胞菌属

国家科技资源标识符：CSTR:16698.06.NPRC 1.2.1022

平台资源号：NPRC 1.2.1022

保藏编号：CHPC 1.8563

中文名称：铜绿假单胞菌

外文名称：*Pseudomonas aeruginosa*

分类学地位：Bacteria; Pseudomonadota; Gammaproteobacteria; Pseudomonadales; Pseudomonadaceae; *Pseudomonas*

生物危害程度：第三类

分离时间：2021-02-21

分离地址：中国北京市

分离基物：患者尿液

致病名称：中耳炎、脑膜炎、呼吸道感染、尿路感染、败血症

致病对象：人、动物

来源历史：←中国疾病预防控制中心病原微生物菌（毒）种保藏中心传染病预防控制所分中心←中国疾病预防控制中心传染病预防控制所←首都医科大学附属北京友谊医院

用　　途：临床检验

联系单位：中国疾病预防控制中心传染病预防控制所

电子邮箱：chpc@icdc.cn

280. 假单胞菌属

国家科技资源标识符：CSTR:16698.06.NPRC 1.2.1023

平台资源号：NPRC 1.2.1023

保藏编号：CHPC 1.8585

中文名称：铜绿假单胞菌

外文名称：*Pseudomonas aeruginosa*

分类学地位：Bacteria; Pseudomonadota; Gammaproteobacteria; Pseudomonadales; Pseudomonadaceae; *Pseudomonas*

生物危害程度：第三类

分离时间：2021-02-21

分离地址：中国北京市

分离基物：患者痰液

致病名称：中耳炎、脑膜炎、呼吸道感染、尿路感染、败血症

致病对象：人、动物

细菌

来源历史：←中国疾病预防控制中心病原微生物
菌（毒）种保藏中心传染病预防控制
所分中心←中国疾病预防控制中心传
染病预防控制所←首都医科大学附属
北京友谊医院

用　　途：临床检验

联系单位：中国疾病预防控制中心传染病预防控
制所

电子邮箱：chpc@icdc.cn

281. 假单胞菌属

国家科技资源标识符：CSTR:16698.06.NPRC 1.2.1024

平台资源号：NPRC 1.2.1024

保藏编号：CHPC 1.8589

中文名称：铜绿假单胞菌

外文名称：*Pseudomonas aeruginosa*

分类学地位：Bacteria; Pseudomonadota; Gammaproteobacteria; Pseudomonadales; Pseudomonadaceae; *Pseudomonas*

生物危害程度：第三类

分离时间：2021-02-21

分离地址：中国北京市

分离基物：患者尿液

致病名称：中耳炎、脑膜炎、呼吸道感染、尿路感染、败血症

致病对象：人、动物

来源历史：←中国疾病预防控制中心病原微生物
菌（毒）种保藏中心传染病预防控制
所分中心←中国疾病预防控制中心传
染病预防控制所←首都医科大学附属
北京友谊医院

用　　途：临床检验

联系单位：中国疾病预防控制中心传染病预防控
制所

电子邮箱：chpc@icdc.cn

282. 假单胞菌属

国家科技资源标识符：CSTR:16698.06.NPRC 1.2.1025

平台资源号：NPRC 1.2.1025

保藏编号：CHPC 1.8606

中文名称：铜绿假单胞菌

外文名称：*Pseudomonas aeruginosa*

分类学地位：Bacteria; Pseudomonadota; Gammaproteobacteria; Pseudomonadales; Pseudomonadaceae; *Pseudomonas*

生物危害程度：第三类

分离时间：2021-02-21

分离地址：中国北京市

分离基物：患者痰液

致病名称：中耳炎、脑膜炎、呼吸道感染、尿路感染、败血症

致病对象：人、动物

来源历史：←中国疾病预防控制中心病原微生物
菌（毒）种保藏中心传染病预防控制
所分中心←中国疾病预防控制中心传
染病预防控制所←首都医科大学附属
北京友谊医院

用　　途：临床检验

联系单位：中国疾病预防控制中心传染病预防控
制所

电子邮箱：chpc@icdc.cn

283. 假单胞菌属

国家科技资源标识符：CSTR:16698.06.NPRC 1.2.1026

平台资源号：NPRC 1.2.1026

保藏编号：CHPC 1.8608

中文名称：铜绿假单胞菌

外文名称：*Pseudomonas aeruginosa*

分类学地位：Bacteria; Pseudomonadota; Gammaproteobacteria; Pseudomonadales; Pseudomonadaceae; *Pseudomonas*

生物危害程度：第三类

分离时间：2021-02-21

分离地址：中国北京市

分离基物：患者痰液

致病名称：中耳炎、脑膜炎、呼吸道感染、尿路感染、
　　　　　败血症

致病对象：人、动物

来源历史：←中国疾病预防控制中心病原微生物
　　　　　菌（毒）种保藏中心传染病预防控制
　　　　　所分中心←中国疾病预防控制中心传
　　　　　染病预防控制所←首都医科大学附属
　　　　　北京友谊医院

用　　途：临床检验

联系单位：中国疾病预防控制中心传染病预防控
　　　　　制所

电子邮箱：chpc@icdc.cn

284. 假单胞菌属

国家科技资源标识符：CSTR:16698.06.NPRC 1.2.1027

平台资源号：NPRC 1.2.1027

保藏编号：CHPC 1.8609

中文名称：铜绿假单胞菌

外文名称：*Pseudomonas aeruginosa*

分类学地位：Bacteria; Pseudomonadota; Gam-
　　　　　　maproteobacteria; Pseudomonadales;
　　　　　　Pseudomonadaceae; *Pseudomonas*

生物危害程度：第三类

分离时间：2021-02-21

分离地址：中国北京市

分离基物：患者痰液

致病名称：中耳炎、脑膜炎、呼吸道感染、尿路感染、
　　　　　败血症

致病对象：人、动物

来源历史：←中国疾病预防控制中心病原微生物
　　　　　菌（毒）种保藏中心传染病预防控制
　　　　　所分中心←中国疾病预防控制中心传
　　　　　染病预防控制所←首都医科大学附属
　　　　　北京友谊医院

用　　途：临床检验

联系单位：中国疾病预防控制中心传染病预防控
　　　　　制所

电子邮箱：chpc@icdc.cn

285. 假单胞菌属

国家科技资源标识符：CSTR:16698.06.NPRC 1.2.1028

平台资源号：NPRC 1.2.1028

保藏编号：CHPC 1.9079

中文名称：铜绿假单胞菌

外文名称：*Pseudomonas aeruginosa*

分类学地位：Bacteria; Pseudomonadota; Gam-
　　　　　　maproteobacteria; Pseudomonadales;
　　　　　　Pseudomonadaceae; *Pseudomonas*

生物危害程度：第三类

分离时间：2021-08-15

分离地址：中国北京市

分离基物：患者粪便

致病名称：中耳炎、脑膜炎、呼吸道感染、尿路感染、
　　　　　败血症

致病对象：人、动物

来源历史：←中国疾病预防控制中心病原微生物
　　　　　菌（毒）种保藏中心传染病预防控制
　　　　　所分中心←中国疾病预防控制中心传
　　　　　染病预防控制所

用　　途：临床检验

联系单位：中国疾病预防控制中心传染病预防控
　　　　　制所

电子邮箱：chpc@icdc.cn

286. 假单胞菌属

国家科技资源标识符：CSTR:16698.06.NPRC 1.2.1029

平台资源号：NPRC 1.2.1029

保藏编号：CHPC 1.9094

中文名称：铜绿假单胞菌

外文名称：*Pseudomonas aeruginosa*

分类学地位：Bacteria; Pseudomonadota; Gam-

细菌

maproteobacteria; Pseudomonadales; Pseudomonadaceae; *Pseudomonas*

生物危害程度：第三类

分离时间：2021-08-15

分离地址：中国北京市

分离基物：患者粪便

致病名称：中耳炎、脑膜炎、呼吸道感染、尿路感染、败血症

致病对象：人、动物

来源历史：←中国疾病预防控制中心病原微生物菌（毒）种保藏中心传染病预防控制所分中心←中国疾病预防控制中心传染病预防控制所

用　　途：临床检验

联系单位：中国疾病预防控制中心传染病预防控制所

电子邮箱：chpc@icdc.cn

287. 假单胞菌属

国家科技资源标识符：CSTR:16698.06.NPRC 1.2.1030

平台资源号：NPRC 1.2.1030

保藏编号：CHPC 1.9095

中文名称：铜绿假单胞菌

外文名称：*Pseudomonas aeruginosa*

分类学地位：Bacteria; Pseudomonadota; Gammaproteobacteria; Pseudomonadales; Pseudomonadaceae; *Pseudomonas*

生物危害程度：第三类

分离时间：2021-08-15

分离地址：中国北京市

分离基物：患者粪便

致病名称：中耳炎、脑膜炎、呼吸道感染、尿路感染、败血症

致病对象：人、动物

来源历史：←中国疾病预防控制中心病原微生物菌（毒）种保藏中心传染病预防控制所分中心←中国疾病预防控制中心传

染病预防控制所

用　　途：临床检验

联系单位：中国疾病预防控制中心传染病预防控制所

电子邮箱：chpc@icdc.cn

288. 假单胞菌属

国家科技资源标识符：CSTR:16698.06.NPRC 1.2.1031

平台资源号：NPRC 1.2.1031

保藏编号：CHPC 1.9126

中文名称：铜绿假单胞菌

外文名称：*Pseudomonas aeruginosa*

分类学地位：Bacteria; Pseudomonadota; Gammaproteobacteria; Pseudomonadales; Pseudomonadaceae; *Pseudomonas*

生物危害程度：第三类

分离时间：2021-08-15

分离地址：中国北京市

分离基物：患者粪便

致病名称：中耳炎、脑膜炎、呼吸道感染、尿路感染、败血症

致病对象：人、动物

来源历史：←中国疾病预防控制中心病原微生物菌（毒）种保藏中心传染病预防控制所分中心←中国疾病预防控制中心传染病预防控制所

用　　途：临床检验

联系单位：中国疾病预防控制中心传染病预防控制所

电子邮箱：chpc@icdc.cn

289. 假单胞菌属

国家科技资源标识符：CSTR:16698.06.NPRC 1.2.1032

平台资源号：NPRC 1.2.1032

保藏编号：CHPC 1.4098

中文名称：铜绿假单胞菌

外文名称：*Pseudomonas aeruginosa*

细
菌

分类学地位：Bacteria; Pseudomonadota; Gammaproteobacteria; Pseudomonadales; Pseudomonadaceae; *Pseudomonas*

生物危害程度：第三类

分离时间：2019-07-19

分离地址：中国北京市

分离基物：患者痰液

致病名称：中耳炎、脑膜炎、呼吸道感染、尿路感染、败血症

致病对象：人、动物

来源历史：←中国疾病预防控制中心病原微生物菌（毒）种保藏中心传染病预防控制所分中心←中国疾病预防控制中心传染病预防控制所←首都医科大学附属北京友谊医院

用　　途：临床检验

联系单位：中国疾病预防控制中心传染病预防控制所

电子邮箱：chpc@icdc.cn

290. 假单胞菌属

国家科技资源标识符：CSTR:16698.06.NPRC 1.2.1033

平台资源号：NPRC 1.2.1033

保藏编号：CHPC 1.4099

中文名称：铜绿假单胞菌

外文名称：*Pseudomonas aeruginosa*

分类学地位：Bacteria; Pseudomonadota; Gammaproteobacteria; Pseudomonadales; Pseudomonadaceae; *Pseudomonas*

生物危害程度：第三类

分离时间：2019-07-19

分离地址：中国北京市

分离基物：患者尿液

致病名称：中耳炎、脑膜炎、呼吸道感染、尿路感染、败血症

致病对象：人、动物

来源历史：←中国疾病预防控制中心病原微生物

菌（毒）种保藏中心传染病预防控制所分中心←中国疾病预防控制中心传染病预防控制所←首都医科大学附属北京友谊医院

用　　途：临床检验

联系单位：中国疾病预防控制中心传染病预防控制所

电子邮箱：chpc@icdc.cn

291. 假单胞菌属

国家科技资源标识符：CSTR:16698.06.NPRC 1.2.1034

平台资源号：NPRC 1.2.1034

保藏编号：CHPC 1.4101

中文名称：铜绿假单胞菌

外文名称：*Pseudomonas aeruginosa*

分类学地位：Bacteria; Pseudomonadota; Gammaproteobacteria; Pseudomonadales; Pseudomonadaceae; *Pseudomonas*

生物危害程度：第三类

分离时间：2019-10-09

分离地址：中国北京市

分离基物：患者血液

致病名称：中耳炎、脑膜炎、呼吸道感染、尿路感染、败血症

致病对象：人、动物

来源历史：←中国疾病预防控制中心病原微生物菌（毒）种保藏中心传染病预防控制所分中心←中国疾病预防控制中心传染病预防控制所←首都医科大学附属北京友谊医院

用　　途：临床检验

联系单位：中国疾病预防控制中心传染病预防控制所

电子邮箱：chpc@icdc.cn

292. 假单胞菌属

国家科技资源标识符：CSTR:16698.06.NPRC 1.2.1035

平台资源号：NPRC 1.2.1035

保藏编号：CHPC 1.4123

中文名称：铜绿假单胞菌

外文名称：*Pseudomonas aeruginosa*

分类学地位：Bacteria; Pseudomonadota; Gammaproteobacteria; Pseudomonadales; Pseudomonadaceae; *Pseudomonas*

生物危害程度：第三类

分离时间：2019-06-06

分离地址：中国北京市

分离基物：患者血液

致病名称：中耳炎、脑膜炎、呼吸道感染、尿路感染、败血症

致病对象：人、动物

来源历史：←中国疾病预防控制中心病原微生物菌（毒）种保藏中心传染病预防控制所分中心←中国疾病预防控制中心传染病预防控制所←首都医科大学附属北京友谊医院

用　　途：临床检验

联系单位：中国疾病预防控制中心传染病预防控制所

电子邮箱：chpc@icdc.cn

293. 假单胞菌属

国家科技资源标识符：CSTR:16698.06.NPRC 1.2.1036

平台资源号：NPRC 1.2.1036

保藏编号：CHPC 1.4140

中文名称：铜绿假单胞菌

外文名称：*Pseudomonas aeruginosa*

分类学地位：Bacteria; Pseudomonadota; Gammaproteobacteria; Pseudomonadales; Pseudomonadaceae; *Pseudomonas*

生物危害程度：第三类

分离时间：2019-08-14

分离地址：中国北京市

分离基物：患者痰液

致病名称：中耳炎、脑膜炎、呼吸道感染、尿路感染、败血症

致病对象：人、动物

来源历史：←中国疾病预防控制中心病原微生物菌（毒）种保藏中心传染病预防控制所分中心←中国疾病预防控制中心传染病预防控制所←首都医科大学附属北京友谊医院

用　　途：临床检验

联系单位：中国疾病预防控制中心传染病预防控制所

电子邮箱：chpc@icdc.cn

294. 假单胞菌属

国家科技资源标识符：CSTR:16698.06.NPRC 1.2.1037

平台资源号：NPRC 1.2.1037

保藏编号：CHPC 1.9217

中文名称：苔藓假单胞菌

外文名称：*Pseudomonas mosselii*

分类学地位：Bacteria; Pseudomonadota; Gammaproteobacteria; Pseudomonadales; Pseudomonadaceae; *Pseudomonas*

生物危害程度：第三类

分离时间：2021

分离地址：中国福建省泉州市

分离基物：患者尿液

致病名称：中耳炎、脑膜炎、呼吸道感染、尿路感染、败血症

致病对象：人、动物

来源历史：←中国疾病预防控制中心病原微生物菌（毒）种保藏中心传染病预防控制所分中心←中国疾病预防控制中心传染病预防控制所←福建省泉州市第一医院（福建医科大学附属泉州第一医院）

用　　途：临床检验

联系单位：中国疾病预防控制中心传染病预防控

制所

电子邮箱：chpc@icdc.cn

295. 假单胞菌属

国家科技资源标识符：CSTR:16698.06.NPRC 1.2.1038

平台资源号：NPRC 1.2.1038

保藏编号：CHPC 1.8573

中文名称：变形假单胞菌

外文名称：*Pseudomonas plecoglossicida*

分类学地位：Bacteria; Pseudomonadota; Gammaproteobacteria; Pseudomonadales; Pseudomonadaceae; *Pseudomonas*

生物危害程度：第三类

分离时间：2021-02-21

分离地址：中国北京市

分离基物：患者痰液

致病名称：中耳炎、脑膜炎、呼吸道感染、尿路感染、败血症

致病对象：人、动物

来源历史：←中国疾病预防控制中心病原微生物菌（毒）种保藏中心传染病预防控制所分中心←中国疾病预防控制中心传染病预防控制所←首都医科大学附属北京友谊医院

用　　途：临床检验

联系单位：中国疾病预防控制中心传染病预防控制所

电子邮箱：chpc@icdc.cn

296. 假单胞菌属

国家科技资源标识符：CSTR:16698.06.NPRC 1.2.1039

平台资源号：NPRC 1.2.1039

保藏编号：CHPC 1.8572

中文名称：假单胞菌

外文名称：*Pseudomonas* sp.

分类学地位：Bacteria; Pseudomonadota; Gammaproteobacteria; Pseudomonadales;

Pseudomonadaceae; *Pseudomonas*

生物危害程度：第三类

分离时间：2021-02-21

分离地址：中国北京市

分离基物：患者尿液

致病名称：中耳炎、脑膜炎、呼吸道感染、尿路感染、败血症

致病对象：人、动物

来源历史：←中国疾病预防控制中心病原微生物菌（毒）种保藏中心传染病预防控制所分中心←中国疾病预防控制中心传染病预防控制所←首都医科大学附属北京友谊医院

用　　途：临床检验

联系单位：中国疾病预防控制中心传染病预防控制所

电子邮箱：chpc@icdc.cn

297. 假单胞菌属

国家科技资源标识符：CSTR:16698.06.NPRC 1.2.1040

平台资源号：NPRC 1.2.1040

保藏编号：CHPC 1.9053

中文名称：假单胞菌

外文名称：*Pseudomonas* sp.

分类学地位：Bacteria; Pseudomonadota; Gammaproteobacteria; Pseudomonadales; Pseudomonadaceae; *Pseudomonas*

生物危害程度：第三类

分离时间：2021-07-23

分离地址：中国北京市

分离基物：水

致病名称：中耳炎、脑膜炎、呼吸道感染、尿路感染、败血症

致病对象：人、动物

来源历史：←中国疾病预防控制中心病原微生物菌（毒）种保藏中心传染病预防控制所分中心←中国疾病预防控制中心传

细菌

染病预防控制所

用　　途：临床检验

联系单位：中国疾病预防控制中心传染病预防控制所

电子邮箱：chpc@icdc.cn

298. 假单胞菌属

国家科技资源标识符：CSTR:16698.06.NPRC 1.9.131

平台资源号：NPRC 1.9.131

保藏编号：CMCC(B)10267

中文名称：铜绿假单胞菌

外文名称：*Pseudomonas aeruginosa*

分类学地位：Bacteria; Pseudomonadota; Gammaproteobacteria; Pseudomonadales; Pseudomonadaceae; *Pseudomonas*

生物危害程度：第三类

分离时间：未知

分离地址：中国黑龙江省哈尔滨市

分离基物：患者分泌物

致病名称：伤口感染、尿路感染、压疮、脓肿、菌血症等

致病对象：人

来源历史：←中国食品药品检定研究院病原微生物菌（毒）种保藏中心←中国食品药品检定研究院←黑龙江省科学院应用微生物研究所

用　　途：科研

联系单位：中国食品药品检定研究院

电子邮箱：cmcc@nifdc.org.cn

299. 假单胞菌属

国家科技资源标识符：CSTR:16698.06.NPRC 1.9.132

平台资源号：NPRC 1.9.132

保藏编号：CMCC(B)10268

中文名称：铜绿假单胞菌

外文名称：*Pseudomonas aeruginosa*

分类学地位：Bacteria; Pseudomonadota; Gam-

maproteobacteria; Pseudomonadales; Pseudomonadaceae; *Pseudomonas*

生物危害程度：第三类

分离时间：未知

分离地址：中国黑龙江省哈尔滨市

分离基物：患者痰液

致病名称：伤口感染、尿路感染、压疮、脓肿、菌血症等

致病对象：人

来源历史：←中国食品药品检定研究院病原微生物菌（毒）种保藏中心←中国食品药品检定研究院←黑龙江省科学院应用微生物研究所

用　　途：科研

联系单位：中国食品药品检定研究院

电子邮箱：cmcc@nifdc.org.cn

300. 假单胞菌属

国家科技资源标识符：CSTR:16698.06.NPRC 1.9.133

平台资源号：NPRC 1.9.133

保藏编号：CMCC(B)10269

中文名称：铜绿假单胞菌

外文名称：*Pseudomonas aeruginosa*

分类学地位：Bacteria; Pseudomonadota; Gammaproteobacteria; Pseudomonadales; Pseudomonadaceae; *Pseudomonas*

生物危害程度：第三类

分离时间：未知

分离地址：中国黑龙江省哈尔滨市

分离基物：患者分泌物

致病名称：伤口感染、尿路感染、压疮、脓肿、菌血症等

致病对象：人

来源历史：←中国食品药品检定研究院病原微生物菌（毒）种保藏中心←中国食品药品检定研究院←黑龙江省科学院应用微生物研究所

用　　途：科研

联系单位：中国食品药品检定研究院

电子邮箱：cmcc@nifdc.org.cn

301. 假单胞菌属

国家科技资源标识符：CSTR:16698.06.NPRC 1.9.134

平台资源号：NPRC 1.9.134

保藏编号：CMCC(B)10270

中文名称：铜绿假单胞菌

外文名称：*Pseudomonas aeruginosa*

分类学地位：Bacteria; Pseudomonadota; Gammaproteobacteria; Pseudomonadales; Pseudomonadaceae; *Pseudomonas*

生物危害程度：第三类

分离时间：未知

分离地址：中国黑龙江省哈尔滨市

分离基物：患者痰液

致病名称：伤口感染、尿路感染、压疮、脓肿、菌血症等

致病对象：人

来源历史：←中国食品药品检定研究院病原微生物菌（毒）种保藏中心←中国食品药品检定研究院←黑龙江省科学院应用微生物研究所

用　　途：科研

联系单位：中国食品药品检定研究院

电子邮箱：cmcc@nifdc.org.cn

302. 假单胞菌属

国家科技资源标识符：CSTR:16698.06.NPRC 1.9.135

平台资源号：NPRC 1.9.135

保藏编号：CMCC(B)10271

中文名称：铜绿假单胞菌

外文名称：*Pseudomonas aeruginosa*

分类学地位：Bacteria; Pseudomonadota; Gammaproteobacteria; Pseudomonadales; Pseudomonadaceae; *Pseudomonas*

生物危害程度：第三类

分离时间：未知

分离地址：中国黑龙江省哈尔滨市

分离基物：患者分泌物

致病名称：伤口感染、尿路感染、压疮、脓肿、菌血症等

致病对象：人

来源历史：←中国食品药品检定研究院病原微生物菌（毒）种保藏中心←中国食品药品检定研究院←黑龙江省科学院应用微生物研究所

用　　途：科研

联系单位：中国食品药品检定研究院

电子邮箱：cmcc@nifdc.org.cn

303. 假单胞菌属

国家科技资源标识符：CSTR:16698.06.NPRC 1.9.136

平台资源号：NPRC 1.9.136

保藏编号：CMCC(B)10272

中文名称：铜绿假单胞菌

外文名称：*Pseudomonas aeruginosa*

分类学地位：Bacteria; Pseudomonadota; Gammaproteobacteria; Pseudomonadales; Pseudomonadaceae; *Pseudomonas*

生物危害程度：第三类

分离时间：未知

分离地址：中国黑龙江省哈尔滨市

分离基物：患者痰液

致病名称：伤口感染、尿路感染、压疮、脓肿、菌血症等

致病对象：人

来源历史：←中国食品药品检定研究院病原微生物菌（毒）种保藏中心←中国食品药品检定研究院←黑龙江省科学院应用微生物研究所

用　　途：科研

联系单位：中国食品药品检定研究院

电子邮箱：cmcc@nifdc.org.cn

304. 假单胞菌属

国家科技资源标识符：CSTR:16698.06.NPRC 1.9.137

平台资源号：NPRC 1.9.137

保藏编号：CMCC(B)10273

中文名称：铜绿假单胞菌

外文名称：*Pseudomonas aeruginosa*

分类学地位：Bacteria; Pseudomonadota; Gammaproteobacteria; Pseudomonadales; Pseudomonadaceae; *Pseudomonas*

生物危害程度：第三类

分离时间：未知

分离地址：中国黑龙江省哈尔滨市

分离基物：患者分泌物

致病名称：伤口感染、尿路感染、压疮、脓肿、菌血症等

致病对象：人

来源历史：←中国食品药品检定研究院病原微生物菌（毒）种保藏中心←中国食品药品检定研究院←黑龙江省科学院应用微生物研究所

用　　途：科研

联系单位：中国食品药品检定研究院

电子邮箱：cmcc@nifdc.org.cn

305. 假单胞菌属

国家科技资源标识符：CSTR:16698.06.NPRC 1.9.138

平台资源号：NPRC 1.9.138

保藏编号：CMCC(B)10274

中文名称：铜绿假单胞菌

外文名称：*Pseudomonas aeruginosa*

分类学地位：Bacteria; Pseudomonadota; Gammaproteobacteria; Pseudomonadales; Pseudomonadaceae; *Pseudomonas*

生物危害程度：第三类

分离时间：未知

分离地址：中国黑龙江省哈尔滨市

分离基物：患者痰液

致病名称：伤口感染、尿路感染、压疮、脓肿、菌血症等

致病对象：人

来源历史：←中国食品药品检定研究院病原微生物菌（毒）种保藏中心←中国食品药品检定研究院←黑龙江省科学院应用微生物研究所

用　　途：科研

联系单位：中国食品药品检定研究院

电子邮箱：cmcc@nifdc.org.cn

306. 假单胞菌属

国家科技资源标识符：CSTR:16698.06.NPRC 1.9.139

平台资源号：NPRC 1.9.139

保藏编号：CMCC(B)10282

中文名称：铜绿假单胞菌

外文名称：*Pseudomonas aeruginosa*

分类学地位：Bacteria; Pseudomonadota; Gammaproteobacteria; Pseudomonadales; Pseudomonadaceae; *Pseudomonas*

生物危害程度：第三类

分离时间：2018-08-30

分离地址：中国江苏省

分离基物：桶装饮用水

致病名称：伤口感染、尿路感染、压疮、脓肿、菌血症等

致病对象：人

来源历史：←中国食品药品检定研究院病原微生物菌（毒）种保藏中心←中国食品药品检定研究院食品检定所←江西省食品检验检测研究院

用　　途：科研

联系单位：中国食品药品检定研究院

电子邮箱：cmcc@nifdc.org.cn

307. 假单胞菌属

国家科技资源标识符：CSTR:16698.06.NPRC 1.9.140

平台资源号：NPRC 1.9.140

保藏编号：CMCC(B)10283

中文名称：恶臭假单胞菌

外文名称：*Pseudomonas putida*

分类学地位：Bacteria; Pseudomonadota; Gammaproteobacteria; Pseudomonadales; Pseudomonadaceae; *Pseudomonas*

生物危害程度：未知

分离时间：2020-07-25

分离地址：中国江苏省

分离基物：桶装饮用水

致病名称：未知

致病对象：未知

来源历史：←中国食品药品检定研究院病原微生物菌（毒）种保藏中心←中国食品药品检定研究院食品检定所←江西省食品检验检测研究院

用　　途：科研

联系单位：中国食品药品检定研究院

电子邮箱：cmcc@nifdc.org.cn

308. 假单胞菌属

国家科技资源标识符：CSTR:16698.06.NPRC 1.9.141

平台资源号：NPRC 1.9.141

保藏编号：CMCC(B)10908

中文名称：巴利阿里岛假单胞菌

外文名称：*Pseudomonas balearica*

分类学地位：Bacteria; Pseudomonadota; Gammaproteobacteria; Pseudomonadales; Pseudomonadaceae; *Pseudomonas*

生物危害程度：未知

分离时间：2020-08-30

分离地址：中国

分离基物：食品

致病名称：未知

致病对象：未知

来源历史：←中国食品药品检定研究院病原微生物菌（毒）种保藏中心←中国食品药品检定研究院食品检定所

用　　途：科研

联系单位：中国食品药品检定研究院

电子邮箱：cmcc@nifdc.org.cn

309. 假单胞菌属

国家科技资源标识符：CSTR:16698.06.NPRC 1.7.44

平台资源号：NPRC 1.7.44

保藏编号：CCPM(A)-P-092129

中文名称：铜绿假单胞菌

外文名称：*Pseudomonas aeruginosa*

分类学地位：Bacteria; Pseudomonadota; Gammaproteobacteria; Pseudomonadales; Pseudomonadaceae; *Pseudomonas*

生物危害程度：第三类

分离时间：2020-12-24

分离地址：中国北京市

分离基物：患者创面分泌物

致病名称：伤口、压疮、脓肿、烧伤感染、菌血症、败血症

致病对象：人

来源历史：←中国医学科学院病原微生物菌（毒）种保藏中心药用微生物相关菌（毒）种保藏分中心←中国医学科学院医药生物技术研究所

用　　途：科研、教学领域的微生物学检验

联系单位：中国医学科学院医药生物技术研究所

电子邮箱：xinyiyang@imb.cams.cn

310. 假单胞菌属

国家科技资源标识符：CSTR:16698.06.NPRC 1.7.45

平台资源号：NPRC 1.7.45

保藏编号：CCPM(A)-P-092131

中文名称：铜绿假单胞菌

外文名称：*Pseudomonas aeruginosa*

分类学地位：Bacteria; Pseudomonadota; Gam-maproteobacteria; Pseudomonadales; Pseudomonadaceae; *Pseudomonas*

生物危害程度：第三类

分离时间：2021-05-07

分离地址：中国河北省

分离基物：患者痰液

致病名称：伤口、压疮、脓肿、烧伤感染、菌血症、败血症

致病对象：人

来源历史：中国医学科学院病原微生物菌（毒）种保藏中心药用微生物相关菌（毒）种保藏分中心←中国医学科学院医药生物技术研究所

用　　途：科研、教学领域的微生物学检验

联系单位：中国医学科学院医药生物技术研究所

电子邮箱：xinyiyang@imb.cams.cn

二十八、假黄单胞菌属

311. 假黄单胞菌属

国家科技资源标识符：CSTR:16698.06.NPRC 1.2.1041

平台资源号：NPRC 1.2.1041

保藏编号：CHPC 1.9225

中文名称：印度假黄单胞菌

外文名称：*Pseudoxanthomonas indica*

分类学地位：Bacteria; Pseudomonadota; Gam-maproteobacteria; Lysobacterales; Lysobacteraceae; *Pseudoxanthomonas*

生物危害程度：第三类

分离时间：2019-08-14

分离地址：中国福建省泉州市

分离基物：患者尿液

致病名称：肺炎、伤口感染

致病对象：人

来源历史：←中国疾病预防控制中心病原微生物菌（毒）种保藏中心传染病预防控制所分中心←中国疾病预防控制中心传染病预防控制所←福建省泉州市第一医院（福建医科大学附属泉州第一医院）

用　　途：临床检验

联系单位：中国疾病预防控制中心传染病预防控制所

电子邮箱：chpc@icdc.cn

二十九、金黄杆菌属

312. 金黄杆菌属

国家科技资源标识符：CSTR:16698.06.NPRC 1.2.1042

平台资源号：NPRC 1.2.1042

保藏编号：CHPC 1.9075

中文名称：黏金黄杆菌

外文名称：*Chryseobacterium gleum*

分类学地位：Bacteria; Bacteroidota; Flavobacteriia; Flavobacteriales; Weeksellaceae; *Chryseobacterium*

生物危害程度：第三类

分离时间：2021-07-23

分离地址：中国北京市

分离基物：水

致病名称：心内膜炎、脑膜炎

致病对象：人

来源历史：←中国疾病预防控制中心病原微生物菌（毒）种保藏中心传染病预防控制所分中心←中国疾病预防控制中心传染病预防控制所←广东省微生物菌种保藏中心

用　　途：模式菌株

联系单位：中国疾病预防控制中心传染病预防控
制所

电子邮箱：chpc@icdc.cn

313. 金黄杆菌属

国家科技资源标识符：CSTR:16698.06.NPRC 1.2.1043

平台资源号：NPRC 1.2.1043

保藏编号：CHPC 1.8579

中文名称：产吲哚金黄杆菌

外文名称：*Chryseobacterium indologenes*

分类学地位：Bacteria; Bacteroidota; Flavobacteri-
ia; Flavobacteriales; Weeksellaceae;
Chryseobacterium

生物危害程度：第三类

分离时间：2021-02-11

分离地址：中国北京市

分离基物：患者尿液

致病名称：心内膜炎、脑膜炎

致病对象：人

来源历史：←中国疾病预防控制中心病原微生物
菌（毒）种保藏中心传染病预防控制
所分中心←中国疾病预防控制中心传
染病预防控制所←首都医科大学附属
北京友谊医院

用　　途：临床检验

联系单位：中国疾病预防控制中心传染病预防控
制所

电子邮箱：chpc@icdc.cn

314. 金黄杆菌属

国家科技资源标识符：CSTR:16698.06.NPRC 1.2.1044

平台资源号：NPRC 1.2.1044

保藏编号：CHPC 1.9211

中文名称：产吲哚金黄杆菌

外文名称：*Chryseobacterium indologenes*

分类学地位：Bacteria; Bacteroidota; Flavobacteri-

ia; Flavobacteriales; Weeksellaceae;
Chryseobacterium

生物危害程度：第三类

分离时间：2018-08-02

分离地址：中国福建省泉州市

分离基物：患者痰液

致病名称：心内膜炎、脑膜炎

致病对象：人

来源历史：←中国疾病预防控制中心病原微生物
菌（毒）种保藏中心传染病预防控制
所分中心←中国疾病预防控制中心传
染病预防控制所←福建省泉州市第一
医院（福建医科大学附属泉州第一医
院）

用　　途：临床检验

联系单位：中国疾病预防控制中心传染病预防控
制所

电子邮箱：chpc@icdc.cn

315. 金黄杆菌属

国家科技资源标识符：CSTR:16698.06.NPRC 1.2.1045

平台资源号：NPRC 1.2.1045

保藏编号：CHPC 1.9216

中文名称：产吲哚金黄杆菌

外文名称：*Chryseobacterium indologenes*

分类学地位：Bacteria; Bacteroidota; Flavobacteri-
ia; Flavobacteriales; Weeksellaceae;
Chryseobacterium

生物危害程度：第三类

分离时间：2018-05-26

分离地址：中国福建省泉州市

分离基物：患者痰液

致病名称：心内膜炎、脑膜炎

致病对象：人

来源历史：←中国疾病预防控制中心病原微生物
菌（毒）种保藏中心传染病预防控制
所分中心←中国疾病预防控制中心传

细菌

染病预防控制所←福建省泉州市第一
医院（福建医科大学附属泉州第一医
院）

用　　途：临床检验

联系单位：中国疾病预防控制中心传染病预防控
制所

电子邮箱：chpc@icdc.cn

316. 金黄杆菌属

国家科技资源标识符：CSTR:16698.06.NPRC 1.2.1046

平台资源号：NPRC 1.2.1046

保藏编号：CHPC 1.9228

中文名称：产吲哚金黄杆菌

外文名称：*Chryseobacterium indologenes*

分类学地位：Bacteria; Bacteroidota; Flavobacteri-
ia; Flavobacteriales; Weeksellaceae;
Chryseobacterium

生物危害程度：第三类

分离时间：1905-07-11

分离地址：中国福建省泉州市

分离基物：患者痰液

致病名称：心内膜炎、脑膜炎

致病对象：人

来源历史：←中国疾病预防控制中心病原微生物
菌（毒）种保藏中心传染病预防控制
所分中心←中国疾病预防控制中心传
染病预防控制所←福建省泉州市第一
医院（福建医科大学附属泉州第一医
院）

用　　途：临床检验

联系单位：中国疾病预防控制中心传染病预防控
制所

电子邮箱：chpc@icdc.cn

317. 金黄杆菌属

国家科技资源标识符：CSTR:16698.06.NPRC 1.2.1047

平台资源号：NPRC 1.2.1047

保藏编号：CHPC 1.9230

中文名称：产吲哚金黄杆菌

外文名称：*Chryseobacterium indologenes*

分类学地位：Bacteria; Bacteroidota; Flavobacteri-
ia; Flavobacteriales; Weeksellaceae;
Chryseobacterium

生物危害程度：第三类

分离时间：2021

分离地址：中国福建省泉州市

分离基物：患者血液

致病名称：心内膜炎、脑膜炎

致病对象：人

来源历史：←中国疾病预防控制中心病原微生物
菌（毒）种保藏中心传染病预防控制
所分中心←中国疾病预防控制中心传
染病预防控制所←福建省泉州市第一
医院（福建医科大学附属泉州第一医
院）

用　　途：临床检验

联系单位：中国疾病预防控制中心传染病预防控
制所

电子邮箱：chpc@icdc.cn

318. 金黄杆菌属

国家科技资源标识符：CSTR:16698.06.NPRC 1.2.1048

平台资源号：NPRC 1.2.1048

保藏编号：CHPC 1.9232

中文名称：产吲哚金黄杆菌

外文名称：*Chryseobacterium indologenes*

分类学地位：Bacteria; Bacteroidota; Flavobacteri-
ia; Flavobacteriales; Weeksellaceae;
Chryseobacterium

生物危害程度：第三类

分离时间：2021

分离地址：中国福建省泉州市

分离基物：患者血液

致病名称：心内膜炎、脑膜炎

细菌

致病对象：人

来源历史：←中国疾病预防控制中心病原微生物
菌（毒）种保藏中心传染病预防控制
所分中心←中国疾病预防控制中心传
染病预防控制所←福建省泉州市第一
医院（福建医科大学附属泉州第一医
院）

用　　途：临床检验

联系单位：中国疾病预防控制中心传染病预防控
制所

电子邮箱：chpc@icdc.cn

319. 金黄杆菌属

国家科技资源标识符：CSTR:16698.06.NPRC 1.2.1049

平台资源号：NPRC 1.2.1049

保藏编号：CHPC 1.9133

中文名称：金黄杆菌

外文名称：*Chryseomicrobium amylolyticum*

分类学地位：Bacteria; Bacteroidota; Flavobacteri-
ia; Flavobacteriales; Weeksellaceae;
Chryseobacterium

生物危害程度：第三类

分离时间：2021-09-15

分离地址：印度海德拉巴

分离基物：患者血液

致病名称：心内膜炎、脑膜炎

致病对象：人

来源历史：←中国疾病预防控制中心病原微生物
菌（毒）种保藏中心传染病预防控制
所分中心←中国疾病预防控制中心传
染病预防控制所←广东省微生物菌种
保藏中心

用　　途：模式菌株

联系单位：中国疾病预防控制中心传染病预防控
制所

电子邮箱：chpc@icdc.cn

320. 金黄杆菌属

国家科技资源标识符：CSTR:16698.06.NPRC 1.2.1050

平台资源号：NPRC 1.2.1050

保藏编号：CHPC 1.9134

中文名称：金黄杆菌

外文名称：*Chryseomicrobium imtechense*

分类学地位：Bacteria; Bacteroidota; Flavobacteri-
ia; Flavobacteriales; Weeksellaceae;
Chryseobacterium

生物危害程度：第三类

分离时间：2021-09-15

分离地址：印度孟加拉湾

分离基物：水

致病名称：心内膜炎、脑膜炎

致病对象：人

来源历史：←中国疾病预防控制中心病原微生物
菌（毒）种保藏中心传染病预防控制
所分中心←中国疾病预防控制中心传
染病预防控制所←福建省泉州市第一
医院（福建医科大学附属泉州第一医
院）

用　　途：临床检验

联系单位：中国疾病预防控制中心传染病预防控
制所

电子邮箱：chpc@icdc.cn

三十、金色单胞菌属

321. 金色单胞菌属

国家科技资源标识符：CSTR:16698.06.NPRC 1.2.1051

平台资源号：NPRC 1.2.1051

保藏编号：CHPC 1.8872

中文名称：铁锈金色单胞菌

外文名称：*Aureimonas ferruginea*

分类学地位：Bacteria; Pseudomonadota; Alphapro-
teobacteria; Hyphomicrobiales; Auran-
timonadaceae; *Aureimonas*

生物危害程度：第三类

分离时间：2013

分离地址：中国

分离基物：锈铁片

致病名称：伤口感染

致病对象：动物

来源历史：←中国疾病预防控制中心病原微生物
菌（毒）种保藏中心传染病预防控制
所分中心←中国疾病预防控制中心传
染病预防控制所←广东省微生物菌种
保藏中心

用　　途：模式菌株

联系单位：中国疾病预防控制中心传染病预防控
制所

电子邮箱：chpc@icdc.cn

322. 金色单胞菌属

国家科技资源标识符：CSTR:16698.06.NPRC 1.2.1052

平台资源号：NPRC 1.2.1052

保藏编号：CHPC 1.8871

中文名称：冰川金色单胞菌

外文名称：*Aureimonas glaciei*

分类学地位：Bacteria; Pseudomonadota; Alphapro-
teobacteria; Hyphomicrobiales; Auran-
timonadaceae; *Aureimonas*

生物危害程度：第三类

分离时间：2017

分离地址：中国西藏自治区木孜塔格格冰川

分离基物：水

致病名称：伤口感染

致病对象：动物

来源历史：←中国疾病预防控制中心病原微生物
菌（毒）种保藏中心传染病预防控制
所分中心←中国疾病预防控制中心传

染病预防控制所←广东省微生物菌种
保藏中心

用　　途：模式菌株

联系单位：中国疾病预防控制中心传染病预防控
制所

电子邮箱：chpc@icdc.cn

323. 金色单胞菌属

国家科技资源标识符：CSTR:16698.06.NPRC 1.2.1053

平台资源号：NPRC 1.2.1053

保藏编号：CHPC 1.8864

中文名称：叶面金色单胞菌

外文名称：*Aureimonas phyllosphaerae*

分类学地位：Bacteria; Pseudomonadota; Alphapro-
teobacteria; Hyphomicrobiales; Auran-
timonadaceae; *Aureimonas*

生物危害程度：第三类

分离时间：2013-03-08

分离地址：新加坡

分离基物：植物

致病名称：血液感染

致病对象：人

来源历史：←中国疾病预防控制中心病原微生物
菌（毒）种保藏中心传染病预防控制
所分中心←中国疾病预防控制中心传
染病预防控制所←广东省微生物菌种
保藏中心

用　　途：模式菌株

联系单位：中国疾病预防控制中心传染病预防控
制所

电子邮箱：chpc@icdc.cn

324. 金色单胞菌属

国家科技资源标识符：CSTR:16698.06.NPRC 1.2.1054

平台资源号：NPRC 1.2.1054

保藏编号：CHPC 1.8863

中文名称：金色单胞菌

外文名称：*Aureimonas* sp.

分类学地位：Bacteria; Pseudomonadota; Alphaproteobacteria; Hyphomicrobiales; Aurantimonadaceae; *Aureimonas*

生物危害程度：第三类

分离时间：2015-06-03

分离地址：俄罗斯楚克奇海

分离基物：水体

致病名称：血液感染

致病对象：人

来源历史：←中国疾病预防控制中心病原微生物菌（毒）种保藏中心传染病预防控制所分中心←中国疾病预防控制中心传染病预防控制所←广东省微生物菌种保藏中心

用　　途：模式菌株

联系单位：中国疾病预防控制中心传染病预防控制所

电子邮箱：chpc@icdc.cn

325. 金色单胞菌属

国家科技资源标识符：CSTR:16698.06.NPRC 1.2.1055

平台资源号：NPRC 1.2.1055

保藏编号：CHPC 1.8865

中文名称：金色单胞菌

外文名称：*Aureimonas* sp.

分类学地位：Bacteria; Pseudomonadota; Alphaproteobacteria; Hyphomicrobiales; Aurantimonadaceae; *Aureimonas*

生物危害程度：第三类

分离时间：2016

分离地址：德国吉森市

分离基物：植物

致病名称：伤口感染

致病对象：动物

来源历史：←中国疾病预防控制中心病原微生物菌（毒）种保藏中心传染病预防控制所分中心←中国疾病预防控制中心传染病预防控制所←广东省微生物菌种保藏中心

用　　途：模式菌株

联系单位：中国疾病预防控制中心传染病预防控制所

电子邮箱：chpc@icdc.cn

三十一、卡斯特兰尼菌属

326. 卡斯特兰尼菌属

国家科技资源标识符：CSTR:16698.06.NPRC 1.2.1056

平台资源号：NPRC 1.2.1056

保藏编号：CHPC 1.9046

中文名称：卡斯特兰尼菌

外文名称：*Castellaniella* sp.

分类学地位：Bacteria; Pseudomonadota; Betaproteobacteria; Burkholderiales; Alcaligenaceae; *Castellaniella*

生物危害程度：第三类

分离时间：2021-07-23

分离地址：中国北京市

分离基物：水体

致病名称：医源性感染

致病对象：人

来源历史：←中国疾病预防控制中心病原微生物菌（毒）种保藏中心传染病预防控制所分中心←中国疾病预防控制中心传染病预防控制所

用　　途：临床检验

联系单位：中国疾病预防控制中心传染病预防控制所

电子邮箱：chpc@icdc.cn

327. 卡斯特兰尼菌属

国家科技资源标识符：CSTR:16698.06.NPRC 1.2.1057

平台资源号：NPRC 1.2.1057

保藏编号：CHPC 1.9054

中文名称：卡斯特兰尼菌

外文名称：*Castellaniella* sp.

分类学地位：Bacteria; Pseudomonadota; Betaproteobacteria; Burkholderiales; Alcaligenaceae; *Castellaniella*

生物危害程度：第三类

分离时间：2021-07-23

分离地址：中国北京市

分离基物：水体

致病名称：医源性感染

致病对象：人

来源历史：←中国疾病预防控制中心病原微生物菌（毒）种保藏中心传染病预防控制所分中心←中国疾病预防控制中心传染病预防控制所

用　　途：临床检验

联系单位：中国疾病预防控制中心传染病预防控制所

电子邮箱：chpc@icdc.cn

328. 卡斯特兰尼菌属

国家科技资源标识符：CSTR:16698.06.NPRC 1.2.1058

平台资源号：NPRC 1.2.1058

保藏编号：CHPC 1.9055

中文名称：卡斯特兰尼菌

外文名称：*Castellaniella* sp.

分类学地位：Bacteria; Pseudomonadota; Betaproteobacteria; Burkholderiales; Alcaligenaceae; *Castellaniella*

生物危害程度：第三类

分离时间：2021-07-23

分离地址：中国北京市

分离基物：水体

致病名称：医源性感染

致病对象：人

来源历史：←中国疾病预防控制中心病原微生物菌（毒）种保藏中心传染病预防控制所分中心←中国疾病预防控制中心传染病预防控制所

用　　途：临床检验

联系单位：中国疾病预防控制中心传染病预防控制所

电子邮箱：chpc@icdc.cn

329. 卡斯特兰尼菌属

国家科技资源标识符：CSTR:16698.06.NPRC 1.2.1059

平台资源号：NPRC 1.2.1059

保藏编号：CHPC 1.9058

中文名称：卡斯特兰尼菌

外文名称：*Castellaniella* sp.

分类学地位：Bacteria; Pseudomonadota; Betaproteobacteria; Burkholderiales; Alcaligenaceae; *Castellaniella*

生物危害程度：第三类

分离时间：2021-07-23

分离地址：中国北京市

分离基物：水体

致病名称：医源性感染

致病对象：人

来源历史：←中国疾病预防控制中心病原微生物菌（毒）种保藏中心传染病预防控制所分中心←中国疾病预防控制中心传染病预防控制所

用　　途：临床检验

联系单位：中国疾病预防控制中心传染病预防控制所

电子邮箱：chpc@icdc.cn

三十二、考克菌属

330. 考克菌属

国家科技资源标识符：CSTR:16698.06.NPRC 1.9.142

平台资源号：NPRC 1.9.142

保藏编号：CMCC(B)28014

中文名称：沼泽考克菌

外文名称：*Kocuria palustris*

分类学地位：Bacteria; Actinomycetota; Actinomycetes; Micrococcales; Micrococcaceae; *Kocuria*

生物危害程度：未知

分离时间：2018-03-26

分离地址：中国

分离基物：未知

致病名称：未知

致病对象：未知

来源历史：←中国食品药品检定研究院病原微生物菌（毒）种保藏中心←中国食品药品检定研究院食品检定所

用　　途：科研

联系单位：中国食品药品检定研究院

电子邮箱：cmcc@nifdc.org.cn

331. 考克菌属

国家科技资源标识符：CSTR:16698.06.NPRC 1.9.143

平台资源号：NPRC 1.9.143

保藏编号：CMCC(B)28015

中文名称：黄色考克菌

外文名称：*Kocuria flava*

分类学地位：Bacteria; Actinomycetota; Actinomycetes; Micrococcales; Micrococcaceae; *Kocuria*

生物危害程度：未知

分离时间：2020-08-20

分离地址：中国

分离基物：动物①

致病名称：未知

致病对象：未知

来源历史：←中国食品药品检定研究院病原微生物菌（毒）种保藏中心←中国食品药品检定研究院食品检定所

用　　途：科研

联系单位：中国食品药品检定研究院

电子邮箱：cmcc@nifdc.org.cn

三十三、克雷伯菌属

332. 克雷伯菌属

国家科技资源标识符：CSTR:16698.06.NPRC 1.2.1060

平台资源号：NPRC 1.2.1060

保藏编号：CHPC 1.4078

中文名称：肺炎克雷伯菌

外文名称：*Klebsiella pneumoniae*

分类学地位：Bacteria; Pseudomonadota; Gammaproteobacteria; Enterobacterales; Enterobacteriaceae; *Klebsiella*

生物危害程度：第三类

分离时间：2019-09-11

分离地址：中国北京市

分离基物：患者血液

致病名称：腹泻、菌血症、食物中毒

致病对象：人

来源历史：←中国疾病预防控制中心病原微生物菌（毒）种保藏中心传染病预防控制所分中心←中国疾病预防控制中心传染病预防控制所←首都医科大学附属

---

① 表示菌（毒）种只明确来自动物，具体基物不详。

北京友谊医院

用　　途：临床检验

联系单位：中国疾病预防控制中心传染病预防控
制所

电子邮箱：chpc@icdc.cn

333. 克雷伯菌属

国家科技资源标识符：CSTR:16698.06.NPRC 1.2.1061

平台资源号：NPRC 1.2.1061

保藏编号：CHPC 1.4100

中文名称：肺炎克雷伯菌

外文名称：*Klebsiella pneumoniae*

分类学地位：Bacteria; Pseudomonadota; Gammaproteobacteria; Enterobacterales; Enterobacteriaceae; *Klebsiella*

生物危害程度：第三类

分离时间：2019-10-09

分离地址：中国北京市

分离基物：患者体液

致病名称：腹泻、菌血症、食物中毒

致病对象：人

来源历史：←中国疾病预防控制中心病原微生物
菌（毒）种保藏中心传染病预防控制
所分中心←中国疾病预防控制中心传
染病预防控制所←首都医科大学附属
北京友谊医院

用　　途：临床检验

联系单位：中国疾病预防控制中心传染病预防控
制所

电子邮箱：chpc@icdc.cn

334. 克雷伯菌属

国家科技资源标识符：CSTR:16698.06.NPRC 1.2.1062

平台资源号：NPRC 1.2.1062

保藏编号：CHPC 1.4130

中文名称：肺炎克雷伯菌

外文名称：*Klebsiella pneumoniae*

分类学地位：Bacteria; Pseudomonadota; Gammaproteobacteria; Enterobacterales; Enterobacteriaceae; *Klebsiella*

生物危害程度：第三类

分离时间：2019-08-05

分离地址：中国北京市

分离基物：患者血液

致病名称：腹泻、菌血症、食物中毒

致病对象：人

来源历史：←中国疾病预防控制中心病原微生物
菌（毒）种保藏中心传染病预防控制
所分中心←中国疾病预防控制中心传
染病预防控制所←首都医科大学附属
北京友谊医院

用　　途：临床检验

联系单位：中国疾病预防控制中心传染病预防控
制所

电子邮箱：chpc@icdc.cn

335. 克雷伯菌属

国家科技资源标识符：CSTR:16698.06.NPRC 1.2.1063

平台资源号：NPRC 1.2.1063

保藏编号：CHPC 1.4135

中文名称：肺炎克雷伯菌

外文名称：*Klebsiella pneumoniae*

分类学地位：Bacteria; Pseudomonadota; Gammaproteobacteria; Enterobacterales; Enterobacteriaceae; *Klebsiella*

生物危害程度：第三类

分离时间：2019-08-07

分离地址：中国北京市

分离基物：患者血液

致病名称：腹泻、菌血症、食物中毒

致病对象：人

来源历史：←中国疾病预防控制中心病原微生物
菌（毒）种保藏中心传染病预防控制
所分中心←中国疾病预防控制中心传

染病预防控制所←首都医科大学附属
北京友谊医院
用　　途：临床检验
联系单位：中国疾病预防控制中心传染病预防控
制所
电子邮箱：chpc@icdc.cn

336. 克雷伯菌属

国家科技资源标识符：CSTR:16698.06.NPRC 1.7.46
平台资源号：NPRC 1.7.46
保藏编号：CCPM(A)-P-082101
中文名称：肺炎克雷伯菌
外文名称：*Klebsiella pneumoniae*
分类学地位：Bacteria; Pseudomonadota; Gammaproteobacteria; Enterobacterales; Enterobacteriaceae; *Klebsiella*
生物危害程度：第三类
分离时间：2020-10-15
分离地址：中国北京市
分离基物：患者皮下引流液
致病名称：肺炎、菌血症、医院获得性感染
致病对象：人
来源历史：中国医学科学院病原微生物菌（毒）
种保藏中心药用微生物相关菌（毒）
种保藏分中心←中国医学科学院医药
生物技术研究所
用　　途：科研、教学领域的微生物学检验
联系单位：中国医学科学院医药生物技术研究所
电子邮箱：xinyiyang@imb.cams.cn

337. 克雷伯菌属

国家科技资源标识符：CSTR:16698.06.NPRC 1.7.47
平台资源号：NPRC 1.7.47
保藏编号：CCPM(A)-P-082129
中文名称：肺炎克雷伯菌
外文名称：*Klebsiella pneumoniae*
分类学地位：Bacteria; Pseudomonadota; Gam-

maproteobacteria; Enterobacterales; Enterobacteriaceae; *Klebsiella*
生物危害程度：第三类
分离时间：2020-12-28
分离地址：中国北京市
分离基物：患者中段尿
致病名称：肺炎、菌血症、医院获得性感染
致病对象：人
来源历史：←中国医学科学院病原微生物菌（毒）
种保藏中心药用微生物相关菌（毒）
种保藏分中心←中国医学科学院医药
生物技术研究所
用　　途：科研、教学领域的微生物学检验
联系单位：中国医学科学院医药生物技术研究所
电子邮箱：xinyiyang@imb.cams.cn

338. 克雷伯菌属

国家科技资源标识符：CSTR:16698.06.NPRC 1.7.48
平台资源号：NPRC 1.7.48
保藏编号：CCPM(A)-P-252101
中文名称：产酸克雷伯菌
外文名称：*Klebsiella oxytoca*
分类学地位：Bacteria; Pseudomonadota; Gammaproteobacteria; Enterobacterales; Enterobacteriaceae; *Klebsiella*
生物危害程度：第三类
分离时间：2021-05-07
分离地址：中国河北省
分离基物：患者痰液
致病名称：肺炎、菌血症、医院获得性感染
致病对象：人
来源历史：←中国医学科学院病原微生物菌（毒）
种保藏中心药用微生物相关菌（毒）
种保藏分中心←中国医学科学院医药
生物技术研究所
用　　途：科研、教学领域的微生物学检验
联系单位：中国医学科学院医药生物技术研究所

电子邮箱：xinyiyang@imb.cams.cn

◤ 三十四、克罗诺杆菌属

339. 克罗诺杆菌属

国家科技资源标识符：CSTR:16698.06.NPRC 1.9.144

平台资源号：NPRC 1.9.144

保藏编号：CMCC(B)45417

中文名称：阪崎克罗诺杆菌

外文名称：*Cronobacter sakazakii*

分类学地位：Bacteria; Pseudomonadota; Gammaproteobacteria; Enterobacterales; Enterobacteriaceae; *Cronobacter*

生物危害程度：未知

分离时间：未知

分离地址：未知

分离基物：未知

致病名称：菌血症、脑膜炎、坏死性小肠结肠炎

致病对象：人

来源历史：←中国食品药品检定研究院病原微生物菌（毒）种保藏中心←中国食品药品检定研究院食品检定所←中国工业微生物菌种保藏管理中心

用　　途：科研

联系单位：中国食品药品检定研究院

电子邮箱：cmcc@nifdc.org.cn

◤ 三十五、克吕沃尔菌属

340. 克吕沃尔菌属

国家科技资源标识符：CSTR:16698.06.NPRC 1.2.1064

平台资源号：NPRC 1.2.1064

保藏编号：CHPC 1.9154

中文名称：抗坏血酸克吕沃氏菌

外文名称：*Kluyvera ascorbata*

分类学地位：Bacteria; Pseudomonadota; Gammaproteobacteria; Enterobacterales; Enterobacteriaceae; *Kluyvera*

生物危害程度：第三类

分离时间：2021-10-17

分离地址：美国

分离基物：患者痰液

致病名称：腹泻

致病对象：人

来源历史：←中国疾病预防控制中心病原微生物菌（毒）种保藏中心传染病预防控制所分中心←中国疾病预防控制中心传染病预防控制所←广东省微生物菌种保藏中心

用　　途：模式菌株

联系单位：中国疾病预防控制中心传染病预防控制所

电子邮箱：chpc@icdc.cn

341. 克吕沃尔菌属

国家科技资源标识符：CSTR:16698.06.NPRC 1.2.1065

平台资源号：NPRC 1.2.1065

保藏编号：CHPC 1.9156

中文名称：栖冷克吕沃氏菌

外文名称：*Kluyvera cryocrescens*

分类学地位：Bacteria; Pseudomonadota; Gammaproteobacteria; Enterobacterales; Enterobacteriaceae; *Kluyvera*

生物危害程度：第三类

分离时间：2021-10-19

分离地址：美国波斯湾

分离基物：食品

致病名称：腹泻

致病对象：人

来源历史：←中国疾病预防控制中心病原微生物

菌（毒）种保藏中心传染病预防控制
所分中心←中国疾病预防控制中心传
染病预防控制所←广东省微生物菌种
保藏中心

用　　途：疫苗研发，模式菌株

联系单位：中国疾病预防控制中心传染病预防控
制所

电子邮箱：chpc@icdc.cn

342. 克吕沃尔菌属

国家科技资源标识符：CSTR:16698.06.NPRC 1.2.1066

平台资源号：NPRC 1.2.1066

保藏编号：CHPC 1.9155

中文名称：中间克吕沃菌

外文名称：*Kluyvera intermedia*

分类学地位：Bacteria; Pseudomonadota; Gammaproteobacteria; Enterobacterales; Enterobacteriaceae; *Kluyvera*

生物危害程度：第三类

分离时间：2021-10-18

分离地址：美国

分离基物：水

致病名称：腹泻

致病对象：人

来源历史：←中国疾病预防控制中心病原微生物
菌（毒）种保藏中心传染病预防控制
所分中心←中国疾病预防控制中心传
染病预防控制所←广东省微生物菌种
保藏中心

用　　途：模式菌株

联系单位：中国疾病预防控制中心传染病预防控
制所

电子邮箱：chpc@icdc.cn

343. 克吕沃尔菌属

国家科技资源标识符：CSTR:16698.06.NPRC 1.2.1067

平台资源号：NPRC 1.2.1067

保藏编号：CHPC 1.9151

中文名称：四川克吕沃菌

外文名称：*Kluyvera sichuanensis*

分类学地位：Bacteria; Pseudomonadota; Gammaproteobacteria; Enterobacterales; Enterobacteriaceae; *Kluyvera*

生物危害程度：第三类

分离时间：2021-10-16

分离地址：中国四川省成都市

分离基物：水

致病名称：腹泻

致病对象：人

来源历史：←中国疾病预防控制中心病原微生物
菌（毒）种保藏中心传染病预防控制
所分中心←中国疾病预防控制中心传
染病预防控制所←广东省微生物菌种
保藏中心

用　　途：模式菌株

联系单位：中国疾病预防控制中心传染病预防控
制所

电子邮箱：chpc@icdc.cn

三十六、拉布伦茨菌属

344. 拉布伦茨菌属

国家科技资源标识符：CSTR:16698.06.NPRC 1.2.1068

平台资源号：NPRC 1.2.1068

保藏编号：CHPC 1.9137

中文名称：拉布伦茨菌

外文名称：*Labrenzia* sp.

分类学地位：Bacteria; Pseudomonadota; Alphaproteobacteria; Hyphomicrobiales; Stappiaceae; *Labrenzia*

生物危害程度：第三类

分离时间：2021-09-28

分离地址：韩国

分离基物：海产品

致病名称：医源性感染

致病对象：人

来源历史：←中国疾病预防控制中心病原微生物菌（毒）种保藏中心传染病预防控制所分中心←中国疾病预防控制中心传染病预防控制所←广东省微生物菌种保藏中心

用　　途：模式菌株

联系单位：中国疾病预防控制中心传染病预防控制所

电子邮箱：chpc@icdc.cn

三十七、赖氨酸芽孢杆菌属

345. 赖氨酸芽孢杆菌属

国家科技资源标识符：CSTR:16698.06.NPRC 1.9.145

平台资源号：NPRC 1.9.145

保藏编号：CMCC(B)63607

中文名称：纺锤形赖氨酸芽孢杆菌

外文名称：*Lysinibacillus fusiformis*

分类学地位：Bacteria; Bacillota; Bacilli; Bacillales; Bacillaceae; *Lysinibacillus*

生物危害程度：未知

分离时间：2019-08-06

分离地址：中国

分离基物：环境

致病名称：未知

致病对象：未知

来源历史：←中国食品药品检定研究院病原微生物菌（毒）种保藏中心←中国食品药品检定研究院食品检定所

用　　途：科研

联系单位：中国食品药品检定研究院

电子邮箱：cmcc@nifdc.org.cn

三十八、类芽孢杆菌属

346. 类芽孢杆菌属

国家科技资源标识符：CSTR:16698.06.NPRC 1.9.146

平台资源号：NPRC 1.9.146

保藏编号：CMCC(B)63702

中文名称：库氏类芽孢杆菌

外文名称：*Paenibacillus cookii*

分类学地位：Bacteria; Bacillota; Bacilli; Bacillales; Paenibacillaceae; *Paenibacillus*

生物危害程度：未知

分离时间：2019-08-06

分离地址：中国

分离基物：环境

致病名称：未知

致病对象：未知

来源历史：←中国食品药品检定研究院病原微生物菌（毒）种保藏中心←中国食品药品检定研究院食品检定所

用　　途：科研

联系单位：中国食品药品检定研究院

电子邮箱：cmcc@nifdc.org.cn

347. 类芽孢杆菌属

国家科技资源标识符：CSTR:16698.06.NPRC 1.9.147

平台资源号：NPRC 1.9.147

保藏编号：CMCC(B)63703

中文名称：解木聚糖类芽孢杆菌

外文名称：*Paenibacillus xylanilyticus*

分类学地位：Bacteria; Bacillota; Bacilli; Bacillales; Paenibacillaceae; *Paenibacillus*

生物危害程度：未知

分离时间：2020-08-20

细
菌

分离地址：中国

分离基物：动物

致病名称：未知

致病对象：未知

来源历史：←中国食品药品检定研究院病原微生
物菌（毒）种保藏中心←中国食品药
品检定研究院食品检定所

用　　途：科研

联系单位：中国食品药品检定研究院

电子邮箱：cmcc@nifdc.org.cn

三十九、李斯特菌属

348. 李斯特菌属

国家科技资源标识符：CSTR:16698.06.NPRC 1.12.130

平台资源号：NPRC 1.12.130

保藏编号：HB0602056

中文名称：单核细胞增生李斯特菌

外文名称：*Listeria monocytogenes*

分类学地位：Bacteria; Bacillota; Bacilli; Caryopha-
nales; Listeriaceae; *Listeria*

生物危害程度：第三类

分离时间：2020-05-13

分离地址：中国湖北省荆门市

分离基物：食物

致病名称：败血症、脑膜炎、单核细胞增多症

致病对象：人

来源历史：←湖北省疾病预防控制中心病原微生
物菌（毒）种保藏中心←湖北省疾病
预防控制中心←湖北省荆门市疾病预
防控制中心

用　　途：制药、食品、涉水产品、化妆品、环
境监测、科研及教学等领域的微生物
学检验

联系单位：湖北省疾病预防控制中心

电子邮箱：JDZBCZX@163.com

349. 李斯特菌属

国家科技资源标识符：CSTR:16698.06.NPRC 1.12.131

平台资源号：NPRC 1.12.131

保藏编号：HB0602057

中文名称：单核细胞增生李斯特菌

外文名称：*Listeria monocytogenes*

分类学地位：Bacteria; Bacillota; Bacilli; Caryopha-
nales; Listeriaceae; *Listeria*

生物危害程度：第三类

分离时间：2020-05-13

分离地址：中国湖北省荆门市

分离基物：食物

致病名称：败血症、脑膜炎、单核细胞增多症

致病对象：人

来源历史：←湖北省疾病预防控制中心病原微生
物菌（毒）种保藏中心←湖北省疾病
预防控制中心←湖北省荆门市疾病预
防控制中心

用　　途：制药、食品、涉水产品、化妆品、环
境监测、科研及教学等领域的微生物
学检验

联系单位：湖北省疾病预防控制中心

电子邮箱：JDZBCZX@163.com

350. 李斯特菌属

国家科技资源标识符：CSTR:16698.06.NPRC 1.12.132

平台资源号：NPRC 1.12.132

保藏编号：HB0602058

中文名称：单核细胞增生李斯特菌

外文名称：*Listeria monocytogenes*

分类学地位：Bacteria; Bacillota; Bacilli; Caryopha-
nales; Listeriaceae; *Listeria*

生物危害程度：第三类

分离时间：2020-05-26

分离地址：中国湖北省汉川市

分离基物：食物

致病名称：败血症、脑膜炎、单核细胞增多症

致病对象：人

来源历史：←湖北省疾病预防控制中心病原微生物菌（毒）种保藏中心←湖北省疾病预防控制中心←湖北省孝感市疾病预防控制中心

用　　途：制药、食品、涉水产品、化妆品、环境监测、科研及教学等领域的微生物学检验

联系单位：湖北省疾病预防控制中心

电子邮箱：JDZBCZX@163.com

351. 李斯特菌属

国家科技资源标识符：CSTR:16698.06.NPRC 1.12.133

平台资源号：NPRC 1.12.133

保藏编号：HB0602059

中文名称：单核细胞增生李斯特菌

外文名称：*Listeria monocytogenes*

分类学地位：Bacteria; Bacillota; Bacilli; Caryophanales; Listeriaceae; *Listeria*

生物危害程度：第三类

分离时间：2020-06-02

分离地址：中国湖北省孝感市

分离基物：食物

致病名称：败血症、脑膜炎、单核细胞增多症

致病对象：人

来源历史：←湖北省疾病预防控制中心病原微生物菌（毒）种保藏中心←湖北省疾病预防控制中心←湖北省孝感市疾病预防控制中心

用　　途：制药、食品、涉水产品、化妆品、环境监测、科研及教学等领域的微生物学检验

联系单位：湖北省疾病预防控制中心

电子邮箱：JDZBCZX@163.com

352. 李斯特菌属

国家科技资源标识符：CSTR:16698.06.NPRC 1.12.134

平台资源号：NPRC 1.12.134

保藏编号：HB0602060

中文名称：单核细胞增生李斯特菌

外文名称：*Listeria monocytogenes*

分类学地位：Bacteria; Bacillota; Bacilli; Caryophanales; Listeriaceae; *Listeria*

生物危害程度：第三类

分离时间：2020-06-02

分离地址：中国湖北省孝感市

分离基物：食物

致病名称：败血症、脑膜炎、单核细胞增多症

致病对象：人

来源历史：←湖北省疾病预防控制中心病原微生物菌（毒）种保藏中心←湖北省疾病预防控制中心←湖北省孝感市疾病预防控制中心

用　　途：制药、食品、涉水产品、化妆品、环境监测、科研及教学等领域的微生物学检验

联系单位：湖北省疾病预防控制中心

电子邮箱：JDZBCZX@163.com

353. 李斯特菌属

国家科技资源标识符：CSTR:16698.06.NPRC 1.12.135

平台资源号：NPRC 1.12.135

保藏编号：HB0602061

中文名称：单核细胞增生李斯特菌

外文名称：*Listeria monocytogenes*

分类学地位：Bacteria; Bacillota; Bacilli; Caryophanales; Listeriaceae; *Listeria*

生物危害程度：第三类

分离时间：2020-05-25

分离地址：中国湖北省宜昌市

分离基物：食物

致病名称：败血症、脑膜炎、单核细胞增多症

致病对象：人

来源历史：←湖北省疾病预防控制中心病原微生物菌（毒）种保藏中心←湖北省疾病预防控制中心←湖北省宜昌市疾病预防控制中心

用　　途：制药、食品、涉水产品、化妆品、环境监测、科研及教学等领域的微生物学检验

联系单位：湖北省疾病预防控制中心

电子邮箱：JDZBCZX@163.com

354. 李斯特菌属

国家科技资源标识符：CSTR:16698.06.NPRC 1.12.136

平台资源号：NPRC 1.12.136

保藏编号：HB0602062

中文名称：单核细胞增生李斯特菌

外文名称：*Listeria monocytogenes*

分类学地位：Bacteria; Bacillota; Bacilli; Caryophanales; Listeriaceae; *Listeria*

生物危害程度：第三类

分离时间：2020-05-25

分离地址：中国湖北省随州市

分离基物：食物

致病名称：败血症、脑膜炎、单核细胞增多症

致病对象：人

来源历史：←湖北省疾病预防控制中心病原微生物菌（毒）种保藏中心←湖北省疾病预防控制中心←湖北省随州市疾病预防控制中心

用　　途：制药、食品、涉水产品、化妆品、环境监测、科研及教学等领域的微生物学检验

联系单位：湖北省疾病预防控制中心

电子邮箱：JDZBCZX@163.com

355. 李斯特菌属

国家科技资源标识符：CSTR:16698.06.NPRC 1.12.137

平台资源号：NPRC 1.12.137

保藏编号：HB0602063

中文名称：单核细胞增生李斯特菌

外文名称：*Listeria monocytogenes*

分类学地位：Bacteria; Bacillota; Bacilli; Caryophanales; Listeriaceae; *Listeria*

生物危害程度：第三类

分离时间：2020-05-25

分离地址：中国湖北省随州市

分离基物：食物

致病名称：败血症、脑膜炎、单核细胞增多症

致病对象：人

来源历史：←湖北省疾病预防控制中心病原微生物菌（毒）种保藏中心←湖北省疾病预防控制中心←湖北省随州市疾病预防控制中心

用　　途：制药、食品、涉水产品、化妆品、环境监测、科研及教学等领域的微生物学检验

联系单位：湖北省疾病预防控制中心

电子邮箱：JDZBCZX@163.com

356. 李斯特菌属

国家科技资源标识符：CSTR:16698.06.NPRC 1.12.138

平台资源号：NPRC 1.12.138

保藏编号：HB0602064

中文名称：单核细胞增生李斯特菌

外文名称：*Listeria monocytogenes*

分类学地位：Bacteria; Bacillota; Bacilli; Caryophanales; Listeriaceae; *Listeria*

生物危害程度：第三类

分离时间：2020-05-25

分离地址：中国湖北省随州市

分离基物：食物

细菌

致病名称：败血症、脑膜炎、单核细胞增多症

致病对象：人

来源历史：←湖北省疾病预防控制中心病原微生物菌（毒）种保藏中心←湖北省疾病预防控制中心←湖北省随州市疾病预防控制中心

用　　途：制药、食品、涉水产品、化妆品、环境监测、科研及教学等领域的微生物学检验

联系单位：湖北省疾病预防控制中心

电子邮箱：JDZBCZX@163.com

357. 李斯特菌属

国家科技资源标识符：CSTR:16698.06.NPRC 1.12.139

平台资源号：NPRC 1.12.139

保藏编号：HB0602065

中文名称：单核细胞增生李斯特菌

外文名称：*Listeria monocytogenes*

分类学地位：Bacteria; Bacillota; Bacilli; Caryophanales; Listeriaceae; *Listeria*

生物危害程度：第三类

分离时间：2020-06-16

分离地址：中国湖北省随州市

分离基物：食物

致病名称：败血症、脑膜炎、单核细胞增多症

致病对象：人

来源历史：←湖北省疾病预防控制中心病原微生物菌（毒）种保藏中心←湖北省疾病预防控制中心←湖北省随州市疾病预防控制中心

用　　途：制药、食品、涉水产品、化妆品、环境监测、科研及教学等领域的微生物学检验

联系单位：湖北省疾病预防控制中心

电子邮箱：JDZBCZX@163.com

358. 李斯特菌属

国家科技资源标识符：CSTR:16698.06.NPRC 1.12.140

平台资源号：NPRC 1.12.140

保藏编号：HB0602066

中文名称：单核细胞增生李斯特菌

外文名称：*Listeria monocytogenes*

分类学地位：Bacteria; Bacillota; Bacilli; Caryophanales; Listeriaceae; *Listeria*

生物危害程度：第三类

分离时间：2020-06-16

分离地址：中国湖北省随州市

分离基物：食物

致病名称：败血症、脑膜炎、单核细胞增多症

致病对象：人

来源历史：←湖北省疾病预防控制中心病原微生物菌（毒）种保藏中心←湖北省疾病预防控制中心←湖北省随州市疾病预防控制中心

用　　途：制药、食品、涉水产品、化妆品、环境监测、科研及教学等领域的微生物学检验

联系单位：湖北省疾病预防控制中心

电子邮箱：JDZBCZX@163.com

359. 李斯特菌属

国家科技资源标识符：CSTR:16698.06.NPRC 1.12.141

平台资源号：NPRC 1.12.141

保藏编号：HB0602067

中文名称：单核细胞增生李斯特菌

外文名称：*Listeria monocytogenes*

分类学地位：Bacteria; Bacillota; Bacilli; Caryophanales; Listeriaceae; *Listeria*

生物危害程度：第三类

分离时间：2020-09-03

分离地址：中国湖北省应城市

分离基物：食物

致病名称：败血症、脑膜炎、单核细胞增多症

致病对象：人

来源历史：←湖北省疾病预防控制中心病原微生物菌（毒）种保藏中心←湖北省疾病预防控制中心←湖北省孝感市疾病预防控制中心

用　　途：制药、食品、涉水产品、化妆品、环境监测、科研及教学等领域的微生物学检验

联系单位：湖北省疾病预防控制中心

电子邮箱：JDZBCZX@163.com

360. 李斯特菌属

国家科技资源标识符：CSTR:16698.06.NPRC 1.12.142

平台资源号：NPRC 1.12.142

保藏编号：HB0602068

中文名称：单核细胞增生李斯特菌

外文名称：*Listeria monocytogenes*

分类学地位：Bacteria; Bacillota; Bacilli; Caryophanales; Listeriaceae; *Listeria*

生物危害程度：第三类

分离时间：2020-09-03

分离地址：中国湖北省应城市

分离基物：食物

致病名称：败血症、脑膜炎、单核细胞增多症

致病对象：人

来源历史：←湖北省疾病预防控制中心病原微生物菌（毒）种保藏中心←湖北省疾病预防控制中心←湖北省孝感市疾病预防控制中心

用　　途：制药、食品、涉水产品、化妆品、环境监测、科研及教学等领域的微生物学检验

联系单位：湖北省疾病预防控制中心

电子邮箱：JDZBCZX@163.com

361. 李斯特菌属

国家科技资源标识符：CSTR:16698.06.NPRC 1.12.143

平台资源号：NPRC 1.12.143

保藏编号：HB0602069

中文名称：单核细胞增生李斯特菌

外文名称：*Listeria monocytogenes*

分类学地位：Bacteria; Bacillota; Bacilli; Caryophanales; Listeriaceae; *Listeria*

生物危害程度：第三类

分离时间：2020-09-03

分离地址：中国湖北省应城市

分离基物：食物

致病名称：败血症、脑膜炎、单核细胞增多症

致病对象：人

来源历史：←湖北省疾病预防控制中心病原微生物菌（毒）种保藏中心←湖北省疾病预防控制中心←湖北省孝感市疾病预防控制中心

用　　途：制药、食品、涉水产品、化妆品、环境监测、科研及教学等领域的微生物学检验

联系单位：湖北省疾病预防控制中心

电子邮箱：JDZBCZX@163.com

362. 李斯特菌属

国家科技资源标识符：CSTR:16698.06.NPRC 1.12.144

平台资源号：NPRC 1.12.144

保藏编号：HB0602070

中文名称：单核细胞增生李斯特菌

外文名称：*Listeria monocytogenes*

分类学地位：Bacteria; Bacillota; Bacilli; Caryophanales; Listeriaceae; *Listeria*

生物危害程度：第三类

分离时间：2020-09-03

分离地址：中国湖北省应城市

分离基物：食物

致病名称：败血症、脑膜炎、单核细胞增多症

致病对象：人

来源历史：←湖北省疾病预防控制中心病原微生物菌（毒）种保藏中心←湖北省疾病预防控制中心←湖北省孝感市疾病预防控制中心

用　　途：制药、食品、涉水产品、化妆品、环境监测、科研及教学等领域的微生物学检验

联系单位：湖北省疾病预防控制中心

电子邮箱：JDZBCZX@163.com

363. 李斯特菌属

国家科技资源标识符：CSTR:16698.06.NPRC 1.12.145

平台资源号：NPRC 1.12.145

保藏编号：HB0602071

中文名称：单核细胞增生李斯特菌

外文名称：*Listeria monocytogenes*

分类学地位：Bacteria; Bacillota; Bacilli; Caryophanales; Listeriaceae; *Listeria*

生物危害程度：第三类

分离时间：2020-09-03

分离地址：中国湖北省应城市

分离基物：食物

致病名称：败血症、脑膜炎、单核细胞增多症

致病对象：人

来源历史：←湖北省疾病预防控制中心病原微生物菌（毒）种保藏中心←湖北省疾病预防控制中心←湖北省孝感市疾病预防控制中心

用　　途：制药、食品、涉水产品、化妆品、环境监测、科研及教学等领域的微生物学检验

联系单位：湖北省疾病预防控制中心

电子邮箱：JDZBCZX@163.com

364. 李斯特菌属

国家科技资源标识符：CSTR:16698.06.NPRC 1.12.146

平台资源号：NPRC 1.12.146

保藏编号：HB0602072

中文名称：单核细胞增生李斯特菌

外文名称：*Listeria monocytogenes*

分类学地位：Bacteria; Bacillota; Bacilli; Caryophanales; Listeriaceae; *Listeria*

生物危害程度：第三类

分离时间：2020-09-01

分离地址：中国湖北省孝感市

分离基物：食物

致病名称：败血症、脑膜炎、单核细胞增多症

致病对象：人

来源历史：←湖北省疾病预防控制中心病原微生物菌（毒）种保藏中心←湖北省疾病预防控制中心←湖北省孝感市疾病预防控制中心

用　　途：制药、食品、涉水产品、化妆品、环境监测、科研及教学等领域的微生物学检验

联系单位：湖北省疾病预防控制中心

电子邮箱：JDZBCZX@163.com

365. 李斯特菌属

国家科技资源标识符：CSTR:16698.06.NPRC 1.12.147

平台资源号：NPRC 1.12.147

保藏编号：HB0602073

中文名称：单核细胞增生李斯特菌

外文名称：*Listeria monocytogenes*

分类学地位：Bacteria; Bacillota; Bacilli; Caryophanales; Listeriaceae; *Listeria*

生物危害程度：第三类

分离时间：2020-09-02

分离地址：中国湖北省荆州市

分离基物：食物

致病名称：败血症、脑膜炎、单核细胞增多症

致病对象：人

来源历史：←湖北省疾病预防控制中心病原微生物菌（毒）种保藏中心←湖北省疾病预防控制中心←湖北省荆州市疾病预防控制中心

用　　途：制药、食品、涉水产品、化妆品、环境监测、科研及教学等领域的微生物学检验

联系单位：湖北省疾病预防控制中心

电子邮箱：JDZBCZX@163.com

366. 李斯特菌属

国家科技资源标识符：CSTR:16698.06.NPRC 1.12.148

平台资源号：NPRC 1.12.148

保藏编号：HB0602074

中文名称：单核细胞增生李斯特菌

外文名称：*Listeria monocytogenes*

分类学地位：Bacteria; Bacillota; Bacilli; Caryophanales; Listeriaceae; *Listeria*

生物危害程度：第三类

分离时间：2020-08-26

分离地址：中国湖北省黄石市

分离基物：食物

致病名称：败血症、脑膜炎、单核细胞增多症

致病对象：人

来源历史：←湖北省疾病预防控制中心病原微生物菌（毒）种保藏中心←湖北省疾病预防控制中心←湖北省黄石市疾病预防控制中心

用　　途：制药、食品、涉水产品、化妆品、环境监测、科研及教学等领域的微生物学检验

联系单位：湖北省疾病预防控制中心

电子邮箱：JDZBCZX@163.com

367. 李斯特菌属

国家科技资源标识符：CSTR:16698.06.NPRC 1.12.149

平台资源号：NPRC 1.12.149

保藏编号：HB0602075

中文名称：单核细胞增生李斯特菌

外文名称：*Listeria monocytogenes*

分类学地位：Bacteria; Bacillota; Bacilli; Caryophanales; Listeriaceae; *Listeria*

生物危害程度：第三类

分离时间：2020-08-21

分离地址：中国湖北省黄石市

分离基物：食物

致病名称：败血症、脑膜炎、单核细胞增多症

致病对象：人

来源历史：←湖北省疾病预防控制中心病原微生物菌（毒）种保藏中心←湖北省疾病预防控制中心←湖北省黄石市疾病预防控制中心

用　　途：制药、食品、涉水产品、化妆品、环境监测、科研及教学等领域的微生物学检验

联系单位：湖北省疾病预防控制中心

电子邮箱：JDZBCZX@163.com

四十、链球菌属

368. 链球菌属

国家科技资源标识符：CSTR:16698.06.NPRC 1.2.1069

平台资源号：NPRC 1.2.1069

保藏编号：CHPC 1.8568

中文名称：无乳链球菌

外文名称：*Streptococcus agalactiae*

分类学地位：Bacteria; Bacillota; Bacilli; Lactobacillales; Streptococcaceae; *Streptococ-*

cus

生物危害程度：第三类

分离时间：2021-02-21

分离地址：中国北京市

分离基物：患者尿液

致病名称：菌血症、心内膜炎、脑膜炎、关节炎、呼吸道感染

致病对象：人

来源历史：←中国疾病预防控制中心病原微生物菌（毒）种保藏中心传染病预防控制所分中心←中国疾病预防控制中心传染病预防控制所←首都医科大学附属北京友谊医院

用　　途：临床检验

联系单位：中国疾病预防控制中心传染病预防控制所

电子邮箱：chpc@icdc.cn

369. 链球菌属

国家科技资源标识符：CSTR:16698.06.NPRC 1.2.1070

平台资源号：NPRC 1.2.1070

保藏编号：CHPC 1.8569

中文名称：无乳链球菌

外文名称：*Streptococcus agalactiae*

分类学地位：Bacteria; Bacillota; Bacilli; Lactobacillales; Streptococcaceae; *Streptococcus*

生物危害程度：第三类

分离时间：2021-02-21

分离地址：中国北京市

分离基物：患者宫腔引流液

致病名称：菌血症、心内膜炎、脑膜炎、关节炎、呼吸道感染

致病对象：人

来源历史：←中国疾病预防控制中心病原微生物菌（毒）种保藏中心传染病预防控制所分中心←中国疾病预防控制中心传

染病预防控制所←首都医科大学附属北京友谊医院

用　　途：临床检验

联系单位：中国疾病预防控制中心传染病预防控制所

电子邮箱：chpc@icdc.cn

370. 链球菌属

国家科技资源标识符：CSTR:16698.06.NPRC 1.2.1071

平台资源号：NPRC 1.2.1071

保藏编号：CHPC 1.8574

中文名称：无乳链球菌

外文名称：*Streptococcus agalactiae*

分类学地位：Bacteria; Bacillota; Bacilli; Lactobacillales; Streptococcaceae; *Streptococcus*

生物危害程度：第三类

分离时间：2021-02-21

分离地址：中国北京市

分离基物：患者血液

致病名称：菌血症、心内膜炎、脑膜炎、关节炎、呼吸道感染

致病对象：人

来源历史：←中国疾病预防控制中心病原微生物菌（毒）种保藏中心传染病预防控制所分中心←中国疾病预防控制中心传染病预防控制所←首都医科大学附属北京友谊医院

用　　途：临床检验

联系单位：中国疾病预防控制中心传染病预防控制所

电子邮箱：chpc@icdc.cn

371. 链球菌属

国家科技资源标识符：CSTR:16698.06.NPRC 1.2.1072

平台资源号：NPRC 1.2.1072

保藏编号：CHPC 1.9099

中文名称：澳大利亚链球菌

外文名称：*Streptococcus australis*

分类学地位：Bacteria; Bacillota; Bacilli; Lactobacillales; Streptococcaceae; *Streptococcus*

生物危害程度：第三类

分离时间：2021-08-15

分离地址：中国北京市

分离基物：患者粪便

致病名称：菌血症、心内膜炎、脑膜炎、关节炎、呼吸道感染

致病对象：人

来源历史：←中国疾病预防控制中心病原微生物菌（毒）种保藏中心传染病预防控制所分中心←中国疾病预防控制中心传染病预防控制所

用　途：临床检验

联系单位：中国疾病预防控制中心传染病预防控制所

电子邮箱：chpc@icdc.cn

372. 链球菌属

国家科技资源标识符：CSTR:16698.06.NPRC 1.2.1073

平台资源号：NPRC 1.2.1073

保藏编号：CHPC 1.9108

中文名称：澳大利亚链球菌

外文名称：*Streptococcus australis*

分类学地位：Bacteria; Bacillota; Bacilli; Lactobacillales; Streptococcaceae; *Streptococcus*

生物危害程度：第三类

分离时间：2021-08-15

分离地址：中国北京市

分离基物：患者粪便

致病名称：菌血症、心内膜炎、脑膜炎、关节炎、呼吸道感染

致病对象：人

来源历史：←中国疾病预防控制中心病原微生物菌（毒）种保藏中心传染病预防控制所分中心←中国疾病预防控制中心传染病预防控制所

用　途：临床检验

联系单位：中国疾病预防控制中心传染病预防控制所

电子邮箱：chpc@icdc.cn

373. 链球菌属

国家科技资源标识符：CSTR:16698.06.NPRC 1.2.1074

平台资源号：NPRC 1.2.1074

保藏编号：CHPC 1.9112

中文名称：澳大利亚链球菌

外文名称：*Streptococcus australis*

分类学地位：Bacteria; Bacillota; Bacilli; Lactobacillales; Streptococcaceae; *Streptococcus*

生物危害程度：第三类

分离时间：2021-08-15

分离地址：中国北京市

分离基物：患者粪便

致病名称：菌血症、心内膜炎、脑膜炎、关节炎、呼吸道感染

致病对象：人

来源历史：←中国疾病预防控制中心病原微生物菌（毒）种保藏中心传染病预防控制所分中心←中国疾病预防控制中心传染病预防控制所

用　途：临床检验

联系单位：中国疾病预防控制中心传染病预防控制所

电子邮箱：chpc@icdc.cn

374. 链球菌属

国家科技资源标识符：CSTR:16698.06.NPRC 1.2.1075

平台资源号：NPRC 1.2.1075

保藏编号：CHPC 1.4114

中文名称：解没食子酸链球菌

外文名称：*Streptococcus gallolyticus*

分类学地位：Bacteria; Bacillota; Bacilli; Lactoba-cillales; Streptococcaceae; *Streptococcus*

生物危害程度：第三类

分离时间：2019-11-27

分离地址：中国北京市

分离基物：患者血液

致病名称：菌血症、心内膜炎、脑膜炎、关节炎、呼吸道感染

致病对象：人

来源历史：←中国疾病预防控制中心病原微生物菌（毒）种保藏中心传染病预防控制所分中心←中国疾病预防控制中心传染病预防控制所←首都医科大学附属北京友谊医院

用　　途：临床检验

联系单位：中国疾病预防控制中心传染病预防控制所

电子邮箱：chpc@icdc.cn

375. 链球菌属

国家科技资源标识符：CSTR:16698.06.NPRC 1.2.1076

平台资源号：NPRC 1.2.1076

保藏编号：CHPC 1.9084

中文名称：轻型链球菌

外文名称：*Streptococcus mitis*

分类学地位：Bacteria; Bacillota; Bacilli; Lactoba-cillales; Streptococcaceae; *Streptococcus*

生物危害程度：第三类

分离时间：2021-08-15

分离地址：中国北京市

分离基物：患者粪便

致病名称：菌血症、心内膜炎、脑膜炎、关节炎、

呼吸道感染

致病对象：人

来源历史：←中国疾病预防控制中心病原微生物菌（毒）种保藏中心传染病预防控制所分中心←中国疾病预防控制中心传染病预防控制所

用　　途：临床检验

联系单位：中国疾病预防控制中心传染病预防控制所

电子邮箱：chpc@icdc.cn

376. 链球菌属

国家科技资源标识符：CSTR:16698.06.NPRC 1.2.1077

平台资源号：NPRC 1.2.1077

保藏编号：CHPC 1.9085

中文名称：轻型链球菌

外文名称：*Streptococcus mitis*

分类学地位：Bacteria; Bacillota; Bacilli; Lactoba-cillales; Streptococcaceae; *Streptococcus*

生物危害程度：第三类

分离时间：2021-08-15

分离地址：中国北京市

分离基物：患者粪便

致病名称：菌血症、心内膜炎、脑膜炎、关节炎、呼吸道感染

致病对象：人

来源历史：←中国疾病预防控制中心病原微生物菌（毒）种保藏中心传染病预防控制所分中心←中国疾病预防控制中心传染病预防控制所

用　　途：临床检验

联系单位：中国疾病预防控制中心传染病预防控制所

电子邮箱：chpc@icdc.cn

377. 链球菌属

国家科技资源标识符：CSTR:16698.06.NPRC 1.2.1078

平台资源号：NPRC 1.2.1078

保藏编号：CHPC 1.9120

中文名称：口腔链球菌

外文名称：*Streptococcus oralis*

分类学地位：Bacteria; Bacillota; Bacilli; Lactobacillales; Streptococcaceae; *Streptococcus*

生物危害程度：第三类

分离时间：2021-08-15

分离地址：中国北京市

分离基物：患者粪便

致病名称：菌血症、心内膜炎、脑膜炎、关节炎、呼吸道感染

致病对象：人

来源历史：←中国疾病预防控制中心病原微生物菌（毒）种保藏中心传染病预防控制所分中心←中国疾病预防控制中心传染病预防控制所

用　　途：临床检验

联系单位：中国疾病预防控制中心传染病预防控制所

电子邮箱：chpc@icdc.cn

378. 链球菌属

国家科技资源标识符：CSTR:16698.06.NPRC 1.2.1079

平台资源号：NPRC 1.2.1079

保藏编号：CHPC 1.9097

中文名称：副鳗链球菌

外文名称：*Streptococcus parasanguinis*

分类学地位：Bacteria; Bacillota; Bacilli; Lactobacillales; Streptococcaceae; *Streptococcus*

生物危害程度：第三类

分离时间：2021-08-15

分离地址：中国北京市

分离基物：患者粪便

致病名称：菌血症、心内膜炎、脑膜炎、关节炎、呼吸道感染

致病对象：人

来源历史：←中国疾病预防控制中心病原微生物菌（毒）种保藏中心传染病预防控制所分中心←中国疾病预防控制中心传染病预防控制所

用　　途：临床检验

联系单位：中国疾病预防控制中心传染病预防控制所

电子邮箱：chpc@icdc.cn

379. 链球菌属

国家科技资源标识符：CSTR:16698.06.NPRC 1.2.1080

平台资源号：NPRC 1.2.1080

保藏编号：CHPC 1.9104

中文名称：血链球菌

外文名称：*Streptococcus sanguinis*

分类学地位：Bacteria; Bacillota; Bacilli; Lactobacillales; Streptococcaceae; *Streptococcus*

生物危害程度：第三类

分离时间：2021-08-15

分离地址：中国北京市

分离基物：患者粪便

致病名称：菌血症、心内膜炎、脑膜炎、关节炎、呼吸道感染

致病对象：人

来源历史：←中国疾病预防控制中心病原微生物菌（毒）种保藏中心传染病预防控制所分中心←中国疾病预防控制中心传染病预防控制所

用　　途：临床检验

联系单位：中国疾病预防控制中心传染病预防控制所

细菌

电子邮箱：chpc@icdc.cn

380. 链球菌属

国家科技资源标识符：CSTR:16698.06.NPRC 1.2.1081

平台资源号：NPRC 1.2.1081

保藏编号：CHPC 1.9113

中文名称：链球菌

外文名称：*Streptococcus* sp.

分类学地位：Bacteria; Bacillota; Bacilli; Lactoba-cillales; Streptococcaceae; *Streptococcus*

生物危害程度：第三类

分离时间：2021-08-15

分离地址：中国北京市

分离基物：患者粪便

致病名称：菌血症、心内膜炎、脑膜炎、关节炎、呼吸道感染

致病对象：人

来源历史：←中国疾病预防控制中心病原微生物菌（毒）种保藏中心传染病预防控制所分中心←中国疾病预防控制中心传染病预防控制所

用　　途：临床检验

联系单位：中国疾病预防控制中心传染病预防控制所

电子邮箱：chpc@icdc.cn

381. 链球菌属

国家科技资源标识符：CSTR:16698.06.NPRC 1.7.49

平台资源号：NPRC 1.7.49

保藏编号：CCPM(A)-P-042102

中文名称：肺炎链球菌

外文名称：*Streptococcus pneumoniae*

分类学地位：Bacteria; Bacillota; Bacilli; Lactoba-cillales; Streptococcaceae; *Streptococcus*

生物危害程度：第三类

分离时间：2021-05-07

分离地址：中国河北省

分离基物：患者痰液

致病名称：肺炎、脑膜炎、耳道感染、鼻窦炎

致病对象：人

来源历史：←中国医学科学院病原微生物菌（毒）种保藏中心药用微生物相关菌（毒）种保藏分中心←中国医学科学院医药生物技术研究所

用　　途：科研、教学领域的微生物学检验

联系单位：中国医学科学院医药生物技术研究所

电子邮箱：xinyiyang@imb.cams.cn

382. 链球菌属

国家科技资源标识符：CSTR:16698.06.NPRC 1.7.50

平台资源号：NPRC 1.7.50

保藏编号：CCPM(A)-P-402101

中文名称：无乳链球菌

外文名称：*Streptococcus agalactiae*

分类学地位：Bacteria; Bacillota; Bacilli; Lactoba-cillales; Streptococcaceae; *Streptococcus*

生物危害程度：第三类

分离时间：2021-05-07

分离地址：中国河北省

分离基物：患者尿液

致病名称：孕妇产褥期脓毒血症、新生儿脑膜炎、产后感染、菌血症、心内膜炎、皮肤和软组织感染、骨髓炎

致病对象：人

来源历史：←中国医学科学院病原微生物菌（毒）种保藏中心药用微生物相关菌（毒）种保藏分中心←中国医学科学院医药生物技术研究所

用　　途：科研、教学领域的微生物学检验

联系单位：中国医学科学院医药生物技术研究所

电子邮箱：xinyiyang@imb.cams.cn

383. 链球菌属

国家科技资源标识符：CSTR:16698.06.NPRC 1.7.51

平台资源号：NPRC 1.7.51

保藏编号：CCPM(A)-P-412101

中文名称：停乳链球菌

外文名称：*Streptococcus dysgalactiae*

分类学地位：Bacteria; Bacillota; Bacilli; Lactoba-cillales; Streptococcaceae; *Streptococcus*

生物危害程度：第三类

分离时间：2021-05-07

分离地址：中国河北省

分离基物：患者尿液

致病名称：菌血症、心内膜炎、脑膜炎、脓毒性、关节炎、呼吸道和皮肤感染

致病对象：人

来源历史：←中国医学科学院病原微生物菌（毒）种保藏中心药用微生物相关菌（毒）种保藏分中心←中国医学科学院医药生物技术研究所

用　　途：科研、教学领域的微生物学检验

联系单位：中国医学科学院医药生物技术研究所

电子邮箱：xinyiyang@imb.cams.cn

384. 链球菌属

国家科技资源标识符：CSTR:16698.06.NPRC 1.14.8

平台资源号：NPRC 1.14.8

保藏编号：SZCDC-WXSTE20220005

中文名称：乙型溶血性链球菌

外文名称：*β-hamolytic Streptococcus*

分类学地位：Bacteria; Bacillota; Bacilli; Lactoba-cillales; Streptococcaceae; *Streptococcus*

生物危害程度：第三类

分离时间：2022-01-16

分离地址：中国广东省深圳市

分离基物：患者咽拭子

致病名称：化脓性炎症

致病对象：人

来源历史：←深圳市疾病预防控制中心←深圳市宝安区人民医院

用　　途：传染病病原监测和溯源

联系单位：广东省深圳市疾病预防控制中心卫生微生物检测所

电子邮箱：jkzxwjwswjcs@wjw.sz.gov.cn

四十一、罗氏菌属

385. 罗氏菌属

国家科技资源标识符：CSTR:16698.06.NPRC 1.2.1082

平台资源号：NPRC 1.2.1082

保藏编号：CHPC 1.9087

中文名称：空间罗氏菌

外文名称：*Rothia aeria*

分类学地位：Bacteria; Actinomycetota; Actinomy-cetes; Micrococcales; Micrococcaceae; *Rothia*

生物危害程度：第三类

分离时间：2021-08-15

分离地址：中国北京市

分离基物：患者粪便

致病名称：心内膜炎

致病对象：人

来源历史：←中国疾病预防控制中心病原微生物菌（毒）种保藏中心传染病预防控制所分中心←中国疾病预防控制中心传染病预防控制所

用　　途：临床检验

联系单位：中国疾病预防控制中心传染病预防控制所

电子邮箱：chpc@icdc.cn

386. 罗氏菌属

国家科技资源标识符：CSTR:16698.06.NPRC 1.2.1083

平台资源号：NPRC 1.2.1083

保藏编号：CHPC 1.9117

中文名称：空间罗氏菌

外文名称：*Rothia aeria*

分类学地位：Bacteria; Actinomycetota; Actinomycetes; Micrococcales; Micrococcaceae; *Rothia*

生物危害程度：第三类

分离时间：2021-08-15

分离地址：中国北京市

分离基物：患者粪便

致病名称：心内膜炎

致病对象：人

来源历史：←中国疾病预防控制中心病原微生物菌（毒）种保藏中心传染病预防控制所分中心←中国疾病预防控制中心传染病预防控制所

用　　途：临床检验

联系单位：中国疾病预防控制中心传染病预防控制所

电子邮箱：chpc@icdc.cn

387. 罗氏菌属

国家科技资源标识符：CSTR:16698.06.NPRC 1.2.1084

平台资源号：NPRC 1.2.1084

保藏编号：CHPC 1.9100

中文名称：龋齿罗氏菌

外文名称：*Rothia dentocariosa*

分类学地位：Bacteria; Actinomycetota; Actinomycetes; Micrococcales; Micrococcaceae; *Rothia*

生物危害程度：第三类

分离时间：2021-08-15

分离地址：中国北京市

分离基物：患者粪便

致病名称：心内膜炎

致病对象：人

来源历史：←中国疾病预防控制中心病原微生物菌（毒）种保藏中心传染病预防控制所分中心←中国疾病预防控制中心传染病预防控制所

用　　途：临床检验

联系单位：中国疾病预防控制中心传染病预防控制所

电子邮箱：chpc@icdc.cn

388. 罗氏菌属

国家科技资源标识符：CSTR:16698.06.NPRC 1.2.1085

平台资源号：NPRC 1.2.1085

保藏编号：CHPC 1.9076

中文名称：黏滑罗氏菌

外文名称：*Rothia mucilaginosa*

分类学地位：Bacteria; Actinomycetota; Actinomycetes; Micrococcales; Micrococcaceae; *Rothia*

生物危害程度：第三类

分离时间：2021-08-15

分离地址：中国北京市

分离基物：患者粪便

致病名称：心内膜炎

致病对象：人

来源历史：←中国疾病预防控制中心病原微生物菌（毒）种保藏中心传染病预防控制所分中心←中国疾病预防控制中心传染病预防控制所

用　　途：临床检验

联系单位：中国疾病预防控制中心传染病预防控制所

电子邮箱：chpc@icdc.cn

细
菌

389. 罗氏菌属

国家科技资源标识符：CSTR:16698.06.NPRC 1.2.1086

平台资源号：NPRC 1.2.1086

保藏编号：CHPC 1.9077

中文名称：黏滑罗氏菌

外文名称：*Rothia mucilaginosa*

分类学地位：Bacteria; Actinomycetota; Actinomycetes; Micrococcales; Micrococcaceae; *Rothia*

生物危害程度：第三类

分离时间：2021-08-15

分离地址：中国北京市

分离基物：患者粪便

致病名称：心内膜炎

致病对象：人

来源历史：←中国疾病预防控制中心病原微生物菌（毒）种保藏中心传染病预防控制所分中心←中国疾病预防控制中心传染病预防控制所

用　　途：临床检验

联系单位：中国疾病预防控制中心传染病预防控制所

电子邮箱：chpc@icdc.cn

390. 罗氏菌属

国家科技资源标识符：CSTR:16698.06.NPRC 1.2.1087

平台资源号：NPRC 1.2.1087

保藏编号：CHPC 1.9089

中文名称：黏滑罗氏菌

外文名称：*Rothia mucilaginosa*

分类学地位：Bacteria; Actinomycetota; Actinomycetes; Micrococcales; Micrococcaceae; *Rothia*

生物危害程度：第三类

分离时间：2021-08-15

分离地址：中国北京市

分离基物：患者粪便

致病名称：心内膜炎

致病对象：人

来源历史：←中国疾病预防控制中心病原微生物菌（毒）种保藏中心传染病预防控制所分中心←中国疾病预防控制中心传染病预防控制所

用　　途：临床检验

联系单位：中国疾病预防控制中心传染病预防控制所

电子邮箱：chpc@icdc.cn

391. 罗氏菌属

国家科技资源标识符：CSTR:16698.06.NPRC 1.2.1088

平台资源号：NPRC 1.2.1088

保藏编号：CHPC 1.9098

中文名称：黏滑罗氏菌

外文名称：*Rothia mucilaginosa*

分类学地位：Bacteria; Actinomycetota; Actinomycetes; Micrococcales; Micrococcaceae; *Rothia*

生物危害程度：第三类

分离时间：2021-08-15

分离地址：中国北京市

分离基物：患者粪便

致病名称：心内膜炎

致病对象：人

来源历史：←中国疾病预防控制中心病原微生物菌（毒）种保藏中心传染病预防控制所分中心←中国疾病预防控制中心传染病预防控制所

用　　途：临床检验

联系单位：中国疾病预防控制中心传染病预防控制所

电子邮箱：chpc@icdc.cn

392. 罗氏菌属

国家科技资源标识符：CSTR:16698.06.NPRC 1.2.1089

平台资源号：NPRC 1.2.1089

保藏编号：CHPC 1.9101

中文名称：黏滑罗氏菌

外文名称：*Rothia mucilaginosa*

分类学地位：Bacteria; Actinomycetota; Actinomycetes; Micrococcales; Micrococcaceae; *Rothia*

生物危害程度：第三类

分离时间：2021-08-15

分离地址：中国北京市

分离基物：患者粪便

致病名称：心内膜炎

致病对象：人

来源历史：←中国疾病预防控制中心病原微生物菌（毒）种保藏中心传染病预防控制所分中心←中国疾病预防控制中心传染病预防控制所

用　　途：临床检验

联系单位：中国疾病预防控制中心传染病预防控制所

电子邮箱：chpc@icdc.cn

393. 罗氏菌属

国家科技资源标识符：CSTR:16698.06.NPRC 1.2.1090

平台资源号：NPRC 1.2.1090

保藏编号：CHPC 1.9105

中文名称：黏滑罗氏菌

外文名称：*Rothia mucilaginosa*

分类学地位：Bacteria; Actinomycetota; Actinomycetes; Micrococcales; Micrococcaceae; *Rothia*

生物危害程度：第三类

分离时间：2021-08-15

分离地址：中国北京市

分离基物：患者粪便

致病名称：心内膜炎

致病对象：人

来源历史：←中国疾病预防控制中心病原微生物菌（毒）种保藏中心传染病预防控制所分中心←中国疾病预防控制中心传染病预防控制所

用　　途：临床检验

联系单位：中国疾病预防控制中心传染病预防控制所

电子邮箱：chpc@icdc.cn

394. 罗氏菌属

国家科技资源标识符：CSTR:16698.06.NPRC 1.2.1091

平台资源号：NPRC 1.2.1091

保藏编号：CHPC 1.9109

中文名称：黏滑罗氏菌

外文名称：*Rothia mucilaginosa*

分类学地位：Bacteria; Actinomycetota; Actinomycetes; Micrococcales; Micrococcaceae; *Rothia*

生物危害程度：第三类

分离时间：2021-08-15

分离地址：中国北京市

分离基物：患者粪便

致病名称：心内膜炎

致病对象：人

来源历史：←中国疾病预防控制中心病原微生物菌（毒）种保藏中心传染病预防控制所分中心←中国疾病预防控制中心传染病预防控制所

用　　途：临床检验

联系单位：中国疾病预防控制中心传染病预防控制所

电子邮箱：chpc@icdc.cn

395. 罗氏菌属

国家科技资源标识符：CSTR:16698.06.NPRC 1.2.1092

平台资源号：NPRC 1.2.1092

保藏编号：CHPC 1.9111

中文名称：黏滑罗氏菌

外文名称：*Rothia mucilaginosa*

分类学地位：Bacteria; Actinomycetota; Actinomy-cetes; Micrococcales; Micrococcaceae; *Rothia*

生物危害程度：第三类

分离时间：2021-08-15

分离地址：中国北京市

分离基物：患者粪便

致病名称：心内膜炎

致病对象：人

来源历史：←中国疾病预防控制中心病原微生物菌（毒）种保藏中心传染病预防控制所分中心←中国疾病预防控制中心传染病预防控制所

用　　途：临床检验

联系单位：中国疾病预防控制中心传染病预防控制所

电子邮箱：chpc@icdc.cn

396. 罗氏菌属

国家科技资源标识符：CSTR:16698.06.NPRC 1.2.1093

平台资源号：NPRC 1.2.1093

保藏编号：CHPC 1.9114

中文名称：黏滑罗氏菌

外文名称：*Rothia mucilaginosa*

分类学地位：Bacteria; Actinomycetota; Actinomy-cetes; Micrococcales; Micrococcaceae; *Rothia*

生物危害程度：第三类

分离时间：2021-08-15

分离地址：中国北京市

分离基物：患者粪便

致病名称：心内膜炎

致病对象：人

来源历史：←中国疾病预防控制中心病原微生物菌（毒）种保藏中心传染病预防控制所分中心←中国疾病预防控制中心传染病预防控制所

用　　途：临床检验

联系单位：中国疾病预防控制中心传染病预防控制所

电子邮箱：chpc@icdc.cn

397. 罗氏菌属

国家科技资源标识符：CSTR:16698.06.NPRC 1.2.1094

平台资源号：NPRC 1.2.1094

保藏编号：CHPC 1.9118

中文名称：黏滑罗氏菌

外文名称：*Rothia mucilaginosa*

分类学地位：Bacteria; Actinomycetota; Actinomy-cetes; Micrococcales; Micrococcaceae; *Rothia*

生物危害程度：第三类

分离时间：2021-08-15

分离地址：中国北京市

分离基物：患者粪便

致病名称：心内膜炎

致病对象：人

来源历史：←中国疾病预防控制中心病原微生物菌（毒）种保藏中心传染病预防控制所分中心←中国疾病预防控制中心传染病预防控制所

用　　途：临床检验

联系单位：中国疾病预防控制中心传染病预防控制所

电子邮箱：chpc@icdc.cn

398. 罗氏菌属

国家科技资源标识符：CSTR:16698.06.NPRC 1.2.1095

平台资源号：NPRC 1.2.1095

保藏编号：CHPC 1.9119

中文名称：黏滑罗氏菌

外文名称：*Rothia mucilaginosa*

分类学地位：Bacteria; Actinomycetota; Actinomy-cetes; Micrococcales; Micrococcaceae; *Rothia*

生物危害程度：第三类

分离时间：2021-08-15

分离地址：中国北京市

分离基物：患者粪便

致病名称：心内膜炎

致病对象：人

来源历史：←中国疾病预防控制中心病原微生物菌（毒）种保藏中心传染病预防控制所分中心←中国疾病预防控制中心传染病预防控制所

用　　途：临床检验

联系单位：中国疾病预防控制中心传染病预防控制所

电子邮箱：chpc@icdc.cn

399. 罗氏菌属

国家科技资源标识符：CSTR:16698.06.NPRC 1.2.1096

平台资源号：NPRC 1.2.1096

保藏编号：CHPC 1.9123

中文名称：黏滑罗氏菌

外文名称：*Rothia mucilaginosa*

分类学地位：Bacteria; Actinomycetota; Actinomy-cetes; Micrococcales; Micrococcaceae; *Rothia*

生物危害程度：第三类

分离时间：2021-08-15

分离地址：中国北京市

分离基物：患者粪便

致病名称：心内膜炎

致病对象：人

来源历史：←中国疾病预防控制中心病原微生物菌（毒）种保藏中心传染病预防控制所分中心←中国疾病预防控制中心传染病预防控制所

用　　途：临床检验

联系单位：中国疾病预防控制中心传染病预防控制所

电子邮箱：chpc@icdc.cn

四十二、洛克菌属

400. 洛克菌属

国家科技资源标识符：CSTR:16698.06.NPRC 1.2.1097

平台资源号：NPRC 1.2.1097

保藏编号：CHPC 1.9152

中文名称：居海洛克菌

外文名称：*Loktanella maricola*

分类学地位：Bacteria; Pseudomonadota; Alphapro-teobacteria; Rhodobacterales; Rhodo-bacteraceae; *Loktanella*

生物危害程度：第三类

分离时间：2021-10-16

分离地址：韩国

分离基物：水

致病名称：医源性感染

致病对象：人

来源历史：←中国疾病预防控制中心病原微生物菌（毒）种保藏中心传染病预防控制所分中心←中国疾病预防控制中心传染病预防控制所←广东省微生物菌种保藏中心

用　　途：模式菌株

联系单位：中国疾病预防控制中心传染病预防控制所

电子邮箱：chpc@icdc.cn

四十三、摩根菌属

401. 摩根菌属

国家科技资源标识符：CSTR:16698.06.NPRC 1.7.52

平台资源号：NPRC 1.7.52

保藏编号：CCPM(A)-P-182112

中文名称：摩根摩根菌

外文名称：*Morganella morganii*

分类学地位：Bacteria; Pseudomonadota; Gammaproteobacteria; Enterobacterales; Morganellaceae; *Morganella*

生物危害程度：第三类

分离时间：2020-12-22

分离地址：中国北京市

分离基物：患者中段尿

致病名称：泌尿道感染、伤口感染、烧伤感染

致病对象：人

来源历史：←中国医学科学院病原微生物菌（毒）种保藏中心药用微生物相关菌（毒）种保藏分中心←中国医学科学院医药生物技术研究所

用　　途：科研、教学领域的微生物学检验

联系单位：中国医学科学院医药生物技术研究所

电子邮箱：xinyiyang@imb.cams.cn

四十四、奈瑟菌属

402. 奈瑟菌属

国家科技资源标识符：CSTR:16698.06.NPRC 1.2.1098

平台资源号：NPRC 1.2.1098

保藏编号：CHPC 1.9103

中文名称：黄奈瑟菌

外文名称：*Neisseria flava*

分类学地位：Bacteria; Pseudomonadota; Betaproteobacteria; Neisseriales; Neisseriaceae; *Neisseria*

生物危害程度：第三类

分离时间：2021-08-15

分离地址：中国北京市

分离基物：患者粪便

致病名称：脑膜炎、尿路感染

致病对象：人

来源历史：←中国疾病预防控制中心病原微生物菌（毒）种保藏中心传染病预防控制所分中心←中国疾病预防控制中心传染病预防控制所

用　　途：临床检验

联系单位：中国疾病预防控制中心传染病预防控制所

电子邮箱：chpc@icdc.cn

四十五、柠檬酸杆菌属

403. 柠檬酸杆菌属

国家科技资源标识符：CSTR:16698.06.NPRC 1.2.1099

平台资源号：NPRC 1.2.1099

保藏编号：CHPC 1.8578

中文名称：弗氏柠檬酸杆菌

外文名称：*Citrobacter freundii*

分类学地位：Bacteria; Pseudomonadota; Gammaproteobacteria; Enterobacterales; Enterobacteriaceae; *Citrobacter*

生物危害程度：第三类

分离时间：2021-02-21

分离地址：中国北京市

分离基物：患者尿液

致病名称：腹泻、食物中毒

致病对象：人、动物

来源历史：←中国疾病预防控制中心病原微生物菌（毒）种保藏中心传染病预防控制所分中心←中国疾病预防控制中心传染病预防控制所←首都医科大学附属北京友谊医院

用　　途：临床检验

联系单位：中国疾病预防控制中心传染病预防控制所

电子邮箱：chpc@icdc.cn

404. 柠檬酸杆菌属

国家科技资源标识符：CSTR:16698.06.NPRC 1.2.1100

平台资源号：NPRC 1.2.1100

保藏编号：CHPC 1.8592

中文名称：弗氏柠檬酸杆菌

外文名称：*Citrobacter freundii*

分类学地位：Bacteria; Pseudomonadota; Gammaproteobacteria; Enterobacterales; Enterobacteriaceae; *Citrobacter*

生物危害程度：第三类

分离时间：2021-04-22

分离地址：中国北京市

分离基物：患者血液

致病名称：腹泻、食物中毒

致病对象：人、动物

来源历史：←中国疾病预防控制中心病原微生物菌（毒）种保藏中心传染病预防控制所分中心←中国疾病预防控制中心传染病预防控制所←首都医科大学附属北京友谊医院

用　　途：临床检验

联系单位：中国疾病预防控制中心传染病预防控制所

电子邮箱：chpc@icdc.cn

405. 柠檬酸杆菌属

国家科技资源标识符：CSTR:16698.06.NPRC 1.2.1101

平台资源号：NPRC 1.2.1101

保藏编号：CHPC 1.9041

中文名称：弗氏柠檬酸杆菌

外文名称：*Citrobacter freundii*

分类学地位：Bacteria; Pseudomonadota; Gammaproteobacteria; Enterobacterales; Enterobacteriaceae; *Citrobacter*

生物危害程度：第三类

分离时间：2021-02-23

分离地址：中国北京市

分离基物：水

致病名称：腹泻、食物中毒

致病对象：人、动物

来源历史：←中国疾病预防控制中心病原微生物菌（毒）种保藏中心传染病预防控制所分中心←中国疾病预防控制中心传染病预防控制所

用　　途：临床检验

联系单位：中国疾病预防控制中心传染病预防控制所

电子邮箱：chpc@icdc.cn

406. 柠檬酸杆菌属

国家科技资源标识符：CSTR:16698.06.NPRC 1.2.1102

平台资源号：NPRC 1.2.1102

保藏编号：CHPC 1.9057

中文名称：弗氏柠檬酸杆菌

外文名称：*Citrobacter freundii*

分类学地位：Bacteria; Pseudomonadota; Gammaproteobacteria; Enterobacterales; Enterobacteriaceae; *Citrobacter*

生物危害程度：第三类

分离时间：2021-07-09

分离地址：中国北京市

分离基物：水

致病名称：腹泻、食物中毒

致病对象：人、动物

来源历史：←中国疾病预防控制中心病原微生物菌（毒）种保藏中心传染病预防控制所分中心←中国疾病预防控制中心传染病预防控制所

用　　途：临床检验

联系单位：中国疾病预防控制中心传染病预防控制所

电子邮箱：chpc@icdc.cn

407. 柠檬酸杆菌属

国家科技资源标识符：CSTR:16698.06.NPRC 1.2.1103

平台资源号：NPRC 1.2.1103

保藏编号：CHPC 1.9048

中文名称：柠檬酸杆菌

外文名称：*Citrobacter* sp.

分类学地位：Bacteria; Pseudomonadota; Gammaproteobacteria; Enterobacterales; Enterobacteriaceae; *Citrobacter*

生物危害程度：第三类

分离时间：2021-07-04

分离地址：中国北京市

分离基物：水

致病名称：腹泻、食物中毒

致病对象：人、动物

来源历史：←中国疾病预防控制中心病原微生物菌（毒）种保藏中心传染病预防控制所分中心←中国疾病预防控制中心传染病预防控制所

用　　途：临床检验

联系单位：中国疾病预防控制中心传染病预防控制所

电子邮箱：chpc@icdc.cn

408. 柠檬酸杆菌属

国家科技资源标识符：CSTR:16698.06.NPRC 1.7.54

平台资源号：NPRC 1.7.54

保藏编号：CCPM(A)-P-152120

中文名称：弗劳地柠檬酸杆菌

外文名称：*Citrobacter freundii*

分类学地位：Bacteria; Pseudomonadota; Gammaproteobacteria; Enterobacterales; Enterobacteriaceae; *Citrobacter*

生物危害程度：第三类

分离时间：2020-12-22

分离地址：中国北京市

分离基物：患者胰腺引流液

致病名称：泌尿道感染、胆囊炎、胃肠道感染、皮肤伤口感染

致病对象：人

来源历史：←中国医学科学院病原微生物菌（毒）种保藏中心药用微生物相关菌（毒）种保藏分中心←中国医学科学院医药生物技术研究所

用　　途：科研、教学领域的微生物学检验

联系单位：中国医学科学院医药生物技术研究所

电子邮箱：xinyiyang@imb.cams.cn

409. 柠檬酸杆菌属

国家科技资源标识符：CSTR:16698.06.NPRC 1.7.55

平台资源号：NPRC 1.7.55

保藏编号：CCPM(A)-P-302101

中文名称：布氏柠檬酸杆菌

外文名称：*Citrobacter braakii*

分类学地位：Bacteria; Pseudomonadota; Gammaproteobacteria; Enterobacterales; Enterobacteriaceae; *Citrobacter*

生物危害程度：第三类

分离时间：2021-05-07

分离地址：中国河北省

分离基物：患者痰液

致病名称：菌血症、肠胃炎、新生儿脑膜炎、败血症、脑脓肿、尿路感染

致病对象：人

来源历史：←中国医学科学院病原微生物菌（毒）种保藏中心药用微生物相关菌（毒）种保藏分中心←中国医学科学院医药生物技术研究所

用　　途：科研、教学领域的微生物学检验

联系单位：中国医学科学院医药生物技术研究所

电子邮箱：xinyiyang@imb.cams.cn

四十六、诺卡菌属

410. 诺卡菌属

国家科技资源标识符：CSTR:16698.06.NPRC 1.9.148

平台资源号：NPRC 1.9.148

保藏编号：CMCC(B)98703

中文名称：皮疽诺卡菌

外文名称：*Nocardia farcinica*

分类学地位：Bacteria; Actinomycetota; Actinomycetes; Mycobacteriales; Nocardiaceae; *Nocardia*

生物危害程度：第三类

分离时间：2018-01-20

分离地址：中国

分离基物：环境

致病名称：皮肤坏疽

致病对象：人

来源历史：←中国食品药品检定研究院病原微生物菌（毒）种保藏中心←中国食品药品检定研究院食品检定所

用　　途：科研

联系单位：中国食品药品检定研究院

电子邮箱：cmcc@nifdc.org.cn

四十七、片球菌属

411. 片球菌属

国家科技资源标识符：CSTR:16698.06.NPRC 1.9.149

平台资源号：NPRC 1.9.149

保藏编号：CMCC(B)32378

中文名称：乳酸片球菌

外文名称：*Pediococcus acidilactici*

分类学地位：Bacteria; Bacillota; Bacilli; Lactobacillales; Lactobacillaceae; *Pediococcu*

生物危害程度：未知

分离时间：2020-05-28

分离地址：中国

分离基物：食品

致病名称：未知

致病对象：未知

来源历史：←中国食品药品检定研究院病原微生物菌（毒）种保藏中心←中国食品药品检定研究院食品检定所

用　　途：科研

联系单位：中国食品药品检定研究院

电子邮箱：cmcc@nifdc.org.cn

四十八、葡萄球菌属

412. 葡萄球菌属

国家科技资源标识符：CSTR:16698.06.NPRC 1.2.1104

平台资源号：NPRC 1.2.1104

保藏编号：CHPC 1.4085

中文名称：山羊葡萄球菌

外文名称：*Staphylococcus caprae*

分类学地位：Bacteria; Bacillota; Bacilli; Caryopha-

nales; Staphylococcaceae; *Staphylococcus*

生物危害程度：第三类

分离时间：2019

分离地址：中国北京市

分离基物：患者体液

致病名称：食物中毒、化脓性炎症

致病对象：人

来源历史：←中国疾病预防控制中心病原微生物菌（毒）种保藏中心传染病预防控制所分中心←中国疾病预防控制中心传染病预防控制所←首都医科大学附属北京友谊医院

用　　途：临床检验

联系单位：中国疾病预防控制中心传染病预防控制所

电子邮箱：chpc@icdc.cn

413. 葡萄球菌属

国家科技资源标识符：CSTR:16698.06.NPRC 1.2.1105

平台资源号：NPRC 1.2.1105

保藏编号：CHPC 1.4084

中文名称：缓慢葡萄球菌

外文名称：*Staphylococcus lentus*

分类学地位：Bacteria; Bacillota; Bacilli; Caryophanales; Staphylococcaceae; *Staphylococcus*

生物危害程度：第三类

分离时间：2019-09-17

分离地址：中国北京市

分离基物：患者体液

致病名称：食物中毒、化脓性炎症

致病对象：人

来源历史：←中国疾病预防控制中心病原微生物菌（毒）种保藏中心传染病预防控制所分中心←中国疾病预防控制中心传染病预防控制所←首都医科大学附属

北京友谊医院

用　　途：临床检验

联系单位：中国疾病预防控制中心传染病预防控制所

电子邮箱：chpc@icdc.cn

414. 葡萄球菌属

国家科技资源标识符：CSTR:16698.06.NPRC 1.2.1106

平台资源号：NPRC 1.2.1106

保藏编号：CHPC 1.8486

中文名称：金黄色葡萄球菌

外文名称：*Staphylococcus aureus*

分类学地位：Bacteria; Bacillota; Bacilli; Caryophanales; Staphylococcaceae; *Staphylococcus*

生物危害程度：第三类

分离时间：2009-03-16

分离地址：中国安徽省马鞍山市

分离基物：宾馆床单涂抹物

致病名称：食物中毒、化脓性炎症

致病对象：人

来源历史：←中国疾病预防控制中心病原微生物菌（毒）种保藏中心传染病预防控制所分中心←中国疾病预防控制中心传染病预防控制所←安徽省马鞍山市疾病预防控制中心

用　　途：临床检验

联系单位：中国疾病预防控制中心传染病预防控制所

电子邮箱：chpc@icdc.cn

415. 葡萄球菌属

国家科技资源标识符：CSTR:16698.06.NPRC 1.2.1107

平台资源号：NPRC 1.2.1107

保藏编号：CHPC 1.8488

中文名称：金黄色葡萄球菌

外文名称：*Staphylococcus aureus*

分类学地位：Bacteria; Bacillota; Bacilli; Caryopha-
nales; Staphylococcaceae; *Staphylo-
coccus*

生物危害程度：第三类

分离时间：2009-03-16

分离地址：中国安徽省马鞍山市

分离基物：宾馆工作人员手拭子

致病名称：食物中毒、化脓性炎症

致病对象：人

来源历史：←中国疾病预防控制中心病原微生物
菌（毒）种保藏中心传染病预防控制
所分中心←中国疾病预防控制中心传
染病预防控制所←安徽省马鞍山市疾
病预防控制中心

用　　途：临床检验

联系单位：中国疾病预防控制中心传染病预防控
制所

电子邮箱：chpc@icdc.cn

416. 葡萄球菌属

国家科技资源标识符：CSTR:16698.06.NPRC 1.2.1108

平台资源号：NPRC 1.2.1108

保藏编号：CHPC 1.8489

中文名称：金黄色葡萄球菌

外文名称：*Staphylococcus aureus*

分类学地位：Bacteria; Bacillota; Bacilli; Caryopha-
nales; Staphylococcaceae; *Staphylo-
coccus*

生物危害程度：第三类

分离时间：2009-03-16

分离地址：中国安徽省马鞍山市

分离基物：宾馆工作人员手拭子

致病名称：食物中毒、化脓性炎症

致病对象：人

来源历史：←中国疾病预防控制中心病原微生物
菌（毒）种保藏中心传染病预防控制
所分中心←中国疾病预防控制中心传

染病预防控制所←安徽省马鞍山市疾
病预防控制中心

用　　途：临床检验

联系单位：中国疾病预防控制中心传染病预防控
制所

电子邮箱：chpc@icdc.cn

417. 葡萄球菌属

国家科技资源标识符：CSTR:16698.06.NPRC 1.2.1109

平台资源号：NPRC 1.2.1109

保藏编号：CHPC 1.8490

中文名称：金黄色葡萄球菌

外文名称：*Staphylococcus aureus*

分类学地位：Bacteria; Bacillota; Bacilli; Caryopha-
nales; Staphylococcaceae; *Staphylo-
coccus*

生物危害程度：第三类

分离时间：2009-03-16

分离地址：中国安徽省马鞍山市

分离基物：食品

致病名称：食物中毒、化脓性炎症

致病对象：人

来源历史：←中国疾病预防控制中心病原微生物
菌（毒）种保藏中心传染病预防控制
所分中心←中国疾病预防控制中心传
染病预防控制所←安徽省马鞍山市疾
病预防控制中心

用　　途：临床检验

联系单位：中国疾病预防控制中心传染病预防控
制所

电子邮箱：chpc@icdc.cn

418. 葡萄球菌属

国家科技资源标识符：CSTR:16698.06.NPRC 1.2.1110

平台资源号：NPRC 1.2.1110

保藏编号：CHPC 1.8491

中文名称：金黄色葡萄球菌

外文名称：*Staphylococcus aureus*

分类学地位：Bacteria; Bacillota; Bacilli; Caryopha-
nales; Staphylococcaceae; *Staphylo-
coccus*

生物危害程度：第三类

分离时间：2009-03-16

分离地址：中国安徽省马鞍山市

分离基物：食品

致病名称：食物中毒、化脓性炎症

致病对象：人

来源历史：←中国疾病预防控制中心病原微生物
菌（毒）种保藏中心传染病预防控制
所分中心←中国疾病预防控制中心传
染病预防控制所←安徽省马鞍山市疾
病预防控制中心

用　　途：临床检验

联系单位：中国疾病预防控制中心传染病预防控
制所

电子邮箱：chpc@icdc.cn

419. 葡萄球菌属

国家科技资源标识符：CSTR:16698.06.NPRC 1.2.1111

平台资源号：NPRC 1.2.1111

保藏编号：CHPC 1.8492

中文名称：金黄色葡萄球菌

外文名称：*Staphylococcus aureus*

分类学地位：Bacteria; Bacillota; Bacilli; Caryopha-
nales; Staphylococcaceae; *Staphylo-
coccus*

生物危害程度：第三类

分离时间：2009-03-16

分离地址：中国安徽省马鞍山市

分离基物：食品

致病名称：食物中毒、化脓性炎症

致病对象：人

来源历史：←中国疾病预防控制中心病原微生物
菌（毒）种保藏中心传染病预防控制

所分中心←中国疾病预防控制中心传
染病预防控制所←安徽省马鞍山市疾
病预防控制中心

用　　途：临床检验

联系单位：中国疾病预防控制中心传染病预防控
制所

电子邮箱：chpc@icdc.cn

420. 葡萄球菌属

国家科技资源标识符：CSTR:16698.06.NPRC 1.2.1112

平台资源号：NPRC 1.2.1112

保藏编号：CHPC 1.8493

中文名称：金黄色葡萄球菌

外文名称：*Staphylococcus aureus*

分类学地位：Bacteria; Bacillota; Bacilli; Caryopha-
nales; Staphylococcaceae; *Staphylo-
coccus*

生物危害程度：第三类

分离时间：2009-03-16

分离地址：中国安徽省马鞍山市

分离基物：食品

致病名称：食物中毒、化脓性炎症

致病对象：人

来源历史：←中国疾病预防控制中心病原微生物
菌（毒）种保藏中心传染病预防控制
所分中心←中国疾病预防控制中心传
染病预防控制所←安徽省马鞍山市疾
病预防控制中心

用　　途：临床检验

联系单位：中国疾病预防控制中心传染病预防控
制所

电子邮箱：chpc@icdc.cn

421. 葡萄球菌属

国家科技资源标识符：CSTR:16698.06.NPRC 1.2.1113

平台资源号：NPRC 1.2.1113

保藏编号：CHPC 1.8494

细
菌

中文名称：金黄色葡萄球菌

外文名称：*Staphylococcus aureus*

分类学地位：Bacteria; Bacillota; Bacilli; Caryophanales; Staphylococcaceae; *Staphylococcus*

生物危害程度：第三类

分离时间：2009-03-16

分离地址：中国安徽省马鞍山市

分离基物：食品

致病名称：食物中毒、化脓性炎症

致病对象：人

来源历史：←中国疾病预防控制中心病原微生物菌（毒）种保藏中心传染病预防控制所分中心←中国疾病预防控制中心传染病预防控制所←安徽省马鞍山市疾病预防控制中心

用　　途：临床检验

联系单位：中国疾病预防控制中心传染病预防控制所

电子邮箱：chpc@icdc.cn

422. 葡萄球菌属

国家科技资源标识符：CSTR:16698.06.NPRC 1.2.1114

平台资源号：NPRC 1.2.1114

保藏编号：CHPC 1.8495

中文名称：金黄色葡萄球菌

外文名称：*Staphylococcus aureus*

分类学地位：Bacteria; Bacillota; Bacilli; Caryophanales; Staphylococcaceae; *Staphylococcus*

生物危害程度：第三类

分离时间：2009-03-16

分离地址：中国安徽省马鞍山市

分离基物：宾馆工作人员手拭子

致病名称：食物中毒、化脓性炎症

致病对象：人

来源历史：←中国疾病预防控制中心病原微生物

菌（毒）种保藏中心传染病预防控制所分中心←中国疾病预防控制中心传染病预防控制所←安徽省马鞍山市疾病预防控制中心

用　　途：临床检验

联系单位：中国疾病预防控制中心传染病预防控制所

电子邮箱：chpc@icdc.cn

423. 葡萄球菌属

国家科技资源标识符：CSTR:16698.06.NPRC 1.2.1115

平台资源号：NPRC 1.2.1115

保藏编号：CHPC 1.8496

中文名称：金黄色葡萄球菌

外文名称：*Staphylococcus aureus*

分类学地位：Bacteria; Bacillota; Bacilli; Caryophanales; Staphylococcaceae; *Staphylococcus*

生物危害程度：第三类

分离时间：2009-03-16

分离地址：中国安徽省马鞍山市

分离基物：食品

致病名称：食物中毒、化脓性炎症

致病对象：人

来源历史：←中国疾病预防控制中心病原微生物菌（毒）种保藏中心传染病预防控制所分中心←中国疾病预防控制中心传染病预防控制所←安徽省马鞍山市疾病预防控制中心

用　　途：临床检验

联系单位：中国疾病预防控制中心传染病预防控制所

电子邮箱：chpc@icdc.cn

424. 葡萄球菌属

国家科技资源标识符：CSTR:16698.06.NPRC 1.2.1116

平台资源号：NPRC 1.2.1116

保藏编号：CHPC 1.8497

中文名称：金黄色葡萄球菌

外文名称：*Staphylococcus aureus*

分类学地位：Bacteria; Bacillota; Bacilli; Caryophanales; Staphylococcaceae; *Staphylococcus*

生物危害程度：第三类

分离时间：2009-03-16

分离地址：中国安徽省马鞍山市

分离基物：食品

致病名称：食物中毒、化脓性炎症

致病对象：人

来源历史：←中国疾病预防控制中心病原微生物菌（毒）种保藏中心传染病预防控制所分中心←中国疾病预防控制中心传染病预防控制所←安徽省马鞍山市疾病预防控制中心

用　　途：临床检验

联系单位：中国疾病预防控制中心传染病预防控制所

电子邮箱：chpc@icdc.cn

425. 葡萄球菌属

国家科技资源标识符：CSTR:16698.06.NPRC 1.2.1117

平台资源号：NPRC 1.2.1117

保藏编号：CHPC 1.8498

中文名称：金黄色葡萄球菌

外文名称：*Staphylococcus aureus*

分类学地位：Bacteria; Bacillota; Bacilli; Caryophanales; Staphylococcaceae; *Staphylococcus*

生物危害程度：第三类

分离时间：2009-03-16

分离地址：中国安徽省马鞍山市

分离基物：食品

致病名称：食物中毒、化脓性炎症

致病对象：人

来源历史：←中国疾病预防控制中心病原微生物菌（毒）种保藏中心传染病预防控制所分中心←中国疾病预防控制中心传染病预防控制所←安徽省马鞍山市疾病预防控制中心

用　　途：临床检验

联系单位：中国疾病预防控制中心传染病预防控制所

电子邮箱：chpc@icdc.cn

426. 葡萄球菌属

国家科技资源标识符：CSTR:16698.06.NPRC 1.2.1118

平台资源号：NPRC 1.2.1118

保藏编号：CHPC 1.8499

中文名称：金黄色葡萄球菌

外文名称：*Staphylococcus aureus*

分类学地位：Bacteria; Bacillota; Bacilli; Caryophanales; Staphylococcaceae; *Staphylococcus*

生物危害程度：第三类

分离时间：2009-03-16

分离地址：中国安徽省马鞍山市

分离基物：食品

致病名称：食物中毒、化脓性炎症

致病对象：人

来源历史：←中国疾病预防控制中心病原微生物菌（毒）种保藏中心传染病预防控制所分中心←中国疾病预防控制中心传染病预防控制所←安徽省马鞍山市疾病预防控制中心

用　　途：临床检验

联系单位：中国疾病预防控制中心传染病预防控制所

电子邮箱：chpc@icdc.cn

427. 葡萄球菌属

国家科技资源标识符：CSTR:16698.06.NPRC 1.2.1119

细菌

平台资源号：NPRC 1.2.1119

保藏编号：CHPC 1.8500

中文名称：金黄色葡萄球菌

外文名称：*Staphylococcus aureus*

分类学地位：Bacteria; Bacillota; Bacilli; Caryopha-nales; Staphylococcaceae; *Staphylo-coccus*

生物危害程度：第三类

分离时间：2009-03-16

分离地址：中国安徽省马鞍山市

分离基物：食品

致病名称：食物中毒、化脓性炎症

致病对象：人

来源历史：←中国疾病预防控制中心病原微生物菌（毒）种保藏中心传染病预防控制所分中心←中国疾病预防控制中心传染病预防控制所←安徽省马鞍山市疾病预防控制中心

用　　途：临床检验

联系单位：中国疾病预防控制中心传染病预防控制所

电子邮箱：chpc@icdc.cn

428. 葡萄球菌属

国家科技资源标识符：CSTR:16698.06.NPRC 1.2.1120

平台资源号：NPRC 1.2.1120

保藏编号：CHPC 1.8501

中文名称：金黄色葡萄球菌

外文名称：*Staphylococcus aureus*

分类学地位：Bacteria; Bacillota; Bacilli; Caryopha-nales; Staphylococcaceae; *Staphylo-coccus*

生物危害程度：第三类

分离时间：2009-03-16

分离地址：中国安徽省马鞍山市

分离基物：食品

致病名称：食物中毒、化脓性炎症

致病对象：人

来源历史：←中国疾病预防控制中心病原微生物菌（毒）种保藏中心传染病预防控制所分中心←中国疾病预防控制中心传染病预防控制所←安徽省马鞍山市疾病预防控制中心

用　　途：临床检验

联系单位：中国疾病预防控制中心传染病预防控制所

电子邮箱：chpc@icdc.cn

429. 葡萄球菌属

国家科技资源标识符：CSTR:16698.06.NPRC 1.2.1121

平台资源号：NPRC 1.2.1121

保藏编号：CHPC 1.8502

中文名称：金黄色葡萄球菌

外文名称：*Staphylococcus aureus*

分类学地位：Bacteria; Bacillota; Bacilli; Caryopha-nales; Staphylococcaceae; *Staphylo-coccus*

生物危害程度：第三类

分离时间：2009-03-16

分离地址：中国安徽省马鞍山市

分离基物：食品

致病名称：食物中毒、化脓性炎症

致病对象：人

来源历史：←中国疾病预防控制中心病原微生物菌（毒）种保藏中心传染病预防控制所分中心←中国疾病预防控制中心传染病预防控制所←安徽省马鞍山市疾病预防控制中心

用　　途：临床检验

联系单位：中国疾病预防控制中心传染病预防控制所

电子邮箱：chpc@icdc.cn

细
菌

430. 葡萄球菌属

国家科技资源标识符：CSTR:16698.06.NPRC 1.2.1122

平台资源号：NPRC 1.2.1122

保藏编号：CHPC 1.8503

中文名称：金黄色葡萄球菌

外文名称：*Staphylococcus aureus*

分类学地位：Bacteria; Bacillota; Bacilli; Caryophanales; Staphylococcaceae; *Staphylococcus*

生物危害程度：第三类

分离时间：2009-03-16

分离地址：中国安徽省马鞍山市

分离基物：食品

致病名称：食物中毒、化脓性炎症

致病对象：人

来源历史：←中国疾病预防控制中心病原微生物菌（毒）种保藏中心传染病预防控制所分中心←中国疾病预防控制中心传染病预防控制所←安徽省马鞍山市疾病预防控制中心

用　　途：临床检验

联系单位：中国疾病预防控制中心传染病预防控制所

电子邮箱：chpc@icdc.cn

431. 葡萄球菌属

国家科技资源标识符：CSTR:16698.06.NPRC 1.2.1123

平台资源号：NPRC 1.2.1123

保藏编号：CHPC 1.8504

中文名称：金黄色葡萄球菌

外文名称：*Staphylococcus aureus*

分类学地位：Bacteria; Bacillota; Bacilli; Caryophanales; Staphylococcaceae; *Staphylococcus*

生物危害程度：第三类

分离时间：2009-03-16

分离地址：中国安徽省马鞍山市

分离基物：患者痰液

致病名称：食物中毒、化脓性炎症

致病对象：人

来源历史：←中国疾病预防控制中心病原微生物菌（毒）种保藏中心传染病预防控制所分中心←中国疾病预防控制中心传染病预防控制所←安徽省马鞍山市疾病预防控制中心

用　　途：临床检验

联系单位：中国疾病预防控制中心传染病预防控制所

电子邮箱：chpc@icdc.cn

432. 葡萄球菌属

国家科技资源标识符：CSTR:16698.06.NPRC 1.2.1124

平台资源号：NPRC 1.2.1124

保藏编号：CHPC 1.8505

中文名称：金黄色葡萄球菌

外文名称：*Staphylococcus aureus*

分类学地位：Bacteria; Bacillota; Bacilli; Caryophanales; Staphylococcaceae; *Staphylococcus*

生物危害程度：第三类

分离时间：2009-03-16

分离地址：中国安徽省马鞍山市

分离基物：患者痰液

致病名称：食物中毒、化脓性炎症

致病对象：人

来源历史：←中国疾病预防控制中心病原微生物菌（毒）种保藏中心传染病预防控制所分中心←中国疾病预防控制中心传染病预防控制所←安徽省马鞍山市疾病预防控制中心

用　　途：临床检验

联系单位：中国疾病预防控制中心传染病预防控制所

电子邮箱：chpc@icdc.cn

433. 葡萄球菌属

国家科技资源标识符：CSTR:16698.06.NPRC 1.2.1125

平台资源号：NPRC 1.2.1125

保藏编号：CHPC 1.8506

中文名称：金黄色葡萄球菌

外文名称：*Staphylococcus aureus*

分类学地位：Bacteria; Bacillota; Bacilli; Caryopha-nales; Staphylococcaceae; *Staphylo-coccus*

生物危害程度：第三类

分离时间：2009-03-16

分离地址：中国安徽省马鞍山市

分离基物：患者痰液

致病名称：食物中毒、化脓性炎症

致病对象：人

来源历史：←中国疾病预防控制中心病原微生物菌（毒）种保藏中心传染病预防控制所分中心←中国疾病预防控制中心传染病预防控制所←安徽省马鞍山市疾病预防控制中心

用　　途：临床检验

联系单位：中国疾病预防控制中心传染病预防控制所

电子邮箱：chpc@icdc.cn

434. 葡萄球菌属

国家科技资源标识符：CSTR:16698.06.NPRC 1.2.1126

平台资源号：NPRC 1.2.1126

保藏编号：CHPC 1.8507

中文名称：金黄色葡萄球菌

外文名称：*Staphylococcus aureus*

分类学地位：Bacteria; Bacillota; Bacilli; Caryopha-nales; Staphylococcaceae; *Staphylo-coccus*

生物危害程度：第三类

分离时间：2009-03-16

分离地址：中国安徽省马鞍山市

分离基物：患者痰液

致病名称：食物中毒、化脓性炎症

致病对象：人

来源历史：←中国疾病预防控制中心病原微生物菌（毒）种保藏中心传染病预防控制所分中心←中国疾病预防控制中心传染病预防控制所←安徽省马鞍山市疾病预防控制中心

用　　途：临床检验

联系单位：中国疾病预防控制中心传染病预防控制所

电子邮箱：chpc@icdc.cn

435. 葡萄球菌属

国家科技资源标识符：CSTR:16698.06.NPRC 1.2.1127

平台资源号：NPRC 1.2.1127

保藏编号：CHPC 1.8508

中文名称：金黄色葡萄球菌

外文名称：*Staphylococcus aureus*

分类学地位：Bacteria; Bacillota; Bacilli; Caryopha-nales; Staphylococcaceae; *Staphylo-coccus*

生物危害程度：第三类

分离时间：2009-03-16

分离地址：中国安徽省马鞍山市

分离基物：患者咽喉拭子

致病名称：食物中毒、化脓性炎症

致病对象：人

来源历史：←中国疾病预防控制中心病原微生物菌（毒）种保藏中心传染病预防控制所分中心←中国疾病预防控制中心传染病预防控制所←安徽省马鞍山市疾病预防控制中心

用　　途：临床检验

联系单位：中国疾病预防控制中心传染病预防控

制所

电子邮箱：chpc@icdc.cn

436. 葡萄球菌属

国家科技资源标识符：CSTR:16698.06.NPRC 1.2.1128

平台资源号：NPRC 1.2.1128

保藏编号：CHPC 1.8509

中文名称：金黄色葡萄球菌

外文名称：*Staphylococcus aureus*

分类学地位：Bacteria; Bacillota; Bacilli; Caryopha-
nales; Staphylococcaceae; *Staphylo-
coccus*

生物危害程度：第三类

分离时间：2009-03-16

分离地址：中国安徽省马鞍山市

分离基物：食品

致病名称：食物中毒、化脓性炎症

致病对象：人

来源历史：←中国疾病预防控制中心病原微生物
菌（毒）种保藏中心传染病预防控制
所分中心←中国疾病预防控制中心传
染病预防控制所←安徽省马鞍山市疾
病预防控制中心

用　　途：临床检验

联系单位：中国疾病预防控制中心传染病预防控
制所

电子邮箱：chpc@icdc.cn

437. 葡萄球菌属

国家科技资源标识符：CSTR:16698.06.NPRC 1.2.1129

平台资源号：NPRC 1.2.1129

保藏编号：CHPC 1.8510

中文名称：金黄色葡萄球菌

外文名称：*Staphylococcus aureus*

分类学地位：Bacteria; Bacillota; Bacilli; Caryopha-
nales; Staphylococcaceae; *Staphylo-
coccus*

生物危害程度：第三类

分离时间：2009-03-16

分离地址：中国安徽省马鞍山市

分离基物：患者咽喉拭子

致病名称：食物中毒、化脓性炎症

致病对象：人

来源历史：←中国疾病预防控制中心病原微生物
菌（毒）种保藏中心传染病预防控制
所分中心←中国疾病预防控制中心传
染病预防控制所←安徽省马鞍山市疾
病预防控制中心

用　　途：临床检验

联系单位：中国疾病预防控制中心传染病预防控
制所

电子邮箱：chpc@icdc.cn

438. 葡萄球菌属

国家科技资源标识符：CSTR:16698.06.NPRC 1.2.1130

平台资源号：NPRC 1.2.1130

保藏编号：CHPC 1.8511

中文名称：金黄色葡萄球菌

外文名称：*Staphylococcus aureus*

分类学地位：Bacteria; Bacillota; Bacilli; Caryopha-
nales; Staphylococcaceae; *Staphylo-
coccus*

生物危害程度：第三类

分离时间：2009-03-16

分离地址：中国安徽省马鞍山市

分离基物：患者脑脊液

致病名称：食物中毒、化脓性炎症

致病对象：人

来源历史：←中国疾病预防控制中心病原微生物
菌（毒）种保藏中心传染病预防控制
所分中心←中国疾病预防控制中心传
染病预防控制所←安徽省马鞍山市疾
病预防控制中心

用　　途：临床检验

联系单位：中国疾病预防控制中心传染病预防控制所

电子邮箱：chpc@icdc.cn

439. 葡萄球菌属

国家科技资源标识符：CSTR:16698.06.NPRC 1.2.1131

平台资源号：NPRC 1.2.1131

保藏编号：CHPC 1.8512

中文名称：金黄色葡萄球菌

外文名称：*Staphylococcus aureus*

分类学地位：Bacteria; Bacillota; Bacilli; Caryophanales; Staphylococcaceae; *Staphylococcus*

生物危害程度：第三类

分离时间：2009-03-16

分离地址：中国安徽省马鞍山市

分离基物：患者痰液

致病名称：食物中毒、化脓性炎症

致病对象：人

来源历史：←中国疾病预防控制中心病原微生物菌（毒）种保藏中心传染病预防控制所分中心←中国疾病预防控制中心传染病预防控制所←安徽省马鞍山市疾病预防控制中心

用　途：临床检验

联系单位：中国疾病预防控制中心传染病预防控制所

电子邮箱：chpc@icdc.cn

440. 葡萄球菌属

国家科技资源标识符：CSTR:16698.06.NPRC 1.2.1132

平台资源号：NPRC 1.2.1132

保藏编号：CHPC 1.8513

中文名称：金黄色葡萄球菌

外文名称：*Staphylococcus aureus*

分类学地位：Bacteria; Bacillota; Bacilli; Caryophanales; Staphylococcaceae; *Staphylo-*

coccus

生物危害程度：第三类

分离时间：2009-03-16

分离地址：中国安徽省马鞍山市

分离基物：患者痰液

致病名称：食物中毒、化脓性炎症

致病对象：人

来源历史：←中国疾病预防控制中心病原微生物菌（毒）种保藏中心传染病预防控制所分中心←中国疾病预防控制中心传染病预防控制所←安徽省马鞍山市疾病预防控制中心

用　途：临床检验

联系单位：中国疾病预防控制中心传染病预防控制所

电子邮箱：chpc@icdc.cn

441. 葡萄球菌属

国家科技资源标识符：CSTR:16698.06.NPRC 1.2.1133

平台资源号：NPRC 1.2.1133

保藏编号：CHPC 1.8514

中文名称：金黄色葡萄球菌

外文名称：*Staphylococcus aureus*

分类学地位：Bacteria; Bacillota; Bacilli; Caryophanales; Staphylococcaceae; *Staphylococcus*

生物危害程度：第三类

分离时间：2009-03-16

分离地址：中国安徽省马鞍山市

分离基物：患者痰液

致病名称：食物中毒、化脓性炎症

致病对象：人

来源历史：←中国疾病预防控制中心病原微生物菌（毒）种保藏中心传染病预防控制所分中心←中国疾病预防控制中心传染病预防控制所←安徽省马鞍山市疾病预防控制中心

用　　途：临床检验

联系单位：中国疾病预防控制中心传染病预防控制所

电子邮箱：chpc@icdc.cn

442. 葡萄球菌属

国家科技资源标识符：CSTR:16698.06.NPRC 1.2.1134

平台资源号：NPRC 1.2.1134

保藏编号：CHPC 1.8515

中文名称：金黄色葡萄球菌

外文名称：*Staphylococcus aureus*

分类学地位：Bacteria; Bacillota; Bacilli; Caryophanales; Staphylococcaceae; *Staphylococcus*

生物危害程度：第三类

分离时间：2009-03-16

分离地址：中国安徽省马鞍山市

分离基物：患者痰液

致病名称：食物中毒、化脓性炎症

致病对象：人

来源历史：←中国疾病预防控制中心病原微生物菌（毒）种保藏中心传染病预防控制所分中心←中国疾病预防控制中心传染病预防控制所←安徽省马鞍山市疾病预防控制中心

用　　途：临床检验

联系单位：中国疾病预防控制中心传染病预防控制所

电子邮箱：chpc@icdc.cn

443. 葡萄球菌属

国家科技资源标识符：CSTR:16698.06.NPRC 1.2.1135

平台资源号：NPRC 1.2.1135

保藏编号：CHPC 1.8516

中文名称：金黄色葡萄球菌

外文名称：*Staphylococcus aureus*

分类学地位：Bacteria; Bacillota; Bacilli; Caryopha-

nales; Staphylococcaceae; *Staphylococcus*

生物危害程度：第三类

分离时间：2009-03-16

分离地址：中国安徽省马鞍山市

分离基物：患者咽喉拭子

致病名称：食物中毒、化脓性炎症

致病对象：人

来源历史：←中国疾病预防控制中心病原微生物菌（毒）种保藏中心传染病预防控制所分中心←中国疾病预防控制中心传染病预防控制所←安徽省马鞍山市疾病预防控制中心

用　　途：临床检验

联系单位：中国疾病预防控制中心传染病预防控制所

电子邮箱：chpc@icdc.cn

444. 葡萄球菌属

国家科技资源标识符：CSTR:16698.06.NPRC 1.2.1136

平台资源号：NPRC 1.2.1136

保藏编号：CHPC 1.8517

中文名称：金黄色葡萄球菌

外文名称：*Staphylococcus aureus*

分类学地位：Bacteria; Bacillota; Bacilli; Caryophanales; Staphylococcaceae; *Staphylococcus*

生物危害程度：第三类

分离时间：2009-03-16

分离地址：中国安徽省马鞍山市

分离基物：食品

致病名称：食物中毒、化脓性炎症

致病对象：人

来源历史：←中国疾病预防控制中心病原微生物菌（毒）种保藏中心传染病预防控制所分中心←中国疾病预防控制中心传染病预防控制所←安徽省马鞍山市疾

病预防控制中心

用　　途：传染病病原监测和溯源

联系单位：中国疾病预防控制中心传染病预防控制所

电子邮箱：chpc@icdc.cn

445. 葡萄球菌属

国家科技资源标识符：CSTR:16698.06.NPRC 1.2.1137

平台资源号：NPRC 1.2.1137

保藏编号：CHPC 1.8601

中文名称：金黄色葡萄球菌

外文名称：*Staphylococcus aureus*

分类学地位：Bacteria; Bacillota; Bacilli; Caryophanales; Staphylococcaceae; *Staphylococcus*

生物危害程度：第三类

分离时间：2021-02-21

分离地址：中国北京市

分离基物：患者血液

致病名称：食物中毒、化脓性炎症

致病对象：人

来源历史：←中国疾病预防控制中心病原微生物菌（毒）种保藏中心传染病预防控制所分中心←中国疾病预防控制中心传染病预防控制所←首都医科大学附属北京友谊医院

用　　途：临床检验

联系单位：中国疾病预防控制中心传染病预防控制所

电子邮箱：chpc@icdc.cn

446. 葡萄球菌属

国家科技资源标识符：CSTR:16698.06.NPRC 1.2.1138

平台资源号：NPRC 1.2.1138

保藏编号：CHPC 1.8596

中文名称：科氏葡萄球菌

外文名称：*Staphylococcus cohnii*

分类学地位：Bacteria; Bacillota; Bacilli; Caryophanales; Staphylococcaceae; *Staphylococcus*

生物危害程度：第三类

分离时间：2021-02-21

分离地址：中国北京市

分离基物：患者血液

致病名称：食物中毒、化脓性炎症

致病对象：人

来源历史：←中国疾病预防控制中心病原微生物菌（毒）种保藏中心传染病预防控制所分中心←中国疾病预防控制中心传染病预防控制所←首都医科大学附属北京友谊医院

用　　途：临床检验

联系单位：中国疾病预防控制中心传染病预防控制所

电子邮箱：chpc@icdc.cn

447. 葡萄球菌属

国家科技资源标识符：CSTR:16698.06.NPRC 1.2.1139

平台资源号：NPRC 1.2.1139

保藏编号：CHPC 1.8595

中文名称：人葡萄球菌

外文名称：*Staphylococcus hominis*

分类学地位：Bacteria; Bacillota; Bacilli; Caryophanales; Staphylococcaceae; *Staphylococcus*

生物危害程度：第三类

分离时间：2021-02-21

分离地址：中国北京市

分离基物：患者血液

致病名称：食物中毒、化脓性炎症

致病对象：人

来源历史：←中国疾病预防控制中心病原微生物菌（毒）种保藏中心传染病预防控制所分中心←中国疾病预防控制中心传

染病预防控制所←首都医科大学附属
北京友谊医院

用　　途：临床检验

联系单位：中国疾病预防控制中心传染病预防控
制所

电子邮箱：chpc@icdc.cn

448. 葡萄球菌属

国家科技资源标识符：CSTR:16698.06.NPRC 1.2.1140

平台资源号：NPRC 1.2.1140

保藏编号：CHPC 1.4121

中文名称：拟态葡萄球菌

外文名称：*Staphylococcus mimicus*

分类学地位：Bacteria; Bacillota; Bacilli; Caryopha-
nales; Staphylococcaceae; *Staphylo-
coccus*

生物危害程度：第三类

分离时间：2019-06-06

分离地址：中国北京市

分离基物：患者痰液

致病名称：食物中毒、化脓性炎症

致病对象：人

来源历史：←中国疾病预防控制中心病原微生物
菌（毒）种保藏中心传染病预防控制
所分中心←中国疾病预防控制中心传
染病预防控制所←首都医科大学附属
北京友谊医院

用　　途：临床检验

联系单位：中国疾病预防控制中心传染病预防控
制所

电子邮箱：chpc@icdc.cn

449. 葡萄球菌属

国家科技资源标识符：CSTR:16698.06.NPRC 1.2.1141

平台资源号：NPRC 1.2.1141

保藏编号：CHPC 1.8576

中文名称：腐生葡萄球菌

外文名称：*Staphylococcus saprophyticus*

分类学地位：Bacteria; Bacillota; Bacilli; Caryopha-
nales; Staphylococcaceae; *Staphylo-
coccus*

生物危害程度：第三类

分离时间：2021-02-21

分离地址：中国北京市

分离基物：患者尿液

致病名称：食物中毒、化脓性炎症

致病对象：人

来源历史：←中国疾病预防控制中心病原微生物
菌（毒）种保藏中心传染病预防控制
所分中心←中国疾病预防控制中心传
染病预防控制所←首都医科大学附属
北京友谊医院

用　　途：临床检验

联系单位：中国疾病预防控制中心传染病预防控
制所

电子邮箱：chpc@icdc.cn

450. 葡萄球菌属

国家科技资源标识符：CSTR:16698.06.NPRC 1.2.1142

平台资源号：NPRC 1.2.1142

保藏编号：CHPC 1.8580

中文名称：腐生葡萄球菌

外文名称：*Staphylococcus saprophyticus*

分类学地位：Bacteria; Bacillota; Bacilli; Caryopha-
nales; Staphylococcaceae; *Staphylo-
coccus*

生物危害程度：第三类

分离时间：2021-02-21

分离地址：中国北京市

分离基物：患者引流液

致病名称：食物中毒、化脓性炎症

致病对象：人

来源历史：←中国疾病预防控制中心病原微生物
菌（毒）种保藏中心传染病预防控制

所分中心←中国疾病预防控制中心传
染病预防控制所←首都医科大学附属
北京友谊医院

用　　途：临床检验

联系单位：中国疾病预防控制中心传染病预防控
制所

电子邮箱：chpc@icdc.cn

451. 葡萄球菌属

国家科技资源标识符：CSTR:16698.06.NPRC 1.9.150

平台资源号：NPRC 1.9.150

保藏编号：CMCC(B)26614

中文名称：皮氏葡萄球菌

外文名称：*Staphylococcus pettenkoferi*

分类学地位：Bacteria; Bacillota; Bacilli; Bacillales;
Staphylococcaceae; *Staphylococcus*

生物危害程度：第三类

分离时间：2018-03-26

分离地址：中国

分离基物：环境

致病名称：未知

致病对象：未知

来源历史：←中国食品药品检定研究院病原微生
物菌（毒）种保藏中心←中国食品药
品检定研究院食品检定所

用　　途：科研

联系单位：中国食品药品检定研究院

电子邮箱：cmcc@nifdc.org.cn

452. 葡萄球菌属

国家科技资源标识符：CSTR:16698.06.NPRC 1.9.151

平台资源号：NPRC 1.9.151

保藏编号：CMCC(B)26615

中文名称：海豚葡萄球菌

外文名称：*Staphylococcus delphini*

分类学地位：Bacteria; Bacillota; Bacilli; Bacillales;
Staphylococcaceae; *Staphylococcus*

生物危害程度：第三类

分离时间：2018-03-26

分离地址：中国北京市

分离基物：动物

致病名称：未知

致病对象：未知

来源历史：←中国食品药品检定研究院病原微生
物菌（毒）种保藏中心←中国食品药
品检定研究院食品检定所

用　　途：科研

联系单位：中国食品药品检定研究院

电子邮箱：cmcc@nifdc.org.cn

453. 葡萄球菌属

国家科技资源标识符：CSTR:16698.06.NPRC 1.9.152

平台资源号：NPRC 1.9.152

保藏编号：CMCC(B)26616

中文名称：产色葡萄球菌

外文名称：*Staphylococcus chromogenes*

分类学地位：Bacteria; Bacillota; Bacilli; Bacillales;
Staphylococcaceae; *Staphylococcus*

生物危害程度：第三类

分离时间：2019-08-10

分离地址：中国

分离基物：食品

致病名称：未知

致病对象：未知

来源历史：←中国食品药品检定研究院病原微生
物菌（毒）种保藏中心←中国食品药
品检定研究院食品检定所

用　　途：科研

联系单位：中国食品药品检定研究院

电子邮箱：cmcc@nifdc.org.cn

454. 葡萄球菌属

国家科技资源标识符：CSTR:16698.06.NPRC 1.9.153

平台资源号：NPRC 1.9.153

保藏编号：CMCC(B)26617

中文名称：松鼠葡萄球菌

外文名称：*Staphylococcus sciuri*

分类学地位：Bacteria; Bacillota; Bacilli; Bacillales; Staphylococcaceae; *Staphylococcus*

生物危害程度：第三类

分离时间：2019-08-06

分离地址：中国

分离基物：未知

致病名称：尿路感染

致病对象：人

来源历史：←中国食品药品检定研究院病原微生物菌（毒）种保藏中心←中国食品药品检定研究院食品检定所

用　　途：科研

联系单位：中国食品药品检定研究院

电子邮箱：cmcc@nifdc.org.cn

455. 葡萄球菌属

国家科技资源标识符：CSTR:16698.06.NPRC 1.9.154

平台资源号：NPRC 1.9.154

保藏编号：CMCC(B)26618

中文名称：山羊葡萄球菌

外文名称：*Staphylococcus caprae*

分类学地位：Bacteria; Bacillota; Bacilli; Bacillales; Staphylococcaceae; *Staphylococcus*

生物危害程度：第三类

分离时间：2020-04-14

分离地址：中国北京市

分离基物：环境

致病名称：菌血症

致病对象：人

来源历史：←中国食品药品检定研究院病原微生物菌（毒）种保藏中心←中国食品药品检定研究院食品检定所

用　　途：科研

联系单位：中国食品药品检定研究院

电子邮箱：cmcc@nifdc.org.cn

456. 葡萄球菌属

国家科技资源标识符：CSTR:16698.06.NPRC 1.9.155

平台资源号：NPRC 1.9.155

保藏编号：CMCC(B)26619

中文名称：木糖葡萄球菌

外文名称：*Staphylococcus xylosus*

分类学地位：Bacteria; Bacillota; Bacilli; Bacillales; Staphylococcaceae; *Staphylococcus*

生物危害程度：未知

分离时间：2020-08-20

分离地址：中国

分离基物：食品

致病名称：局部组织的化脓感染

致病对象：人

来源历史：←中国食品药品检定研究院病原微生物菌（毒）种保藏中心←中国食品药品检定研究院食品检定所

用　　途：科研

联系单位：中国食品药品检定研究院

电子邮箱：cmcc@nifdc.org.cn

457. 葡萄球菌属

国家科技资源标识符：CSTR:16698.06.NPRC 1.12.150

平台资源号：NPRC 1.12.150

保藏编号：HB0702022

中文名称：金黄色葡萄球菌

外文名称：*Staphylococcus aureus*

分类学地位：Bacteria; Bacillota; Bacilli; Caryophanales; Staphylococcaceae; *Staphylococcus*

生物危害程度：第三类

分离时间：2020-05-13

分离地址：中国湖北省荆门市

分离基物：食物

致病名称：食物中毒、化脓性炎症

致病对象：人

来源历史：←湖北省疾病预防控制中心病原微生物菌（毒）种保藏中心←湖北省疾病预防控制中心←湖北省荆门市疾病预防控制中心

用　　途：制药、食品、涉水产品、化妆品、环境监测、科研及教学等领域的微生物学检验

联系单位：湖北省疾病预防控制中心

电子邮箱：JDZBCZX@163.com

458. 葡萄球菌属

国家科技资源标识符：CSTR:16698.06.NPRC 1.12.151

平台资源号：NPRC 1.12.151

保藏编号：HB0702023

中文名称：金黄色葡萄球菌

外文名称：*Staphylococcus aureus*

分类学地位：Bacteria; Bacillota; Bacilli; Caryophanales; Staphylococcaceae; *Staphylococcus*

生物危害程度：第三类

分离时间：2020-05-13

分离地址：中国湖北省荆门市

分离基物：食物

致病名称：食物中毒、化脓性炎症

致病对象：人

来源历史：←湖北省疾病预防控制中心病原微生物菌（毒）种保藏中心←湖北省疾病预防控制中心←湖北省荆门市疾病预防控制中心

用　　途：制药、食品、涉水产品、化妆品、环境监测、科研及教学等领域的微生物学检验

联系单位：湖北省疾病预防控制中心

电子邮箱：JDZBCZX@163.com

459. 葡萄球菌属

国家科技资源标识符：CSTR:16698.06.NPRC 1.12.152

平台资源号：NPRC 1.12.152

保藏编号：HB0702024

中文名称：金黄色葡萄球菌

外文名称：*Staphylococcus aureus*

分类学地位：Bacteria; Bacillota; Bacilli; Caryophanales; Staphylococcaceae; *Staphylococcus*

生物危害程度：第三类

分离时间：2020-05-13

分离地址：中国湖北省荆门市

分离基物：食物

致病名称：食物中毒、化脓性炎症

致病对象：人

来源历史：←湖北省疾病预防控制中心病原微生物菌（毒）种保藏中心←湖北省疾病预防控制中心←湖北省荆门市疾病预防控制中心

用　　途：制药、食品、涉水产品、化妆品、环境监测、科研及教学等领域的微生物学检验

联系单位：湖北省疾病预防控制中心

电子邮箱：JDZBCZX@163.com

460. 葡萄球菌属

国家科技资源标识符：CSTR:16698.06.NPRC 1.12.153

平台资源号：NPRC 1.12.153

保藏编号：HB0702025

中文名称：金黄色葡萄球菌

外文名称：*Staphylococcus aureus*

分类学地位：Bacteria; Bacillota; Bacilli; Caryophanales; Staphylococcaceae; *Staphylococcus*

生物危害程度：第三类

分离时间：2020-05-13

分离地址：中国湖北省荆门市

分离基物：食物

致病名称：食物中毒、化脓性炎症

致病对象：人

来源历史：←湖北省疾病预防控制中心病原微生物菌（毒）种保藏中心←湖北省疾病预防控制中心←湖北省荆门市疾病预防控制中心

用　　途：制药、食品、涉水产品、化妆品、环境监测、科研及教学等领域的微生物学检验

联系单位：湖北省疾病预防控制中心

电子邮箱：JDZBCZX@163.com

461. 葡萄球菌属

国家科技资源标识符：CSTR:16698.06.NPRC 1.12.154

平台资源号：NPRC 1.12.154

保藏编号：HB0702026

中文名称：金黄色葡萄球菌

外文名称：*Staphylococcus aureus*

分类学地位：Bacteria; Bacillota; Bacilli; Caryophanales; Staphylococcaceae; *Staphylococcus*

生物危害程度：第三类

分离时间：2020-06-02

分离地址：中国湖北省应城市

分离基物：食物

致病名称：食物中毒、化脓性炎症

致病对象：人

来源历史：←湖北省疾病预防控制中心病原微生物菌（毒）种保藏中心←湖北省疾病预防控制中心←湖北省孝感市疾病预防控制中心

用　　途：制药、食品、涉水产品、化妆品、环境监测、科研及教学等领域的微生物学检验

联系单位：湖北省疾病预防控制中心

电子邮箱：JDZBCZX@163.com

462. 葡萄球菌属

国家科技资源标识符：CSTR:16698.06.NPRC 1.12.155

平台资源号：NPRC 1.12.155

保藏编号：HB0702027

中文名称：金黄色葡萄球菌

外文名称：*Staphylococcus aureus*

分类学地位：Bacteria; Bacillota; Bacilli; Caryophanales; Staphylococcaceae; *Staphylococcus*

生物危害程度：第三类

分离时间：2020-06-08

分离地址：中国湖北省鄂州市

分离基物：食物

致病名称：食物中毒、化脓性炎症

致病对象：人

来源历史：←湖北省疾病预防控制中心病原微生物菌（毒）种保藏中心←湖北省疾病预防控制中心←湖北省鄂州市疾病预防控制中心

用　　途：制药、食品、涉水产品、化妆品、环境监测、科研及教学等领域的微生物学检验

联系单位：湖北省疾病预防控制中心

电子邮箱：JDZBCZX@163.com

463. 葡萄球菌属

国家科技资源标识符：CSTR:16698.06.NPRC 1.12.156

平台资源号：NPRC 1.12.156

保藏编号：HB0702028

中文名称：金黄色葡萄球菌

外文名称：*Staphylococcus aureus*

分类学地位：Bacteria; Bacillota; Bacilli; Caryophanales; Staphylococcaceae; *Staphylococcus*

生物危害程度：第三类

分离时间：2020-06-08

分离地址：中国湖北省鄂州市

分离基物：食物

致病名称：食物中毒、化脓性炎症

致病对象：人

来源历史：←湖北省疾病预防控制中心病原微生物菌（毒）种保藏中心←湖北省疾病预防控制中心←湖北省鄂州市疾病预防控制中心

用　　途：制药、食品、涉水产品、化妆品、环境监测、科研及教学等领域的微生物学检验

联系单位：湖北省疾病预防控制中心

电子邮箱：JDZBCZX@163.com

464. 葡萄球菌属

国家科技资源标识符：CSTR:16698.06.NPRC 1.12.157

平台资源号：NPRC 1.12.157

保藏编号：HB0702029

中文名称：金黄色葡萄球菌

外文名称：*Staphylococcus aureus*

分类学地位：Bacteria; Bacillota; Bacilli; Caryophanales; Staphylococcaceae; *Staphylococcus*

生物危害程度：第三类

分离时间：2020-07-20

分离地址：中国湖北省咸宁市

分离基物：食物

致病名称：食物中毒、化脓性炎症

致病对象：人

来源历史：←湖北省疾病预防控制中心病原微生物菌（毒）种保藏中心←湖北省疾病预防控制中心←湖北省咸宁市疾病预防控制中心

用　　途：制药、食品、涉水产品、化妆品、环境监测、科研及教学等领域的微生物学检验

联系单位：湖北省疾病预防控制中心

电子邮箱：JDZBCZX@163.com

465. 葡萄球菌属

国家科技资源标识符：CSTR:16698.06.NPRC 1.12.158

平台资源号：NPRC 1.12.158

保藏编号：HB0702030

中文名称：金黄色葡萄球菌

外文名称：*Staphylococcus aureus*

分类学地位：Bacteria; Bacillota; Bacilli; Caryophanales; Staphylococcaceae; *Staphylococcus*

生物危害程度：第三类

分离时间：2020-07-20

分离地址：中国湖北省咸宁市

分离基物：食物

致病名称：食物中毒、化脓性炎症

致病对象：人

来源历史：←湖北省疾病预防控制中心病原微生物菌（毒）种保藏中心←湖北省疾病预防控制中心←湖北省咸宁市疾病预防控制中心

用　　途：制药、食品、涉水产品、化妆品、环境监测、科研及教学等领域的微生物学检验

联系单位：湖北省疾病预防控制中心

电子邮箱：JDZBCZX@163.com

466. 葡萄球菌属

国家科技资源标识符：CSTR:16698.06.NPRC 1.12.159

平台资源号：NPRC 1.12.159

保藏编号：HB0702031

中文名称：金黄色葡萄球菌

外文名称：*Staphylococcus aureus*

分类学地位：Bacteria; Bacillota; Bacilli; Caryophanales; Staphylococcaceae; *Staphylococcus*

细菌

生物危害程度：第三类

分离时间：2020-07-20

分离地址：中国湖北省咸宁市

分离基物：食物

致病名称：食物中毒、化脓性炎症

致病对象：人

来源历史：←湖北省疾病预防控制中心病原微生物菌（毒）种保藏中心←湖北省疾病预防控制中心←湖北省咸宁市疾病预防控制中心

用　　途：制药、食品、涉水产品、化妆品、环境监测、科研及教学等领域的微生物学检验

联系单位：湖北省疾病预防控制中心

电子邮箱：JDZBCZX@163.com

467. 葡萄球菌属

国家科技资源标识符：CSTR:16698.06.NPRC 1.12.160

平台资源号：NPRC 1.12.160

保藏编号：HB0702032

中文名称：金黄色葡萄球菌

外文名称：*Staphylococcus aureus*

分类学地位：Bacteria; Bacillota; Bacilli; Caryophanales; Staphylococcaceae; *Staphylococcus*

生物危害程度：第三类

分离时间：2020-06-15

分离地址：中国湖北省十堰市

分离基物：食物

致病名称：食物中毒、化脓性炎症

致病对象：人

来源历史：←湖北省疾病预防控制中心病原微生物菌（毒）种保藏中心←湖北省疾病预防控制中心←湖北省十堰市疾病预防控制中心

用　　途：制药、食品、涉水产品、化妆品、环境监测、科研及教学等领域的微生物

学检验

联系单位：湖北省疾病预防控制中心

电子邮箱：JDZBCZX@163.com

468. 葡萄球菌属

国家科技资源标识符：CSTR:16698.06.NPRC 1.12.161

平台资源号：NPRC 1.12.161

保藏编号：HB0702033

中文名称：金黄色葡萄球菌

外文名称：*Staphylococcus aureus*

分类学地位：Bacteria; Bacillota; Bacilli; Caryophanales; Staphylococcaceae; *Staphylococcus*

生物危害程度：第三类

分离时间：2020-07-14

分离地址：中国湖北省十堰市

分离基物：食物

致病名称：食物中毒、化脓性炎症

致病对象：人

来源历史：←湖北省疾病预防控制中心病原微生物菌（毒）种保藏中心←湖北省疾病预防控制中心←湖北省十堰市疾病预防控制中心

用　　途：制药、食品、涉水产品、化妆品、环境监测、科研及教学等领域的微生物学检验

联系单位：湖北省疾病预防控制中心

电子邮箱：JDZBCZX@163.com

469. 葡萄球菌属

国家科技资源标识符：CSTR:16698.06.NPRC 1.12.162

平台资源号：NPRC 1.12.162

保藏编号：HB0702034

中文名称：金黄色葡萄球菌

外文名称：*Staphylococcus aureus*

分类学地位：Bacteria; Bacillota; Bacilli; Caryophanales; Staphylococcaceae; *Staphylo-*

coccus

生物危害程度：第三类

分离时间：2020-07-14

分离地址：中国湖北省十堰市

分离基物：食物

致病名称：食物中毒、化脓性炎症

致病对象：人

来源历史：←湖北省疾病预防控制中心病原微生物菌（毒）种保藏中心←湖北省疾病预防控制中心←湖北省十堰市疾病预防控制中心

用　　途：制药、食品、涉水产品、化妆品、环境监测、科研及教学等领域的微生物学检验

联系单位：湖北省疾病预防控制中心

电子邮箱：JDZBCZX@163.com

470. 葡萄球菌属

国家科技资源标识符：CSTR:16698.06.NPRC 1.12.163

平台资源号：NPRC 1.12.163

保藏编号：HB0702035

中文名称：金黄色葡萄球菌

外文名称：*Staphylococcus aureus*

分类学地位：Bacteria; Bacillota; Bacilli; Caryophanales; Staphylococcaceae; *Staphylococcus*

生物危害程度：第三类

分离时间：2020-08-10

分离地址：中国湖北省天门市

分离基物：食物

致病名称：食物中毒、化脓性炎症

致病对象：人

来源历史：←湖北省疾病预防控制中心病原微生物菌（毒）种保藏中心←湖北省疾病预防控制中心←湖北省天门市疾病预防控制中心

用　　途：制药、食品、涉水产品、化妆品、环

境监测、科研及教学等领域的微生物学检验

联系单位：湖北省疾病预防控制中心

电子邮箱：JDZBCZX@163.com

471. 葡萄球菌属

国家科技资源标识符：CSTR:16698.06.NPRC 1.12.164

平台资源号：NPRC 1.12.164

保藏编号：HB0702036

中文名称：金黄色葡萄球菌

外文名称：*Staphylococcus aureus*

分类学地位：Bacteria; Bacillota; Bacilli; Caryophanales; Staphylococcaceae; *Staphylococcus*

生物危害程度：第三类

分离时间：2020-09-03

分离地址：中国湖北省应城市

分离基物：食物

致病名称：食物中毒、化脓性炎症

致病对象：人

来源历史：←湖北省疾病预防控制中心病原微生物菌（毒）种保藏中心←湖北省疾病预防控制中心←湖北省孝感市疾病预防控制中心

用　　途：制药、食品、涉水产品、化妆品、环境监测、科研及教学等领域的微生物学检验

联系单位：湖北省疾病预防控制中心

电子邮箱：JDZBCZX@163.com

472. 葡萄球菌属

国家科技资源标识符：CSTR:16698.06.NPRC 1.12.165

平台资源号：NPRC 1.12.165

保藏编号：HB0702037

中文名称：金黄色葡萄球菌

外文名称：*Staphylococcus aureus*

分类学地位：Bacteria; Bacillota; Bacilli; Caryopha-

nales; Staphylococcaceae; *Staphylo-coccus*

生物危害程度：第三类

分离时间：2020-08-17

分离地址：中国湖北省宜昌市

分离基物：食物

致病名称：食物中毒、化脓性炎症

致病对象：人

来源历史：←湖北省疾病预防控制中心病原微生物菌（毒）种保藏中心←湖北省疾病预防控制中心←湖北省宜昌市疾病预防控制中心

用　　途：制药、食品、涉水产品、化妆品、环境监测、科研及教学等领域的微生物学检验

联系单位：湖北省疾病预防控制中心

电子邮箱：JDZBCZX@163.com

473. 葡萄球菌属

国家科技资源标识符：CSTR:16698.06.NPRC 1.12.166

平台资源号：NPRC 1.12.166

保藏编号：HB0702038

中文名称：金黄色葡萄球菌

外文名称：*Staphylococcus aureus*

分类学地位：Bacteria; Bacillota; Bacilli; Caryophanales; Staphylococcaceae; *Staphylococcus*

生物危害程度：第三类

分离时间：2020-06-29

分离地址：中国湖北省鄂州市

分离基物：食物

致病名称：食物中毒、化脓性炎症

致病对象：人

来源历史：←湖北省疾病预防控制中心病原微生物菌（毒）种保藏中心←湖北省疾病预防控制中心←湖北省鄂州市疾病预防控制中心

用　　途：制药、食品、涉水产品、化妆品、环境监测、科研及教学等领域的微生物学检验

联系单位：湖北省疾病预防控制中心

电子邮箱：JDZBCZX@163.com

474. 葡萄球菌属

国家科技资源标识符：CSTR:16698.06.NPRC 1.12.167

平台资源号：NPRC 1.12.167

保藏编号：HB0702039

中文名称：金黄色葡萄球菌

外文名称：*Staphylococcus aureus*

分类学地位：Bacteria; Bacillota; Bacilli; Caryophanales; Staphylococcaceae; *Staphylococcus*

生物危害程度：第三类

分离时间：2020-07-13

分离地址：中国湖北省鄂州市

分离基物：食物

致病名称：食物中毒、化脓性炎症

致病对象：人

来源历史：←湖北省疾病预防控制中心病原微生物菌（毒）种保藏中心←湖北省疾病预防控制中心←湖北省鄂州市疾病预防控制中心

用　　途：制药、食品、涉水产品、化妆品、环境监测、科研及教学等领域的微生物学检验

联系单位：湖北省疾病预防控制中心

电子邮箱：JDZBCZX@163.com

475. 葡萄球菌属

国家科技资源标识符：CSTR:16698.06.NPRC 1.12.168

平台资源号：NPRC 1.12.168

保藏编号：HB0702040

中文名称：金黄色葡萄球菌

外文名称：*Staphylococcus aureus*

分类学地位：Bacteria; Bacillota; Bacilli; Caryophanales; Staphylococcaceae; *Staphylococcus*

生物危害程度：第三类

分离时间：2020-07-13

分离地址：中国湖北省鄂州市

分离基物：食物

致病名称：食物中毒、化脓性炎症

致病对象：人

来源历史：←湖北省疾病预防控制中心病原微生物菌（毒）种保藏中心←湖北省疾病预防控制中心←湖北省鄂州市疾病预防控制中心

用　　途：制药、食品、涉水产品、化妆品、环境监测、科研及教学等领域的微生物学检验

联系单位：湖北省疾病预防控制中心

电子邮箱：JDZBCZX@163.com

476. 葡萄球菌属

国家科技资源标识符：CSTR:16698.06.NPRC 1.12.169

平台资源号：NPRC 1.12.169

保藏编号：HB0702041

中文名称：金黄色葡萄球菌

外文名称：*Staphylococcus aureus*

分类学地位：Bacteria; Bacillota; Bacilli; Caryophanales; Staphylococcaceae; *Staphylococcus*

生物危害程度：第三类

分离时间：2020-07-13

分离地址：中国湖北省鄂州市

分离基物：食物

致病名称：食物中毒、化脓性炎症

致病对象：人

来源历史：←湖北省疾病预防控制中心病原微生物菌（毒）种保藏中心←湖北省疾病预防控制中心←湖北省鄂州市疾病预

防控制中心

用　　途：制药、食品、涉水产品、化妆品、环境监测、科研及教学等领域的微生物学检验

联系单位：湖北省疾病预防控制中心

电子邮箱：JDZBCZX@163.com

477. 葡萄球菌属

国家科技资源标识符：CSTR:16698.06.NPRC 1.14.9

平台资源号：NPRC 1.14.9

保藏编号：SZCDC-WXSSA20220025

中文名称：金黄色葡萄球菌

外文名称：*Staphylococcus aureus*

分类学地位：Bacteria; Bacillota; Bacilli; Caryophanales; Staphylococcaceae; *Staphylococcus*

生物危害程度：第三类

分离时间：2022-05-26

分离地址：中国广东省深圳市

分离基物：腹泻患者粪便

致病名称：食物中毒、腹泻

致病对象：人

来源历史：←深圳市疾病预防控制中心←深圳市南山区疾病预防控制中心

用　　途：传染病病原监测和溯源

联系单位：广东省深圳市疾病预防控制中心卫生微生物检测所

电子邮箱：jkzxwjwswjcs@wjw.sz.gov.cn

478. 葡萄球菌属

国家科技资源标识符：CSTR:16698.06.NPRC 1.7.56

平台资源号：NPRC 1.7.56

保藏编号：CCPM(A)-P-012101

中文名称：金黄色葡萄球菌

外文名称：*Staphylococcus aureus*

分类学地位：Bacteria; Bacillota; Bacilli; Caryophanales; Staphylococcaceae; *Staphylo-*

coccus

生物危害程度：第三类

分离时间：2021-05-07

分离地址：中国河北省

分离基物：患者血液

致病名称：皮肤感染、脓肿、菌血症、心内膜炎、伤口感染、骨急性感染性疾病

致病对象：人

来源历史：←中国医学科学院病原微生物菌（毒）种保藏中心药用微生物相关菌（毒）种保藏分中心←中国医学科学院医药生物技术研究所

用　　途：科研、教学领域的微生物学检验

联系单位：中国医学科学院医药生物技术研究所

电子邮箱：xinyiyang@imb.cams.cn

479. 葡萄球菌属

国家科技资源标识符：CSTR:16698.06.NPRC 1.7.57

平台资源号：NPRC 1.7.57

保藏编号：CCPM(A)-P-012102

中文名称：金黄色葡萄球菌

外文名称：*Staphylococcus aureus*

分类学地位：Bacteria; Bacillota; Bacilli; Caryophanales; Staphylococcaceae; *Staphylococcus*

生物危害程度：第三类

分离时间：2021-05-07

分离地址：中国河北省

分离基物：患者分泌物

致病名称：皮肤感染、脓肿、菌血症、心内膜炎、伤口感染、骨急性感染性疾病

致病对象：人

来源历史：←中国医学科学院病原微生物菌（毒）种保藏中心药用微生物相关菌（毒）种保藏分中心←中国医学科学院医药生物技术研究所

用　　途：科研、教学领域的微生物学检验

联系单位：中国医学科学院医药生物技术研究所

电子邮箱：xinyiyang@imb.cams.cn

480. 葡萄球菌属

国家科技资源标识符：CSTR:16698.06.NPRC 1.7.58

平台资源号：NPRC 1.7.58

保藏编号：CCPM(A)-P-022008

中文名称：表皮葡萄球菌

外文名称：*Staphylococcus epidermidis*

分类学地位：Bacteria; Bacillota; Bacilli; Caryophanales; Staphylococcaceae; *Staphylococcus*

生物危害程度：第三类

分离时间：2021-01-01

分离地址：中国河北省

分离基物：患者脑脊液

致病名称：泌尿系感染、心内膜炎、菌血症

致病对象：人

来源历史：←中国医学科学院病原微生物菌（毒）种保藏中心药用微生物相关菌（毒）种保藏分中心←中国医学科学院医药生物技术研究所

用　　途：科研、教学领域的微生物学检验

联系单位：中国医学科学院医药生物技术研究所

电子邮箱：xinyiyang@imb.cams.cn

481. 葡萄球菌属

国家科技资源标识符：CSTR:16698.06.NPRC 1.7.59

平台资源号：NPRC 1.7.59

保藏编号：CCPM(A)-P-382101

中文名称：溶血葡萄球菌

外文名称：*Staphylococcus haemolyticus*

分类学地位：Bacteria; Bacillota; Bacilli; Caryophanales; Staphylococcaceae; *Staphylococcus*

生物危害程度：第三类

分离时间：2021-05-07

细菌

分离地址：中国河北省

分离基物：患者引流液

致病名称：泌尿系感染、心内膜炎、菌血症、腹膜炎、伤口感染、骨急性感染性疾病、关节炎

致病对象：人

来源历史：←中国医学科学院病原微生物菌（毒）种保藏中心药用微生物相关菌（毒）种保藏分中心←中国医学科学院医药生物技术研究所

用　　途：科研、教学领域的微生物学检验

联系单位：中国医学科学院医药生物技术研究所

电子邮箱：xinyiyang@imb.cams.cn

482. 葡萄球菌属

国家科技资源标识符：CSTR:16698.06.NPRC 1.7.60

平台资源号：NPRC 1.7.60

保藏编号：CCPM(A)-P-342101

中文名称：腐生葡萄球菌

外文名称：*Staphylococcus saprophyticus*

分类学地位：Bacteria; Bacillota; Bacilli; Caryophanales; Staphylococcaceae; *Staphylococcus*

生物危害程度：第三类

分离时间：2021-05-07

分离地址：中国河北省

分离基物：患者全血

致病名称：泌尿系感染、前列腺炎、伤口感染、脓毒症

致病对象：人

来源历史：←中国医学科学院病原微生物菌（毒）种保藏中心药用微生物相关菌（毒）种保藏分中心←中国医学科学院医药生物技术研究所

用　　途：科研、教学领域的微生物学检验

联系单位：中国医学科学院医药生物技术研究所

电子邮箱：xinyiyang@imb.cams.cn

483. 葡萄球菌属

国家科技资源标识符：CSTR:16698.06.NPRC 1.7.61

平台资源号：NPRC 1.7.61

保藏编号：CCPM(A)-P-352101

中文名称：人葡萄球菌

外文名称：*Staphylococcus hominis*

分类学地位：Bacteria; Bacillota; Bacilli; Caryophanales; Staphylococcaceae; *Staphylococcus*

生物危害程度：第三类

分离时间：2021-05-07

分离地址：中国河北省

分离基物：患者全血

致病名称：化脓性感染、败血症

致病对象：人

来源历史：←中国医学科学院病原微生物菌（毒）种保藏中心药用微生物相关菌（毒）种保藏分中心←中国医学科学院医药生物技术研究所

用　　途：科研、教学领域的微生物学检验

联系单位：中国医学科学院医药生物技术研究所

电子邮箱：xinyiyang@imb.cams.cn

四十九、普罗威登斯菌属

484. 普罗威登斯菌属

国家科技资源标识符：CSTR:16698.06.NPRC 1.2.1143

平台资源号：NPRC 1.2.1143

保藏编号：CHPC 1.9218

中文名称：雷氏普罗威登斯菌

外文名称：*Providencia rettgeri*

分类学地位：Bacteria; Pseudomonadota; Gammaproteobacteria; Enterobacterales; Morganellaceae; *Providencia*

生物危害程度：第三类

分离时间：2021

分离地址：中国福建省泉州市

分离基物：患者尿液

致病名称：尿路感染

致病对象：人

来源历史：←中国疾病预防控制中心病原微生物菌（毒）种保藏中心传染病预防控制所分中心←中国疾病预防控制中心传染病预防控制所←福建省泉州市第一医院（福建医科大学附属泉州第一医院）

用　　途：临床检验

联系单位：中国疾病预防控制中心传染病预防控制所

电子邮箱：chpc@icdc.cn

485. 普罗威登斯菌属

国家科技资源标识符：CSTR:16698.06.NPRC 1.2.1144

平台资源号：NPRC 1.2.1144

保藏编号：CHPC 1.4137

中文名称：普罗威登斯菌

外文名称：*Providencia* sp.

分类学地位：Bacteria; Pseudomonadota; Gammaproteobacteria; Enterobacterales; Morganellaceae; *Providencia*

生物危害程度：第三类

分离时间：2019-08-13

分离地址：中国北京市

分离基物：患者尿液

致病名称：尿路感染

致病对象：人

来源历史：←中国疾病预防控制中心病原微生物菌（毒）种保藏中心传染病预防控制所分中心←中国疾病预防控制中心传染病预防控制所←首都医科大学附属北京友谊医院

用　　途：临床检验

联系单位：中国疾病预防控制中心传染病预防控制所

电子邮箱：chpc@icdc.cn

486. 普罗威登斯菌属

国家科技资源标识符：CSTR:16698.06.NPRC 1.7.62

平台资源号：NPRC 1.7.62

保藏编号：CCPM(A)-P-172101

中文名称：雷氏普罗威登斯菌

外文名称：*Providencia rettgeri*

分类学地位：Bacteria; Pseudomonadota; Gammaproteobacteria; Enterobacterales; Morganellaceae; *Providencia*

生物危害程度：第三类

分离时间：2020-09-23

分离地址：中国北京市

分离基物：患者伤口分泌物

致病名称：泌尿道感染、伤口感染、烧伤感染

致病对象：人

来源历史：←中国医学科学院病原微生物菌（毒）种保藏中心药用微生物相关菌（毒）种保藏分中心←中国医学科学院医药生物技术研究所

用　　途：科研、教学领域的微生物学检验

联系单位：中国医学科学院医药生物技术研究所

电子邮箱：xinyiyang@imb.cams.cn

五十、气单胞菌属

487. 气单胞菌属

国家科技资源标识符：CSTR:16698.06.NPRC 1.2.1145

平台资源号：NPRC 1.2.1145

保藏编号：CHPC 1.9042

中文名称：豚鼠气单胞菌

外文名称：*Aeromonas caviae*

分类学地位：Bacteria; Pseudomonadota; Gammaproteobacteria; Aeromonadales; Aeromonadaceae; *Aeromonas*

生物危害程度：第三类

分离时间：2021-07-01

分离地址：中国北京市

分离基物：水体

致病名称：急性胃肠炎、败血症

致病对象：人、动物

来源历史：←中国疾病预防控制中心病原微生物菌（毒）种保藏中心传染病预防控制所分中心←中国疾病预防控制中心传染病预防控制所

用　　途：临床检验

联系单位：中国疾病预防控制中心传染病预防控制所

电子邮箱：chpc@icdc.cn

488. 气单胞菌属

国家科技资源标识符：CSTR:16698.06.NPRC 1.2.1146

平台资源号：NPRC 1.2.1146

保藏编号：CHPC 1.9065

中文名称：豚鼠气单胞菌

外文名称：*Aeromonas caviae*

分类学地位：Bacteria; Pseudomonadota; Gammaproteobacteria; Aeromonadales; Aeromonadaceae; *Aeromonas*

生物危害程度：第三类

分离时间：2021-07-24

分离地址：中国北京市

分离基物：水体

致病名称：急性胃肠炎、败血症

致病对象：人、动物

来源历史：←中国疾病预防控制中心病原微生物菌（毒）种保藏中心传染病预防控制所分中心←中国疾病预防控制中心传

染病预防控制所

用　　途：临床检验

联系单位：中国疾病预防控制中心传染病预防控制所

电子邮箱：chpc@icdc.cn

489. 气单胞菌属

国家科技资源标识符：CSTR:16698.06.NPRC 1.2.1147

平台资源号：NPRC 1.2.1147

保藏编号：CHPC 1.9051

中文名称：嗜水气单胞菌

外文名称：*Aeromonas hydrophila*

分类学地位：Bacteria; Pseudomonadota; Gammaproteobacteria; Aeromonadales; Aeromonadaceae; *Aeromonas*

生物危害程度：第三类

分离时间：2021-07-12

分离地址：中国北京市

分离基物：水体

致病名称：急性胃肠炎、败血症

致病对象：人、动物

来源历史：←中国疾病预防控制中心病原微生物菌（毒）种保藏中心传染病预防控制所分中心←中国疾病预防控制中心传染病预防控制所

用　　途：临床检验

联系单位：中国疾病预防控制中心传染病预防控制所

电子邮箱：chpc@icdc.cn

490. 气单胞菌属

国家科技资源标识符：CSTR:16698.06.NPRC 1.2.1148

平台资源号：NPRC 1.2.1148

保藏编号：CHPC 1.9059

中文名称：嗜水气单胞菌

外文名称：*Aeromonas hydrophila*

分类学地位：Bacteria; Pseudomonadota; Gam-

maproteobacteria; Aeromonadales; Aeromonadaceae; *Aeromonas*

生物危害程度：第三类

分离时间：2021-04-23

分离地址：中国北京市

分离基物：水体

致病名称：急性胃肠炎、败血症

致病对象：人、动物

来源历史：←中国疾病预防控制中心病原微生物菌（毒）种保藏中心传染病预防控制所分中心←中国疾病预防控制中心传染病预防控制所

用　　途：临床检验

联系单位：中国疾病预防控制中心传染病预防控制所

电子邮箱：chpc@icdc.cn

491. 气单胞菌属

国家科技资源标识符：CSTR:16698.06.NPRC 1.2.1149

平台资源号：NPRC 1.2.1149

保藏编号：CHPC 1.9068

中文名称：嗜水气单胞菌

外文名称：*Aeromonas hydrophila*

分类学地位：Bacteria; Pseudomonadota; Gammaproteobacteria; Aeromonadales; Aeromonadaceae; *Aeromonas*

生物危害程度：第三类

分离时间：2021-08-05

分离地址：中国北京市

分离基物：水体

致病名称：急性胃肠炎、败血症

致病对象：人、动物

来源历史：←中国疾病预防控制中心病原微生物菌（毒）种保藏中心传染病预防控制所分中心←中国疾病预防控制中心传染病预防控制所

用　　途：临床检验

联系单位：中国疾病预防控制中心传染病预防控制所

电子邮箱：chpc@icdc.cn

492. 气单胞菌属

国家科技资源标识符：CSTR:16698.06.NPRC 1.2.1150

平台资源号：NPRC 1.2.1150

保藏编号：CHPC 1.8570

中文名称：温和气单胞菌

外文名称：*Aeromonas sobria*

分类学地位：Bacteria; Pseudomonadota; Gammaproteobacteria; Aeromonadales; Aeromonadaceae; *Aeromonas*

生物危害程度：第三类

分离时间：2021-02-05

分离地址：中国北京市

分离基物：患者血液

致病名称：急性胃肠炎、败血症

致病对象：人、动物

来源历史：←中国疾病预防控制中心病原微生物菌（毒）种保藏中心传染病预防控制所分中心←中国疾病预防控制中心传染病预防控制所←首都医科大学附属北京友谊医院

用　　途：临床检验

联系单位：中国疾病预防控制中心传染病预防控制所

电子邮箱：chpc@icdc.cn

493. 气单胞菌属

国家科技资源标识符：CSTR:16698.06.NPRC 1.2.1151

平台资源号：NPRC 1.2.1151

保藏编号：CHPC 1.9050

中文名称：气单胞菌

外文名称：*Aeromonas* sp.

分类学地位：Bacteria; Pseudomonadota; Gammaproteobacteria; Aeromonadales;

Aeromonadaceae; *Aeromonas*

生物危害程度：第三类

分离时间：2021-06-05

分离地址：中国北京市

分离基物：水体

致病名称：急性胃肠炎、败血症

致病对象：人、动物

来源历史：←中国疾病预防控制中心病原微生物菌（毒）种保藏中心传染病预防控制所分中心←中国疾病预防控制中心传染病预防控制所

用　　途：临床检验

联系单位：中国疾病预防控制中心传染病预防控制所

电子邮箱：chpc@icdc.cn

494. 气单胞菌属

国家科技资源标识符：CSTR:16698.06.NPRC 1.2.1152

平台资源号：NPRC 1.2.1152

保藏编号：CHPC 1.9066

中文名称：气单胞菌

外文名称：*Aeromonas* sp.

分类学地位：Bacteria; Pseudomonadota; Gammaproteobacteria; Aeromonadales; Aeromonadaceae; *Aeromonas*

生物危害程度：第三类

分离时间：2021-08-02

分离地址：中国北京市

分离基物：水体

致病名称：急性胃肠炎、败血症

致病对象：人、动物

来源历史：←中国疾病预防控制中心病原微生物菌（毒）种保藏中心传染病预防控制所分中心←中国疾病预防控制中心传染病预防控制所

用　　途：临床检验

联系单位：中国疾病预防控制中心传染病预防控

制所

电子邮箱：chpc@icdc.cn

495. 气单胞菌属

国家科技资源标识符：CSTR:16698.06.NPRC 1.2.1153

平台资源号：NPRC 1.2.1153

保藏编号：CHPC 1.8577

中文名称：维氏气单胞菌

外文名称：*Aeromonas veronii*

分类学地位：Bacteria; Pseudomonadota; Gammaproteobacteria; Aeromonadales; Aeromonadaceae; *Aeromonas*

生物危害程度：第三类

分离时间：2021-02-21

分离地址：中国北京市

分离基物：患者肝周积液

致病名称：急性胃肠炎、败血症

致病对象：人、动物

来源历史：←中国疾病预防控制中心病原微生物菌（毒）种保藏中心传染病预防控制所分中心←中国疾病预防控制中心传染病预防控制所←首都医科大学附属北京友谊医院

用　　途：临床检验

联系单位：中国疾病预防控制中心传染病预防控制所

电子邮箱：chpc@icdc.cn

496. 气单胞菌属

国家科技资源标识符：CSTR:16698.06.NPRC 1.2.1154

平台资源号：NPRC 1.2.1154

保藏编号：CHPC 1.9037

中文名称：维氏气单胞菌

外文名称：*Aeromonas veronii*

分类学地位：Bacteria; Pseudomonadota; Gammaproteobacteria; Aeromonadales; Aeromonadaceae; *Aeromonas*

生物危害程度：第三类

分离时间：2021-06-23

分离地址：中国北京市

分离基物：水体

致病名称：急性胃肠炎、败血症

致病对象：人、动物

来源历史：←中国疾病预防控制中心病原微生物菌（毒）种保藏中心传染病预防控制所分中心←中国疾病预防控制中心传染病预防控制所

用　　途：临床检验

联系单位：中国疾病预防控制中心传染病预防控制所

电子邮箱：chpc@icdc.cn

497. 气单胞菌属

国家科技资源标识符：CSTR:16698.06.NPRC 1.2.1155

平台资源号：NPRC 1.2.1155

保藏编号：CHPC 1.9043

中文名称：维氏气单胞菌

外文名称：*Aeromonas veronii*

分类学地位：Bacteria; Pseudomonadota; Gammaproteobacteria; Aeromonadales; Aeromonadaceae; *Aeromonas*

生物危害程度：第三类

分离时间：2021-05-10

分离地址：中国北京市

分离基物：水体

致病名称：急性胃肠炎、败血症

致病对象：人、动物

来源历史：←中国疾病预防控制中心病原微生物菌（毒）种保藏中心传染病预防控制所分中心←中国疾病预防控制中心传染病预防控制所

用　　途：临床检验

联系单位：中国疾病预防控制中心传染病预防控制所

电子邮箱：chpc@icdc.cn

五十一、气球菌属

498. 气球菌属

国家科技资源标识符：CSTR:16698.06.NPRC 1.9.156

平台资源号：NPRC 1.9.156

保藏编号：CMCC(B)32362

中文名称：绿色气球菌

外文名称：*Aerococcus viridans*

分类学地位：Bacteria; Bacillota; Bacilli; Lactobacillales; Aerococcaceae; *Aerococcus*

生物危害程度：未知

分离时间：2019-08-06

分离地址：中国

分离基物：未知

致病名称：菌血症、呼吸道感染、伤口感染

致病对象：人

来源历史：←中国食品药品检定研究院病原微生物菌（毒）种保藏中心←中国食品药品检定研究院食品检定所

用　　途：科研

联系单位：中国食品药品检定研究院

电子邮箱：cmcc@nifdc.org.cn

五十二、鞘氨醇单胞菌属

499. 鞘氨醇单胞菌属

国家科技资源标识符：CSTR:16698.06.NPRC 1.2.1156

平台资源号：NPRC 1.2.1156

保藏编号：CHPC 1.9224

中文名称：单侧鞘氨醇单胞菌

外文名称：*Sphingomonas dokdonensis*

细菌

分类学地位：Bacteria; Pseudomonadota; Alphaproteobacteria; Sphingomonadales; Sphingomonadaceae; *Sphingomonas*

生物危害程度：第三类

分离时间：2021

分离地址：中国福建省泉州市

分离基物：患者血液

致病名称：医源性感染

致病对象：人

来源历史：←中国疾病预防控制中心病原微生物菌（毒）种保藏中心传染病预防控制所分中心←中国疾病预防控制中心传染病预防控制所←福建省泉州市第一医院（福建医科大学附属泉州第一医院）

用　　途：临床检验

联系单位：中国疾病预防控制中心传染病预防控制所

电子邮箱：chpc@icdc.cn

500. 鞘氨醇单胞菌属

国家科技资源标识符：CSTR:16698.06.NPRC 1.2.1157

平台资源号：NPRC 1.2.1157

保藏编号：CHPC 1.4131

中文名称：少动鞘氨醇单胞菌

外文名称：*Sphingomonas oligozoons*

分类学地位：Bacteria; Pseudomonadota; Alphaproteobacteria; Sphingomonadales; Sphingomonadaceae; *Sphingomonas*

生物危害程度：第三类

分离时间：2019-08-07

分离地址：中国北京市

分离基物：患者血液

致病名称：医源性感染

致病对象：人

来源历史：←中国疾病预防控制中心病原微生物菌（毒）种保藏中心传染病预防控制

所分中心←中国疾病预防控制中心传染病预防控制所

用　　途：临床检验

联系单位：中国疾病预防控制中心传染病预防控制所

电子邮箱：chpc@icdc.cn

五十三、鞘氨醇杆菌属

501. 鞘氨醇杆菌属

国家科技资源标识符：CSTR:16698.06.NPRC 1.2.1158

平台资源号：NPRC 1.2.1158

保藏编号：CHPC 1.9074

中文名称：多食鞘氨醇杆菌

外文名称：*Sphingobacterium multivorum*

分类学地位：Bacteria; Bacteroidota; Sphingobacteriia; Sphingobacteriales; Sphingobacteriaceae; *Sphingobacterium*

生物危害程度：第三类

分离时间：2021-07-23

分离地址：中国北京市

分离基物：水体

致病名称：血液感染

致病对象：人

来源历史：←中国疾病预防控制中心病原微生物菌（毒）种保藏中心传染病预防控制所分中心←中国疾病预防控制中心传染病预防控制所

用　　途：临床检验

联系单位：中国疾病预防控制中心传染病预防控制所

电子邮箱：chpc@icdc.cn

502. 鞘氨醇杆菌属

国家科技资源标识符：CSTR:16698.06.NPRC 1.9.157

平台资源号：NPRC 1.9.157

保藏编号：CMCC(B)70001

中文名称：多食鞘氨醇杆菌

外文名称：*Sphingobacterium multivorum*

分类学地位：Bacteria; Bacteroidota; Sphingobacteriia; Sphingobacteriales; Sphingobacteriaceae; *Sphingobacterium*

生物危害程度：未知

分离时间：2019-10-31

分离地址：中国北京市

分离基物：未知

致病名称：未知

致病对象：未知

来源历史：←中国食品药品检定研究院病原微生物菌（毒）种保藏中心←中国食品药品检定研究院食品检定所

用　　途：科研

联系单位：中国食品药品检定研究院

电子邮箱：cmcc@nifdc.org.cn

五十四、氢噬胞菌属

503. 氢噬胞菌属

国家科技资源标识符：CSTR:16698.06.NPRC 1.2.1159

平台资源号：NPRC 1.2.1159

保藏编号：CHPC 1.9071

中文名称：类黄氢噬胞菌

外文名称：*Hydrogenophaga pseudoflava*

分类学地位：Bacteria; Pseudomonadota; Betaproteobacteria; Burkholderiales; Comamonadaceae; *Hydrogenophaga*

生物危害程度：第三类

分离时间：2021-07-23

分离地址：中国北京市

分离基物：水体

致病名称：伤口感染

致病对象：人、动物

来源历史：←中国疾病预防控制中心病原微生物菌（毒）种保藏中心传染病预防控制所分中心←中国疾病预防控制中心传染病预防控制所

用　　途：模式菌株

联系单位：中国疾病预防控制中心传染病预防控制所

电子邮箱：chpc@icdc.cn

五十五、溶杆菌属

504. 溶杆菌属

国家科技资源标识符：CSTR:16698.06.NPRC 1.2.1160

平台资源号：NPRC 1.2.1160

保藏编号：CHPC 1.9150

中文名称：海绵溶杆菌

外文名称：*Lysobacter spongiae*

分类学地位：Bacteria; Pseudomonadota; Gammaproteobacteria; Lysobacterales; Lysobacteraceae; *Lysobacter*

生物危害程度：第三类

分离时间：2021-10-03

分离地址：韩国

分离基物：海产品

致病名称：医源性感染

致病对象：人

来源历史：←中国疾病预防控制中心病原微生物菌（毒）种保藏中心传染病预防控制所分中心←中国疾病预防控制中心传染病预防控制所←广东省微生物菌种保藏中心

用　　途：临床检验

联系单位：中国疾病预防控制中心传染病预防控

制所

电子邮箱：chpc@icdc.cn

五十六、沙雷菌属

505. 沙雷菌属

国家科技资源标识符：CSTR:16698.06.NPRC 1.2.1161

平台资源号：NPRC 1.2.1161

保藏编号：CHPC 1.9067

中文名称：居泉沙雷菌

外文名称：*Serratia fonticola*

分类学地位：Bacteria; Pseudomonadota; Gammaproteobacteria; Enterobacterales; Yersiniaceae; *Serratia*

生物危害程度：第三类

分离时间：2021-07-23

分离地址：中国北京市

分离基物：水体

致病名称：肺炎、败血症、脑膜炎、尿路感染

致病对象：人

来源历史：←中国疾病预防控制中心病原微生物菌（毒）种保藏中心传染病预防控制所分中心←中国疾病预防控制中心传染病预防控制所

用　　途：临床检验

联系单位：中国疾病预防控制中心传染病预防控制所

电子邮箱：chpc@icdc.cn

506. 沙雷菌属

国家科技资源标识符：CSTR:16698.06.NPRC 1.7.63

平台资源号：NPRC 1.7.63

保藏编号：CCPM(A)-P-192124

中文名称：黏质沙雷菌

外文名称：*Serratia marcescens*

分类学地位：Bacteria; Pseudomonadota; Gammaproteobacteria; Enterobacterales; Yersiniaceae; *Serratia*

生物危害程度：第三类

分离时间：2020-10-14

分离地址：中国北京市

分离基物：患者尿液

致病名称：泌尿道感染、呼吸道感染、脑膜炎、伤口感染、败血症、心内膜炎

致病对象：人

来源历史：←中国医学科学院病原微生物菌（毒）种保藏中心药用微生物相关菌（毒）种保藏分中心←中国医学科学院医药生物技术研究所

用　　途：科研、教学领域的微生物学检验

联系单位：中国医学科学院医药生物技术研究所

电子邮箱：xinyiyang@imb.cams.cn

507. 沙雷菌属

国家科技资源标识符：CSTR:16698.06.NPRC 1.7.64

平台资源号：NPRC 1.7.64

保藏编号：CCPM(A)-P-392001

中文名称：居泉沙雷菌

外文名称：*Serratia fonticola*

分类学地位：Bacteria; Pseudomonadota; Gammaproteobacteria; Enterobacterales; Yersiniaceae; *Serratia*

生物危害程度：第三类

分离时间：2021-01-06

分离地址：中国河北省

分离基物：患者痰液

致病名称：泌尿道感染、呼吸道感染、脑膜炎、伤口感染、败血症、心内膜炎

致病对象：人

来源历史：←中国医学科学院病原微生物菌（毒）种保藏中心药用微生物相关菌（毒）种保藏分中心←中国医学科学院医药

生物技术研究所

用　　途：科研、教学领域的微生物学检验

联系单位：中国医学科学院医药生物技术研究所

电子邮箱：xinyiyang@imb.cams.cn

508. 沙雷菌属

国家科技资源标识符：CSTR:16698.06.NPRC 1.9.158

平台资源号：NPRC 1.9.158

保藏编号：CMCC(B)41020

中文名称：深红沙雷菌

外文名称：*Serratia rubidaea*

分类学地位：Bacteria; Pseudomonadota; Gammaproteobacteria; Enterobacterales; Yersiniaceae; *Serratia*

生物危害程度：第三类

分离时间：未知

分离地址：中国

分离基物：食品

致病名称：肺部感染

致病对象：人

来源历史：←中国食品药品检定研究院病原微生物菌（毒）种保藏中心←中国食品药品检定研究院食品检定所

用　　途：科研

联系单位：中国食品药品检定研究院

电子邮箱：cmcc@nifdc.org.cn

◤ 五十七、沙门菌属

509. 沙门菌属

国家科技资源标识符：CSTR:16698.06.NPRC 1.2.1162

平台资源号：NPRC 1.2.1162

保藏编号：CHPC 1.8750

中文名称：阿巴特图巴沙门菌

外文名称：*Salmonella* Abaetetuba

分类学地位：Bacteria; Pseudomonadota; Gammaproteobacteria; Enterobacterales; Enterobacteriaceae; *Salmonella*

生物危害程度：第三类

分离时间：2018-09-16

分离地址：中国北京市

分离基物：患者粪便

致病名称：急性胃肠炎

致病对象：人、动物

来源历史：←中国疾病预防控制中心病原微生物菌（毒）种保藏中心传染病预防控制所分中心←中国疾病预防控制中心传染病预防控制所←北京市顺义区疾病预防控制中心

用　　途：临床检验

联系单位：中国疾病预防控制中心传染病预防控制所

电子邮箱：chpc@icdc.cn

510. 沙门菌属

国家科技资源标识符：CSTR:16698.06.NPRC 1.2.1163

平台资源号：NPRC 1.2.1163

保藏编号：CHPC 1.8642

中文名称：阿贡纳沙门菌

外文名称：*Salmonella* Argonne

分类学地位：Bacteria; Pseudomonadota; Gammaproteobacteria; Enterobacterales; Enterobacteriaceae; *Salmonella*

生物危害程度：第三类

分离时间：2013-08-06

分离地址：中国北京市

分离基物：患者粪便

致病名称：急性胃肠炎

致病对象：人、动物

来源历史：←中国疾病预防控制中心病原微生物菌（毒）种保藏中心传染病预防控制所分中心←中国疾病预防控制中心传

染病预防控制所←北京市顺义区疾病
预防控制中心

用　　途：临床检验

联系单位：中国疾病预防控制中心传染病预防控
制所

电子邮箱：chpc@icdc.cn

511. 沙门菌属

国家科技资源标识符：CSTR:16698.06.NPRC 1.2.1164

平台资源号：NPRC 1.2.1164

保藏编号：CHPC 1.8689

中文名称：阿贡纳沙门菌

外文名称：*Salmonella* Argonne

分类学地位：Bacteria; Pseudomonadota; Gammaproteobacteria; Enterobacterales; Enterobacteriaceae; *Salmonella*

生物危害程度：第三类

分离时间：2016-03-25

分离地址：中国北京市

分离基物：患者粪便

致病名称：急性胃肠炎

致病对象：人、动物

来源历史：←中国疾病预防控制中心病原微生物
菌（毒）种保藏中心传染病预防控制
所分中心←中国疾病预防控制中心传
染病预防控制所←北京市顺义区疾病
预防控制中心

用　　途：临床检验

联系单位：中国疾病预防控制中心传染病预防控
制所

电子邮箱：chpc@icdc.cn

512. 沙门菌属

国家科技资源标识符：CSTR:16698.06.NPRC 1.2.1165

平台资源号：NPRC 1.2.1165

保藏编号：CHPC 1.8702

中文名称：阿贡纳沙门菌

外文名称：*Salmonella* Argonne

分类学地位：Bacteria; Pseudomonadota; Gammaproteobacteria; Enterobacterales; Enterobacteriaceae; *Salmonella*

生物危害程度：第三类

分离时间：2016-10-15

分离地址：中国北京市

分离基物：患者粪便

致病名称：急性胃肠炎

致病对象：人、动物

来源历史：←中国疾病预防控制中心病原微生物
菌（毒）种保藏中心传染病预防控制
所分中心←中国疾病预防控制中心传
染病预防控制所←北京市顺义区疾病
预防控制中心

用　　途：临床检验

联系单位：中国疾病预防控制中心传染病预防控
制所

电子邮箱：chpc@icdc.cn

513. 沙门菌属

国家科技资源标识符：CSTR:16698.06.NPRC 1.2.1166

平台资源号：NPRC 1.2.1166

保藏编号：CHPC 1.8711

中文名称：阿贡纳沙门菌

外文名称：*Salmonella* Argonne

分类学地位：Bacteria; Pseudomonadota; Gammaproteobacteria; Enterobacterales; Enterobacteriaceae; *Salmonella*

生物危害程度：第三类

分离时间：2017-04-24

分离地址：中国北京市

分离基物：患者粪便

致病名称：急性胃肠炎

致病对象：人、动物

来源历史：←中国疾病预防控制中心病原微生物
菌（毒）种保藏中心传染病预防控制

所分中心←中国疾病预防控制中心传染病预防控制所←北京市顺义区疾病预防控制中心

用　　途：临床检验

联系单位：中国疾病预防控制中心传染病预防控制所

电子邮箱：chpc@icdc.cn

514. 沙门菌属

国家科技资源标识符：CSTR:16698.06.NPRC 1.2.1167

平台资源号：NPRC 1.2.1167

保藏编号：CHPC 1.8712

中文名称：阿贡纳沙门菌

外文名称：*Salmonella* Argonne

分类学地位：Bacteria; Pseudomonadota; Gammaproteobacteria; Enterobacterales; Enterobacteriaceae; *Salmonella*

生物危害程度：第三类

分离时间：2017-04-27

分离地址：中国北京市

分离基物：患者粪便

致病名称：急性胃肠炎

致病对象：人、动物

来源历史：←中国疾病预防控制中心病原微生物菌（毒）种保藏中心传染病预防控制所分中心←中国疾病预防控制中心传染病预防控制所←北京市顺义区疾病预防控制中心

用　　途：临床检验

联系单位：中国疾病预防控制中心传染病预防控制所

电子邮箱：chpc@icdc.cn

515. 沙门菌属

国家科技资源标识符：CSTR:16698.06.NPRC 1.2.1168

平台资源号：NPRC 1.2.1168

保藏编号：CHPC 1.8654

中文名称：布伦登卢普沙门菌

外文名称：*Salmonella* Breanderup

分类学地位：Bacteria; Pseudomonadota; Gammaproteobacteria; Enterobacterales; Enterobacteriaceae; *Salmonella*

生物危害程度：第三类

分离时间：2013-10-28

分离地址：中国北京市

分离基物：患者粪便

致病名称：急性胃肠炎

致病对象：人、动物

来源历史：←中国疾病预防控制中心病原微生物菌（毒）种保藏中心传染病预防控制所分中心←中国疾病预防控制中心传染病预防控制所←北京市顺义区疾病预防控制中心

用　　途：临床检验

联系单位：中国疾病预防控制中心传染病预防控制所

电子邮箱：chpc@icdc.cn

516. 沙门菌属

国家科技资源标识符：CSTR:16698.06.NPRC 1.2.1169

平台资源号：NPRC 1.2.1169

保藏编号：CHPC 1.8669

中文名称：彻斯特沙门菌

外文名称：*Salmonella* Chester

分类学地位：Bacteria; Pseudomonadota; Gammaproteobacteria; Enterobacterales; Enterobacteriaceae; *Salmonella*

生物危害程度：第三类

分离时间：2014-10-13

分离地址：中国北京市

分离基物：患者粪便

致病名称：急性胃肠炎

致病对象：人、动物

来源历史：←中国疾病预防控制中心病原微生物

菌（毒）种保藏中心传染病预防控制
所分中心←中国疾病预防控制中心传
染病预防控制所←北京市顺义区疾病
预防控制中心

用　　途：临床检验

联系单位：中国疾病预防控制中心传染病预防控
制所

电子邮箱：chpc@icdc.cn

517. 沙门菌属

国家科技资源标识符：CSTR:16698.06.NPRC 1.2.1170

平台资源号：NPRC 1.2.1170

保藏编号：CHPC 1.8644

中文名称：山夫登堡沙门菌

外文名称：*Salmonella* Clifen castle hill

分类学地位：Bacteria; Pseudomonadota; Gammaproteobacteria; Enterobacterales; Enterobacteriaceae; *Salmonella*

生物危害程度：第三类

分离时间：2013-09-02

分离地址：中国北京市

分离基物：患者粪便

致病名称：急性胃肠炎

致病对象：人、动物

来源历史：←中国疾病预防控制中心病原微生物
菌（毒）种保藏中心传染病预防控制
所分中心←中国疾病预防控制中心传
染病预防控制所←北京市顺义区疾病
预防控制中心

用　　途：临床检验

联系单位：中国疾病预防控制中心传染病预防控
制所

电子邮箱：chpc@icdc.cn

518. 沙门菌属

国家科技资源标识符：CSTR:16698.06.NPRC 1.2.1171

平台资源号：NPRC 1.2.1171

保藏编号：CHPC 1.8645

中文名称：山夫登堡沙门菌

外文名称：*Salmonella* Clifen castle hill

分类学地位：Bacteria; Pseudomonadota; Gammaproteobacteria; Enterobacterales; Enterobacteriaceae; *Salmonella*

生物危害程度：第三类

分离时间：2013-09-15

分离地址：中国北京市

分离基物：患者粪便

致病名称：急性胃肠炎

致病对象：人、动物

来源历史：←中国疾病预防控制中心病原微生物
菌（毒）种保藏中心传染病预防控制
所分中心←中国疾病预防控制中心传
染病预防控制所←北京市顺义区疾病
预防控制中心

用　　途：临床检验

联系单位：中国疾病预防控制中心传染病预防控
制所

电子邮箱：chpc@icdc.cn

519. 沙门菌属

国家科技资源标识符：CSTR:16698.06.NPRC 1.2.1172

平台资源号：NPRC 1.2.1172

保藏编号：CHPC 1.8648

中文名称：山夫登堡沙门菌

外文名称：*Salmonella* Clifen castle hill

分类学地位：Bacteria; Pseudomonadota; Gammaproteobacteria; Enterobacterales; Enterobacteriaceae; *Salmonella*

生物危害程度：第三类

分离时间：2013-09-29

分离地址：中国北京市

分离基物：患者粪便

致病名称：急性胃肠炎

致病对象：人、动物

来源历史：←中国疾病预防控制中心病原微生物
菌（毒）种保藏中心传染病预防控制
所分中心←中国疾病预防控制中心传
染病预防控制所←北京市顺义区疾病
预防控制中心

用　　途：临床检验

联系单位：中国疾病预防控制中心传染病预防控
制所

电子邮箱：chpc@icdc.cn

520. 沙门菌属

国家科技资源标识符：CSTR:16698.06.NPRC 1.2.1173

平台资源号：NPRC 1.2.1173

保藏编号：CHPC 1.8649

中文名称：山夫登堡沙门菌

外文名称：*Salmonella* Clifen castle hill

分类学地位：Bacteria; Pseudomonadota; Gam-
maproteobacteria; Enterobacterales;
Enterobacteriaceae; *Salmonella*

生物危害程度：第三类

分离时间：2013-10-01

分离地址：中国北京市

分离基物：患者粪便

致病名称：急性胃肠炎

致病对象：人、动物

来源历史：←中国疾病预防控制中心病原微生物
菌（毒）种保藏中心传染病预防控制
所分中心←中国疾病预防控制中心传
染病预防控制所←北京市顺义区疾病
预防控制中心

用　　途：临床检验

联系单位：中国疾病预防控制中心传染病预防控
制所

电子邮箱：chpc@icdc.cn

521. 沙门菌属

国家科技资源标识符：CSTR:16698.06.NPRC 1.2.1174

平台资源号：NPRC 1.2.1174

保藏编号：CHPC 1.8650

中文名称：山夫登堡沙门菌

外文名称：*Salmonella* Clifen castle hill

分类学地位：Bacteria; Pseudomonadota; Gam-
maproteobacteria; Enterobacterales;
Enterobacteriaceae; *Salmonella*

生物危害程度：第三类

分离时间：2013-10-14

分离地址：中国北京市

分离基物：患者粪便

致病名称：急性胃肠炎

致病对象：人、动物

来源历史：←中国疾病预防控制中心病原微生物
菌（毒）种保藏中心传染病预防控制
所分中心←中国疾病预防控制中心传
染病预防控制所←北京市顺义区疾病
预防控制中心

用　　途：临床检验

联系单位：中国疾病预防控制中心传染病预防控
制所

电子邮箱：chpc@icdc.cn

522. 沙门菌属

国家科技资源标识符：CSTR:16698.06.NPRC 1.2.1175

平台资源号：NPRC 1.2.1175

保藏编号：CHPC 1.8653

中文名称：山夫登堡沙门菌

外文名称：*Salmonella* Clifen castle hill

分类学地位：Bacteria; Pseudomonadota; Gam-
maproteobacteria; Enterobacterales;
Enterobacteriaceae; *Salmonella*

生物危害程度：第三类

分离时间：2013-10-23

分离地址：中国北京市

分离基物：患者粪便

致病名称：急性胃肠炎

致病对象：人、动物

来源历史：←中国疾病预防控制中心病原微生物菌（毒）种保藏中心传染病预防控制所分中心←中国疾病预防控制中心传染病预防控制所←北京市顺义区疾病预防控制中心

用　　途：临床检验

联系单位：中国疾病预防控制中心传染病预防控制所

电子邮箱：chpc@icdc.cn

523. 沙门菌属

国家科技资源标识符：CSTR:16698.06.NPRC 1.2.1176

平台资源号：NPRC 1.2.1176

保藏编号：CHPC 1.8724

中文名称：山夫登堡沙门菌

外文名称：*Salmonella* Clifen castle hill

分类学地位：Bacteria; Pseudomonadota; Gammaproteobacteria; Enterobacterales; Enterobacteriaceae; *Salmonella*

生物危害程度：第三类

分离时间：2017-09-27

分离地址：中国北京市

分离基物：患者粪便

致病名称：急性胃肠炎

致病对象：人、动物

来源历史：←中国疾病预防控制中心病原微生物菌（毒）种保藏中心传染病预防控制所分中心←中国疾病预防控制中心传染病预防控制所←北京市顺义区疾病预防控制中心

用　　途：临床检验

联系单位：中国疾病预防控制中心传染病预防控制所

电子邮箱：chpc@icdc.cn

524. 沙门菌属

国家科技资源标识符：CSTR:16698.06.NPRC 1.2.1177

平台资源号：NPRC 1.2.1177

保藏编号：CHPC 1.8730

中文名称：山夫登堡沙门菌

外文名称：*Salmonella* Clifen castle hill

分类学地位：Bacteria; Pseudomonadota; Gammaproteobacteria; Enterobacterales; Enterobacteriaceae; *Salmonella*

生物危害程度：第三类

分离时间：2017-10-29

分离地址：中国北京市

分离基物：患者粪便

致病名称：急性胃肠炎

致病对象：人、动物

来源历史：←中国疾病预防控制中心病原微生物菌（毒）种保藏中心传染病预防控制所分中心←中国疾病预防控制中心传染病预防控制所←北京市顺义区疾病预防控制中心

用　　途：临床检验

联系单位：中国疾病预防控制中心传染病预防控制所

电子邮箱：chpc@icdc.cn

525. 沙门菌属

国家科技资源标识符：CSTR:16698.06.NPRC 1.2.1178

平台资源号：NPRC 1.2.1178

保藏编号：CHPC 1.8683

中文名称：德尔卑沙门菌

外文名称：*Salmonella* Derby

分类学地位：Bacteria; Pseudomonadota; Gammaproteobacteria; Enterobacterales; Enterobacteriaceae; *Salmonella*

生物危害程度：第三类

分离时间：2015-05-17

分离地址：中国北京市

分离基物：患者粪便

致病名称：急性胃肠炎

致病对象：人、动物

来源历史：←中国疾病预防控制中心病原微生物菌（毒）种保藏中心传染病预防控制所分中心←中国疾病预防控制中心传染病预防控制所←北京市顺义区疾病预防控制中心

用　　途：临床检验

联系单位：中国疾病预防控制中心传染病预防控制所

电子邮箱：chpc@icdc.cn

526. 沙门菌属

国家科技资源标识符：CSTR:16698.06.NPRC 1.2.1179

平台资源号：NPRC 1.2.1179

保藏编号：CHPC 1.8752

中文名称：德尔卑沙门菌

外文名称：*Salmonella* Derby

分类学地位：Bacteria; Pseudomonadota; Gammaproteobacteria; Enterobacterales; Enterobacteriaceae; *Salmonella*

生物危害程度：第三类

分离时间：2018-09-30

分离地址：中国北京市

分离基物：患者粪便

致病名称：急性胃肠炎

致病对象：人、动物

来源历史：←中国疾病预防控制中心病原微生物菌（毒）种保藏中心传染病预防控制所分中心←中国疾病预防控制中心传染病预防控制所←北京市顺义区疾病预防控制中心

用　　途：临床检验

联系单位：中国疾病预防控制中心传染病预防控制所

电子邮箱：chpc@icdc.cn

527. 沙门菌属

国家科技资源标识符：CSTR:16698.06.NPRC 1.2.1180

平台资源号：NPRC 1.2.1180

保藏编号：CHPC 1.8756

中文名称：双相亚利桑那亚种沙门菌

外文名称：*Salmonella enterica subspecies diarizonae*

分类学地位：Bacteria; Pseudomonadota; Gammaproteobacteria; Enterobacterales; Enterobacteriaceae; *Salmonella*

生物危害程度：第三类

分离时间：2019-04-24

分离地址：中国北京市

分离基物：患者粪便

致病名称：急性胃肠炎

致病对象：人、动物

来源历史：←中国疾病预防控制中心病原微生物菌（毒）种保藏中心传染病预防控制所分中心←中国疾病预防控制中心传染病预防控制所←北京市顺义区疾病预防控制中心

用　　途：临床检验

联系单位：中国疾病预防控制中心传染病预防控制所

电子邮箱：chpc@icdc.cn

528. 沙门菌属

国家科技资源标识符：CSTR:16698.06.NPRC 1.2.1181

平台资源号：NPRC 1.2.1181

保藏编号：CHPC 1.8647

中文名称：肠炎沙门菌

外文名称：*Salmonella* Enteritidis

分类学地位：Bacteria; Pseudomonadota; Gammaproteobacteria; Enterobacterales; Enterobacteriaceae; *Salmonella*

生物危害程度：第三类

分离时间：2013-09-24

分离地址：中国北京市

分离基物：患者粪便

致病名称：急性胃肠炎

致病对象：人、动物

来源历史：←中国疾病预防控制中心病原微生物菌（毒）种保藏中心传染病预防控制所分中心←中国疾病预防控制中心传染病预防控制所←北京市顺义区疾病预防控制中心

用　　途：临床检验

联系单位：中国疾病预防控制中心传染病预防控制所

电子邮箱：chpc@icdc.cn

529. 沙门菌属

国家科技资源标识符：CSTR:16698.06.NPRC 1.2.1182

平台资源号：NPRC 1.2.1182

保藏编号：CHPC 1.8651

中文名称：肠炎沙门菌

外文名称：*Salmonella* Enteritidis

分类学地位：Bacteria; Pseudomonadota; Gammaproteobacteria; Enterobacterales; Enterobacteriaceae; *Salmonella*

生物危害程度：第三类

分离时间：2013-10-15

分离地址：中国北京市

分离基物：患者粪便

致病名称：急性胃肠炎

致病对象：人、动物

来源历史：←中国疾病预防控制中心病原微生物菌（毒）种保藏中心传染病预防控制所分中心←中国疾病预防控制中心传染病预防控制所←北京市顺义区疾病预防控制中心

用　　途：临床检验

联系单位：中国疾病预防控制中心传染病预防控制所

电子邮箱：chpc@icdc.cn

530. 沙门菌属

国家科技资源标识符：CSTR:16698.06.NPRC 1.2.1183

平台资源号：NPRC 1.2.1183

保藏编号：CHPC 1.8652

中文名称：肠炎沙门菌

外文名称：*Salmonella* Enteritidis

分类学地位：Bacteria; Pseudomonadota; Gammaproteobacteria; Enterobacterales; Enterobacteriaceae; *Salmonella*

生物危害程度：第三类

分离时间：2013-10-20

分离地址：中国北京市

分离基物：患者粪便

致病名称：急性胃肠炎

致病对象：人、动物

来源历史：←中国疾病预防控制中心病原微生物菌（毒）种保藏中心传染病预防控制所分中心←中国疾病预防控制中心传染病预防控制所←北京市顺义区疾病预防控制中心

用　　途：临床检验

联系单位：中国疾病预防控制中心传染病预防控制所

电子邮箱：chpc@icdc.cn

531. 沙门菌属

国家科技资源标识符：CSTR:16698.06.NPRC 1.2.1184

平台资源号：NPRC 1.2.1184

保藏编号：CHPC 1.8655

中文名称：肠炎沙门菌

外文名称：*Salmonella* Enteritidis

分类学地位：Bacteria; Pseudomonadota; Gammaproteobacteria; Enterobacterales;

Enterobacteriaceae; *Salmonella*

生物危害程度：第三类

分离时间：2013-10-27

分离地址：中国北京市

分离基物：患者粪便

致病名称：急性胃肠炎

致病对象：人、动物

来源历史：←中国疾病预防控制中心病原微生物
菌（毒）种保藏中心传染病预防控制
所分中心←中国疾病预防控制中心传
染病预防控制所←北京市顺义区疾病
预防控制中心

用　　途：临床检验

联系单位：中国疾病预防控制中心传染病预防控
制所

电子邮箱：chpc@icdc.cn

532. 沙门菌属

国家科技资源标识符：CSTR:16698.06.NPRC 1.2.1185

平台资源号：NPRC 1.2.1185

保藏编号：CHPC 1.8656

中文名称：肠炎沙门菌

外文名称：*Salmonella* Enteritidis

分类学地位：Bacteria; Pseudomonadota; Gam-
maproteobacteria; Enterobacterales;
Enterobacteriaceae; *Salmonella*

生物危害程度：第三类

分离时间：2014-05-04

分离地址：中国北京市

分离基物：患者粪便

致病名称：急性胃肠炎

致病对象：人、动物

来源历史：←中国疾病预防控制中心病原微生物
菌（毒）种保藏中心传染病预防控制
所分中心←中国疾病预防控制中心传
染病预防控制所←北京市顺义区疾病
预防控制中心

用　　途：临床检验

联系单位：中国疾病预防控制中心传染病预防控
制所

电子邮箱：chpc@icdc.cn

533. 沙门菌属

国家科技资源标识符：CSTR:16698.06.NPRC 1.2.1186

平台资源号：NPRC 1.2.1186

保藏编号：CHPC 1.8657

中文名称：肠炎沙门菌

外文名称：*Salmonella* Enteritidis

分类学地位：Bacteria; Pseudomonadota; Gam-
maproteobacteria; Enterobacterales;
Enterobacteriaceae; *Salmonella*

生物危害程度：第三类

分离时间：2014-05-10

分离地址：中国北京市

分离基物：患者粪便

致病名称：急性胃肠炎

致病对象：人、动物

来源历史：←中国疾病预防控制中心病原微生物
菌（毒）种保藏中心传染病预防控制
所分中心←中国疾病预防控制中心传
染病预防控制所←北京市顺义区疾病
预防控制中心

用　　途：临床检验

联系单位：中国疾病预防控制中心传染病预防控
制所

电子邮箱：chpc@icdc.cn

534. 沙门菌属

国家科技资源标识符：CSTR:16698.06.NPRC 1.2.1187

平台资源号：NPRC 1.2.1187

保藏编号：CHPC 1.8658

中文名称：肠炎沙门菌

外文名称：*Salmonella* Enteritidis

分类学地位：Bacteria; Pseudomonadota; Gam-

细

菌

maproteobacteria; Enterobacterales; Enterobacteriaceae; *Salmonella*

生物危害程度：第三类

分离时间：2014-05-10

分离地址：中国北京市

分离基物：患者粪便

致病名称：急性胃肠炎

致病对象：人、动物

来源历史：←中国疾病预防控制中心病原微生物菌（毒）种保藏中心传染病预防控制所分中心←中国疾病预防控制中心传染病预防控制所←北京市顺义区疾病预防控制中心

用　　途：临床检验

联系单位：中国疾病预防控制中心传染病预防控制所

电子邮箱：chpc@icdc.cn

535. 沙门菌属

国家科技资源标识符：CSTR:16698.06.NPRC 1.2.1188

平台资源号：NPRC 1.2.1188

保藏编号：CHPC 1.8661

中文名称：肠炎沙门菌

外文名称：*Salmonella* Enteritidis

分类学地位：Bacteria; Pseudomonadota; Gammaproteobacteria; Enterobacterales; Enterobacteriaceae; *Salmonella*

生物危害程度：第三类

分离时间：2014-07-15

分离地址：中国北京市

分离基物：患者粪便

致病名称：急性胃肠炎

致病对象：人、动物

来源历史：←中国疾病预防控制中心病原微生物菌（毒）种保藏中心传染病预防控制所分中心←中国疾病预防控制中心传染病预防控制所←北京市顺义区疾病

预防控制中心

用　　途：临床检验

联系单位：中国疾病预防控制中心传染病预防控制所

电子邮箱：chpc@icdc.cn

536. 沙门菌属

国家科技资源标识符：CSTR:16698.06.NPRC 1.2.1189

平台资源号：NPRC 1.2.1189

保藏编号：CHPC 1.8665

中文名称：肠炎沙门菌

外文名称：*Salmonella* Enteritidis

分类学地位：Bacteria; Pseudomonadota; Gammaproteobacteria; Enterobacterales; Enterobacteriaceae; *Salmonella*

生物危害程度：第三类

分离时间：2014-09-01

分离地址：中国北京市

分离基物：患者粪便

致病名称：急性胃肠炎

致病对象：人、动物

来源历史：←中国疾病预防控制中心病原微生物菌（毒）种保藏中心传染病预防控制所分中心←中国疾病预防控制中心传染病预防控制所←北京市顺义区疾病预防控制中心

用　　途：临床检验

联系单位：中国疾病预防控制中心传染病预防控制所

电子邮箱：chpc@icdc.cn

537. 沙门菌属

国家科技资源标识符：CSTR:16698.06.NPRC 1.2.1190

平台资源号：NPRC 1.2.1190

保藏编号：CHPC 1.8666

中文名称：肠炎沙门菌

外文名称：*Salmonella* Enteritidis

分类学地位：Bacteria; Pseudomonadota; Gammaproteobacteria; Enterobacterales; Enterobacteriaceae; *Salmonella*

生物危害程度：第三类

分离时间：2014-09-13

分离地址：中国北京市

分离基物：患者粪便

致病名称：急性胃肠炎

致病对象：人、动物

来源历史：←中国疾病预防控制中心病原微生物菌（毒）种保藏中心传染病预防控制所分中心←中国疾病预防控制中心传染病预防控制所←北京市顺义区疾病预防控制中心

用　　途：临床检验

联系单位：中国疾病预防控制中心传染病预防控制所

电子邮箱：chpc@icdc.cn

538. 沙门菌属

国家科技资源标识符：CSTR:16698.06.NPRC 1.2.1191

平台资源号：NPRC 1.2.1191

保藏编号：CHPC 1.8667

中文名称：肠炎沙门菌

外文名称：*Salmonella* Enteritidis

分类学地位：Bacteria; Pseudomonadota; Gammaproteobacteria; Enterobacterales; Enterobacteriaceae; *Salmonella*

生物危害程度：第三类

分离时间：2014-09-16

分离地址：中国北京市

分离基物：患者粪便

致病名称：急性胃肠炎

致病对象：人、动物

来源历史：←中国疾病预防控制中心病原微生物菌（毒）种保藏中心传染病预防控制所分中心←中国疾病预防控制中心传

染病预防控制所←北京市顺义区疾病预防控制中心

用　　途：临床检验

联系单位：中国疾病预防控制中心传染病预防控制所

电子邮箱：chpc@icdc.cn

539. 沙门菌属

国家科技资源标识符：CSTR:16698.06.NPRC 1.2.1192

平台资源号：NPRC 1.2.1192

保藏编号：CHPC 1.8668

中文名称：肠炎沙门菌

外文名称：*Salmonella* Enteritidis

分类学地位：Bacteria; Pseudomonadota; Gammaproteobacteria; Enterobacterales; Enterobacteriaceae; *Salmonella*

生物危害程度：第三类

分离时间：2014-09-21

分离地址：中国北京市

分离基物：患者粪便

致病名称：急性胃肠炎

致病对象：人、动物

来源历史：←中国疾病预防控制中心病原微生物菌（毒）种保藏中心传染病预防控制所分中心←中国疾病预防控制中心传染病预防控制所←北京市顺义区疾病预防控制中心

用　　途：临床检验

联系单位：中国疾病预防控制中心传染病预防控制所

电子邮箱：chpc@icdc.cn

540. 沙门菌属

国家科技资源标识符：CSTR:16698.06.NPRC 1.2.1193

平台资源号：NPRC 1.2.1193

保藏编号：CHPC 1.8670

中文名称：肠炎沙门菌

外文名称：*Salmonella* Enteritidis

分类学地位：Bacteria; Pseudomonadota; Gammaproteobacteria; Enterobacterales; Enterobacteriaceae; *Salmonella*

生物危害程度：第三类

分离时间：2014-10-27

分离地址：中国北京市

分离基物：患者粪便

致病名称：急性胃肠炎

致病对象：人、动物

来源历史：←中国疾病预防控制中心病原微生物菌（毒）种保藏中心传染病预防控制所分中心←中国疾病预防控制中心传染病预防控制所←北京市顺义区疾病预防控制中心

用　　途：临床检验

联系单位：中国疾病预防控制中心传染病预防控制所

电子邮箱：chpc@icdc.cn

541. 沙门菌属

国家科技资源标识符：CSTR:16698.06.NPRC 1.2.1194

平台资源号：NPRC 1.2.1194

保藏编号：CHPC 1.8674

中文名称：肠炎沙门菌

外文名称：*Salmonella* Enteritidis

分类学地位：Bacteria; Pseudomonadota; Gammaproteobacteria; Enterobacterales; Enterobacteriaceae; *Salmonella*

生物危害程度：第三类

分离时间：2015-04-24

分离地址：中国北京市

分离基物：患者粪便

致病名称：急性胃肠炎

致病对象：人、动物

来源历史：←中国疾病预防控制中心病原微生物菌（毒）种保藏中心传染病预防控制

所分中心←中国疾病预防控制中心传染病预防控制所←北京市顺义区疾病预防控制中心

用　　途：临床检验

联系单位：中国疾病预防控制中心传染病预防控制所

电子邮箱：chpc@icdc.cn

542. 沙门菌属

国家科技资源标识符：CSTR:16698.06.NPRC 1.2.1195

平台资源号：NPRC 1.2.1195

保藏编号：CHPC 1.8680

中文名称：肠炎沙门菌

外文名称：*Salmonella* Enteritidis

分类学地位：Bacteria; Pseudomonadota; Gammaproteobacteria; Enterobacterales; Enterobacteriaceae; *Salmonella*

生物危害程度：第三类

分离时间：2015-05-06

分离地址：中国北京市

分离基物：患者粪便

致病名称：急性胃肠炎

致病对象：人、动物

来源历史：←中国疾病预防控制中心病原微生物菌（毒）种保藏中心传染病预防控制所分中心←中国疾病预防控制中心传染病预防控制所←北京市顺义区疾病预防控制中心

用　　途：临床检验

联系单位：中国疾病预防控制中心传染病预防控制所

电子邮箱：chpc@icdc.cn

543. 沙门菌属

国家科技资源标识符：CSTR:16698.06.NPRC 1.2.1196

平台资源号：NPRC 1.2.1196

保藏编号：CHPC 1.8682

中文名称：肠炎沙门菌

外文名称：*Salmonella* Enteritidis

分类学地位：Bacteria; Pseudomonadota; Gammaproteobacteria; Enterobacterales; Enterobacteriaceae; *Salmonella*

生物危害程度：第三类

分离时间：2015-05-13

分离地址：中国北京市

分离基物：患者粪便

致病名称：急性胃肠炎

致病对象：人、动物

来源历史：←中国疾病预防控制中心病原微生物菌（毒）种保藏中心传染病预防控制所分中心←中国疾病预防控制中心传染病预防控制所←北京市顺义区疾病预防控制中心

用　途：临床检验

联系单位：中国疾病预防控制中心传染病预防控制所

电子邮箱：chpc@icdc.cn

544. 沙门菌属

国家科技资源标识符：CSTR:16698.06.NPRC 1.2.1197

平台资源号：NPRC 1.2.1197

保藏编号：CHPC 1.8685

中文名称：肠炎沙门菌

外文名称：*Salmonella* Enteritidis

分类学地位：Bacteria; Pseudomonadota; Gammaproteobacteria; Enterobacterales; Enterobacteriaceae; *Salmonella*

生物危害程度：第三类

分离时间：2015-08-11

分离地址：中国北京市

分离基物：患者粪便

致病名称：急性胃肠炎

致病对象：人、动物

来源历史：←中国疾病预防控制中心病原微生物

菌（毒）种保藏中心传染病预防控制所分中心←中国疾病预防控制中心传染病预防控制所←北京市顺义区疾病预防控制中心

用　途：临床检验

联系单位：中国疾病预防控制中心传染病预防控制所

电子邮箱：chpc@icdc.cn

545. 沙门菌属

国家科技资源标识符：CSTR:16698.06.NPRC 1.2.1198

平台资源号：NPRC 1.2.1198

保藏编号：CHPC 1.8687

中文名称：肠炎沙门菌

外文名称：*Salmonella* Enteritidis

分类学地位：Bacteria; Pseudomonadota; Gammaproteobacteria; Enterobacterales; Enterobacteriaceae; *Salmonella*

生物危害程度：第三类

分离时间：2015-10-10

分离地址：中国北京市

分离基物：患者粪便

致病名称：急性胃肠炎

致病对象：人、动物

来源历史：←中国疾病预防控制中心病原微生物菌（毒）种保藏中心传染病预防控制所分中心←中国疾病预防控制中心传染病预防控制所←北京市顺义区疾病预防控制中心

用　途：临床检验

联系单位：中国疾病预防控制中心传染病预防控制所

电子邮箱：chpc@icdc.cn

546. 沙门菌属

国家科技资源标识符：CSTR:16698.06.NPRC 1.2.1199

平台资源号：NPRC 1.2.1199

细菌

保藏编号：CHPC 1.8690

中文名称：肠炎沙门菌

外文名称：*Salmonella* Enteritidis

分类学地位：Bacteria; Pseudomonadota; Gammaproteobacteria; Enterobacterales; Enterobacteriaceae; *Salmonella*

生物危害程度：第三类

分离时间：2016-05-15

分离地址：中国北京市

分离基物：患者粪便

致病名称：急性胃肠炎

致病对象：人、动物

来源历史：←中国疾病预防控制中心病原微生物菌（毒）种保藏中心传染病预防控制所分中心←中国疾病预防控制中心传染病预防控制所←北京市顺义区疾病预防控制中心

用　　途：临床检验

联系单位：中国疾病预防控制中心传染病预防控制所

电子邮箱：chpc@icdc.cn

547. 沙门菌属

国家科技资源标识符：CSTR:16698.06.NPRC 1.2.1200

平台资源号：NPRC 1.2.1200

保藏编号：CHPC 1.8691

中文名称：肠炎沙门菌

外文名称：*Salmonella* Enteritidis

分类学地位：Bacteria; Pseudomonadota; Gammaproteobacteria; Enterobacterales; Enterobacteriaceae; *Salmonella*

生物危害程度：第三类

分离时间：2016-05-03

分离地址：中国北京市

分离基物：患者粪便

致病名称：急性胃肠炎

致病对象：人、动物

来源历史：←中国疾病预防控制中心病原微生物菌（毒）种保藏中心传染病预防控制所分中心←中国疾病预防控制中心传染病预防控制所←北京市顺义区疾病预防控制中心

用　　途：临床检验

联系单位：中国疾病预防控制中心传染病预防控制所

电子邮箱：chpc@icdc.cn

548. 沙门菌属

国家科技资源标识符：CSTR:16698.06.NPRC 1.2.1201

平台资源号：NPRC 1.2.1201

保藏编号：CHPC 1.8694

中文名称：肠炎沙门菌

外文名称：*Salmonella* Enteritidis

分类学地位：Bacteria; Pseudomonadota; Gammaproteobacteria; Enterobacterales; Enterobacteriaceae; *Salmonella*

生物危害程度：第三类

分离时间：2016-06-11

分离地址：中国北京市

分离基物：患者粪便

致病名称：急性胃肠炎

致病对象：人、动物

来源历史：←中国疾病预防控制中心病原微生物菌（毒）种保藏中心传染病预防控制所分中心←中国疾病预防控制中心传染病预防控制所←北京市顺义区疾病预防控制中心

用　　途：临床检验

联系单位：中国疾病预防控制中心传染病预防控制所

电子邮箱：chpc@icdc.cn

549. 沙门菌属

国家科技资源标识符：CSTR:16698.06.NPRC 1.2.1202

平台资源号：NPRC 1.2.1202

保藏编号：CHPC 1.8698

中文名称：肠炎沙门菌

外文名称：*Salmonella* Enteritidis

分类学地位：Bacteria; Pseudomonadota; Gammaproteobacteria; Enterobacterales; Enterobacteriaceae; *Salmonella*

生物危害程度：第三类

分离时间：2016-07-22

分离地址：中国北京市

分离基物：患者粪便

致病名称：急性胃肠炎

致病对象：人、动物

来源历史：←中国疾病预防控制中心病原微生物菌（毒）种保藏中心传染病预防控制所分中心←中国疾病预防控制中心传染病预防控制所←北京市顺义区疾病预防控制中心

用　　途：临床检验

联系单位：中国疾病预防控制中心传染病预防控制所

电子邮箱：chpc@icdc.cn

550. 沙门菌属

国家科技资源标识符：CSTR:16698.06.NPRC 1.2.1203

平台资源号：NPRC 1.2.1203

保藏编号：CHPC 1.8700

中文名称：肠炎沙门菌

外文名称：*Salmonella* Enteritidis

分类学地位：Bacteria; Pseudomonadota; Gammaproteobacteria; Enterobacterales; Enterobacteriaceae; *Salmonella*

生物危害程度：第三类

分离时间：2016-09-09

分离地址：中国北京市

分离基物：患者粪便

致病名称：急性胃肠炎

致病对象：人、动物

来源历史：←中国疾病预防控制中心病原微生物菌（毒）种保藏中心传染病预防控制所分中心←中国疾病预防控制中心传染病预防控制所←北京市顺义区疾病预防控制中心

用　　途：临床检验

联系单位：中国疾病预防控制中心传染病预防控制所

电子邮箱：chpc@icdc.cn

551. 沙门菌属

国家科技资源标识符：CSTR:16698.06.NPRC 1.2.1204

平台资源号：NPRC 1.2.1204

保藏编号：CHPC 1.8717

中文名称：肠炎沙门菌

外文名称：*Salmonella* Enteritidis

分类学地位：Bacteria; Pseudomonadota; Gammaproteobacteria; Enterobacterales; Enterobacteriaceae; *Salmonella*

生物危害程度：第三类

分离时间：2017-09-13

分离地址：中国北京市

分离基物：患者粪便

致病名称：急性胃肠炎

致病对象：人、动物

来源历史：←中国疾病预防控制中心病原微生物菌（毒）种保藏中心传染病预防控制所分中心←中国疾病预防控制中心传染病预防控制所←北京市顺义区疾病预防控制中心

用　　途：临床检验

联系单位：中国疾病预防控制中心传染病预防控制所

电子邮箱：chpc@icdc.cn

552. 沙门菌属

国家科技资源标识符：CSTR:16698.06.NPRC 1.2.1205

平台资源号：NPRC 1.2.1205

保藏编号：CHPC 1.8727

中文名称：肠炎沙门菌

外文名称：*Salmonella* Enteritidis

分类学地位：Bacteria; Pseudomonadota; Gammaproteobacteria; Enterobacterales; Enterobacteriaceae; *Salmonella*

生物危害程度：第三类

分离时间：2017-10-09

分离地址：中国北京市

分离基物：患者粪便

致病名称：急性胃肠炎

致病对象：人、动物

来源历史：←中国疾病预防控制中心病原微生物菌（毒）种保藏中心传染病预防控制所分中心←中国疾病预防控制中心传染病预防控制所←北京市顺义区疾病预防控制中心

用　　途：临床检验

联系单位：中国疾病预防控制中心传染病预防控制所

电子邮箱：chpc@icdc.cn

553. 沙门菌属

国家科技资源标识符：CSTR:16698.06.NPRC 1.2.1206

平台资源号：NPRC 1.2.1206

保藏编号：CHPC 1.8728

中文名称：肠炎沙门菌

外文名称：*Salmonella* Enteritidis

分类学地位：Bacteria; Pseudomonadota; Gammaproteobacteria; Enterobacterales; Enterobacteriaceae; *Salmonella*

生物危害程度：第三类

分离时间：2017-10-11

分离地址：中国北京市

分离基物：患者粪便

致病名称：急性胃肠炎

致病对象：人、动物

来源历史：←中国疾病预防控制中心病原微生物菌（毒）种保藏中心传染病预防控制所分中心←中国疾病预防控制中心传染病预防控制所←北京市顺义区疾病预防控制中心

用　　途：临床检验

联系单位：中国疾病预防控制中心传染病预防控制所

电子邮箱：chpc@icdc.cn

554. 沙门菌属

国家科技资源标识符：CSTR:16698.06.NPRC 1.2.1207

平台资源号：NPRC 1.2.1207

保藏编号：CHPC 1.8729

中文名称：肠炎沙门菌

外文名称：*Salmonella* Enteritidis

分类学地位：Bacteria; Pseudomonadota; Gammaproteobacteria; Enterobacterales; Enterobacteriaceae; *Salmonella*

生物危害程度：第三类

分离时间：2017-10-14

分离地址：中国北京市

分离基物：患者粪便

致病名称：急性胃肠炎

致病对象：人、动物

来源历史：←中国疾病预防控制中心病原微生物菌（毒）种保藏中心传染病预防控制所分中心←中国疾病预防控制中心传染病预防控制所←北京市顺义区疾病预防控制中心

用　　途：临床检验

联系单位：中国疾病预防控制中心传染病预防控制所

电子邮箱：chpc@icdc.cn

555. 沙门菌属

国家科技资源标识符：CSTR:16698.06.NPRC 1.2.1208

平台资源号：NPRC 1.2.1208

保藏编号：CHPC 1.8731

中文名称：肠炎沙门菌

外文名称：*Salmonella* Enteritidis

分类学地位：Bacteria; Pseudomonadota; Gammaproteobacteria; Enterobacterales; Enterobacteriaceae; *Salmonella*

生物危害程度：第三类

分离时间：2018-04-11

分离地址：中国北京市

分离基物：患者粪便

致病名称：急性胃肠炎

致病对象：人、动物

来源历史：←中国疾病预防控制中心病原微生物菌（毒）种保藏中心传染病预防控制所分中心←中国疾病预防控制中心传染病预防控制所←北京市顺义区疾病预防控制中心

用　　途：临床检验

联系单位：中国疾病预防控制中心传染病预防控制所

电子邮箱：chpc@icdc.cn

556. 沙门菌属

国家科技资源标识符：CSTR:16698.06.NPRC 1.2.1209

平台资源号：NPRC 1.2.1209

保藏编号：CHPC 1.8733

中文名称：肠炎沙门菌

外文名称：*Salmonella* Enteritidis

分类学地位：Bacteria; Pseudomonadota; Gammaproteobacteria; Enterobacterales; Enterobacteriaceae; *Salmonella*

生物危害程度：第三类

分离时间：2018-04-19

分离地址：中国北京市

分离基物：患者粪便

致病名称：急性胃肠炎

致病对象：人、动物

来源历史：←中国疾病预防控制中心病原微生物菌（毒）种保藏中心传染病预防控制所分中心←中国疾病预防控制中心传染病预防控制所←北京市顺义区疾病预防控制中心

用　　途：临床检验

联系单位：中国疾病预防控制中心传染病预防控制所

电子邮箱：chpc@icdc.cn

557. 沙门菌属

国家科技资源标识符：CSTR:16698.06.NPRC 1.2.1210

平台资源号：NPRC 1.2.1210

保藏编号：CHPC 1.8734

中文名称：肠炎沙门菌

外文名称：*Salmonella* Enteritidis

分类学地位：Bacteria; Pseudomonadota; Gammaproteobacteria; Enterobacterales; Enterobacteriaceae; *Salmonella*

生物危害程度：第三类

分离时间：2018-04-20

分离地址：中国北京市

分离基物：患者粪便

致病名称：急性胃肠炎

致病对象：人、动物

来源历史：←中国疾病预防控制中心病原微生物菌（毒）种保藏中心传染病预防控制所分中心←中国疾病预防控制中心传染病预防控制所←北京市顺义区疾病预防控制中心

用　　途：临床检验

联系单位：中国疾病预防控制中心传染病预防控

细菌

制所

电子邮箱：chpc@icdc.cn

558. 沙门菌属

国家科技资源标识符：CSTR:16698.06.NPRC 1.2.1211

平台资源号：NPRC 1.2.1211

保藏编号：CHPC 1.8735

中文名称：肠炎沙门菌

外文名称：*Salmonella* Enteritidis

分类学地位：Bacteria; Pseudomonadota; Gammaproteobacteria; Enterobacterales; Enterobacteriaceae; *Salmonella*

生物危害程度：第三类

分离时间：2018-04-19

分离地址：中国北京市

分离基物：患者粪便

致病名称：急性胃肠炎

致病对象：人、动物

来源历史：←中国疾病预防控制中心病原微生物菌（毒）种保藏中心传染病预防控制所分中心←中国疾病预防控制中心传染病预防控制所←北京市顺义区疾病预防控制中心

用　　途：临床检验

联系单位：中国疾病预防控制中心传染病预防控制所

电子邮箱：chpc@icdc.cn

559. 沙门菌属

国家科技资源标识符：CSTR:16698.06.NPRC 1.2.1212

平台资源号：NPRC 1.2.1212

保藏编号：CHPC 1.8736

中文名称：肠炎沙门菌

外文名称：*Salmonella* Enteritidis

分类学地位：Bacteria; Pseudomonadota; Gammaproteobacteria; Enterobacterales; Enterobacteriaceae; *Salmonella*

生物危害程度：第三类

分离时间：2018-04-20

分离地址：中国北京市

分离基物：患者粪便

致病名称：急性胃肠炎

致病对象：人、动物

来源历史：←中国疾病预防控制中心病原微生物菌（毒）种保藏中心传染病预防控制所分中心←中国疾病预防控制中心传染病预防控制所←北京市顺义区疾病预防控制中心

用　　途：临床检验

联系单位：中国疾病预防控制中心传染病预防控制所

电子邮箱：chpc@icdc.cn

560. 沙门菌属

国家科技资源标识符：CSTR:16698.06.NPRC 1.2.1213

平台资源号：NPRC 1.2.1213

保藏编号：CHPC 1.8737

中文名称：肠炎沙门菌

外文名称：*Salmonella* Enteritidis

分类学地位：Bacteria; Pseudomonadota; Gammaproteobacteria; Enterobacterales; Enterobacteriaceae; *Salmonella*

生物危害程度：第三类

分离时间：2018-04-23

分离地址：中国北京市

分离基物：患者粪便

致病名称：急性胃肠炎

致病对象：人、动物

来源历史：←中国疾病预防控制中心病原微生物菌（毒）种保藏中心传染病预防控制所分中心←中国疾病预防控制中心传染病预防控制所←北京市顺义区疾病预防控制中心

用　　途：临床检验

联系单位：中国疾病预防控制中心传染病预防控制所

电子邮箱：chpc@icdc.cn

561. 沙门菌属

国家科技资源标识符：CSTR:16698.06.NPRC 1.2.1214

平台资源号：NPRC 1.2.1214

保藏编号：CHPC 1.8740

中文名称：肠炎沙门菌

外文名称：*Salmonella* Enteritidis

分类学地位：Bacteria; Pseudomonadota; Gammaproteobacteria; Enterobacterales; Enterobacteriaceae; *Salmonella*

生物危害程度：第三类

分离时间：2018-05-14

分离地址：中国北京市

分离基物：患者粪便

致病名称：急性胃肠炎

致病对象：人、动物

来源历史：←中国疾病预防控制中心病原微生物菌（毒）种保藏中心传染病预防控制所分中心←中国疾病预防控制中心传染病预防控制所←北京市顺义区疾病预防控制中心

用　　途：临床检验

联系单位：中国疾病预防控制中心传染病预防控制所

电子邮箱：chpc@icdc.cn

562. 沙门菌属

国家科技资源标识符：CSTR:16698.06.NPRC 1.2.1215

平台资源号：NPRC 1.2.1215

保藏编号：CHPC 1.8741

中文名称：肠炎沙门菌

外文名称：*Salmonella* Enteritidis

分类学地位：Bacteria; Pseudomonadota; Gammaproteobacteria; Enterobacterales;

Enterobacteriaceae; *Salmonella*

生物危害程度：第三类

分离时间：2018-05-30

分离地址：中国北京市

分离基物：患者粪便

致病名称：急性胃肠炎

致病对象：人、动物

来源历史：←中国疾病预防控制中心病原微生物菌（毒）种保藏中心传染病预防控制所分中心←中国疾病预防控制中心传染病预防控制所←北京市顺义区疾病预防控制中心

用　　途：临床检验

联系单位：中国疾病预防控制中心传染病预防控制所

电子邮箱：chpc@icdc.cn

563. 沙门菌属

国家科技资源标识符：CSTR:16698.06.NPRC 1.2.1216

平台资源号：NPRC 1.2.1216

保藏编号：CHPC 1.8742

中文名称：肠炎沙门菌

外文名称：*Salmonella* Enteritidis

分类学地位：Bacteria; Pseudomonadota; Gammaproteobacteria; Enterobacterales; Enterobacteriaceae; *Salmonella*

生物危害程度：第三类

分离时间：2018-06-23

分离地址：中国北京市

分离基物：患者粪便

致病名称：急性胃肠炎

致病对象：人、动物

来源历史：←中国疾病预防控制中心病原微生物菌（毒）种保藏中心传染病预防控制所分中心←中国疾病预防控制中心传染病预防控制所←北京市顺义区疾病预防控制中心

用　　途：临床检验

联系单位：中国疾病预防控制中心传染病预防控制所

电子邮箱：chpc@icdc.cn

564. 沙门菌属

国家科技资源标识符：CSTR:16698.06.NPRC 1.2.1217

平台资源号：NPRC 1.2.1217

保藏编号：CHPC 1.8747

中文名称：肠炎沙门菌

外文名称：*Salmonella* Enteritidis

分类学地位：Bacteria; Pseudomonadota; Gammaproteobacteria; Enterobacterales; Enterobacteriaceae; *Salmonella*

生物危害程度：第三类

分离时间：2018-08-01

分离地址：中国北京市

分离基物：患者粪便

致病名称：急性胃肠炎

致病对象：人、动物

来源历史：←中国疾病预防控制中心病原微生物菌（毒）种保藏中心传染病预防控制所分中心←中国疾病预防控制中心传染病预防控制所←北京市顺义区疾病预防控制中心

用　　途：临床检验

联系单位：中国疾病预防控制中心传染病预防控制所

电子邮箱：chpc@icdc.cn

565. 沙门菌属

国家科技资源标识符：CSTR:16698.06.NPRC 1.2.1218

平台资源号：NPRC 1.2.1218

保藏编号：CHPC 1.8759

中文名称：肠炎沙门菌

外文名称：*Salmonella* Enteritidis

分类学地位：Bacteria; Pseudomonadota; Gam-

maproteobacteria; Enterobacterales; Enterobacteriaceae; *Salmonella*

生物危害程度：第三类

分离时间：2019-05-21

分离地址：中国北京市

分离基物：患者粪便

致病名称：急性胃肠炎

致病对象：人、动物

来源历史：←中国疾病预防控制中心病原微生物菌（毒）种保藏中心传染病预防控制所分中心←中国疾病预防控制中心传染病预防控制所←北京市顺义区疾病预防控制中心

用　　途：临床检验

联系单位：中国疾病预防控制中心传染病预防控制所

电子邮箱：chpc@icdc.cn

566. 沙门菌属

国家科技资源标识符：CSTR:16698.06.NPRC 1.2.1219

平台资源号：NPRC 1.2.1219

保藏编号：CHPC 1.8760

中文名称：肠炎沙门菌

外文名称：*Salmonella* Enteritidis

分类学地位：Bacteria; Pseudomonadota; Gammaproteobacteria; Enterobacterales; Enterobacteriaceae; *Salmonella*

生物危害程度：第三类

分离时间：2019-05-23

分离地址：中国北京市

分离基物：患者粪便

致病名称：急性胃肠炎

致病对象：人、动物

来源历史：←中国疾病预防控制中心病原微生物菌（毒）种保藏中心传染病预防控制所分中心←中国疾病预防控制中心传染病预防控制所←北京市顺义区疾病

预防控制中心

用　　途：临床检验

联系单位：中国疾病预防控制中心传染病预防控
制所

电子邮箱：chpc@icdc.cn

567. 沙门菌属

国家科技资源标识符：CSTR:16698.06.NPRC 1.2.1220

平台资源号：NPRC 1.2.1220

保藏编号：CHPC 1.8761

中文名称：肠炎沙门菌

外文名称：*Salmonella* Enteritidis

分类学地位：Bacteria; Pseudomonadota; Gammaproteobacteria; Enterobacterales; Enterobacteriaceae; *Salmonella*

生物危害程度：第三类

分离时间：2019-06-09

分离地址：中国北京市

分离基物：患者粪便

致病名称：急性胃肠炎

致病对象：人、动物

来源历史：←中国疾病预防控制中心病原微生物菌（毒）种保藏中心传染病预防控制所分中心←中国疾病预防控制中心传染病预防控制所←北京市顺义区疾病预防控制中心

用　　途：临床检验

联系单位：中国疾病预防控制中心传染病预防控
制所

电子邮箱：chpc@icdc.cn

568. 沙门菌属

国家科技资源标识符：CSTR:16698.06.NPRC 1.2.1221

平台资源号：NPRC 1.2.1221

保藏编号：CHPC 1.8762

中文名称：肠炎沙门菌

外文名称：*Salmonella* Enteritidis

分类学地位：Bacteria; Pseudomonadota; Gammaproteobacteria; Enterobacterales; Enterobacteriaceae; *Salmonella*

生物危害程度：第三类

分离时间：2019-06-14

分离地址：中国北京市

分离基物：患者粪便

致病名称：急性胃肠炎

致病对象：人、动物

来源历史：←中国疾病预防控制中心病原微生物菌（毒）种保藏中心传染病预防控制所分中心←中国疾病预防控制中心传染病预防控制所←北京市顺义区疾病预防控制中心

用　　途：临床检验

联系单位：中国疾病预防控制中心传染病预防控
制所

电子邮箱：chpc@icdc.cn

569. 沙门菌属

国家科技资源标识符：CSTR:16698.06.NPRC 1.2.1222

平台资源号：NPRC 1.2.1222

保藏编号：CHPC 1.8763

中文名称：肠炎沙门菌

外文名称：*Salmonella* Enteritidis

分类学地位：Bacteria; Pseudomonadota; Gammaproteobacteria; Enterobacterales; Enterobacteriaceae; *Salmonella*

生物危害程度：第三类

分离时间：2019-06-25

分离地址：中国北京市

分离基物：患者粪便

致病名称：急性胃肠炎

致病对象：人、动物

来源历史：←中国疾病预防控制中心病原微生物菌（毒）种保藏中心传染病预防控制所分中心←中国疾病预防控制中心传

细菌

染病预防控制所←北京市顺义区疾病
预防控制中心

用　　途：临床检验

联系单位：中国疾病预防控制中心传染病预防控
　　　　　制所

电子邮箱：chpc@icdc.cn

570. 沙门菌属

国家科技资源标识符：CSTR:16698.06.NPRC 1.2.1223

平台资源号：NPRC 1.2.1223

保藏编号：CHPC 1.8766

中文名称：肠炎沙门菌

外文名称：*Salmonella* Enteritidis

分类学地位：Bacteria; Pseudomonadota; Gam-
　　　　　maproteobacteria; Enterobacterales;
　　　　　Enterobacteriaceae; *Salmonella*

生物危害程度：第三类

分离时间：2019-08-06

分离地址：中国北京市

分离基物：患者粪便

致病名称：急性胃肠炎

致病对象：人、动物

来源历史：←中国疾病预防控制中心病原微生物
　　　　　菌（毒）种保藏中心传染病预防控制
　　　　　所分中心←中国疾病预防控制中心传
　　　　　染病预防控制所←北京市顺义区疾病
　　　　　预防控制中心

用　　途：临床检验

联系单位：中国疾病预防控制中心传染病预防控
　　　　　制所

电子邮箱：chpc@icdc.cn

571. 沙门菌属

国家科技资源标识符：CSTR:16698.06.NPRC 1.2.1224

平台资源号：NPRC 1.2.1224

保藏编号：CHPC 1.8768

中文名称：肠炎沙门菌

外文名称：*Salmonella* Enteritidis

分类学地位：Bacteria; Pseudomonadota; Gam-
　　　　　maproteobacteria; Enterobacterales;
　　　　　Enterobacteriaceae; *Salmonella*

生物危害程度：第三类

分离时间：2019-09-10

分离地址：中国北京市

分离基物：患者粪便

致病名称：急性胃肠炎

致病对象：人、动物

来源历史：←中国疾病预防控制中心病原微生物
　　　　　菌（毒）种保藏中心传染病预防控制
　　　　　所分中心←中国疾病预防控制中心传
　　　　　染病预防控制所←北京市顺义区疾病
　　　　　预防控制中心

用　　途：临床检验

联系单位：中国疾病预防控制中心传染病预防控
　　　　　制所

电子邮箱：chpc@icdc.cn

572. 沙门菌属

国家科技资源标识符：CSTR:16698.06.NPRC 1.2.1225

平台资源号：NPRC 1.2.1225

保藏编号：CHPC 1.8770

中文名称：肠炎沙门菌

外文名称：*Salmonella* Enteritidis

分类学地位：Bacteria; Pseudomonadota; Gam-
　　　　　maproteobacteria; Enterobacterales;
　　　　　Enterobacteriaceae; *Salmonella*

生物危害程度：第三类

分离时间：2019-09-29

分离地址：中国北京市

分离基物：患者粪便

致病名称：急性胃肠炎

致病对象：人、动物

来源历史：←中国疾病预防控制中心病原微生物
　　　　　菌（毒）种保藏中心传染病预防控制

所分中心←中国疾病预防控制中心传染病预防控制所←北京市顺义区疾病预防控制中心

用　　途：临床检验

联系单位：中国疾病预防控制中心传染病预防控制所

电子邮箱：chpc@icdc.cn

573. 沙门菌属

国家科技资源标识符：CSTR:16698.06.NPRC 1.2.1226

平台资源号：NPRC 1.2.1226

保藏编号：CHPC 1.8771

中文名称：肠炎沙门菌

外文名称：*Salmonella* Enteritidis

分类学地位：Bacteria; Pseudomonadota; Gammaproteobacteria; Enterobacterales; Enterobacteriaceae; *Salmonella*

生物危害程度：第三类

分离时间：2019-09-29

分离地址：中国北京市

分离基物：患者粪便

致病名称：急性胃肠炎

致病对象：人、动物

来源历史：←中国疾病预防控制中心病原微生物菌（毒）种保藏中心传染病预防控制所分中心←中国疾病预防控制中心传染病预防控制所←北京市顺义区疾病预防控制中心

用　　途：临床检验

联系单位：中国疾病预防控制中心传染病预防控制所

电子邮箱：chpc@icdc.cn

574. 沙门菌属

国家科技资源标识符：CSTR:16698.06.NPRC 1.2.1227

平台资源号：NPRC 1.2.1227

保藏编号：CHPC 1.8748

中文名称：黄金海岸沙门菌

外文名称：*Salmonella* Gold coast

分类学地位：Bacteria; Pseudomonadota; Gammaproteobacteria; Enterobacterales; Enterobacteriaceae; *Salmonella*

生物危害程度：第三类

分离时间：2018-08-15

分离地址：中国北京市

分离基物：患者粪便

致病名称：急性胃肠炎

致病对象：人、动物

来源历史：←中国疾病预防控制中心病原微生物菌（毒）种保藏中心传染病预防控制所分中心←中国疾病预防控制中心传染病预防控制所←北京市顺义区疾病预防控制中心

用　　途：临床检验

联系单位：中国疾病预防控制中心传染病预防控制所

电子邮箱：chpc@icdc.cn

575. 沙门菌属

国家科技资源标识符：CSTR:16698.06.NPRC 1.2.1228

平台资源号：NPRC 1.2.1228

保藏编号：CHPC 1.8703

中文名称：印地安纳沙门菌

外文名称：*Salmonella* Indiana

分类学地位：Bacteria; Pseudomonadota; Gammaproteobacteria; Enterobacterales; Enterobacteriaceae; *Salmonella*

生物危害程度：第三类

分离时间：2016-10-18

分离地址：中国北京市

分离基物：患者粪便

致病名称：急性胃肠炎

致病对象：人、动物

来源历史：←中国疾病预防控制中心病原微生物

菌（毒）种保藏中心传染病预防控制
所分中心←中国疾病预防控制中心传
染病预防控制所←北京市顺义区疾病
预防控制中心

用　　途：临床检验

联系单位：中国疾病预防控制中心传染病预防控
制所

电子邮箱：chpc@icdc.cn

576. 沙门菌属

国家科技资源标识符：CSTR:16698.06.NPRC 1.2.1229

平台资源号：NPRC 1.2.1229

保藏编号：CHPC 1.8660

中文名称：婴儿沙门菌

外文名称：*Salmonella* Infantis

分类学地位：Bacteria; Pseudomonadota; Gammaproteobacteria; Enterobacterales; Enterobacteriaceae; *Salmonella*

生物危害程度：第三类

分离时间：2014-06-18

分离地址：中国北京市

分离基物：患者粪便

致病名称：急性胃肠炎

致病对象：人、动物

来源历史：←中国疾病预防控制中心病原微生物
菌（毒）种保藏中心传染病预防控制
所分中心←中国疾病预防控制中心传
染病预防控制所←北京市顺义区疾病
预防控制中心

用　　途：临床检验

联系单位：中国疾病预防控制中心传染病预防控
制所

电子邮箱：chpc@icdc.cn

577. 沙门菌属

国家科技资源标识符：CSTR:16698.06.NPRC 1.2.1230

平台资源号：NPRC 1.2.1230

保藏编号：CHPC 1.8671

中文名称：婴儿沙门菌

外文名称：*Salmonella* Infantis

分类学地位：Bacteria; Pseudomonadota; Gammaproteobacteria; Enterobacterales; Enterobacteriaceae; *Salmonella*

生物危害程度：第三类

分离时间：2015-04-13

分离地址：中国北京市

分离基物：患者粪便

致病名称：急性胃肠炎

致病对象：人、动物

来源历史：←中国疾病预防控制中心病原微生物
菌（毒）种保藏中心传染病预防控制
所分中心←中国疾病预防控制中心传
染病预防控制所←北京市顺义区疾病
预防控制中心

用　　途：临床检验

联系单位：中国疾病预防控制中心传染病预防控
制所

电子邮箱：chpc@icdc.cn

578. 沙门菌属

国家科技资源标识符：CSTR:16698.06.NPRC 1.2.1231

平台资源号：NPRC 1.2.1231

保藏编号：CHPC 1.8672

中文名称：婴儿沙门菌

外文名称：*Salmonella* Infantis

分类学地位：Bacteria; Pseudomonadota; Gammaproteobacteria; Enterobacterales; Enterobacteriaceae; *Salmonella*

生物危害程度：第三类

分离时间：2015-04-13

分离地址：中国北京市

分离基物：患者粪便

致病名称：急性胃肠炎

致病对象：人、动物

细
菌

来源历史：←中国疾病预防控制中心病原微生物
　　　　　菌（毒）种保藏中心传染病预防控制
　　　　　所分中心←中国疾病预防控制中心传
　　　　　染病预防控制所←北京市顺义区疾病
　　　　　预防控制中心
用　　途：临床检验
联系单位：中国疾病预防控制中心传染病预防控
　　　　　制所
电子邮箱：chpc@icdc.cn

579. 沙门菌属

国家科技资源标识符：CSTR:16698.06.NPRC 1.2.1232
平台资源号：NPRC 1.2.1232
保藏编号：CHPC 1.8673
中文名称：婴儿沙门菌
外文名称：*Salmonella* Infantis
分类学地位：Bacteria; Pseudomonadota; Gam-
　　　　　maproteobacteria; Enterobacterales;
　　　　　Enterobacteriaceae; *Salmonella*
生物危害程度：第三类
分离时间：2015-04-21
分离地址：中国北京市
分离基物：患者粪便
致病名称：急性胃肠炎
致病对象：人、动物
来源历史：←中国疾病预防控制中心病原微生物
　　　　　菌（毒）种保藏中心传染病预防控制
　　　　　所分中心←中国疾病预防控制中心传
　　　　　染病预防控制所←北京市顺义区疾病
　　　　　预防控制中心
用　　途：临床检验
联系单位：中国疾病预防控制中心传染病预防控
　　　　　制所
电子邮箱：chpc@icdc.cn

580. 沙门菌属

国家科技资源标识符：CSTR:16698.06.NPRC 1.2.1233

平台资源号：NPRC 1.2.1233
保藏编号：CHPC 1.8675
中文名称：婴儿沙门菌
外文名称：*Salmonella* Infantis
分类学地位：Bacteria; Pseudomonadota; Gam-
　　　　　maproteobacteria; Enterobacterales;
　　　　　Enterobacteriaceae; *Salmonella*
生物危害程度：第三类
分离时间：2015-04-24
分离地址：中国北京市
分离基物：患者粪便
致病名称：急性胃肠炎
致病对象：人、动物
来源历史：←中国疾病预防控制中心病原微生物
　　　　　菌（毒）种保藏中心传染病预防控制
　　　　　所分中心←中国疾病预防控制中心传
　　　　　染病预防控制所←北京市顺义区疾病
　　　　　预防控制中心
用　　途：临床检验
联系单位：中国疾病预防控制中心传染病预防控
　　　　　制所
电子邮箱：chpc@icdc.cn

581. 沙门菌属

国家科技资源标识符：CSTR:16698.06.NPRC 1.2.1234
平台资源号：NPRC 1.2.1234
保藏编号：CHPC 1.8758
中文名称：利齐菲尔德沙门菌
外文名称：*Salmonella* Litchfield
分类学地位：Bacteria; Pseudomonadota; Gam-
　　　　　maproteobacteria; Enterobacterales;
　　　　　Enterobacteriaceae; *Salmonella*
生物危害程度：第三类
分离时间：2019-05-18
分离地址：中国北京市
分离基物：患者粪便
致病名称：急性胃肠炎

致病对象：人、动物

来源历史：←中国疾病预防控制中心病原微生物菌（毒）种保藏中心传染病预防控制所分中心←中国疾病预防控制中心传染病预防控制所←北京市顺义区疾病预防控制中心

用　　途：临床检验

联系单位：中国疾病预防控制中心传染病预防控制所

电子邮箱：chpc@icdc.cn

582. 沙门菌属

国家科技资源标识符：CSTR:16698.06.NPRC 1.2.1235

平台资源号：NPRC 1.2.1235

保藏编号：CHPC 1.8713

中文名称：伦敦沙门菌

外文名称：*Salmonella* London

分类学地位：Bacteria; Pseudomonadota; Gammaproteobacteria; Enterobacterales; Enterobacteriaceae; *Salmonella*

生物危害程度：第三类

分离时间：2017-06-05

分离地址：中国北京市

分离基物：患者粪便

致病名称：急性胃肠炎

致病对象：人、动物

来源历史：←中国疾病预防控制中心病原微生物菌（毒）种保藏中心传染病预防控制所分中心←中国疾病预防控制中心传染病预防控制所←北京市顺义区疾病预防控制中心

用　　途：临床检验

联系单位：中国疾病预防控制中心传染病预防控制所

电子邮箱：chpc@icdc.cn

583. 沙门菌属

国家科技资源标识符：CSTR:16698.06.NPRC 1.2.1236

平台资源号：NPRC 1.2.1236

保藏编号：CHPC 1.8716

中文名称：伦敦沙门菌

外文名称：*Salmonella* London

分类学地位：Bacteria; Pseudomonadota; Gammaproteobacteria; Enterobacterales; Enterobacteriaceae; *Salmonella*

生物危害程度：第三类

分离时间：2017-09-06

分离地址：中国北京市

分离基物：患者粪便

致病名称：急性胃肠炎

致病对象：人、动物

来源历史：←中国疾病预防控制中心病原微生物菌（毒）种保藏中心传染病预防控制所分中心←中国疾病预防控制中心传染病预防控制所←北京市顺义区疾病预防控制中心

用　　途：临床检验

联系单位：中国疾病预防控制中心传染病预防控制所

电子邮箱：chpc@icdc.cn

584. 沙门菌属

国家科技资源标识符：CSTR:16698.06.NPRC 1.2.1237

平台资源号：NPRC 1.2.1237

保藏编号：CHPC 1.8749

中文名称：伦敦沙门菌

外文名称：*Salmonella* London

分类学地位：Bacteria; Pseudomonadota; Gammaproteobacteria; Enterobacterales; Enterobacteriaceae; *Salmonella*

生物危害程度：第三类

分离时间：2018-09-04

分离地址：中国北京市

分离基物：患者粪便

致病名称：急性胃肠炎

致病对象：人、动物

来源历史：←中国疾病预防控制中心病原微生物菌（毒）种保藏中心传染病预防控制所分中心←中国疾病预防控制中心传染病预防控制所←北京市顺义区疾病预防控制中心

用　　途：临床检验

联系单位：中国疾病预防控制中心传染病预防控制所

电子邮箱：chpc@icdc.cn

585. 沙门菌属

国家科技资源标识符：CSTR:16698.06.NPRC 1.2.1238

平台资源号：NPRC 1.2.1238

保藏编号：CHPC 1.8662

中文名称：密西西比沙门菌

外文名称：*Salmonella* Mississippi

分类学地位：Bacteria; Pseudomonadota; Gammaproteobacteria; Enterobacterales; Enterobacteriaceae; *Salmonella*

生物危害程度：第三类

分离时间：2014-07-28

分离地址：中国北京市

分离基物：患者粪便

致病名称：急性胃肠炎

致病对象：人、动物

来源历史：←中国疾病预防控制中心病原微生物菌（毒）种保藏中心传染病预防控制所分中心←中国疾病预防控制中心传染病预防控制所←北京市顺义区疾病预防控制中心

用　　途：临床检验

联系单位：中国疾病预防控制中心传染病预防控制所

电子邮箱：chpc@icdc.cn

586. 沙门菌属

国家科技资源标识符：CSTR:16698.06.NPRC 1.2.1239

平台资源号：NPRC 1.2.1239

保藏编号：CHPC 1.8732

中文名称：慕尼黑沙门菌

外文名称：*Salmonella* Munienchen

分类学地位：Bacteria; Pseudomonadota; Gammaproteobacteria; Enterobacterales; Enterobacteriaceae; *Salmonella*

生物危害程度：第三类

分离时间：2018-04-14

分离地址：中国北京市

分离基物：患者粪便

致病名称：急性胃肠炎

致病对象：人、动物

来源历史：←中国疾病预防控制中心病原微生物菌（毒）种保藏中心传染病预防控制所分中心←中国疾病预防控制中心传染病预防控制所←北京市顺义区疾病预防控制中心

用　　途：临床检验

联系单位：中国疾病预防控制中心传染病预防控制所

电子邮箱：chpc@icdc.cn

587. 沙门菌属

国家科技资源标识符：CSTR:16698.06.NPRC 1.2.1240

平台资源号：NPRC 1.2.1240

保藏编号：CHPC 1.8718

中文名称：新斯托夫沙门菌

外文名称：*Salmonella* Neostoff

分类学地位：Bacteria; Pseudomonadota; Gammaproteobacteria; Enterobacterales; Enterobacteriaceae; *Salmonella*

生物危害程度：第三类

分离时间：2017-09-22

分离地址：中国北京市

分离基物：患者粪便

致病名称：急性胃肠炎

致病对象：人、动物

来源历史：←中国疾病预防控制中心病原微生物菌（毒）种保藏中心传染病预防控制所分中心←中国疾病预防控制中心传染病预防控制所←北京市顺义区疾病预防控制中心

用　　途：临床检验

联系单位：中国疾病预防控制中心传染病预防控制所

电子邮箱：chpc@icdc.cn

588. 沙门菌属

国家科技资源标识符：CSTR:16698.06.NPRC 1.2.1241

平台资源号：NPRC 1.2.1241

保藏编号：CHPC 1.8725

中文名称：纽波特沙门菌

外文名称：*Salmonella* Newport

分类学地位：Bacteria; Pseudomonadota; Gammaproteobacteria; Enterobacterales; Enterobacteriaceae; *Salmonella*

生物危害程度：第三类

分离时间：2017-10-07

分离地址：中国北京市

分离基物：患者粪便

致病名称：急性胃肠炎

致病对象：人、动物

来源历史：←中国疾病预防控制中心病原微生物菌（毒）种保藏中心传染病预防控制所分中心←中国疾病预防控制中心传染病预防控制所←北京市顺义区疾病预防控制中心

用　　途：临床检验

联系单位：中国疾病预防控制中心传染病预防控

制所

电子邮箱：chpc@icdc.cn

589. 沙门菌属

国家科技资源标识符：CSTR:16698.06.NPRC 1.2.1242

平台资源号：NPRC 1.2.1242

保藏编号：CHPC 1.8757

中文名称：纽波特沙门菌

外文名称：*Salmonella* Newport

分类学地位：Bacteria; Pseudomonadota; Gammaproteobacteria; Enterobacterales; Enterobacteriaceae; *Salmonella*

生物危害程度：第三类

分离时间：2019-05-09

分离地址：中国北京市

分离基物：患者粪便

致病名称：急性胃肠炎

致病对象：人、动物

来源历史：←中国疾病预防控制中心病原微生物菌（毒）种保藏中心传染病预防控制所分中心←中国疾病预防控制中心传染病预防控制所←北京市顺义区疾病预防控制中心

用　　途：临床检验

联系单位：中国疾病预防控制中心传染病预防控制所

电子邮箱：chpc@icdc.cn

590. 沙门菌属

国家科技资源标识符：CSTR:16698.06.NPRC 1.2.1243

平台资源号：NPRC 1.2.1243

保藏编号：CHPC 1.8726

中文名称：新罗歇尔沙门菌

外文名称：*Salmonella* Novorochelle

分类学地位：Bacteria; Pseudomonadota; Gammaproteobacteria; Enterobacterales; Enterobacteriaceae; *Salmonella*

生物危害程度：第三类

分离时间：2017-10-08

分离地址：中国北京市

分离基物：患者粪便

致病名称：急性胃肠炎

致病对象：人、动物

来源历史：←中国疾病预防控制中心病原微生物菌（毒）种保藏中心传染病预防控制所分中心←中国疾病预防控制中心传染病预防控制所←北京市顺义区疾病预防控制中心

用　　途：临床检验

联系单位：中国疾病预防控制中心传染病预防控制所

电子邮箱：chpc@icdc.cn

591. 沙门菌属

国家科技资源标识符：CSTR:16698.06.NPRC 1.2.1244

平台资源号：NPRC 1.2.1244

保藏编号：CHPC 1.8663

中文名称：乙型副伤寒沙门菌

外文名称：*Salmonella* Paratyphi

分类学地位：Bacteria; Pseudomonadota; Gammaproteobacteria; Enterobacterales; Enterobacteriaceae; *Salmonella*

生物危害程度：第三类

分离时间：2014-07-29

分离地址：中国北京市

分离基物：患者粪便

致病名称：急性胃肠炎

致病对象：人、动物

来源历史：←中国疾病预防控制中心病原微生物菌（毒）种保藏中心传染病预防控制所分中心←中国疾病预防控制中心传染病预防控制所←北京市顺义区疾病预防控制中心

用　　途：临床检验

联系单位：中国疾病预防控制中心传染病预防控制所

电子邮箱：chpc@icdc.cn

592. 沙门菌属

国家科技资源标识符：CSTR:16698.06.NPRC 1.2.1245

平台资源号：NPRC 1.2.1245

保藏编号：CHPC 1.8751

中文名称：乙型副伤寒沙门菌

外文名称：*Salmonella* Paratyphi

分类学地位：Bacteria; Pseudomonadota; Gammaproteobacteria; Enterobacterales; Enterobacteriaceae; *Salmonella*

生物危害程度：第三类

分离时间：2018-09-27

分离地址：中国北京市

分离基物：患者粪便

致病名称：急性胃肠炎

致病对象：人、动物

来源历史：←中国疾病预防控制中心病原微生物菌（毒）种保藏中心传染病预防控制所分中心←中国疾病预防控制中心传染病预防控制所←北京市顺义区疾病预防控制中心

用　　途：临床检验

联系单位：中国疾病预防控制中心传染病预防控制所

电子邮箱：chpc@icdc.cn

593. 沙门菌属

国家科技资源标识符：CSTR:16698.06.NPRC 1.2.1246

平台资源号：NPRC 1.2.1246

保藏编号：CHPC 1.8753

中文名称：乙型副伤寒沙门菌

外文名称：*Salmonella* Paratyphi

分类学地位：Bacteria; Pseudomonadota; Gammaproteobacteria; Enterobacterales;

细菌

Enterobacteriaceae; *Salmonella*

生物危害程度：第三类

分离时间：2018-10-14

分离地址：中国北京市

分离基物：患者粪便

致病名称：急性胃肠炎

致病对象：人、动物

来源历史：←中国疾病预防控制中心病原微生物菌（毒）种保藏中心传染病预防控制所分中心←中国疾病预防控制中心传染病预防控制所←北京市顺义区疾病预防控制中心

用　　途：临床检验

联系单位：中国疾病预防控制中心传染病预防控制所

电子邮箱：chpc@icdc.cn

594. 沙门菌属

国家科技资源标识符：CSTR:16698.06.NPRC 1.2.1247

平台资源号：NPRC 1.2.1247

保藏编号：CHPC 1.8704

中文名称：里森沙门菌

外文名称：*Salmonella* Rissen

分类学地位：Bacteria; Pseudomonadota; Gammaproteobacteria; Enterobacterales; Enterobacteriaceae; *Salmonella*

生物危害程度：第三类

分离时间：2017-04-18

分离地址：中国北京市

分离基物：患者粪便

致病名称：急性胃肠炎

致病对象：人、动物

来源历史：←中国疾病预防控制中心病原微生物菌（毒）种保藏中心传染病预防控制所分中心←中国疾病预防控制中心传染病预防控制所←北京市顺义区疾病预防控制中心

用　　途：临床检验

联系单位：中国疾病预防控制中心传染病预防控制所

电子邮箱：chpc@icdc.cn

595. 沙门菌属

国家科技资源标识符：CSTR:16698.06.NPRC 1.2.1248

平台资源号：NPRC 1.2.1248

保藏编号：CHPC 1.8738

中文名称：里森沙门菌

外文名称：*Salmonella* Rissen

分类学地位：Bacteria; Pseudomonadota; Gammaproteobacteria; Enterobacterales; Enterobacteriaceae; *Salmonella*

生物危害程度：第三类

分离时间：2018-05-04

分离地址：中国北京市

分离基物：患者粪便

致病名称：急性胃肠炎

致病对象：人、动物

来源历史：←中国疾病预防控制中心病原微生物菌（毒）种保藏中心传染病预防控制所分中心←中国疾病预防控制中心传染病预防控制所←北京市顺义区疾病预防控制中心

用　　途：临床检验

联系单位：中国疾病预防控制中心传染病预防控制所

电子邮箱：chpc@icdc.cn

596. 沙门菌属

国家科技资源标识符：CSTR:16698.06.NPRC 1.2.1249

平台资源号：NPRC 1.2.1249

保藏编号：CHPC 1.8664

中文名称：圣保罗沙门菌

外文名称：*Salmonella* Saintpaul

分类学地位：Bacteria; Pseudomonadota; Gam-

maproteobacteria; Enterobacterales; Enterobacteriaceae; *Salmonella*

生物危害程度：第三类

分离时间：2014-08-10

分离地址：中国北京市

分离基物：患者粪便

致病名称：急性胃肠炎

致病对象：人、动物

来源历史：←中国疾病预防控制中心病原微生物菌（毒）种保藏中心传染病预防控制所分中心←中国疾病预防控制中心传染病预防控制所←北京市顺义区疾病预防控制中心

用　　途：临床检验

联系单位：中国疾病预防控制中心传染病预防控制所

电子邮箱：chpc@icdc.cn

597. 沙门菌属

国家科技资源标识符：CSTR:16698.06.NPRC 1.2.1250

平台资源号：NPRC 1.2.1250

保藏编号：CHPC 1.8743

中文名称：圣保罗沙门菌

外文名称：*Salmonella* Saintpaul

分类学地位：Bacteria; Pseudomonadota; Gammaproteobacteria; Enterobacterales; Enterobacteriaceae; *Salmonella*

生物危害程度：第三类

分离时间：2018-07-04

分离地址：中国北京市

分离基物：患者粪便

致病名称：急性胃肠炎

致病对象：人、动物

来源历史：←中国疾病预防控制中心病原微生物菌（毒）种保藏中心传染病预防控制所分中心←中国疾病预防控制中心传染病预防控制所←北京市顺义区疾病

预防控制中心

用　　途：临床检验

联系单位：中国疾病预防控制中心传染病预防控制所

电子邮箱：chpc@icdc.cn

598. 沙门菌属

国家科技资源标识符：CSTR:16698.06.NPRC 1.2.1251

平台资源号：NPRC 1.2.1251

保藏编号：CHPC 1.8695

中文名称：斯坦利维尔沙门菌

外文名称：*Salmonella* Stanley

分类学地位：Bacteria; Pseudomonadota; Gammaproteobacteria; Enterobacterales; Enterobacteriaceae; *Salmonella*

生物危害程度：第三类

分离时间：2016-06-16

分离地址：中国北京市

分离基物：患者粪便

致病名称：急性胃肠炎

致病对象：人、动物

来源历史：←中国疾病预防控制中心病原微生物菌（毒）种保藏中心传染病预防控制所分中心←中国疾病预防控制中心传染病预防控制所←北京市顺义区疾病预防控制中心

用　　途：临床检验

联系单位：中国疾病预防控制中心传染病预防控制所

电子邮箱：chpc@icdc.cn

599. 沙门菌属

国家科技资源标识符：CSTR:16698.06.NPRC 1.2.1252

平台资源号：NPRC 1.2.1252

保藏编号：CHPC 1.8684

中文名称：田纳西沙门菌

外文名称：*Salmonella* Tennessee

细菌

分类学地位：Bacteria; Pseudomonadota; Gam-
maproteobacteria; Enterobacterales;
Enterobacteriaceae; *Salmonella*

生物危害程度：第三类

分离时间：2015-08-09

分离地址：中国北京市

分离基物：患者粪便

致病名称：急性胃肠炎

致病对象：人、动物

来源历史：←中国疾病预防控制中心病原微生物
菌（毒）种保藏中心传染病预防控制
所分中心←中国疾病预防控制中心传
染病预防控制所←北京市顺义区疾病
预防控制中心

用　　途：临床检验

联系单位：中国疾病预防控制中心传染病预防控
制所

电子邮箱：chpc@icdc.cn

600. 沙门菌属

国家科技资源标识符：CSTR:16698.06.NPRC 1.2.1253

平台资源号：NPRC 1.2.1253

保藏编号：CHPC 1.8693

中文名称：汤卜逊沙门菌

外文名称：*Salmonella* Thompson

分类学地位：Bacteria; Pseudomonadota; Gam-
maproteobacteria; Enterobacterales;
Enterobacteriaceae; *Salmonella*

生物危害程度：第三类

分离时间：2016-06-01

分离地址：中国北京市

分离基物：患者粪便

致病名称：急性胃肠炎

致病对象：人、动物

来源历史：←中国疾病预防控制中心病原微生物
菌（毒）种保藏中心传染病预防控制
所分中心←中国疾病预防控制中心传

染病预防控制所←北京市顺义区疾病
预防控制中心

用　　途：临床检验

联系单位：中国疾病预防控制中心传染病预防控
制所

电子邮箱：chpc@icdc.cn

601. 沙门菌属

国家科技资源标识符：CSTR:16698.06.NPRC 1.2.1254

平台资源号：NPRC 1.2.1254

保藏编号：CHPC 1.8754

中文名称：汤卜逊沙门菌

外文名称：*Salmonella* Thompson

分类学地位：Bacteria; Pseudomonadota; Gam-
maproteobacteria; Enterobacterales;
Enterobacteriaceae; *Salmonella*

生物危害程度：第三类

分离时间：2018-10-14

分离地址：中国北京市

分离基物：患者粪便

致病名称：急性胃肠炎

致病对象：人、动物

来源历史：←中国疾病预防控制中心病原微生物
菌（毒）种保藏中心传染病预防控制
所分中心←中国疾病预防控制中心传
染病预防控制所←北京市顺义区疾病
预防控制中心

用　　途：临床检验

联系单位：中国疾病预防控制中心传染病预防控
制所

电子邮箱：chpc@icdc.cn

602. 沙门菌属

国家科技资源标识符：CSTR:16698.06.NPRC 1.2.1255

平台资源号：NPRC 1.2.1255

保藏编号：CHPC 1.8767

中文名称：汤卜逊沙门菌

外文名称：*Salmonella* Thompson

分类学地位：Bacteria; Pseudomonadota; Gammaproteobacteria; Enterobacterales; Enterobacteriaceae; *Salmonella*

生物危害程度：第三类

分离时间：2019-09-06

分离地址：中国北京市

分离基物：患者粪便

致病名称：急性胃肠炎

致病对象：人、动物

来源历史：←中国疾病预防控制中心病原微生物菌（毒）种保藏中心传染病预防控制所分中心←中国疾病预防控制中心传染病预防控制所←北京市顺义区疾病预防控制中心

用　　途：临床检验

联系单位：中国疾病预防控制中心传染病预防控制所

电子邮箱：chpc@icdc.cn

603. 沙门菌属

国家科技资源标识符：CSTR:16698.06.NPRC 1.2.1256

平台资源号：NPRC 1.2.1256

保藏编号：CHPC 1.8769

中文名称：汤卜逊沙门菌

外文名称：*Salmonella* Thompson

分类学地位：Bacteria; Pseudomonadota; Gammaproteobacteria; Enterobacterales; Enterobacteriaceae; *Salmonella*

生物危害程度：第三类

分离时间：2019-09-14

分离地址：中国北京市

分离基物：患者粪便

致病名称：急性胃肠炎

致病对象：人、动物

来源历史：←中国疾病预防控制中心病原微生物菌（毒）种保藏中心传染病预防控制

所分中心←中国疾病预防控制中心传染病预防控制所←北京市顺义区疾病预防控制中心

用　　途：临床检验

联系单位：中国疾病预防控制中心传染病预防控制所

电子邮箱：chpc@icdc.cn

604. 沙门菌属

国家科技资源标识符：CSTR:16698.06.NPRC 1.2.1257

平台资源号：NPRC 1.2.1257

保藏编号：CHPC 1.8774

中文名称：汤卜逊沙门菌

外文名称：*Salmonella* Thompson

分类学地位：Bacteria; Pseudomonadota; Gammaproteobacteria; Enterobacterales; Enterobacteriaceae; *Salmonella*

生物危害程度：第三类

分离时间：2019-10-13

分离地址：中国北京市

分离基物：患者粪便

致病名称：急性胃肠炎

致病对象：人、动物

来源历史：←中国疾病预防控制中心病原微生物菌（毒）种保藏中心传染病预防控制所分中心←中国疾病预防控制中心传染病预防控制所←北京市顺义区疾病预防控制中心

用　　途：临床检验

联系单位：中国疾病预防控制中心传染病预防控制所

电子邮箱：chpc@icdc.cn

605. 沙门菌属

国家科技资源标识符：CSTR:16698.06.NPRC 1.2.1258

平台资源号：NPRC 1.2.1258

保藏编号：CHPC 1.8641

中文名称：鼠伤寒沙门菌

外文名称：*Salmonella* Typhimurium

分类学地位：Bacteria; Pseudomonadota; Gammaproteobacteria; Enterobacterales; Enterobacteriaceae; *Salmonella*

生物危害程度：第三类

分离时间：2013-07-21

分离地址：中国北京市

分离基物：患者粪便

致病名称：急性胃肠炎

致病对象：人、动物

来源历史：←中国疾病预防控制中心病原微生物菌（毒）种保藏中心传染病预防控制所分中心←中国疾病预防控制中心传染病预防控制所←北京市顺义区疾病预防控制中心

用　　途：临床检验

联系单位：中国疾病预防控制中心传染病预防控制所

电子邮箱：chpc@icdc.cn

606. 沙门菌属

国家科技资源标识符：CSTR:16698.06.NPRC 1.2.1259

平台资源号：NPRC 1.2.1259

保藏编号：CHPC 1.8643

中文名称：鼠伤寒沙门菌

外文名称：*Salmonella* Typhimurium

分类学地位：Bacteria; Pseudomonadota; Gammaproteobacteria; Enterobacterales; Enterobacteriaceae; *Salmonella*

生物危害程度：第三类

分离时间：2013-08-19

分离地址：中国北京市

分离基物：患者粪便

致病名称：急性胃肠炎

致病对象：人、动物

来源历史：←中国疾病预防控制中心病原微生物

菌（毒）种保藏中心传染病预防控制所分中心←中国疾病预防控制中心传染病预防控制所←北京市顺义区疾病预防控制中心

用　　途：临床检验

联系单位：中国疾病预防控制中心传染病预防控制所

电子邮箱：chpc@icdc.cn

607. 沙门菌属

国家科技资源标识符：CSTR:16698.06.NPRC 1.2.1260

平台资源号：NPRC 1.2.1260

保藏编号：CHPC 1.8646

中文名称：鼠伤寒沙门菌

外文名称：*Salmonella* Typhimurium

分类学地位：Bacteria; Pseudomonadota; Gammaproteobacteria; Enterobacterales; Enterobacteriaceae; *Salmonella*

生物危害程度：第三类

分离时间：2013-09-22

分离地址：中国北京市

分离基物：患者粪便

致病名称：急性胃肠炎

致病对象：人、动物

来源历史：←中国疾病预防控制中心病原微生物菌（毒）种保藏中心传染病预防控制所分中心←中国疾病预防控制中心传染病预防控制所←北京市顺义区疾病预防控制中心

用　　途：临床检验

联系单位：中国疾病预防控制中心传染病预防控制所

电子邮箱：chpc@icdc.cn

608. 沙门菌属

国家科技资源标识符：CSTR:16698.06.NPRC 1.2.1261

平台资源号：NPRC 1.2.1261

保藏编号：CHPC 1.8659

中文名称：鼠伤寒沙门菌

外文名称：*Salmonella* Typhimurium

分类学地位：Bacteria; Pseudomonadota; Gammaproteobacteria; Enterobacterales; Enterobacteriaceae; *Salmonella*

生物危害程度：第三类

分离时间：2014-06-02

分离地址：中国北京市

分离基物：患者粪便

致病名称：急性胃肠炎

致病对象：人、动物

来源历史：←中国疾病预防控制中心病原微生物菌（毒）种保藏中心传染病预防控制所分中心←中国疾病预防控制中心传染病预防控制所←北京市顺义区疾病预防控制中心

用　　途：临床检验

联系单位：中国疾病预防控制中心传染病预防控制所

电子邮箱：chpc@icdc.cn

609. 沙门菌属

国家科技资源标识符：CSTR:16698.06.NPRC 1.2.1262

平台资源号：NPRC 1.2.1262

保藏编号：CHPC 1.8676

中文名称：鼠伤寒沙门菌

外文名称：*Salmonella* Typhimurium

分类学地位：Bacteria; Pseudomonadota; Gammaproteobacteria; Enterobacterales; Enterobacteriaceae; *Salmonella*

生物危害程度：第三类

分离时间：2015-04-16

分离地址：中国北京市

分离基物：患者粪便

致病名称：急性胃肠炎

致病对象：人、动物

来源历史：←中国疾病预防控制中心病原微生物菌（毒）种保藏中心传染病预防控制所分中心←中国疾病预防控制中心传染病预防控制所←北京市顺义区疾病预防控制中心

用　　途：临床检验

联系单位：中国疾病预防控制中心传染病预防控制所

电子邮箱：chpc@icdc.cn

610. 沙门菌属

国家科技资源标识符：CSTR:16698.06.NPRC 1.2.1263

平台资源号：NPRC 1.2.1263

保藏编号：CHPC 1.8677

中文名称：鼠伤寒沙门菌

外文名称：*Salmonella* Typhimurium

分类学地位：Bacteria; Pseudomonadota; Gammaproteobacteria; Enterobacterales; Enterobacteriaceae; *Salmonella*

生物危害程度：第三类

分离时间：2015-04-21

分离地址：中国北京市

分离基物：患者粪便

致病名称：急性胃肠炎

致病对象：人、动物

来源历史：←中国疾病预防控制中心病原微生物菌（毒）种保藏中心传染病预防控制所分中心←中国疾病预防控制中心传染病预防控制所←北京市顺义区疾病预防控制中心

用　　途：临床检验

联系单位：中国疾病预防控制中心传染病预防控制所

电子邮箱：chpc@icdc.cn

611. 沙门菌属

国家科技资源标识符：CSTR:16698.06.NPRC 1.2.1264

细菌

平台资源号：NPRC 1.2.1264

保藏编号：CHPC 1.8678

中文名称：鼠伤寒沙门菌

外文名称：*Salmonella* Typhimurium

分类学地位：Bacteria; Pseudomonadota; Gammaproteobacteria; Enterobacterales; Enterobacteriaceae; *Salmonella*

生物危害程度：第三类

分离时间：2015-04-27

分离地址：中国北京市

分离基物：患者粪便

致病名称：急性胃肠炎

致病对象：人、动物

来源历史：←中国疾病预防控制中心病原微生物菌（毒）种保藏中心传染病预防控制所分中心←中国疾病预防控制中心传染病预防控制所←北京市顺义区疾病预防控制中心

用　　途：临床检验

联系单位：中国疾病预防控制中心传染病预防控制所

电子邮箱：chpc@icdc.cn

612. 沙门菌属

国家科技资源标识符：CSTR:16698.06.NPRC 1.2.1265

平台资源号：NPRC 1.2.1265

保藏编号：CHPC 1.8679

中文名称：鼠伤寒沙门菌

外文名称：*Salmonella* Typhimurium

分类学地位：Bacteria; Pseudomonadota; Gammaproteobacteria; Enterobacterales; Enterobacteriaceae; *Salmonella*

生物危害程度：第三类

分离时间：2015-05-07

分离地址：中国北京市

分离基物：患者粪便

致病名称：急性胃肠炎

致病对象：人、动物

来源历史：←中国疾病预防控制中心病原微生物菌（毒）种保藏中心传染病预防控制所分中心←中国疾病预防控制中心传染病预防控制所←北京市顺义区疾病预防控制中心

用　　途：临床检验

联系单位：中国疾病预防控制中心传染病预防控制所

电子邮箱：chpc@icdc.cn

613. 沙门菌属

国家科技资源标识符：CSTR:16698.06.NPRC 1.2.1266

平台资源号：NPRC 1.2.1266

保藏编号：CHPC 1.8681

中文名称：鼠伤寒沙门菌

外文名称：*Salmonella* Typhimurium

分类学地位：Bacteria; Pseudomonadota; Gammaproteobacteria; Enterobacterales; Enterobacteriaceae; *Salmonella*

生物危害程度：第三类

分离时间：2015-05-05

分离地址：中国北京市

分离基物：患者粪便

致病名称：急性胃肠炎

致病对象：人、动物

来源历史：←中国疾病预防控制中心病原微生物菌（毒）种保藏中心传染病预防控制所分中心←中国疾病预防控制中心传染病预防控制所←北京市顺义区疾病预防控制中心

用　　途：临床检验

联系单位：中国疾病预防控制中心传染病预防控制所

电子邮箱：chpc@icdc.cn

614. 沙门菌属

国家科技资源标识符：CSTR:16698.06.NPRC 1.2.1267

平台资源号：NPRC 1.2.1267

保藏编号：CHPC 1.8686

中文名称：鼠伤寒沙门菌

外文名称：*Salmonella* Typhimurium

分类学地位：Bacteria; Pseudomonadota; Gammaproteobacteria; Enterobacterales; Enterobacteriaceae; *Salmonella*

生物危害程度：第三类

分离时间：2015-09-28

分离地址：中国北京市

分离基物：患者粪便

致病名称：急性胃肠炎

致病对象：人、动物

来源历史：←中国疾病预防控制中心病原微生物菌（毒）种保藏中心传染病预防控制所分中心←中国疾病预防控制中心传染病预防控制所←北京市顺义区疾病预防控制中心

用　　途：临床检验

联系单位：中国疾病预防控制中心传染病预防控制所

电子邮箱：chpc@icdc.cn

615. 沙门菌属

国家科技资源标识符：CSTR:16698.06.NPRC 1.2.1268

平台资源号：NPRC 1.2.1268

保藏编号：CHPC 1.8688

中文名称：鼠伤寒沙门菌

外文名称：*Salmonella* Typhimurium

分类学地位：Bacteria; Pseudomonadota; Gammaproteobacteria; Enterobacterales; Enterobacteriaceae; *Salmonella*

生物危害程度：第三类

分离时间：2015-10-10

分离地址：中国北京市

分离基物：患者粪便

致病名称：急性胃肠炎

致病对象：人、动物

来源历史：←中国疾病预防控制中心病原微生物菌（毒）种保藏中心传染病预防控制所分中心←中国疾病预防控制中心传染病预防控制所←北京市顺义区疾病预防控制中心

用　　途：临床检验

联系单位：中国疾病预防控制中心传染病预防控制所

电子邮箱：chpc@icdc.cn

616. 沙门菌属

国家科技资源标识符：CSTR:16698.06.NPRC 1.2.1269

平台资源号：NPRC 1.2.1269

保藏编号：CHPC 1.8696

中文名称：鼠伤寒沙门菌

外文名称：*Salmonella* Typhimurium

分类学地位：Bacteria; Pseudomonadota; Gammaproteobacteria; Enterobacterales; Enterobacteriaceae; *Salmonella*

生物危害程度：第三类

分离时间：2016-07-22

分离地址：中国北京市

分离基物：患者粪便

致病名称：急性胃肠炎

致病对象：人、动物

来源历史：←中国疾病预防控制中心病原微生物菌（毒）种保藏中心传染病预防控制所分中心←中国疾病预防控制中心传染病预防控制所←北京市顺义区疾病预防控制中心

用　　途：临床检验

联系单位：中国疾病预防控制中心传染病预防控制所

电子邮箱：chpc@icdc.cn

617. 沙门菌属

国家科技资源标识符：CSTR:16698.06.NPRC 1.2.1270

平台资源号：NPRC 1.2.1270

保藏编号：CHPC 1.8697

中文名称：鼠伤寒沙门菌

外文名称：*Salmonella* Typhimurium

分类学地位：Bacteria; Pseudomonadota; Gammaproteobacteria; Enterobacterales; Enterobacteriaceae; *Salmonella*

生物危害程度：第三类

分离时间：2016-07-22

分离地址：中国北京市

分离基物：患者粪便

致病名称：急性胃肠炎

致病对象：人、动物

来源历史：←中国疾病预防控制中心病原微生物菌（毒）种保藏中心传染病预防控制所分中心←中国疾病预防控制中心传染病预防控制所←北京市顺义区疾病预防控制中心

用　　途：临床检验

联系单位：中国疾病预防控制中心传染病预防控制所

电子邮箱：chpc@icdc.cn

618. 沙门菌属

国家科技资源标识符：CSTR:16698.06.NPRC 1.2.1271

平台资源号：NPRC 1.2.1271

保藏编号：CHPC 1.8699

中文名称：鼠伤寒沙门菌

外文名称：*Salmonella* Typhimurium

分类学地位：Bacteria; Pseudomonadota; Gammaproteobacteria; Enterobacterales; Enterobacteriaceae; *Salmonella*

生物危害程度：第三类

分离时间：2016-07-26

分离地址：中国北京市

分离基物：患者粪便

致病名称：急性胃肠炎

致病对象：人、动物

来源历史：←中国疾病预防控制中心病原微生物菌（毒）种保藏中心传染病预防控制所分中心←中国疾病预防控制中心传染病预防控制所←北京市顺义区疾病预防控制中心

用　　途：临床检验

联系单位：中国疾病预防控制中心传染病预防控制所

电子邮箱：chpc@icdc.cn

619. 沙门菌属

国家科技资源标识符：CSTR:16698.06.NPRC 1.2.1272

平台资源号：NPRC 1.2.1272

保藏编号：CHPC 1.8701

中文名称：鼠伤寒沙门菌

外文名称：*Salmonella* Typhimurium

分类学地位：Bacteria; Pseudomonadota; Gammaproteobacteria; Enterobacterales; Enterobacteriaceae; *Salmonella*

生物危害程度：第三类

分离时间：2016-10-12

分离地址：中国北京市

分离基物：患者粪便

致病名称：急性胃肠炎

致病对象：人、动物

来源历史：←中国疾病预防控制中心病原微生物菌（毒）种保藏中心传染病预防控制所分中心←中国疾病预防控制中心传染病预防控制所←北京市顺义区疾病预防控制中心

用　　途：临床检验

联系单位：中国疾病预防控制中心传染病预防控

制所

电子邮箱：chpc@icdc.cn

620. 沙门菌属

国家科技资源标识符：CSTR:16698.06.NPRC 1.2.1273

平台资源号：NPRC 1.2.1273

保藏编号：CHPC 1.8705

中文名称：鼠伤寒沙门菌

外文名称：*Salmonella* Typhimurium

分类学地位：Bacteria; Pseudomonadota; Gammaproteobacteria; Enterobacterales; Enterobacteriaceae; *Salmonella*

生物危害程度：第三类

分离时间：2017-04-18

分离地址：中国北京市

分离基物：患者粪便

致病名称：急性胃肠炎

致病对象：人、动物

来源历史：←中国疾病预防控制中心病原微生物菌（毒）种保藏中心传染病预防控制所分中心←中国疾病预防控制中心传染病预防控制所←北京市顺义区疾病预防控制中心

用　　途：临床检验

联系单位：中国疾病预防控制中心传染病预防控制所

电子邮箱：chpc@icdc.cn

621. 沙门菌属

国家科技资源标识符：CSTR:16698.06.NPRC 1.2.1274

平台资源号：NPRC 1.2.1274

保藏编号：CHPC 1.8706

中文名称：鼠伤寒沙门菌

外文名称：*Salmonella* Typhimurium

分类学地位：Bacteria; Pseudomonadota; Gammaproteobacteria; Enterobacterales; Enterobacteriaceae; *Salmonella*

生物危害程度：第三类

分离时间：2017-04-20

分离地址：中国北京市

分离基物：患者粪便

致病名称：急性胃肠炎

致病对象：人、动物

来源历史：←中国疾病预防控制中心病原微生物菌（毒）种保藏中心传染病预防控制所分中心←中国疾病预防控制中心传染病预防控制所←北京市顺义区疾病预防控制中心

用　　途：临床检验

联系单位：中国疾病预防控制中心传染病预防控制所

电子邮箱：chpc@icdc.cn

622. 沙门菌属

国家科技资源标识符：CSTR:16698.06.NPRC 1.2.1275

平台资源号：NPRC 1.2.1275

保藏编号：CHPC 1.8707

中文名称：鼠伤寒沙门菌

外文名称：*Salmonella* Typhimurium

分类学地位：Bacteria; Pseudomonadota; Gammaproteobacteria; Enterobacterales; Enterobacteriaceae; *Salmonella*

生物危害程度：第三类

分离时间：2017-04-20

分离地址：中国北京市

分离基物：患者粪便

致病名称：急性胃肠炎

致病对象：人、动物

来源历史：←中国疾病预防控制中心病原微生物菌（毒）种保藏中心传染病预防控制所分中心←中国疾病预防控制中心传染病预防控制所←北京市顺义区疾病预防控制中心

用　　途：临床检验

细菌

联系单位：中国疾病预防控制中心传染病预防控制所

电子邮箱：chpc@icdc.cn

623. 沙门菌属

国家科技资源标识符：CSTR:16698.06.NPRC 1.2.1276

平台资源号：NPRC 1.2.1276

保藏编号：CHPC 1.8708

中文名称：鼠伤寒沙门菌

外文名称：*Salmonella* Typhimurium

分类学地位：Bacteria; Pseudomonadota; Gammaproteobacteria; Enterobacterales; Enterobacteriaceae; *Salmonella*

生物危害程度：第三类

分离时间：2017-04-21

分离地址：中国北京市

分离基物：患者粪便

致病名称：急性胃肠炎

致病对象：人、动物

来源历史：←中国疾病预防控制中心病原微生物菌（毒）种保藏中心传染病预防控制所分中心←中国疾病预防控制中心传染病预防控制所←北京市顺义区疾病预防控制中心

用　　途：临床检验

联系单位：中国疾病预防控制中心传染病预防控制所

电子邮箱：chpc@icdc.cn

624. 沙门菌属

国家科技资源标识符：CSTR:16698.06.NPRC 1.2.1277

平台资源号：NPRC 1.2.1277

保藏编号：CHPC 1.8709

中文名称：鼠伤寒沙门菌

外文名称：*Salmonella* Typhimurium

分类学地位：Bacteria; Pseudomonadota; Gammaproteobacteria; Enterobacterales;

Enterobacteriaceae; *Salmonella*

生物危害程度：第三类

分离时间：2017-04-26

分离地址：中国北京市

分离基物：患者粪便

致病名称：急性胃肠炎

致病对象：人、动物

来源历史：←中国疾病预防控制中心病原微生物菌（毒）种保藏中心传染病预防控制所分中心←中国疾病预防控制中心传染病预防控制所←北京市顺义区疾病预防控制中心

用　　途：临床检验

联系单位：中国疾病预防控制中心传染病预防控制所

电子邮箱：chpc@icdc.cn

625. 沙门菌属

国家科技资源标识符：CSTR:16698.06.NPRC 1.2.1278

平台资源号：NPRC 1.2.1278

保藏编号：CHPC 1.8710

中文名称：鼠伤寒沙门菌

外文名称：*Salmonella* Typhimurium

分类学地位：Bacteria; Pseudomonadota; Gammaproteobacteria; Enterobacterales; Enterobacteriaceae; *Salmonella*

生物危害程度：第三类

分离时间：2017-04-26

分离地址：中国北京市

分离基物：患者粪便

致病名称：急性胃肠炎

致病对象：人、动物

来源历史：←中国疾病预防控制中心病原微生物菌（毒）种保藏中心传染病预防控制所分中心←中国疾病预防控制中心传染病预防控制所←北京市顺义区疾病预防控制中心

用　　途：临床检验

联系单位：中国疾病预防控制中心传染病预防控制所

电子邮箱：chpc@icdc.cn

626. 沙门菌属

国家科技资源标识符：CSTR:16698.06.NPRC 1.2.1279

平台资源号：NPRC 1.2.1279

保藏编号：CHPC 1.8714

中文名称：鼠伤寒沙门菌

外文名称：*Salmonella* Typhimurium

分类学地位：Bacteria; Pseudomonadota; Gammaproteobacteria; Enterobacterales; Enterobacteriaceae; *Salmonella*

生物危害程度：第三类

分离时间：2017-07-26

分离地址：中国北京市

分离基物：患者粪便

致病名称：急性胃肠炎

致病对象：人、动物

来源历史：←中国疾病预防控制中心病原微生物菌（毒）种保藏中心传染病预防控制所分中心←中国疾病预防控制中心传染病预防控制所←北京市顺义区疾病预防控制中心

用　　途：临床检验

联系单位：中国疾病预防控制中心传染病预防控制所

电子邮箱：chpc@icdc.cn

627. 沙门菌属

国家科技资源标识符：CSTR:16698.06.NPRC 1.2.1280

平台资源号：NPRC 1.2.1280

保藏编号：CHPC 1.8715

中文名称：鼠伤寒沙门菌

外文名称：*Salmonella* Typhimurium

分类学地位：Bacteria; Pseudomonadota; Gam-

maproteobacteria; Enterobacterales; Enterobacteriaceae; *Salmonella*

生物危害程度：第三类

分离时间：2017-07-27

分离地址：中国北京市

分离基物：患者粪便

致病名称：急性胃肠炎

致病对象：人、动物

来源历史：←中国疾病预防控制中心病原微生物菌（毒）种保藏中心传染病预防控制所分中心←中国疾病预防控制中心传染病预防控制所←北京市顺义区疾病预防控制中心

用　　途：临床检验

联系单位：中国疾病预防控制中心传染病预防控制所

电子邮箱：chpc@icdc.cn

628. 沙门菌属

国家科技资源标识符：CSTR:16698.06.NPRC 1.2.1281

平台资源号：NPRC 1.2.1281

保藏编号：CHPC 1.8719

中文名称：鼠伤寒沙门菌

外文名称：*Salmonella* Typhimurium

分类学地位：Bacteria; Pseudomonadota; Gammaproteobacteria; Enterobacterales; Enterobacteriaceae; *Salmonella*

生物危害程度：第三类

分离时间：2017-09-20

分离地址：中国北京市

分离基物：患者粪便

致病名称：急性胃肠炎

致病对象：人、动物

来源历史：←中国疾病预防控制中心病原微生物菌（毒）种保藏中心传染病预防控制所分中心←中国疾病预防控制中心传染病预防控制所←北京市顺义区疾病

预防控制中心

用　　途：临床检验

联系单位：中国疾病预防控制中心传染病预防控
　　　　　制所

电子邮箱：chpc@icdc.cn

629. 沙门菌属

国家科技资源标识符：CSTR:16698.06.NPRC 1.2.1282

平台资源号：NPRC 1.2.1282

保藏编号：CHPC 1.8720

中文名称：鼠伤寒沙门菌

外文名称：*Salmonella* Typhimurium

分类学地位：Bacteria; Pseudomonadota; Gam-
　　　　　maproteobacteria; Enterobacterales;
　　　　　Enterobacteriaceae; *Salmonella*

生物危害程度：第三类

分离时间：2017-09-23

分离地址：中国北京市

分离基物：患者粪便

致病名称：急性胃肠炎

致病对象：人、动物

来源历史：←中国疾病预防控制中心病原微生物
　　　　　菌（毒）种保藏中心传染病预防控制
　　　　　所分中心←中国疾病预防控制中心传
　　　　　染病预防控制所←北京市顺义区疾病
　　　　　预防控制中心

用　　途：临床检验

联系单位：中国疾病预防控制中心传染病预防控
　　　　　制所

电子邮箱：chpc@icdc.cn

630. 沙门菌属

国家科技资源标识符：CSTR:16698.06.NPRC 1.2.1283

平台资源号：NPRC 1.2.1283

保藏编号：CHPC 1.8721

中文名称：鼠伤寒沙门菌

外文名称：*Salmonella* Typhimurium

分类学地位：Bacteria; Pseudomonadota; Gam-
　　　　　maproteobacteria; Enterobacterales;
　　　　　Enterobacteriaceae; *Salmonella*

生物危害程度：第三类

分离时间：2017-09-23

分离地址：中国北京市

分离基物：患者粪便

致病名称：急性胃肠炎

致病对象：人、动物

来源历史：←中国疾病预防控制中心病原微生物
　　　　　菌（毒）种保藏中心传染病预防控制
　　　　　所分中心←中国疾病预防控制中心传
　　　　　染病预防控制所←北京市顺义区疾病
　　　　　预防控制中心

用　　途：临床检验

联系单位：中国疾病预防控制中心传染病预防控
　　　　　制所

电子邮箱：chpc@icdc.cn

631. 沙门菌属

国家科技资源标识符：CSTR:16698.06.NPRC 1.2.1284

平台资源号：NPRC 1.2.1284

保藏编号：CHPC 1.8722

中文名称：鼠伤寒沙门菌

外文名称：*Salmonella* Typhimurium

分类学地位：Bacteria; Pseudomonadota; Gam-
　　　　　maproteobacteria; Enterobacterales;
　　　　　Enterobacteriaceae; *Salmonella*

生物危害程度：第三类

分离时间：2017-09-23

分离地址：中国北京市

分离基物：患者粪便

致病名称：急性胃肠炎

致病对象：人、动物

来源历史：←中国疾病预防控制中心病原微生物
　　　　　菌（毒）种保藏中心传染病预防控制
　　　　　所分中心←中国疾病预防控制中心传

染病预防控制所←北京市顺义区疾病
预防控制中心

用　　途：临床检验

联系单位：中国疾病预防控制中心传染病预防控
制所

电子邮箱：chpc@icdc.cn

632. 沙门菌属

国家科技资源标识符：CSTR:16698.06.NPRC 1.2.1285

平台资源号：NPRC 1.2.1285

保藏编号：CHPC 1.8723

中文名称：鼠伤寒沙门菌

外文名称：*Salmonella* Typhimurium

分类学地位：Bacteria; Pseudomonadota; Gam-
maproteobacteria; Enterobacterales;
Enterobacteriaceae; *Salmonella*

生物危害程度：第三类

分离时间：2017-09-25

分离地址：中国北京市

分离基物：患者粪便

致病名称：急性胃肠炎

致病对象：人、动物

来源历史：←中国疾病预防控制中心病原微生物
菌（毒）种保藏中心传染病预防控制
所分中心←中国疾病预防控制中心传
染病预防控制所←北京市顺义区疾病
预防控制中心

用　　途：临床检验

联系单位：中国疾病预防控制中心传染病预防控
制所

电子邮箱：chpc@icdc.cn

633. 沙门菌属

国家科技资源标识符：CSTR:16698.06.NPRC 1.2.1286

平台资源号：NPRC 1.2.1286

保藏编号：CHPC 1.8739

中文名称：鼠伤寒沙门菌

外文名称：*Salmonella* Typhimurium

分类学地位：Bacteria; Pseudomonadota; Gam-
maproteobacteria; Enterobacterales;
Enterobacteriaceae; *Salmonella*

生物危害程度：第三类

分离时间：2018-05-08

分离地址：中国北京市

分离基物：患者粪便

致病名称：急性胃肠炎

致病对象：人、动物

来源历史：←中国疾病预防控制中心病原微生物
菌（毒）种保藏中心传染病预防控制
所分中心←中国疾病预防控制中心传
染病预防控制所←北京市顺义区疾病
预防控制中心

用　　途：临床检验

联系单位：中国疾病预防控制中心传染病预防控
制所

电子邮箱：chpc@icdc.cn

634. 沙门菌属

国家科技资源标识符：CSTR:16698.06.NPRC 1.2.1287

平台资源号：NPRC 1.2.1287

保藏编号：CHPC 1.8744

中文名称：鼠伤寒沙门菌

外文名称：*Salmonella* Typhimurium

分类学地位：Bacteria; Pseudomonadota; Gam-
maproteobacteria; Enterobacterales;
Enterobacteriaceae; *Salmonella*

生物危害程度：第三类

分离时间：2018-07-17

分离地址：中国北京市

分离基物：患者粪便

致病名称：急性胃肠炎

致病对象：人、动物

来源历史：←中国疾病预防控制中心病原微生物
菌（毒）种保藏中心传染病预防控制

所分中心←中国疾病预防控制中心传染病预防控制所←北京市顺义区疾病预防控制中心

用　　途：临床检验

联系单位：中国疾病预防控制中心传染病预防控制所

电子邮箱：chpc@icdc.cn

635. 沙门菌属

国家科技资源标识符：CSTR:16698.06.NPRC 1.2.1288

平台资源号：NPRC 1.2.1288

保藏编号：CHPC 1.8746

中文名称：鼠伤寒沙门菌

外文名称：*Salmonella* Typhimurium

分类学地位：Bacteria; Pseudomonadota; Gammaproteobacteria; Enterobacterales; Enterobacteriaceae; *Salmonella*

生物危害程度：第三类

分离时间：2018-07-30

分离地址：中国北京市

分离基物：患者粪便

致病名称：急性胃肠炎

致病对象：人、动物

来源历史：←中国疾病预防控制中心病原微生物菌（毒）种保藏中心传染病预防控制所分中心←中国疾病预防控制中心传染病预防控制所←北京市顺义区疾病预防控制中心

用　　途：临床检验

联系单位：中国疾病预防控制中心传染病预防控制所

电子邮箱：chpc@icdc.cn

636. 沙门菌属

国家科技资源标识符：CSTR:16698.06.NPRC 1.2.1289

平台资源号：NPRC 1.2.1289

保藏编号：CHPC 1.8764

中文名称：鼠伤寒沙门菌

外文名称：*Salmonella* Typhimurium

分类学地位：Bacteria; Pseudomonadota; Gammaproteobacteria; Enterobacterales; Enterobacteriaceae; *Salmonella*

生物危害程度：第三类

分离时间：2019-07-08

分离地址：中国北京市

分离基物：患者粪便

致病名称：急性胃肠炎

致病对象：人、动物

来源历史：←中国疾病预防控制中心病原微生物菌（毒）种保藏中心传染病预防控制所分中心←中国疾病预防控制中心传染病预防控制所←北京市顺义区疾病预防控制中心

用　　途：临床检验

联系单位：中国疾病预防控制中心传染病预防控制所

电子邮箱：chpc@icdc.cn

637. 沙门菌属

国家科技资源标识符：CSTR:16698.06.NPRC 1.2.1290

平台资源号：NPRC 1.2.1290

保藏编号：CHPC 1.8765

中文名称：鼠伤寒沙门菌

外文名称：*Salmonella* Typhimurium

分类学地位：Bacteria; Pseudomonadota; Gammaproteobacteria; Enterobacterales; Enterobacteriaceae; *Salmonella*

生物危害程度：第三类

分离时间：2019-07-12

分离地址：中国北京市

分离基物：患者粪便

致病名称：急性胃肠炎

致病对象：人、动物

来源历史：←中国疾病预防控制中心病原微生物

菌（毒）种保藏中心传染病预防控制
所分中心←中国疾病预防控制中心传
染病预防控制所←北京市顺义区疾病
预防控制中心

用　　途：临床检验

联系单位：中国疾病预防控制中心传染病预防控
制所

电子邮箱：chpc@icdc.cn

638. 沙门菌属

国家科技资源标识符：CSTR:16698.06.NPRC 1.2.1291

平台资源号：NPRC 1.2.1291

保藏编号：CHPC 1.8772

中文名称：鼠伤寒沙门菌

外文名称：*Salmonella* Typhimurium

分类学地位：Bacteria; Pseudomonadota; Gam-
maproteobacteria; Enterobacterales;
Enterobacteriaceae; *Salmonella*

生物危害程度：第三类

分离时间：2019-10-01

分离地址：中国北京市

分离基物：患者粪便

致病名称：急性胃肠炎

致病对象：人、动物

来源历史：←中国疾病预防控制中心病原微生物
菌（毒）种保藏中心传染病预防控制
所分中心←中国疾病预防控制中心传
染病预防控制所←北京市顺义区疾病
预防控制中心

用　　途：临床检验

联系单位：中国疾病预防控制中心传染病预防控
制所

电子邮箱：chpc@icdc.cn

639. 沙门菌属

国家科技资源标识符：CSTR:16698.06.NPRC 1.2.1292

平台资源号：NPRC 1.2.1292

保藏编号：CHPC 1.8773

中文名称：鼠伤寒沙门菌

外文名称：*Salmonella* Typhimurium

分类学地位：Bacteria; Pseudomonadota; Gam-
maproteobacteria; Enterobacterales;
Enterobacteriaceae; *Salmonella*

生物危害程度：第三类

分离时间：2019-10-01

分离地址：中国北京市

分离基物：患者粪便

致病名称：急性胃肠炎

致病对象：人、动物

来源历史：←中国疾病预防控制中心病原微生物
菌（毒）种保藏中心传染病预防控制
所分中心←中国疾病预防控制中心传
染病预防控制所←北京市顺义区疾病
预防控制中心

用　　途：临床检验

联系单位：中国疾病预防控制中心传染病预防控
制所

电子邮箱：chpc@icdc.cn

640. 沙门菌属

国家科技资源标识符：CSTR:16698.06.NPRC 1.2.1293

平台资源号：NPRC 1.2.1293

保藏编号：CHPC 1.8692

中文名称：乌干达沙门菌

外文名称：*Salmonella* Uganda

分类学地位：Bacteria; Pseudomonadota; Gam-
maproteobacteria; Enterobacterales;
Enterobacteriaceae; *Salmonella*

生物危害程度：第三类

分离时间：2016-05-10

分离地址：中国北京市

分离基物：患者粪便

致病名称：急性胃肠炎

致病对象：人、动物

细菌

来源历史：←中国疾病预防控制中心病原微生物
　　　　　菌（毒）种保藏中心传染病预防控制
　　　　　所分中心←中国疾病预防控制中心传
　　　　　染病预防控制所←北京市顺义区疾病
　　　　　预防控制中心

用　　途：临床检验

联系单位：中国疾病预防控制中心传染病预防控
　　　　　制所

电子邮箱：chpc@icdc.cn

641. 沙门菌属

国家科技资源标识符：CSTR:16698.06.NPRC 1.9.159

平台资源号：NPRC 1.9.159

保藏编号：CMCC(B)47606

中文名称：伊迪坎沙门菌

外文名称：*Salmonella* Idikan

分类学地位：Bacteria; Pseudomonadota; Gammaproteobacteria; Enterobacterales; Enterobacteriaceae; *Salmonella*

生物危害程度：未知

分离时间：2020-03-05

分离地址：中国

分离基物：食品

致病名称：未知

致病对象：未知

来源历史：←中国食品药品检定研究院病原微生
　　　　　物菌（毒）种保藏中心←中国食品药
　　　　　品检定研究院食品检定所

用　　途：科研

联系单位：中国食品药品检定研究院

电子邮箱：cmcc@nifdc.org.cn

642. 沙门菌属

国家科技资源标识符：CSTR:16698.06.NPRC 1.9.160

平台资源号：NPRC 1.9.160

保藏编号：CMCC(B)47607

中文名称：布洛克利沙门菌

外文名称：*Salmonella* Blockley

分类学地位：Bacteria; Pseudomonadota; Gammaproteobacteria; Enterobacterales; Enterobacteriaceae; *Salmonella*

生物危害程度：未知

分离时间：2020-03-05

分离地址：中国

分离基物：食品

致病名称：未知

致病对象：未知

来源历史：←中国食品药品检定研究院病原微生
　　　　　物菌（毒）种保藏中心←中国食品药
　　　　　品检定研究院食品检定所

用　　途：科研

联系单位：中国食品药品检定研究院

电子邮箱：cmcc@nifdc.org.cn

643. 沙门菌属

国家科技资源标识符：CSTR:16698.06.NPRC 1.13.100

平台资源号：NPRC 1.13.100

保藏编号：GDPCC L-S6372

中文名称：德尔卑沙门菌

外文名称：*Salmonella* Derby

分类学地位：Bacteria; Pseudomonadota; Gammaproteobacteria; Enterobacterales; Enterobacteriaceae; *Salmonella*

生物危害程度：第三类

分离时间：2016

分离地址：广东省珠海市香洲区

分离基物：患者粪便

致病名称：急性胃肠炎

致病对象：人

来源历史：←广东省人间传染的病原微生物菌
　　　　　（毒）种保藏中心←广东省疾病预防
　　　　　控制中心←珠海市疾病预防控制中心
　　　　　←珠海市妇幼保健院

用　　途：传染病病原监测和溯源

联系单位：广东省疾病预防控制中心病原微生物
检验所

电子邮箱：sjkzx_wjs@gd.gov.cn

644. 沙门菌属

国家科技资源标识符：CSTR:16698.06.NPRC 1.12.170

平台资源号：NPRC 1.12.170

保藏编号：HB0200687

中文名称：沙门菌

外文名称：*Salmonella* sp.

分类学地位：Bacteria; Pseudomonadota; Gammaproteobacteria; Enterobacterales; Enterobacteriaceae; *Salmonella*

生物危害程度：第三类

分离时间：2020-06-15

分离地址：中国湖北省武汉市

分离基物：腹泻患者粪便

致病名称：胃肠炎

致病对象：人

来源历史：←湖北省疾病预防控制中心病原微生物菌（毒）种保藏中心←湖北省疾病预防控制中心←武汉市疾病预防控制中心←武汉市儿童医院

用　　途：传染病病原监测和溯源

联系单位：湖北省疾病预防控制中心

电子邮箱：JDZBCZX@163.com

645. 沙门菌属

国家科技资源标识符：CSTR:16698.06.NPRC 1.12.171

平台资源号：NPRC 1.12.171

保藏编号：HB0200688

中文名称：沙门菌

外文名称：*Salmonella* sp.

分类学地位：Bacteria; Pseudomonadota; Gammaproteobacteria; Enterobacterales; Enterobacteriaceae; *Salmonella*

生物危害程度：第三类

分离时间：2020-07-15

分离地址：中国湖北省武汉市

分离基物：腹泻患者粪便

致病名称：胃肠炎

致病对象：人

来源历史：←湖北省疾病预防控制中心病原微生物菌（毒）种保藏中心←湖北省疾病预防控制中心←武汉市疾病预防控制中心←武汉市儿童医院

用　　途：传染病病原监测和溯源

联系单位：湖北省疾病预防控制中心

电子邮箱：JDZBCZX@163.com

646. 沙门菌属

国家科技资源标识符：CSTR:16698.06.NPRC 1.12.172

平台资源号：NPRC 1.12.172

保藏编号：HB0200689

中文名称：沙门菌

外文名称：*Salmonella*

分类学地位：Bacteria; Pseudomonadota; Gammaproteobacteria; Enterobacterales; Enterobacteriaceae; *Salmonella*

生物危害程度：第三类

分离时间：2020-07-20

分离地址：中国湖北省武汉市

分离基物：腹泻患者粪便

致病名称：胃肠炎

致病对象：人

来源历史：←湖北省疾病预防控制中心病原微生物菌（毒）种保藏中心←湖北省疾病预防控制中心←武汉市疾病预防控制中心←武汉市儿童医院

用　　途：传染病病原监测和溯源

联系单位：湖北省疾病预防控制中心

电子邮箱：JDZBCZX@163.com

细
菌

647. 沙门菌属

国家科技资源标识符：CSTR:16698.06.NPRC 1.12.173

平台资源号：NPRC 1.12.173

保藏编号：HB0200690

中文名称：沙门菌

外文名称：*Salmonella* sp.

分类学地位：Bacteria; Pseudomonadota; Gammaproteobacteria; Enterobacterales; Enterobacteriaceae; *Salmonella*

生物危害程度：第三类

分离时间：2020-07-20

分离地址：中国湖北省武汉市

分离基物：腹泻患者粪便

致病名称：胃肠炎

致病对象：人

来源历史：←湖北省疾病预防控制中心病原微生物菌（毒）种保藏中心←湖北省疾病预防控制中心←武汉市疾病预防控制中心←武汉市儿童 医院

用　　途：传染病病原监测和溯源

联系单位：湖北省疾病预防控制中心

电子邮箱：JDZBCZX@163.com

648. 沙门菌属

国家科技资源标识符：CSTR:16698.06.NPRC 1.12.174

平台资源号：NPRC 1.12.174

保藏编号：HB0200691

中文名称：沙门菌

外文名称：*Salmonella* sp.

分类学地位：Bacteria; Pseudomonadota; Gammaproteobacteria; Enterobacterales; Enterobacteriaceae; *Salmonella*

生物危害程度：第三类

分离时间：2020-07-20

分离地址：中国湖北省武汉市

分离基物：腹泻患者粪便

致病名称：胃肠炎

致病对象：人

来源历史：←湖北省疾病预防控制中心病原微生物菌（毒）种保藏中心←湖北省疾病预防控制中心←武汉市疾病预防控制中心←武汉市儿童医院

用　　途：传染病病原监测和溯源

联系单位：湖北省疾病预防控制中心

电子邮箱：JDZBCZX@163.com

649. 沙门菌属

国家科技资源标识符：CSTR:16698.06.NPRC 1.12.175

平台资源号：NPRC 1.12.175

保藏编号：HB0200692

中文名称：沙门菌

外文名称：*Salmonella* sp.

分类学地位：Bacteria; Pseudomonadota; Gammaproteobacteria; Enterobacterales; Enterobacteriaceae; *Salmonella*

生物危害程度：第三类

分离时间：2020-07-22

分离地址：中国湖北省武汉市

分离基物：腹泻患者粪便

致病名称：胃肠炎

致病对象：人

来源历史：←湖北省疾病预防控制中心病原微生物菌（毒）种保藏中心←湖北省疾病预防控制中心←武汉市疾病预防控制中心←武汉市儿童 医院

用　　途：传染病病原监测和溯源

联系单位：湖北省疾病预防控制中心

电子邮箱：JDZBCZX@163.com

650. 沙门菌属

国家科技资源标识符：CSTR:16698.06.NPRC 1.12.176

平台资源号：NPRC 1.12.176

保藏编号：HB0200693

中文名称：沙门菌

外文名称：*Salmonella* sp.

分类学地位：Bacteria; Pseudomonadota; Gammaproteobacteria; Enterobacterales; Enterobacteriaceae; *Salmonella*

生物危害程度：第三类

分离时间：2020-07-23

分离地址：中国湖北省武汉市

分离基物：腹泻患者粪便

致病名称：胃肠炎

致病对象：人

来源历史：←湖北省疾病预防控制中心病原微生物菌（毒）种保藏中心←湖北省疾病预防控制中心←武汉市疾病预防控制中心←武汉市儿童医院

用　　途：传染病病原监测和溯源

联系单位：湖北省疾病预防控制中心

电子邮箱：JDZBCZX@163.com

651. 沙门菌属

国家科技资源标识符：CSTR:16698.06.NPRC 1.12.177

平台资源号：NPRC 1.12.177

保藏编号：HB0200694

中文名称：沙门菌

外文名称：*Salmonella* sp.

分类学地位：Bacteria; Pseudomonadota; Gammaproteobacteria; Enterobacterales; Enterobacteriaceae; *Salmonella*

生物危害程度：第三类

分离时间：2020-08-03

分离地址：中国湖北省武汉市

分离基物：腹泻患者粪便

致病名称：胃肠炎

致病对象：人

来源历史：←湖北省疾病预防控制中心病原微生物菌（毒）种保藏中心←湖北省疾病预防控制中心←武汉市疾病预防控制

中心←武汉市儿童医院

用　　途：传染病病原监测和溯源

联系单位：湖北省疾病预防控制中心

电子邮箱：JDZBCZX@163.com

652. 沙门菌属

国家科技资源标识符：CSTR:16698.06.NPRC 1.12.178

平台资源号：NPRC 1.12.178

保藏编号：HB0200695

中文名称：沙门菌

外文名称：*Salmonella* sp.

分类学地位：Bacteria; Pseudomonadota; Gammaproteobacteria; Enterobacterales; Enterobacteriaceae; *Salmonella*

生物危害程度：第三类

分离时间：2020-08-03

分离地址：中国湖北省武汉市

分离基物：腹泻患者粪便

致病名称：胃肠炎

致病对象：人

来源历史：←湖北省疾病预防控制中心病原微生物菌（毒）种保藏中心←湖北省疾病预防控制中心←武汉市疾病预防控制中心←武汉市儿童医院

用　　途：传染病病原监测和溯源

联系单位：湖北省疾病预防控制中心

电子邮箱：JDZBCZX@163.com

653. 沙门菌属

国家科技资源标识符：CSTR:16698.06.NPRC 1.12.179

平台资源号：NPRC 1.12.179

保藏编号：HB0200696

中文名称：沙门菌

外文名称：*Salmonella* sp.

分类学地位：Bacteria; Pseudomonadota; Gammaproteobacteria; Enterobacterales; Enterobacteriaceae; *Salmonella*

生物危害程度：第三类

分离时间：2020-08-11

分离地址：中国湖北省武汉市

分离基物：腹泻患者粪便

致病名称：胃肠炎

致病对象：人

来源历史：←湖北省疾病预防控制中心病原微生物菌（毒）种保藏中心←湖北省疾病预防控制中心←武汉市疾病预防控制中心←武汉市儿童医院

用　　途：传染病病原监测和溯源

联系单位：湖北省疾病预防控制中心

电子邮箱：JDZBCZX@163.com

654. 沙门菌属

国家科技资源标识符：CSTR:16698.06.NPRC 1.12.180

平台资源号：NPRC 1.12.180

保藏编号：HB0200697

中文名称：沙门菌

外文名称：*Salmonella* sp.

分类学地位：Bacteria; Pseudomonadota; Gammaproteobacteria; Enterobacterales; Enterobacteriaceae; *Salmonella*

生物危害程度：第三类

分离时间：2020-08-11

分离地址：中国湖北省武汉市

分离基物：腹泻患者粪便

致病名称：胃肠炎

致病对象：人

来源历史：←湖北省疾病预防控制中心病原微生物菌（毒）种保藏中心←湖北省疾病预防控制中心←武汉市疾病预防控制中心←武汉市儿童医院

用　　途：传染病病原监测和溯源

联系单位：湖北省疾病预防控制中心

电子邮箱：JDZBCZX@163.com

655. 沙门菌属

国家科技资源标识符：CSTR:16698.06.NPRC 1.12.181

平台资源号：NPRC 1.12.181

保藏编号：HB0200698

中文名称：沙门菌

外文名称：*Salmonella* sp.

分类学地位：Bacteria; Pseudomonadota; Gammaproteobacteria; Enterobacterales; Enterobacteriaceae; *Salmonella*

生物危害程度：第三类

分离时间：2020-08-11

分离地址：中国湖北省武汉市

分离基物：腹泻患者粪便

致病名称：胃肠炎

致病对象：人

来源历史：←湖北省疾病预防控制中心病原微生物菌（毒）种保藏中心←湖北省疾病预防控制中心←武汉市疾病预防控制中心←武汉市儿童医院

用　　途：传染病病原监测和溯源

联系单位：湖北省疾病预防控制中心

电子邮箱：JDZBCZX@163.com

656. 沙门菌属

国家科技资源标识符：CSTR:16698.06.NPRC 1.12.182

平台资源号：NPRC 1.12.182

保藏编号：HB0200699

中文名称：沙门菌

外文名称：*Salmonella*

分类学地位：Bacteria; Pseudomonadota; Gammaproteobacteria; Enterobacterales; Enterobacteriaceae; *Salmonella*

生物危害程度：第三类

分离时间：2020-07-23

分离地址：中国湖北省武汉市

分离基物：腹泻患者粪便

致病名称：胃肠炎

致病对象：人

来源历史：←湖北省疾病预防控制中心病原微生物菌（毒）种保藏中心←湖北省疾病预防控制中心←武汉市疾病预防控制中心←华中科技大学同济医学院附属同济医院

用　　途：传染病病原监测和溯源

联系单位：湖北省疾病预防控制中心

电子邮箱：JDZBCZX@163.com

657. 沙门菌属

国家科技资源标识符：CSTR:16698.06.NPRC 1.12.183

平台资源号：NPRC 1.12.183

保藏编号：HB0200700

中文名称：沙门菌

外文名称：*Salmonella*

分类学地位：Bacteria; Pseudomonadota; Gammaproteobacteria; Enterobacterales; Enterobacteriaceae; *Salmonella*

生物危害程度：第三类

分离时间：2020-08-05

分离地址：中国湖北省武汉市

分离基物：腹泻患者粪便

致病名称：胃肠炎

致病对象：人

来源历史：←湖北省疾病预防控制中心病原微生物菌（毒）种保藏中心←湖北省疾病预防控制中心←武汉市疾病预防控制中心←华中科技大学同济医学院附属同济医院

用　　途：传染病病原监测和溯源

联系单位：湖北省疾病预防控制中心

电子邮箱：JDZBCZX@163.com

658. 沙门菌属

国家科技资源标识符：CSTR:16698.06.NPRC 1.12.184

平台资源号：NPRC 1.12.184

保藏编号：HB0200701

中文名称：沙门菌

外文名称：*Salmonella*

分类学地位：Bacteria; Pseudomonadota; Gammaproteobacteria; Enterobacterales; Enterobacteriaceae; *Salmonella*

生物危害程度：第三类

分离时间：2020-08-05

分离地址：中国湖北省武汉市

分离基物：腹泻患者粪便

致病名称：胃肠炎

致病对象：人

来源历史：←湖北省疾病预防控制中心病原微生物菌（毒）种保藏中心←湖北省疾病预防控制中心←武汉市疾病预防控制中心←华中科技大学同济医学院附属同济医院

用　　途：传染病病原监测和溯源

联系单位：湖北省疾病预防控制中心

电子邮箱：JDZBCZX@163.com

659. 沙门菌属

国家科技资源标识符：CSTR:16698.06.NPRC 1.12.185

平台资源号：NPRC 1.12.185

保藏编号：HB0200702

中文名称：沙门菌

外文名称：*Salmonella*

分类学地位：Bacteria; Pseudomonadota; Gammaproteobacteria; Enterobacterales; Enterobacteriaceae; *Salmonella*

生物危害程度：第三类

分离时间：2020-08-07

分离地址：中国湖北省武汉市

分离基物：腹泻患者粪便

致病名称：胃肠炎

致病对象：人

来源历史：←湖北省疾病预防控制中心病原微生
物菌（毒）种保藏中心←湖北省疾病
预防控制中心←武汉市疾病预防控制
中心←华中科技大学同济医学院附属
同济医院

用　　途：传染病病原监测和溯源

联系单位：湖北省疾病预防控制中心

电子邮箱：JDZBCZX@163.com

660. 沙门菌属

国家科技资源标识符：CSTR:16698.06.NPRC 1.12.186

平台资源号：NPRC 1.12.186

保藏编号：HB0200703

中文名称：沙门菌

外文名称：*Salmonella*

分类学地位：Bacteria; Pseudomonadota; Gam-maproteobacteria; Enterobacterales; Enterobacteriaceae; *Salmonella*

生物危害程度：第三类

分离时间：2020-08-07

分离地址：中国湖北省武汉市

分离基物：腹泻患者粪便

致病名称：胃肠炎

致病对象：人

来源历史：←湖北省疾病预防控制中心病原微生
物菌（毒）种保藏中心←湖北省疾病
预防控制中心←武汉市疾病预防控制
中心←华中科技大学同济医学院附属
同济医院

用　　途：传染病病原监测和溯源

联系单位：湖北省疾病预防控制中心

电子邮箱：JDZBCZX@163.com

661. 沙门菌属

国家科技资源标识符：CSTR:16698.06.NPRC 1.12.187

平台资源号：NPRC 1.12.187

保藏编号：HB0200704

中文名称：沙门菌

外文名称：*Salmonella* sp.

分类学地位：Bacteria; Pseudomonadota; Gam-maproteobacteria; Enterobacterales; Enterobacteriaceae; *Salmonella*

生物危害程度：第三类

分离时间：2020-08-07

分离地址：中国湖北省武汉市

分离基物：腹泻患者粪便

致病名称：胃肠炎

致病对象：人

来源历史：←湖北省疾病预防控制中心病原微生
物菌（毒）种保藏中心←湖北省疾病
预防控制中心←武汉市疾病预防控制
中心←华中科技大学同济医学院附属
同济医院

用　　途：传染病病原监测和溯源

联系单位：湖北省疾病预防控制中心

电子邮箱：JDZBCZX@163.com

662. 沙门菌属

国家科技资源标识符：CSTR:16698.06.NPRC 1.12.188

平台资源号：NPRC 1.12.188

保藏编号：HB0200705

中文名称：沙门菌

外文名称：*Salmonella* sp.

分类学地位：Bacteria; Pseudomonadota; Gam-maproteobacteria; Enterobacterales; Enterobacteriaceae; *Salmonella*

生物危害程度：第三类

分离时间：2020-08-07

分离地址：中国湖北省武汉市

分离基物：腹泻患者粪便

致病名称：胃肠炎

致病对象：人

来源历史：←湖北省疾病预防控制中心病原微生
物菌（毒）种保藏中心←湖北省疾病

预防控制中心←武汉市疾病预防控制中心←华中科技大学同济医学院附属同济医院

用　　途：传染病病原监测和溯源

联系单位：湖北省疾病预防控制中心

电子邮箱：JDZBCZX@163.com

663. 沙门菌属

国家科技资源标识符：CSTR:16698.06.NPRC 1.12.189

平台资源号：NPRC 1.12.189

保藏编号：HB0200706

中文名称：沙门菌

外文名称：*Salmonella* sp.

分类学地位：Bacteria; Pseudomonadota; Gammaproteobacteria; Enterobacterales; Enterobacteriaceae; *Salmonella*

生物危害程度：第三类

分离时间：2020-08-07

分离地址：中国湖北省武汉市

分离基物：腹泻患者粪便

致病名称：胃肠炎

致病对象：人

来源历史：←湖北省疾病预防控制中心病原微生物菌（毒）种保藏中心←湖北省疾病预防控制中心←武汉市疾病预防控制中心←华中科技大学同济医学院附属同济医院

用　　途：传染病病原监测和溯源

联系单位：湖北省疾病预防控制中心

电子邮箱：JDZBCZX@163.com

664. 沙门菌属

国家科技资源标识符：CSTR:16698.06.NPRC 1.14.10

平台资源号：NPRC 1.14.10

保藏编号：SZCDC-WXSSP20220245

中文名称：肠炎沙门菌

外文名称：*Salmonella enterica*

分类学地位：Bacteria; Pseudomonadota; Gammaproteobacteria; Enterobacterales; Enterobacteriaceae; *Salmonella*

生物危害程度：第三类

分离时间：2022-05-10

分离地址：中国广东省深圳市

分离基物：腹泻患者粪便

致病名称：食物中毒、腹泻

致病对象：人

来源历史：←深圳市疾病预防控制中←深圳市坪山区疾病预防控制中心

用　　途：传染病病原监测和溯源

联系单位：广东省深圳市疾病预防控制中心卫生微生物检测所

电子邮箱：jkzxwjwswjcs@wjw.sz.gov.cn

五十八、施万菌属

665. 施万菌属

国家科技资源标识符：CSTR:16698.06.NPRC 1.2.1294

平台资源号：NPRC 1.2.1294

保藏编号：CHPC 1.9163

中文名称：潮滩施万菌

外文名称：*Shewanella aestuarii*

分类学地位：Bacteria; Pseudomonadota; Gammaproteobacteria; Alteromonadales; Shewanellaceae; *Shewanella*

生物危害程度：第三类

分离时间：2011

分离地址：韩国

分离基物：土壤

致病名称：菌血症、脑膜炎、心内膜炎、软组织感染

致病对象：人、动物

来源历史：←中国疾病预防控制中心病原微生物

细菌

菌（毒）种保藏中心传染病预防控制
所分中心←中国疾病预防控制中心传
染病预防控制所

用　　途：模式菌株

联系单位：中国疾病预防控制中心传染病预防控
制所

电子邮箱：chpc@icdc.cn

666. 施万菌属

国家科技资源标识符：CSTR:16698.06.NPRC 1.2.1295

平台资源号：NPRC 1.2.1295

保藏编号：CHPC 1.9164

中文名称：海藻施万菌

外文名称：*Shewanella algae*

分类学地位：Bacteria; Pseudomonadota; Gammaproteobacteria; Alteromonadales; Shewanellaceae; *Shewanella*

生物危害程度：第三类

分离时间：1990

分离地址：日本

分离基物：海产品

致病名称：菌血症、脑膜炎、心内膜炎、软组织
感染

致病对象：人、动物

来源历史：←中国疾病预防控制中心病原微生物
菌（毒）种保藏中心传染病预防控制
所分中心←中国疾病预防控制中心传
染病预防控制所

用　　途：模式菌株

联系单位：中国疾病预防控制中心传染病预防控
制所

电子邮箱：chpc@icdc.cn

667. 施万菌属

国家科技资源标识符：CSTR:16698.06.NPRC 1.2.1296

平台资源号：NPRC 1.2.1296

保藏编号：CHPC 1.9226

中文名称：海藻施万菌

外文名称：*Shewanella algae*

分类学地位：Bacteria; Pseudomonadota; Gammaproteobacteria; Alteromonadales; Shewanellaceae; *Shewanella*

生物危害程度：第三类

分离时间：2021

分离地址：中国福建省泉州市

分离基物：患者粪便

致病名称：菌血症、脑膜炎、心内膜炎、软组织
感染

致病对象：人、动物

来源历史：←中国疾病预防控制中心病原微生物
菌（毒）种保藏中心传染病预防控制
所分中心←中国疾病预防控制中心传
染病预防控制所

用　　途：临床检验

联系单位：中国疾病预防控制中心传染病预防控
制所

电子邮箱：chpc@icdc.cn

668. 施万菌属

国家科技资源标识符：CSTR:16698.06.NPRC 1.2.1297

平台资源号：NPRC 1.2.1297

保藏编号：CHPC 1.1786

中文名称：海藻施万菌

外文名称：*Shewanella algae*

分类学地位：Bacteria; Pseudomonadota; Gammaproteobacteria; Alteromonadales; Shewanellaceae; *Shewanella*

生物危害程度：第三类

分离时间：2008

分离地址：中国安徽省马鞍山市

分离基物：海产品

致病名称：菌血症、脑膜炎、心内膜炎、软组织
感染

致病对象：人、动物

来源历史：←中国疾病预防控制中心病原微生物菌（毒）种保藏中心传染病预防控制所分中心←中国疾病预防控制中心传染病预防控制所

用　　途：模式菌株

联系单位：中国疾病预防控制中心传染病预防控制所

电子邮箱：chpc@icdc.cn

669. 施万菌属

国家科技资源标识符：CSTR:16698.06.NPRC 1.2.1298

平台资源号：NPRC 1.2.1298

保藏编号：CHPC 1.1807

中文名称：海藻施万菌

外文名称：*Shewanella algae*

分类学地位：Bacteria; Pseudomonadota; Gammaproteobacteria; Alteromonadales; Shewanellaceae; *Shewanella*

生物危害程度：第三类

分离时间：2008

分离地址：中国安徽省马鞍山市

分离基物：食品

致病名称：菌血症、脑膜炎、心内膜炎、软组织感染

致病对象：人、动物

来源历史：←中国疾病预防控制中心病原微生物菌（毒）种保藏中心传染病预防控制所分中心←中国疾病预防控制中心传染病预防控制所

用　　途：模式菌株

联系单位：中国疾病预防控制中心传染病预防控制所

电子邮箱：chpc@icdc.cn

670. 施万菌属

国家科技资源标识符：CSTR:16698.06.NPRC 1.2.1299

平台资源号：NPRC 1.2.1299

保藏编号：CHPC 1.1827

中文名称：海藻施万菌

外文名称：*Shewanella algae*

分类学地位：Bacteria; Pseudomonadota; Gammaproteobacteria; Alteromonadales; Shewanellaceae; *Shewanella*

生物危害程度：第三类

分离时间：2007

分离地址：中国安徽省马鞍山市

分离基物：患者肛拭子

致病名称：菌血症、脑膜炎、心内膜炎、软组织感染

致病对象：人、动物

来源历史：←中国疾病预防控制中心病原微生物菌（毒）种保藏中心传染病预防控制所分中心←中国疾病预防控制中心传染病预防控制所

用　　途：模式菌株

联系单位：中国疾病预防控制中心传染病预防控制所

电子邮箱：chpc@icdc.cn

671. 施万菌属

国家科技资源标识符：CSTR:16698.06.NPRC 1.2.1300

平台资源号：NPRC 1.2.1300

保藏编号：CHPC 1.9165

中文名称：栖藻施万菌

外文名称：*Shewanella algicola*

分类学地位：Bacteria; Pseudomonadota; Gammaproteobacteria; Alteromonadales; Shewanellaceae; *Shewanella*

生物危害程度：第三类

分离时间：2013

分离地址：韩国济州岛

分离基物：海产品

致病名称：菌血症、脑膜炎、心内膜炎、软组织感染

致病对象：人、动物

来源历史：←中国疾病预防控制中心病原微生物菌（毒）种保藏中心传染病预防控制所分中心←中国疾病预防控制中心传染病预防控制所

用　　途：模式菌株

联系单位：中国疾病预防控制中心传染病预防控制所

电子邮箱：chpc@icdc.cn

672. 施万菌属

国家科技资源标识符：CSTR:16698.06.NPRC 1.2.1301

平台资源号：NPRC 1.2.1301

保藏编号：CHPC 1.9166

中文名称：藻形施万菌

外文名称：*Shewanella algidipiscicola*

分类学地位：Bacteria; Pseudomonadota; Gammaproteobacteria; Alteromonadales; Shewanellaceae; *Shewanella*

生物危害程度：第三类

分离时间：2001

分离地址：丹麦

分离基物：海产品

致病名称：菌血症、脑膜炎、心内膜炎、软组织感染

致病对象：人、动物

来源历史：←中国疾病预防控制中心病原微生物菌（毒）种保藏中心传染病预防控制所分中心←中国疾病预防控制中心传染病预防控制所

用　　途：模式菌株

联系单位：中国疾病预防控制中心传染病预防控制所

电子邮箱：chpc@icdc.cn

673. 施万菌属

国家科技资源标识符：CSTR:16698.06.NPRC 1.2.1302

平台资源号：NPRC 1.2.1302

保藏编号：CHPC 1.9167

中文名称：海水施万菌

外文名称：*Shewanella aquimarina*

分类学地位：Bacteria; Pseudomonadota; Gammaproteobacteria; Alteromonadales; Shewanellaceae; *Shewanella*

生物危害程度：第三类

分离时间：2009

分离地址：朝鲜

分离基物：水

致病名称：菌血症、脑膜炎、心内膜炎、软组织感染

致病对象：人、动物

来源历史：←中国疾病预防控制中心病原微生物菌（毒）种保藏中心传染病预防控制所分中心←中国疾病预防控制中心传染病预防控制所

用　　途：模式菌株

联系单位：中国疾病预防控制中心传染病预防控制所

电子邮箱：chpc@icdc.cn

674. 施万菌属

国家科技资源标识符：CSTR:16698.06.NPRC 1.2.1303

平台资源号：NPRC 1.2.1303

保藏编号：CHPC 1.9168

中文名称：冷海施万菌

外文名称：*Shewanella frigidimarina*

分类学地位：Bacteria; Pseudomonadota; Gammaproteobacteria; Alteromonadales; Shewanellaceae; *Shewanella*

生物危害程度：第三类

分离时间：2010

分离地址：挪威

分离基物：土壤

致病名称：菌血症、脑膜炎、心内膜炎、软组织

感染

致病对象：人、动物

来源历史：←中国疾病预防控制中心病原微生物菌（毒）种保藏中心传染病预防控制所分中心←中国疾病预防控制中心传染病预防控制所

用　　途：模式菌株

联系单位：中国疾病预防控制中心传染病预防控制所

电子邮箱：chpc@icdc.cn

675. 施万菌属

国家科技资源标识符：CSTR:16698.06.NPRC 1.2.1304

平台资源号：NPRC 1.2.1304

保藏编号：CHPC 1.9201

中文名称：波罗的海施万菌

外文名称：*Shewanella baltica*

分类学地位：Bacteria; Pseudomonadota; Gammaproteobacteria; Alteromonadales; Shewanellaceae; *Shewanella*

生物危害程度：第三类

分离时间：1998

分离地址：日本

分离基物：水

致病名称：菌血症、脑膜炎、心内膜炎、软组织感染

致病对象：人、动物

来源历史：←中国疾病预防控制中心病原微生物菌（毒）种保藏中心传染病预防控制所分中心←中国疾病预防控制中心传染病预防控制所

用　　途：模式菌株

联系单位：中国疾病预防控制中心传染病预防控制所

电子邮箱：chpc@icdc.cn

676. 施万菌属

国家科技资源标识符：CSTR:16698.06.NPRC 1.2.1305

平台资源号：NPRC 1.2.1305

保藏编号：CHPC 1.9169

中文名称：巴萨尔蒂斯施万菌

外文名称：*Shewanella basaltis*

分类学地位：Bacteria; Pseudomonadota; Gammaproteobacteria; Alteromonadales; Shewanellaceae; *Shewanella*

生物危害程度：第三类

分离时间：2013

分离地址：朝鲜

分离基物：土壤

致病名称：菌血症、脑膜炎、心内膜炎、软组织感染

致病对象：人、动物

来源历史：←中国疾病预防控制中心病原微生物菌（毒）种保藏中心传染病预防控制所分中心←中国疾病预防控制中心传染病预防控制所

用　　途：模式菌株

联系单位：中国疾病预防控制中心传染病预防控制所

电子邮箱：chpc@icdc.cn

677. 施万菌属

国家科技资源标识符：CSTR:16698.06.NPRC 1.2.1306

平台资源号：NPRC 1.2.1306

保藏编号：CHPC 1.9170

中文名称：希利克斯施万菌

外文名称：*Shewanella chilikensis*

分类学地位：Bacteria; Pseudomonadota; Gammaproteobacteria; Alteromonadales; Shewanellaceae; *Shewanella*

生物危害程度：第三类

分离时间：2007

分离地址：印度奥里萨邦

分离基物：土壤

致病名称：菌血症、脑膜炎、心内膜炎、软组织感染

致病对象：人、动物

来源历史：←中国疾病预防控制中心病原微生物菌（毒）种保藏中心传染病预防控制所分中心←中国疾病预防控制中心传染病预防控制所

用　　途：模式菌株

联系单位：中国疾病预防控制中心传染病预防控制所

电子邮箱：chpc@icdc.cn

678. 施万菌属

国家科技资源标识符：CSTR:16698.06.NPRC 1.2.1307

平台资源号：NPRC 1.2.1307

保藏编号：CHPC 1.9171

中文名称：珊瑚施万菌

外文名称：*Shewanella corallii*

分类学地位：Bacteria; Pseudomonadota; Gammaproteobacteria; Alteromonadales; Shewanellaceae; *Shewanella*

生物危害程度：第三类

分离时间：2005

分离地址：以色列

分离基物：海产品

致病名称：菌血症、脑膜炎、心内膜炎、软组织感染

致病对象：人、动物

来源历史：←中国疾病预防控制中心病原微生物菌（毒）种保藏中心传染病预防控制所分中心←中国疾病预防控制中心传染病预防控制所

用　　途：模式菌株

联系单位：中国疾病预防控制中心传染病预防控制所

电子邮箱：chpc@icdc.cn

679. 施万菌属

国家科技资源标识符：CSTR:16698.06.NPRC 1.2.1308

平台资源号：NPRC 1.2.1308

保藏编号：CHPC 1.9172

中文名称：脱色施万菌

外文名称：*Shewanella decolorationis*

分类学地位：Bacteria; Pseudomonadota; Gammaproteobacteria; Alteromonadales; Shewanellaceae; *Shewanella*

生物危害程度：第三类

分离时间：2002

分离地址：中国广东省广州市

分离基物：土壤

致病名称：菌血症、脑膜炎、心内膜炎、软组织感染

致病对象：人、动物

来源历史：←中国疾病预防控制中心病原微生物菌（毒）种保藏中心传染病预防控制所分中心←中国疾病预防控制中心传染病预防控制所

用　　途：模式菌株

联系单位：中国疾病预防控制中心传染病预防控制所

电子邮箱：chpc@icdc.cn

680. 施万菌属

国家科技资源标识符：CSTR:16698.06.NPRC 1.2.1309

平台资源号：NPRC 1.2.1309

保藏编号：CHPC 1.9173

中文名称：多克多恩尼西施万菌

外文名称：*Shewanella dokdonensis*

分类学地位：Bacteria; Pseudomonadota; Gammaproteobacteria; Alteromonadales; Shewanellaceae; *Shewanella*

生物危害程度：第三类

分离时间：2006

分离地址：韩国

分离基物：水体

致病名称：菌血症、脑膜炎、心内膜炎、软组织感染

致病对象：人、动物

来源历史：←中国疾病预防控制中心病原微生物菌（毒）种保藏中心传染病预防控制所分中心←中国疾病预防控制中心传染病预防控制所

用　　途：模式菌株

联系单位：中国疾病预防控制中心传染病预防控制所

电子邮箱：chpc@icdc.cn

681. 施万菌属

国家科技资源标识符：CSTR:16698.06.NPRC 1.2.1310

平台资源号：NPRC 1.2.1310

保藏编号：CHPC 1.9174

中文名称：双电施万菌

外文名称：*Shewanella electrodiphila*

分类学地位：Bacteria; Pseudomonadota; Gammaproteobacteria; Alteromonadales; Shewanellaceae; *Shewanella*

生物危害程度：第三类

分离时间：2007

分离地址：大西洋

分离基物：土壤

致病名称：菌血症、脑膜炎、心内膜炎、软组织感染

致病对象：人、动物

来源历史：←中国疾病预防控制中心病原微生物菌（毒）种保藏中心传染病预防控制所分中心←中国疾病预防控制中心传染病预防控制所

用　　途：模式菌株

联系单位：中国疾病预防控制中心传染病预防控

制所

电子邮箱：chpc@icdc.cn

682. 施万菌属

国家科技资源标识符：CSTR:16698.06.NPRC 1.2.1311

平台资源号：NPRC 1.2.1311

保藏编号：CHPC 1.9175

中文名称：福迪纳施万菌

外文名称：*Shewanella fodinae*

分类学地位：Bacteria; Pseudomonadota; Gammaproteobacteria; Alteromonadales; Shewanellaceae; *Shewanella*

生物危害程度：第三类

分离时间：2007

分离地址：印度安德拉邦

分离基物：土壤

致病名称：菌血症、脑膜炎、心内膜炎、软组织感染

致病对象：人、动物

来源历史：←中国疾病预防控制中心病原微生物菌（毒）种保藏中心传染病预防控制所分中心←中国疾病预防控制中心传染病预防控制所

用　　途：模式菌株

联系单位：中国疾病预防控制中心传染病预防控制所

电子邮箱：chpc@icdc.cn

683. 施万菌属

国家科技资源标识符：CSTR:16698.06.NPRC 1.2.1312

平台资源号：NPRC 1.2.1312

保藏编号：CHPC 1.9176

中文名称：盖特布利施万菌

外文名称：*Shewanella gaetbuli*

分类学地位：Bacteria; Pseudomonadota; Gammaproteobacteria; Alteromonadales; Shewanellaceae; *Shewanella*

细菌

生物危害程度：第三类

分离时间：2010

分离地址：韩国

分离基物：土壤

致病名称：菌血症、脑膜炎、心内膜炎、软组织感染

致病对象：人、动物

来源历史：←中国疾病预防控制中心病原微生物菌（毒）种保藏中心传染病预防控制所分中心←中国疾病预防控制中心传染病预防控制所

用　途：模式菌株

联系单位：中国疾病预防控制中心传染病预防控制所

电子邮箱：chpc@icdc.cn

684. 施万菌属

国家科技资源标识符：CSTR:16698.06.NPRC 1.2.1313

平台资源号：NPRC 1.2.1313

保藏编号：CHPC 1.9177

中文名称：冰寒施万菌

外文名称：*Shewanella gelidii*

分类学地位：Bacteria; Pseudomonadota; Gammaproteobacteria; Alteromonadales; Shewanellaceae; *Shewanella*

生物危害程度：第三类

分离时间：2014

分离地址：中国福建省福州市

分离基物：海产品

致病名称：菌血症、脑膜炎、心内膜炎、软组织感染

致病对象：人、动物

来源历史：←中国疾病预防控制中心病原微生物菌（毒）种保藏中心传染病预防控制所分中心←中国疾病预防控制中心传染病预防控制所

用　途：模式菌株

联系单位：中国疾病预防控制中心传染病预防控制所

电子邮箱：chpc@icdc.cn

685. 施万菌属

国家科技资源标识符：CSTR:16698.06.NPRC 1.2.1314

平台资源号：NPRC 1.2.1314

保藏编号：CHPC 1.9178

中文名称：冰水鱼施万菌

外文名称：*Shewanella glacialipiscicola*

分类学地位：Bacteria; Pseudomonadota; Gammaproteobacteria; Alteromonadales; Shewanellaceae; *Shewanella*

生物危害程度：第三类

分离时间：1996

分离地址：丹麦

分离基物：海产品

致病名称：菌血症、脑膜炎、心内膜炎、软组织感染

致病对象：人、动物

来源历史：←中国疾病预防控制中心病原微生物菌（毒）种保藏中心传染病预防控制所分中心←中国疾病预防控制中心传染病预防控制所

用　途：模式菌株

联系单位：中国疾病预防控制中心传染病预防控制所

电子邮箱：chpc@icdc.cn

686. 施万菌属

国家科技资源标识符：CSTR:16698.06.NPRC 1.2.1315

平台资源号：NPRC 1.2.1315

保藏编号：CHPC 1.9179

中文名称：哈夫尼施万菌

外文名称：*Shewanella hafniensis*

分类学地位：Bacteria; Pseudomonadota; Gammaproteobacteria; Alteromonadales;

Shewanellaceae; *Shewanella*

生物危害程度：第三类

分离时间：2001

分离地址：丹麦

分离基物：海产品

致病名称：菌血症、脑膜炎、心内膜炎、软组织
感染

致病对象：人、动物

来源历史：←中国疾病预防控制中心病原微生物
菌（毒）种保藏中心传染病预防控制
所分中心←中国疾病预防控制中心传
染病预防控制所

用　　途：模式菌株

联系单位：中国疾病预防控制中心传染病预防控
制所

电子邮箱：chpc@icdc.cn

687. 施万菌属

国家科技资源标识符：CSTR:16698.06.NPRC 1.2.1316

平台资源号：NPRC 1.2.1316

保藏编号：CHPC 1.9180

中文名称：海藻施万菌

外文名称：*Shewanella algae*

分类学地位：Bacteria; Pseudomonadota; Gam-
maproteobacteria; Alteromonadales;
Shewanellaceae; *Shewanella*

生物危害程度：第三类

分离时间：2006

分离地址：韩国

分离基物：海产品

致病名称：菌血症、脑膜炎、心内膜炎、软组织
感染

致病对象：人、动物

来源历史：←中国疾病预防控制中心病原微生物
菌（毒）种保藏中心传染病预防控制
所分中心←中国疾病预防控制中心传
染病预防控制所

用　　途：模式菌株

联系单位：中国疾病预防控制中心传染病预防控
制所

电子邮箱：chpc@icdc.cn

688. 施万菌属

国家科技资源标识符：CSTR:16698.06.NPRC 1.2.1317

平台资源号：NPRC 1.2.1317

保藏编号：CHPC 1.9181

中文名称：哈恩代施万菌

外文名称：*Shewanella hanedai*

分类学地位：Bacteria; Pseudomonadota; Gam-
maproteobacteria; Alteromonadales;
Shewanellaceae; *Shewanella*

生物危害程度：第三类

分离时间：2011

分离地址：北冰洋

分离基物：土壤

致病名称：菌血症、脑膜炎、心内膜炎、软组织
感染

致病对象：人、动物

来源历史：←中国疾病预防控制中心病原微生物
菌（毒）种保藏中心传染病预防控制
所分中心←中国疾病预防控制中心传
染病预防控制所

用　　途：模式菌株

联系单位：中国疾病预防控制中心传染病预防控
制所

电子邮箱：chpc@icdc.cn

689. 施万菌属

国家科技资源标识符：CSTR:16698.06.NPRC 1.2.1318

平台资源号：NPRC 1.2.1318

保藏编号：CHPC 1.9182

中文名称：印地卡施万菌

外文名称：*Shewanella indica*

分类学地位：Bacteria; Pseudomonadota; Gam-

maproteobacteria; Alteromonadales; Shewanellaceae; *Shewanella*

生物危害程度：第三类

分离时间：2006

分离地址：印度卡尔瓦

分离基物：土壤

致病名称：菌血症、脑膜炎、心内膜炎、软组织感染

致病对象：人、动物

来源历史：←中国疾病预防控制中心病原微生物菌（毒）种保藏中心传染病预防控制所分中心←中国疾病预防控制中心传染病预防控制所

用　　途：模式菌株

联系单位：中国疾病预防控制中心传染病预防控制所

电子邮箱：chpc@icdc.cn

690. 施万菌属

国家科技资源标识符：CSTR:16698.06.NPRC 1.2.1319

平台资源号：NPRC 1.2.1319

保藏编号：CHPC 1.9183

中文名称：肠施万菌

外文名称：*Shewanella intestini*

分类学地位：Bacteria; Pseudomonadota; Gammaproteobacteria; Alteromonadales; Shewanellaceae; *Shewanella*

生物危害程度：第三类

分离时间：2015

分离地址：中国福建省福州市

分离基物：海产品

致病名称：菌血症、脑膜炎、心内膜炎、软组织感染

致病对象：人、动物

来源历史：←中国疾病预防控制中心病原微生物菌（毒）种保藏中心传染病预防控制所分中心←中国疾病预防控制中心传

染病预防控制所

用　　途：模式菌株

联系单位：中国疾病预防控制中心传染病预防控制所

电子邮箱：chpc@icdc.cn

691. 施万菌属

国家科技资源标识符：CSTR:16698.06.NPRC 1.2.1320

平台资源号：NPRC 1.2.1320

保藏编号：CHPC 1.9184

中文名称：发明施万菌

外文名称：*Shewanella inventionis*

分类学地位：Bacteria; Pseudomonadota; Gammaproteobacteria; Alteromonadales; Shewanellaceae; *Shewanella*

生物危害程度：第三类

分离时间：2014

分离地址：日本冲绳

分离基物：土壤

致病名称：菌血症、脑膜炎、心内膜炎、软组织感染

致病对象：人、动物

来源历史：←中国疾病预防控制中心病原微生物菌（毒）种保藏中心传染病预防控制所分中心←中国疾病预防控制中心传染病预防控制所

用　　途：模式菌株

联系单位：中国疾病预防控制中心传染病预防控制所

电子邮箱：chpc@icdc.cn

692. 施万菌属

国家科技资源标识符：CSTR:16698.06.NPRC 1.2.1321

平台资源号：NPRC 1.2.1321

保藏编号：CHPC 1.9185

中文名称：海棠施万菌

外文名称：*Shewanella japonica*

分类学地位：Bacteria; Pseudomonadota; Gammaproteobacteria; Alteromonadales; Shewanellaceae; *Shewanella*

生物危害程度：第三类

分离时间：1994

分离地址：日本特罗伊察湾

分离基物：水

致病名称：菌血症、脑膜炎、心内膜炎、软组织感染

致病对象：人、动物

来源历史：←中国疾病预防控制中心病原微生物菌（毒）种保藏中心传染病预防控制所分中心←中国疾病预防控制中心传染病预防控制所

用　　途：模式菌株

联系单位：中国疾病预防控制中心传染病预防控制所

电子邮箱：chpc@icdc.cn

693. 施万菌属

国家科技资源标识符：CSTR:16698.06.NPRC 1.2.1322

平台资源号：NPRC 1.2.1322

保藏编号：CHPC 1.9186

中文名称：凯雷蒂察施万菌

外文名称：*Shewanella kaireitica*

分类学地位：Bacteria; Pseudomonadota; Gammaproteobacteria; Alteromonadales; Shewanellaceae; *Shewanella*

生物危害程度：第三类

分离时间：2011

分离地址：日本

分离基物：土壤

致病名称：菌血症、脑膜炎、心内膜炎、软组织感染

致病对象：人、动物

来源历史：←中国疾病预防控制中心病原微生物菌（毒）种保藏中心传染病预防控制

所分中心←中国疾病预防控制中心传染病预防控制所

用　　途：模式菌株

联系单位：中国疾病预防控制中心传染病预防控制所

电子邮箱：chpc@icdc.cn

694. 施万菌属

国家科技资源标识符：CSTR:16698.06.NPRC 1.2.1323

平台资源号：NPRC 1.2.1323

保藏编号：CHPC 1.9187

中文名称：利托利迪敏施万菌

外文名称：*Shewanella litorisediminis*

分类学地位：Bacteria; Pseudomonadota; Gammaproteobacteria; Alteromonadales; Shewanellaceae; *Shewanella*

生物危害程度：第三类

分离时间：2012

分离地址：韩国

分离基物：土壤

致病名称：菌血症、脑膜炎、心内膜炎、软组织感染

致病对象：人、动物

来源历史：←中国疾病预防控制中心病原微生物菌（毒）种保藏中心传染病预防控制所分中心←中国疾病预防控制中心传染病预防控制所

用　　途：模式菌株

联系单位：中国疾病预防控制中心传染病预防控制所

电子邮箱：chpc@icdc.cn

695. 施万菌属

国家科技资源标识符：CSTR:16698.06.NPRC 1.2.1324

平台资源号：NPRC 1.2.1324

保藏编号：CHPC 1.9188

中文名称：利文斯顿施万菌

外文名称：*Shewanella livingstonensis*

分类学地位：Bacteria; Pseudomonadota; Gammaproteobacteria; Alteromonadales; Shewanellaceae; *Shewanella*

生物危害程度：第三类

分离时间：2013

分离地址：南极洲

分离基物：水

致病名称：菌血症、脑膜炎、心内膜炎、软组织感染

致病对象：人、动物

来源历史：←中国疾病预防控制中心病原微生物菌（毒）种保藏中心传染病预防控制所分中心←中国疾病预防控制中心传染病预防控制所

用　　途：模式菌株

联系单位：中国疾病预防控制中心传染病预防控制所

电子邮箱：chpc@icdc.cn

696. 施万菌属

国家科技资源标识符：CSTR:16698.06.NPRC 1.2.1325

平台资源号：NPRC 1.2.1325

保藏编号：CHPC 1.9189

中文名称：曼格罗维施万菌

外文名称：*Shewanella mangrovi*

分类学地位：Bacteria; Pseudomonadota; Gammaproteobacteria; Alteromonadales; Shewanellaceae; *Shewanella*

生物危害程度：第三类

分离时间：2013

分离地址：中国福建省福州市

分离基物：土壤

致病名称：菌血症、脑膜炎、心内膜炎、软组织感染

致病对象：人、动物

来源历史：←中国疾病预防控制中心病原微生物

菌（毒）种保藏中心传染病预防控制所分中心←中国疾病预防控制中心传染病预防控制所

用　　途：模式菌株

联系单位：中国疾病预防控制中心传染病预防控制所

电子邮箱：chpc@icdc.cn

697. 施万菌属

国家科技资源标识符：CSTR:16698.06.NPRC 1.2.1326

平台资源号：NPRC 1.2.1326

保藏编号：CHPC 1.9190

中文名称：海动物肠施万菌

外文名称：*Shewanella marinintestina*

分类学地位：Bacteria; Pseudomonadota; Gammaproteobacteria; Alteromonadales; Shewanellaceae; *Shewanella*

生物危害程度：第三类

分离时间：1994

分离地址：日本横滨

分离基物：海产品

致病名称：菌血症、脑膜炎、心内膜炎、软组织感染

致病对象：人、动物

来源历史：←中国疾病预防控制中心病原微生物菌（毒）种保藏中心传染病预防控制所分中心←中国疾病预防控制中心传染病预防控制所

用　　途：模式菌株

联系单位：中国疾病预防控制中心传染病预防控制所

电子邮箱：chpc@icdc.cn

698. 施万菌属

国家科技资源标识符：CSTR:16698.06.NPRC 1.2.1327

平台资源号：NPRC 1.2.1327

保藏编号：CHPC 1.9191

中文名称：马里斯夫拉施万菌

外文名称：*Shewanella marisflavi*

分类学地位：Bacteria; Pseudomonadota; Gammaproteobacteria; Alteromonadales; Shewanellaceae; *Shewanella*

生物危害程度：第三类

分离时间：2013

分离地址：朝鲜

分离基物：水体

致病名称：菌血症、脑膜炎、心内膜炎、软组织感染

致病对象：人、动物

来源历史：←中国疾病预防控制中心病原微生物菌（毒）种保藏中心传染病预防控制所分中心←中国疾病预防控制中心传染病预防控制所

用　　途：模式菌株

联系单位：中国疾病预防控制中心传染病预防控制所

电子邮箱：chpc@icdc.cn

699. 施万菌属

国家科技资源标识符：CSTR:16698.06.NPRC 1.2.1328

平台资源号：NPRC 1.2.1328

保藏编号：CHPC 1.9192

中文名称：奥利亚娜施万菌

外文名称：*Shewanella olleyana*

分类学地位：Bacteria; Pseudomonadota; Gammaproteobacteria; Alteromonadales; Shewanellaceae; *Shewanella*

生物危害程度：第三类

分离时间：1998

分离地址：澳大利亚塔斯马尼亚

分离基物：水体

致病名称：菌血症、脑膜炎、心内膜炎、软组织感染

致病对象：人、动物

来源历史：←中国疾病预防控制中心病原微生物菌（毒）种保藏中心传染病预防控制所分中心←中国疾病预防控制中心传染病预防控制所

用　　途：模式菌株

联系单位：中国疾病预防控制中心传染病预防控制所

电子邮箱：chpc@icdc.cn

700. 施万菌属

国家科技资源标识符：CSTR:16698.06.NPRC 1.2.1329

平台资源号：NPRC 1.2.1329

保藏编号：CHPC 1.9193

中文名称：帕西菲卡施万菌

外文名称：*Shewanella pacifica*

分类学地位：Bacteria; Pseudomonadota; Gammaproteobacteria; Alteromonadales; Shewanellaceae; *Shewanella*

生物危害程度：第三类

分离时间：2009

分离地址：日本

分离基物：水体

致病名称：菌血症、脑膜炎、心内膜炎、软组织感染

致病对象：人、动物

来源历史：←中国疾病预防控制中心病原微生物菌（毒）种保藏中心传染病预防控制所分中心←中国疾病预防控制中心传染病预防控制所

用　　途：模式菌株

联系单位：中国疾病预防控制中心传染病预防控制所

电子邮箱：chpc@icdc.cn

701. 施万菌属

国家科技资源标识符：CSTR:16698.06.NPRC 1.2.1330

平台资源号：NPRC 1.2.1330

保藏编号：CHPC 1.9194

中文名称：气腹施万菌

外文名称：*Shewanella pneumatophori*

分类学地位：Bacteria; Pseudomonadota; Gammaproteobacteria; Alteromonadales; Shewanellaceae; *Shewanella*

生物危害程度：第三类

分离时间：1987

分离地址：日本

分离基物：海产品

致病名称：菌血症、脑膜炎、心内膜炎、软组织感染

致病对象：人、动物

来源历史：←中国疾病预防控制中心病原微生物菌（毒）种保藏中心传染病预防控制所分中心←中国疾病预防控制中心传染病预防控制所

用　　途：模式菌株

联系单位：中国疾病预防控制中心传染病预防控制所

电子邮箱：chpc@icdc.cn

702. 施万菌属

国家科技资源标识符：CSTR:16698.06.NPRC 1.2.1331

平台资源号：NPRC 1.2.1331

保藏编号：CHPC 1.9195

中文名称：深海施万菌

外文名称：*Shewanella profunda*

分类学地位：Bacteria; Pseudomonadota; Gammaproteobacteria; Alteromonadales; Shewanellaceae; *Shewanella*

生物危害程度：第三类

分离时间：2000

分离地址：太平洋

分离基物：土壤

致病名称：菌血症、脑膜炎、心内膜炎、软组织感染

致病对象：人、动物

来源历史：←中国疾病预防控制中心病原微生物菌（毒）种保藏中心传染病预防控制所分中心←中国疾病预防控制中心传染病预防控制所

用　　途：模式菌株

联系单位：中国疾病预防控制中心传染病预防控制所

电子邮箱：chpc@icdc.cn

703. 施万菌属

国家科技资源标识符：CSTR:16698.06.NPRC 1.2.1332

平台资源号：NPRC 1.2.1332

保藏编号：CHPC 1.9196

中文名称：竹刀鱼施万菌

外文名称：*Shewanella sairae*

分类学地位：Bacteria; Pseudomonadota; Gammaproteobacteria; Alteromonadales; Shewanellaceae; *Shewanella*

生物危害程度：第三类

分离时间：1995

分离地址：太平洋

分离基物：食品

致病名称：菌血症、脑膜炎、心内膜炎、软组织感染

致病对象：人、动物

来源历史：←中国疾病预防控制中心病原微生物菌（毒）种保藏中心传染病预防控制所分中心←中国疾病预防控制中心传染病预防控制所

用　　途：模式菌株

联系单位：中国疾病预防控制中心传染病预防控制所

电子邮箱：chpc@icdc.cn

704. 施万菌属

国家科技资源标识符：CSTR:16698.06.NPRC 1.2.1333

平台资源号：NPRC 1.2.1333

保藏编号：CHPC 1.9197

中文名称：斯莱格利亚娜施万菌

外文名称：*Shewanella schlegeliana*

分类学地位：Bacteria; Pseudomonadota; Gammaproteobacteria; Alteromonadales; Shewanellaceae; *Shewanella*

生物危害程度：第三类

分离时间：1998

分离地址：日本广岛

分离基物：食品

致病名称：菌血症、脑膜炎、心内膜炎、软组织感染

致病对象：人、动物

来源历史：←中国疾病预防控制中心病原微生物菌（毒）种保藏中心传染病预防控制所分中心←中国疾病预防控制中心传染病预防控制所

用　　途：模式菌株

联系单位：中国疾病预防控制中心传染病预防控制所

电子邮箱：chpc@icdc.cn

705. 施万菌属

国家科技资源标识符：CSTR:16698.06.NPRC 1.2.1334

平台资源号：NPRC 1.2.1334

保藏编号：CHPC 1.9198

中文名称：海岛施万菌

外文名称：*Shewanella seohaensis*

分类学地位：Bacteria; Pseudomonadota; Gammaproteobacteria; Alteromonadales; Shewanellaceae; *Shewanella*

生物危害程度：第三类

分离时间：2013

分离地址：韩国

分离基物：土壤

致病名称：菌血症、脑膜炎、心内膜炎、软组织

感染

致病对象：人、动物

来源历史：←中国疾病预防控制中心病原微生物菌（毒）种保藏中心传染病预防控制所分中心←中国疾病预防控制中心传染病预防控制所

用　　途：模式菌株

联系单位：中国疾病预防控制中心传染病预防控制所

电子邮箱：chpc@icdc.cn

706. 施万菌属

国家科技资源标识符：CSTR:16698.06.NPRC 1.2.1335

平台资源号：NPRC 1.2.1335

保藏编号：CHPC 1.3047

中文名称：施万菌

外文名称：*Shewanella* sp.

分类学地位：Bacteria; Pseudomonadota; Gammaproteobacteria; Alteromonadales; Shewanellaceae; *Shewanella*

生物危害程度：第三类

分离时间：2016

分离地址：中国山东省聊城市

分离基物：患者肺灌洗液

致病名称：菌血症、脑膜炎、心内膜炎、软组织感染

致病对象：人、动物

来源历史：←中国疾病预防控制中心病原微生物菌（毒）种保藏中心传染病预防控制所分中心←中国疾病预防控制中心传染病预防控制所

用　　途：临床检验

联系单位：中国疾病预防控制中心传染病预防控制所

电子邮箱：chpc@icdc.cn

707. 施万菌属

国家科技资源标识符：CSTR:16698.06.NPRC 1.2.1336

平台资源号：NPRC 1.2.1336

保藏编号：CHPC 1.3048

中文名称：施万菌

外文名称：*Shewanella* sp.

分类学地位：Bacteria; Pseudomonadota; Gammaproteobacteria; Alteromonadales; Shewanellaceae; *Shewanella*

生物危害程度：第三类

分离时间：2016

分离地址：中国山东省聊城市

分离基物：患者肺灌洗液

致病名称：菌血症、脑膜炎、心内膜炎、软组织感染

致病对象：人、动物

来源历史：←中国疾病预防控制中心病原微生物菌（毒）种保藏中心传染病预防控制所分中心←中国疾病预防控制中心传染病预防控制所

用　　途：临床检验

联系单位：中国疾病预防控制中心传染病预防控制所

电子邮箱：chpc@icdc.cn

708. 施万菌属

国家科技资源标识符：CSTR:16698.06.NPRC 1.2.1337

平台资源号：NPRC 1.2.1337

保藏编号：CHPC 1.3049

中文名称：施万菌

外文名称：*Shewanella* sp.

分类学地位：Bacteria; Pseudomonadota; Gammaproteobacteria; Alteromonadales; Shewanellaceae; *Shewanella*

生物危害程度：第三类

分离时间：2016

分离地址：中国山东省聊城市

分离基物：患者肺灌洗液

致病名称：菌血症、脑膜炎、心内膜炎、软组织感染

致病对象：人、动物

来源历史：←中国疾病预防控制中心病原微生物菌（毒）种保藏中心传染病预防控制所分中心←中国疾病预防控制中心传染病预防控制所

用　　途：临床检验

联系单位：中国疾病预防控制中心传染病预防控制所

电子邮箱：chpc@icdc.cn

709. 施万菌属

国家科技资源标识符：CSTR:16698.06.NPRC 1.2.1338

平台资源号：NPRC 1.2.1338

保藏编号：CHPC 1.3050

中文名称：施万菌

外文名称：*Shewanella* sp.

分类学地位：Bacteria; Pseudomonadota; Gammaproteobacteria; Alteromonadales; Shewanellaceae; *Shewanella*

生物危害程度：第三类

分离时间：2016

分离地址：中国山东省聊城市

分离基物：患者肺灌洗液

致病名称：菌血症、脑膜炎、心内膜炎、软组织感染

致病对象：人、动物

来源历史：←中国疾病预防控制中心病原微生物菌（毒）种保藏中心传染病预防控制所分中心←中国疾病预防控制中心传染病预防控制所

用　　途：临床检验

联系单位：中国疾病预防控制中心传染病预防控制所

电子邮箱：chpc@icdc.cn

710. 施万菌属

国家科技资源标识符：CSTR:16698.06.NPRC 1.2.1339

平台资源号：NPRC 1.2.1339

保藏编号：CHPC 1.3060

中文名称：施万菌

外文名称：*Shewanella* sp.

分类学地位：Bacteria; Pseudomonadota; Gammaproteobacteria; Alteromonadales; Shewanellaceae; *Shewanella*

生物危害程度：第三类

分离时间：2016

分离地址：中国山东省聊城市

分离基物：患者血液

致病名称：菌血症、脑膜炎、心内膜炎、软组织感染

致病对象：人、动物

来源历史：←中国疾病预防控制中心病原微生物菌（毒）种保藏中心传染病预防控制所分中心←中国疾病预防控制中心传染病预防控制所

用　　途：临床检验

联系单位：中国疾病预防控制中心传染病预防控制所

电子邮箱：chpc@icdc.cn

711. 施万菌属

国家科技资源标识符：CSTR:16698.06.NPRC 1.2.1340

平台资源号：NPRC 1.2.1340

保藏编号：CHPC 1.3061

中文名称：施万菌

外文名称：*Shewanella* sp.

分类学地位：Bacteria; Pseudomonadota; Gammaproteobacteria; Alteromonadales; Shewanellaceae; *Shewanella*

生物危害程度：第三类

分离时间：2016

分离地址：中国山东省聊城市

分离基物：患者血液

致病名称：菌血症、脑膜炎、心内膜炎、软组织感染

致病对象：人、动物

来源历史：←中国疾病预防控制中心病原微生物菌（毒）种保藏中心传染病预防控制所分中心←中国疾病预防控制中心传染病预防控制所

用　　途：临床检验

联系单位：中国疾病预防控制中心传染病预防控制所

电子邮箱：chpc@icdc.cn

712. 施万菌属

国家科技资源标识符：CSTR:16698.06.NPRC 1.2.1341

平台资源号：NPRC 1.2.1341

保藏编号：CHPC 1.9199

中文名称：小泡施万菌

外文名称：*Shewanella vesiculosa*

分类学地位：Bacteria; Pseudomonadota; Gammaproteobacteria; Alteromonadales; Shewanellaceae; *Shewanella*

生物危害程度：第三类

分离时间：2010

分离地址：未知

分离基物：土壤

致病名称：菌血症、脑膜炎、心内膜炎、软组织感染

致病对象：人、动物

来源历史：←中国疾病预防控制中心病原微生物菌（毒）种保藏中心传染病预防控制所分中心←中国疾病预防控制中心传染病预防控制所

用　　途：模式菌株

联系单位：中国疾病预防控制中心传染病预防控

制所

电子邮箱：chpc@icdc.cn

713. 施万菌属

国家科技资源标识符：CSTR:16698.06.NPRC 1.2.1342

平台资源号：NPRC 1.2.1342

保藏编号：CHPC 1.9200

中文名称：厦门施万菌

外文名称：*Shewanella xiamenensis*

分类学地位：Bacteria；Pseudomonadota；Gammaproteobacteria；Alteromonadales；Shewanellaceae；*Shewanella*

生物危害程度：第三类

分离时间：2021

分离地址：中国福建省福州市

分离基物：土壤

致病名称：菌血症、脑膜炎、心内膜炎、软组织感染

致病对象：人、动物

来源历史：←中国疾病预防控制中心病原微生物菌（毒）种保藏中心传染病预防控制所分中心←中国疾病预防控制中心传染病预防控制所

用　　途：模式菌株

联系单位：中国疾病预防控制中心传染病预防控制所

电子邮箱：chpc@icdc.cn

五十九、食酸菌属

714. 食酸菌属

国家科技资源标识符：CSTR:16698.06.NPRC 1.2.1343

平台资源号：NPRC 1.2.1343

保藏编号：CHPC 1.9070

中文名称：食酸菌

外文名称：*Acidovorax* sp.

分类学地位：Bacteria；Pseudomonadota；Betaproteobacteria；Burkholderiales；Comamonadaceae；*Acidovorax*

生物危害程度：第三类

分离时间：2021-07-23

分离地址：中国北京市

分离基物：水体

致病名称：医源性感染

致病对象：人

来源历史：←中国疾病预防控制中心病原微生物菌（毒）种保藏中心传染病预防控制所分中心←中国疾病预防控制中心传染病预防控制所

用　　途：临床检验

联系单位：中国疾病预防控制中心传染病预防控制所

电子邮箱：chpc@icdc.cn

715. 食酸菌属

国家科技资源标识符：CSTR:16698.06.NPRC 1.2.1344

平台资源号：NPRC 1.2.1344

保藏编号：CHPC 1.9210

中文名称：食酸菌

外文名称：*Acidovorax* sp.

分类学地位：Bacteria；Pseudomonadota；Betaproteobacteria；Burkholderiales；Comamonadaceae；*Acidovorax*

生物危害程度：第三类

分离时间：2018-05-03

分离地址：中国福建省泉州市

分离基物：患者血液

致病名称：医源性感染

致病对象：人

来源历史：←中国疾病预防控制中心病原微生物菌（毒）种保藏中心传染病预防控制所分中心←中国疾病预防控制中心传

染病预防控制所←福建省泉州市第一
医院（福建医科大学附属泉州第一医
院）

用　　途：临床检验

联系单位：中国疾病预防控制中心传染病预防控
制所

电子邮箱：chpc@icdc.cn

716. 食酸菌属

国家科技资源标识符：CSTR:16698.06.NPRC 1.2.1345

平台资源号：NPRC 1.2.1345

保藏编号：CHPC 1.9213

中文名称：食酸菌

外文名称：*Acidovorax* sp.

分类学地位：Bacteria; Pseudomonadota; Betapro-
teobacteria; Burkholderiales; Coma-
monadaceae; *Acidovorax*

生物危害程度：第三类

分离时间：2017-04-14

分离地址：中国福建省泉州市

分离基物：患者血液

致病名称：医源性感染

致病对象：人

来源历史：←中国疾病预防控制中心病原微生物
菌（毒）种保藏中心传染病预防控制
所分中心←中国疾病预防控制中心传
染病预防控制所←福建省泉州市第一
医院（福建医科大学附属泉州第一医
院）

用　　途：临床检验

联系单位：中国疾病预防控制中心传染病预防控
制所

电子邮箱：chpc@icdc.cn

六十、嗜血杆菌属

717. 嗜血杆菌属

国家科技资源标识符：CSTR:16698.06.NPRC 1.2.1346

平台资源号：NPRC 1.2.1346

保藏编号：CHPC 1.8364

中文名称：流感嗜血杆菌

外文名称：*Haemophilus influenzae*

分类学地位：Bacteria; Pseudomonadota; Gam-
maproteobacteria; Pasteurellales; Pas-
teurellaceae; *Haemophilus*

生物危害程度：第三类

分离时间：1917

分离地址：美国

分离基物：患者肺脓疡

致病名称：肺炎

致病对象：人

来源历史：←中国疾病预防控制中心病原微生物
菌（毒）种保藏中心传染病预防控制
所分中心←中国疾病预防控制中心传
染病预防控制所←广东省微生物菌种
保藏中心

用　　途：质量控制、质控考核

联系单位：中国疾病预防控制中心传染病预防控
制所

电子邮箱：chpc@icdc.cn

六十一、梭菌属

718. 梭菌属

国家科技资源标识符：CSTR:16698.06.NPRC 1.9.161

平台资源号：NPRC 1.9.161

保藏编号：CMCC(B)64602

中文名称：产气荚膜梭菌

外文名称：*Clostridium perfringens*

分类学地位：Bacteria; Bacillota; Clostridia; Eubacteriales; Clostridiaceae; *Clostridium*

生物危害程度：未知

分离时间：2019-08-29

分离地址：中国江苏省

分离基物：动物

致病名称：气性坏疽

致病对象：人

来源历史：←中国食品药品检定研究院病原微生物菌（毒）种保藏中心←中国食品药品检定研究院食品检定所←江西省食品检验检测研究院

用　　途：科研

联系单位：中国食品药品检定研究院

电子邮箱：cmcc@nifdc.org.cn

719. 梭菌属

国家科技资源标识符：CSTR:16698.06.NPRC 1.9.162

平台资源号：NPRC 1.9.162

保藏编号：CMCC(B)64942

中文名称：产芽孢梭菌

外文名称：*Clostridium sporogenes*

分类学地位：Bacteria; Bacillota; Clostridia; Eubacteriales; Clostridiaceae; *Clostridium*

生物危害程度：未知

分离时间：未知

分离地址：中国

分离基物：食品

致病名称：未知

致病对象：未知

来源历史：←中国食品药品检定研究院病原微生物菌（毒）种保藏中心←中国食品药品检定研究院食品检定所

用　　途：科研

联系单位：中国食品药品检定研究院

电子邮箱：cmcc@nifdc.org.cn

六十二、土芽孢杆菌属

720. 土芽孢杆菌属

国家科技资源标识符：CSTR:16698.06.NPRC 1.9.163

平台资源号：NPRC 1.9.163

保藏编号：CMCC(B)63612

中文名称：人参土芽孢杆菌

外文名称：*Weizmannia ginsengihumi*

分类学地位：Bacteria; Bacillota; Bacilli; Bacillales; Bacillaceae; *Weizmannia*

生物危害程度：未知

分离时间：2016-10-18

分离地址：中国

分离基物：药品辅料

致病名称：未知

致病对象：未知

来源历史：←中国食品药品检定研究院病原微生物菌（毒）种保藏中心←中国食品药品检定研究院食品检定所

用　　途：科研

联系单位：中国食品药品检定研究院

电子邮箱：cmcc@nifdc.org.cn

六十三、脱硫弧菌属

721. 脱硫弧菌属

国家科技资源标识符：CSTR:16698.06.NPRC 1.2.1347

平台资源号：NPRC 1.2.1347

保藏编号：CHPC 1.9040

中文名称：脱硫弧菌

外文名称：*Desulfovibrio* sp.

分类学地位：Bacteria; Pseudomonadota; Deltaproteobacteria; Desulfovibrionales; Desulfovibrionaceae; *Desulfovibrio*

生物危害程度：第三类

分离时间：2021-07-23

分离地址：中国北京市

分离基物：水体

致病名称：关节炎、系统性硬化症

致病对象：人

来源历史：←中国疾病预防控制中心病原微生物菌（毒）种保藏中心传染病预防控制所分中心←中国疾病预防控制中心传染病预防控制所

用　　途：临床检验

联系单位：中国疾病预防控制中心传染病预防控制所

电子邮箱：chpc@icdc.cn

六十四、微杆菌属

722. 微杆菌属

国家科技资源标识符：CSTR:16698.06.NPRC 1.2.1348

平台资源号：NPRC 1.2.1348

保藏编号：CHPC 1.9208

中文名称：微杆菌

外文名称：*Microbacterium* sp.

分类学地位：Bacteria; Actinomycetota; Actinomycetes; Micrococcales; Microbacteriaceae; *Microbacterium*

生物危害程度：第三类

分离时间：2021

分离地址：中国福建省泉州市

分离基物：患者尿液

致病名称：细菌性阴道炎

致病对象：人

来源历史：←中国疾病预防控制中心病原微生物菌（毒）种保藏中心传染病预防控制所分中心←中国疾病预防控制中心传染病预防控制所←福建省泉州市第一医院（福建医科大学附属泉州第一医院）

用　　途：临床检验

联系单位：中国疾病预防控制中心传染病预防控制所

电子邮箱：chpc@icdc.cn

723. 微杆菌属

国家科技资源标识符：CSTR:16698.06.NPRC 1.9.164

平台资源号：NPRC 1.9.164

保藏编号：CMCC(B)28601

中文名称：沼泽微杆菌

外文名称：*Microbacterium paludicola*

分类学地位：Bacteria; Actinomycetota; Actinomycetes; Micrococcales; Microbacteriaceae; *Microbacterium*

生物危害程度：未知

分离时间：2020-08-20

分离地址：中国

分离基物：动物

致病名称：未知

致病对象：未知

来源历史：←中国食品药品检定研究院病原微生物菌（毒）种保藏中心←中国食品药品检定研究院食品检定所

用　　途：科研

联系单位：中国食品药品检定研究院

电子邮箱：cmcc@nifdc.org.cn

六十五、微小杆菌属

724. 微小杆菌属

国家科技资源标识符：CSTR:16698.06.NPRC 1.2.1349

平台资源号：NPRC 1.2.1349

保藏编号：CHPC 1.9069

中文名称：乙酰微小杆菌

外文名称：*Exiguobacterium acetylicum*

分类学地位：Bacteria; Bacillota; Bacilli; Caryopha-
nales; Bacillaceae; *Exiguobacterium*

生物危害程度：第三类

分离时间：2021-07-23

分离地址：中国北京市

分离基物：水

致病名称：医源性感染

致病对象：人

来源历史：←中国疾病预防控制中心病原微生物
菌（毒）种保藏中心传染病预防控制
所分中心←中国疾病预防控制中心传
染病预防控制所

用　　途：临床检验

联系单位：中国疾病预防控制中心传染病预防控
制所

电子邮箱：chpc@icdc.cn

725. 微小杆菌属

国家科技资源标识符：CSTR:16698.06.NPRC 1.2.1350

平台资源号：NPRC 1.2.1350

保藏编号：CHPC 1.9052

中文名称：微小杆菌

外文名称：*Exiguobacterium* sp.

分类学地位：Bacteria; Bacillota; Bacilli; Caryopha-
nales; Bacillaceae; *Exiguobacterium*

生物危害程度：第三类

分离时间：2021-07-23

分离地址：中国北京市

分离基物：水

致病名称：医源性感染

致病对象：人

来源历史：←中国疾病预防控制中心病原微生物
菌（毒）种保藏中心传染病预防控制
所分中心←中国疾病预防控制中心传
染病预防控制所

用　　途：临床检验

联系单位：中国疾病预防控制中心传染病预防控
制所

电子邮箱：chpc@icdc.cn

726. 微小杆菌属

国家科技资源标识符：CSTR:16698.06.NPRC 1.2.1351

平台资源号：NPRC 1.2.1351

保藏编号：CHPC 1.9062

中文名称：微小杆菌

外文名称：*Exiguobacterium* sp.

分类学地位：Bacteria; Bacillota; Bacilli; Caryopha-
nales; Bacillaceae; *Exiguobacterium*

生物危害程度：第三类

分离时间：2021-07-23

分离地址：中国北京市

分离基物：水

致病名称：医源性感染

致病对象：人

来源历史：←中国疾病预防控制中心病原微生物
菌（毒）种保藏中心传染病预防控制
所分中心←中国疾病预防控制中心传
染病预防控制所

用　　途：临床检验

联系单位：中国疾病预防控制中心传染病预防控
制所

电子邮箱：chpc@icdc.cn

六十六、无色杆菌属

727. 无色杆菌属

国家科技资源标识符：CSTR:16698.06.NPRC 1.2.1352

平台资源号：NPRC 1.2.1352

保藏编号：CHPC 1.8586

中文名称：木糖氧化无色杆菌

外文名称：*Achromobacter xylosoxidans*

分类学地位：Bacteria; Pseudomonadota; Betaproteobacteria; Burkholderiales; Alcaligenaceae; *Achromobacter*

生物危害程度：第三类

分离时间：2021-02-21

分离地址：中国北京市

分离基物：患者痰液

致病名称：呼吸道感染

致病对象：人

来源历史：←中国疾病预防控制中心病原微生物菌（毒）种保藏中心传染病预防控制所分中心←中国疾病预防控制中心传染病预防控制所←首都医科大学附属北京友谊医院

用　　途：临床检验

联系单位：中国疾病预防控制中心传染病预防控制所

电子邮箱：chpc@icdc.cn

728. 无色杆菌属

国家科技资源标识符：CSTR:16698.06.NPRC 1.2.1353

平台资源号：NPRC 1.2.1353

保藏编号：CHPC 1.8597

中文名称：木糖氧化无色杆菌

外文名称：*Achromobacter xylosoxidans*

分类学地位：Bacteria; Pseudomonadota; Betaproteobacteria; Burkholderiales; Alcaligenaceae; *Achromobacter*

生物危害程度：第三类

分离时间：2021-04-03

分离地址：中国北京市

分离基物：患者痰液

致病名称：呼吸道感染

致病对象：人

来源历史：←中国疾病预防控制中心病原微生物菌（毒）种保藏中心传染病预防控制所分中心←中国疾病预防控制中心传染病预防控制所←首都医科大学附属北京友谊医院

用　　途：临床检验

联系单位：中国疾病预防控制中心传染病预防控制所

电子邮箱：chpc@icdc.cn

六十七、西地西菌属

729. 西地西菌属

国家科技资源标识符：CSTR:16698.06.NPRC 1.2.1354

平台资源号：NPRC 1.2.1354

保藏编号：CHPC 1.4113

中文名称：戴氏西地西菌

外文名称：*Cedecea davisae*

分类学地位：Bacteria; Pseudomonadota; Gammaproteobacteria; Enterobacterales; Enterobacteriaceae; *Cedecea*

生物危害程度：第三类

分离时间：2019-11-27

分离地址：中国北京市

分离基物：患者痰液

致病名称：呼吸道感染

致病对象：人

来源历史：←中国疾病预防控制中心病原微生物菌（毒）种保藏中心传染病预防控制所分中心←中国疾病预防控制中心传染病预防控制所←首都医科大学附属北京友谊医院

用　　途：临床检验

联系单位：中国疾病预防控制中心传染病预防控制所

电子邮箱：chpc@icdc.cn

制所

电子邮箱：chpc@icdc.cn

六十九、芽孢杆菌属

731. 芽孢杆菌属

国家科技资源标识符：CSTR:16698.06.NPRC 1.2.1356

平台资源号：NPRC 1.2.1356

保藏编号：CHPC 1.9063

中文名称：海水芽孢杆菌

外文名称：*Bacillus aquimaris*

分类学地位：Bacteria; Bacillota; Bacilli; Caryophanales; Bacillaceae; *Bacillus*

生物危害程度：第三类

分离时间：2021-07-23

分离地址：中国北京市

分离基物：水

致病名称：食物中毒、腹泻

致病对象：人

来源历史：←中国疾病预防控制中心病原微生物菌（毒）种保藏中心传染病预防控制所分中心←中国疾病预防控制中心传染病预防控制所

用　　途：临床检验

联系单位：中国疾病预防控制中心传染病预防控制所

电子邮箱：chpc@icdc.cn

六十八、香味菌属

730. 香味菌属

国家科技资源标识符：CSTR:16698.06.NPRC 1.2.1355

平台资源号：NPRC 1.2.1355

保藏编号：CHPC 1.9220

中文名称：香味菌

外文名称：*Myroides* sp.

分类学地位：Bacteria; Bacteroidetes; Flavobacteriia; Flavobacteriales; Flavobacteriaceae; *Myroides*

生物危害程度：第三类

分离时间：2021

分离地址：中国福建省泉州市

分离基物：患者尿液

致病名称：尿路感染、医源性感染

致病对象：人

来源历史：←中国疾病预防控制中心病原微生物菌（毒）种保藏中心传染病预防控制所分中心←中国疾病预防控制中心传染病预防控制所←福建省泉州市第一医院（福建医科大学附属泉州第一医院）

用　　途：临床检验

联系单位：中国疾病预防控制中心传染病预防控

732. 芽孢杆菌属

国家科技资源标识符：CSTR:16698.06.NPRC 1.2.1357

平台资源号：NPRC 1.2.1357

保藏编号：CHPC 1.9061

中文名称：巴塔哥尼亚芽孢杆菌

外文名称：*Bacillus patagoniensis*

分类学地位：Bacteria; Bacillota; Bacilli; Caryopha-

nales; Bacillaceae; *Bacillus*

生物危害程度：第三类

分离时间：2021-07-23

分离地址：中国北京市

分离基物：水

致病名称：食物中毒、腹泻

致病对象：人

来源历史：←中国疾病预防控制中心病原微生物菌（毒）种保藏中心传染病预防控制所分中心←中国疾病预防控制中心传染病预防控制所

用　　途：临床检验

联系单位：中国疾病预防控制中心传染病预防控制所

电子邮箱：chpc@icdc.cn

733. 芽孢杆菌属

国家科技资源标识符：CSTR:16698.06.NPRC 1.9.165

平台资源号：NPRC 1.9.165

保藏编号：CMCC(B)63549

中文名称：蕈状芽孢杆菌

外文名称：*Bacillus mycoides*

分类学地位：Bacteria; Bacillota; Bacilli; Bacillales; Bacillaceae; *Bacillus*

生物危害程度：未知

分离时间：1958-01-01

分离地址：未知

分离基物：未知

致病名称：未知

致病对象：未知

来源历史：←中国食品药品检定研究院病原微生物菌（毒）种保藏中心←中国食品药品检定研究院食品检定所←中国工业微生物菌种保藏管理中心

用　　途：科研

联系单位：中国食品药品检定研究院

电子邮箱：cmcc@nifdc.org.cn

734. 芽孢杆菌属

国家科技资源标识符：CSTR:16698.06.NPRC 1.9.166

平台资源号：NPRC 1.9.166

保藏编号：CMCC(B)63550

中文名称：苏云金芽孢杆菌

外文名称：*Bacillus thuringiensis*

分类学地位：Bacteria; Bacillota; Bacilli; Bacillales; Bacillaceae; *Bacillus*

生物危害程度：未知

分离时间：2020-07-24

分离地址：中国

分离基物：食品

致病名称：未知

致病对象：未知

来源历史：←中国食品药品检定研究院病原微生物菌（毒）种保藏中心←中国食品药品检定研究院食品检定所

用　　途：科研

联系单位：中国食品药品检定研究院

电子邮箱：cmcc@nifdc.org.cn

735. 芽孢杆菌属

国家科技资源标识符：CSTR:16698.06.NPRC 1.9.167

平台资源号：NPRC 1.9.167

保藏编号：CMCC(B)63551

中文名称：萎缩芽孢杆菌

外文名称：*Bacillus atrophaeus*

分类学地位：Bacteria; Bacillota; Bacilli; Bacillales; Bacillaceae; *Bacillus*

生物危害程度：未知

分离时间：2020-09-07

分离地址：中国

分离基物：环境

致病名称：未知

致病对象：未知

来源历史：←中国食品药品检定研究院病原微生

细菌

物菌（毒）种保藏中心←中国食品药品检定研究院食品检定所

用　　途：科研

联系单位：中国食品药品检定研究院

电子邮箱：cmcc@nifdc.org.cn

736. 芽孢杆菌属

国家科技资源标识符：CSTR:16698.06.NPRC 1.9.168

平台资源号：NPRC 1.9.168

保藏编号：CMCC(B)63552

中文名称：地衣芽孢杆菌

外文名称：*Bacillus licheniformis*

分类学地位：Bacteria; Bacillota; Bacilli; Bacillales; Bacillaceae; *Bacillus*

生物危害程度：未知

分离时间：2016-10-18

分离地址：中国

分离基物：食品

致病名称：未知

致病对象：未知

来源历史：←中国食品药品检定研究院病原微生物菌（毒）种保藏中心←中国食品药品检定研究院食品检定所

用　　途：科研

联系单位：中国食品药品检定研究院

电子邮箱：cmcc@nifdc.org.cn

737. 芽孢杆菌属

国家科技资源标识符：CSTR:16698.06.NPRC 1.12.190

平台资源号：NPRC 1.12.190

保藏编号：HB1100001

中文名称：蜡样芽胞杆菌

外文名称：*Bacillus cereus*

分类学地位：Bacteria; Bacillota; Bacilli; Caryophanales; Bacillaceae; *Bacillus*

生物危害程度：第三类

分离时间：2020-05-13

分离地址：中国湖北省荆门市

分离基物：食物

致病名称：食物中毒

致病对象：人

来源历史：←湖北省疾病预防控制中心病原微生物菌（毒）种保藏中心←湖北省疾病预防控制中心←荆门市疾病预防控制中心

用　　途：制药、食品、涉水产品、化妆品、环境监测、科研及教学等领域的微生物学检验

联系单位：湖北省疾病预防控制中心

电子邮箱：JDZBCZX@163.com

738. 芽孢杆菌属

国家科技资源标识符：CSTR:16698.06.NPRC 1.12.191

平台资源号：NPRC 1.12.191

保藏编号：HB1100002

中文名称：蜡样芽胞杆菌

外文名称：*Bacillus cereus*

分类学地位：Bacteria; Bacillota; Bacilli; Caryophanales; Bacillaceae; *Bacillus*

生物危害程度：第三类

分离时间：2020-05-13

分离地址：中国湖北省荆门市

分离基物：食物

致病名称：食物中毒

致病对象：人

来源历史：←湖北省疾病预防控制中心病原微生物菌（毒）种保藏中心←湖北省疾病预防控制中心←荆门市疾病预防控制中心

用　　途：制药、食品、涉水产品、化妆品、环境监测、科研及教学等领域的微生物学检验

联系单位：湖北省疾病预防控制中心

电子邮箱：JDZBCZX@163.com

细菌

739. 芽孢杆菌属

国家科技资源标识符：CSTR:16698.06.NPRC 1.12.192

平台资源号：NPRC 1.12.192

保藏编号：HB1100003

中文名称：蜡样芽胞杆菌

外文名称：*Bacillus cereus*

分类学地位：Bacteria; Bacillota; Bacilli; Caryophanales; Bacillaceae; *Bacillus*

生物危害程度：第三类

分离时间：2020-05-14

分离地址：中国湖北省赤壁市

分离基物：食物

致病名称：食物中毒

致病对象：人

来源历史：←湖北省疾病预防控制中心病原微生物菌（毒）种保藏中心←湖北省疾病预防控制中心←咸宁市疾病预防控制中心

用　　途：制药、食品、涉水产品、化妆品、环境监测、科研及教学等领域的微生物学检验

联系单位：湖北省疾病预防控制中心

电子邮箱：JDZBCZX@163.com

740. 芽孢杆菌属

国家科技资源标识符：CSTR:16698.06.NPRC 1.12.193

平台资源号：NPRC 1.12.193

保藏编号：HB1100004

中文名称：蜡样芽胞杆菌

外文名称：*Bacillus cereus*

分类学地位：Bacteria; Bacillota; Bacilli; Caryophanales; Bacillaceae; *Bacillus*

生物危害程度：第三类

分离时间：2020-05-25

分离地址：中国湖北省仙桃市

分离基物：食物

致病名称：食物中毒

致病对象：人

来源历史：←湖北省疾病预防控制中心病原微生物菌（毒）种保藏中心←湖北省疾病预防控制中心←仙桃市疾病预防控制中心

用　　途：制药、食品、涉水产品、化妆品、环境监测、科研及教学等领域的微生物学检验

联系单位：湖北省疾病预防控制中心

电子邮箱：JDZBCZX@163.com

741. 芽孢杆菌属

国家科技资源标识符：CSTR:16698.06.NPRC 1.12.194

平台资源号：NPRC 1.12.194

保藏编号：HB1100005

中文名称：蜡样芽胞杆菌

外文名称：*Bacillus cereus*

分类学地位：Bacteria; Bacillota; Bacilli; Caryophanales; Bacillaceae; *Bacillus*

生物危害程度：第三类

分离时间：2020-06-01

分离地址：中国湖北省鄂州市

分离基物：食物

致病名称：食物中毒

致病对象：人

来源历史：←湖北省疾病预防控制中心病原微生物菌（毒）种保藏中心←湖北省疾病预防控制中心←鄂州市疾病预防控制中心

用　　途：制药、食品、涉水产品、化妆品、环境监测、科研及教学等领域的微生物学检验

联系单位：湖北省疾病预防控制中心

电子邮箱：JDZBCZX@163.com

742. 芽孢杆菌属

国家科技资源标识符：CSTR:16698.06.NPRC 1.12.195

平台资源号：NPRC 1.12.195

保藏编号：HB1100006

中文名称：蜡样芽胞杆菌

外文名称：*Bacillus cereus*

分类学地位：Bacteria; Bacillota; Bacilli; Caryophanales; Bacillaceae; *Bacillus*

生物危害程度：第三类

分离时间：2020-06-01

分离地址：中国湖北省鄂州市

分离基物：食物

致病名称：食物中毒

致病对象：人

来源历史：←湖北省疾病预防控制中心病原微生物菌（毒）种保藏中心←湖北省疾病预防控制中心←鄂州市疾病预防控制中心

用　　途：制药、食品、涉水产品、化妆品、环境监测、科研及教学等领域的微生物学检验

联系单位：湖北省疾病预防控制中心

电子邮箱：JDZBCZX@163.com

743. 芽孢杆菌属

国家科技资源标识符：CSTR:16698.06.NPRC 1.12.196

平台资源号：NPRC 1.12.196

保藏编号：HB1100007

中文名称：蜡样芽胞杆菌

外文名称：*Bacillus cereus*

分类学地位：Bacteria; Bacillota; Bacilli; Caryophanales; Bacillaceae; *Bacillus*

生物危害程度：第三类

分离时间：2020-06-10

分离地址：中国湖北省神农架林区

分离基物：食物

致病名称：食物中毒

致病对象：人

来源历史：←湖北省疾病预防控制中心病原微生物菌（毒）种保藏中心←湖北省疾病预防控制中心←神农架林区疾病预防控制中心

用　　途：制药、食品、涉水产品、化妆品、环境监测、科研及教学等领域的微生物学检验

联系单位：湖北省疾病预防控制中心

电子邮箱：JDZBCZX@163.com

744. 芽孢杆菌属

国家科技资源标识符：CSTR:16698.06.NPRC 1.12.197

平台资源号：NPRC 1.12.197

保藏编号：HB1100008

中文名称：蜡样芽胞杆菌

外文名称：*Bacillus cereus*

分类学地位：Bacteria; Bacillota; Bacilli; Caryophanales; Bacillaceae; *Bacillus*

生物危害程度：第三类

分离时间：2020-07-03

分离地址：中国湖北省宜昌市

分离基物：食物

致病名称：食物中毒

致病对象：人

来源历史：←湖北省疾病预防控制中心病原微生物菌（毒）种保藏中心←湖北省疾病预防控制中心←宜昌市疾病预防控制中心

用　　途：制药、食品、涉水产品、化妆品、环境监测、科研及教学等领域的微生物学检验

联系单位：湖北省疾病预防控制中心

电子邮箱：JDZBCZX@163.com

745. 芽孢杆菌属

国家科技资源标识符：CSTR:16698.06.NPRC 1.12.198

平台资源号：NPRC 1.12.198

保藏编号：HB1100009

中文名称：蜡样芽胞杆菌

外文名称：*Bacillus cereus*

分类学地位：Bacteria; Bacillota; Bacilli; Caryopha-nales; Bacillaceae; *Bacillus*

生物危害程度：第三类

分离时间：2020-07-20

分离地址：中国湖北省仙桃市

分离基物：食物

致病名称：食物中毒

致病对象：人

来源历史：←湖北省疾病预防控制中心病原微生物菌（毒）种保藏中心←湖北省疾病预防控制中心←仙桃市疾病预防控制中心

用　　途：制药、食品、涉水产品、化妆品、环境监测、科研及教学等领域的微生物学检验

联系单位：湖北省疾病预防控制中心

电子邮箱：JDZBCZX@163.com

746. 芽孢杆菌属

国家科技资源标识符：CSTR:16698.06.NPRC 1.12.199

平台资源号：NPRC 1.12.199

保藏编号：HB1100010

中文名称：蜡样芽胞杆菌

外文名称：*Bacillus cereus*

分类学地位：Bacteria; Bacillota; Bacilli; Caryopha-nales; Bacillaceae; *Bacillus*

生物危害程度：第三类

分离时间：2020-07-20

分离地址：中国湖北省仙桃市

分离基物：食物

致病名称：食物中毒

致病对象：人

来源历史：←湖北省疾病预防控制中心病原微生物菌（毒）种保藏中心←湖北省疾病预防控制中心←仙桃市疾病预防控制中心

用　　途：制药、食品、涉水产品、化妆品、环境监测、科研及教学等领域的微生物学检验

联系单位：湖北省疾病预防控制中心

电子邮箱：JDZBCZX@163.com

747. 芽孢杆菌属

国家科技资源标识符：CSTR:16698.06.NPRC 1.12.200

平台资源号：NPRC 1.12.200

保藏编号：HB1100011

中文名称：蜡样芽胞杆菌

外文名称：*Bacillus cereus*

分类学地位：Bacteria; Bacillota; Bacilli; Caryopha-nales; Bacillaceae; *Bacillus*

生物危害程度：第三类

分离时间：2020-07-20

分离地址：中国湖北省仙桃市

分离基物：食物

致病名称：食物中毒

致病对象：人

来源历史：←湖北省疾病预防控制中心病原微生物菌（毒）种保藏中心←湖北省疾病预防控制中心←仙桃市疾病预防控制中心

用　　途：制药、食品、涉水产品、化妆品、环境监测、科研及教学等领域的微生物学检验

联系单位：湖北省疾病预防控制中心

电子邮箱：JDZBCZX@163.com

细菌

748. 芽孢杆菌属

国家科技资源标识符：CSTR:16698.06.NPRC 1.12.201

平台资源号：NPRC 1.12.201

保藏编号：HB1100012

中文名称：蜡样芽胞杆菌

外文名称：*Bacillus cereus*

分类学地位：Bacteria; Bacillota; Bacilli; Caryopha-nales; Bacillaceae; *Bacillus*

生物危害程度：第三类

分离时间：2020-07-20

分离地址：中国湖北省咸宁市

分离基物：食物

致病名称：食物中毒

致病对象：人

来源历史：←湖北省疾病预防控制中心病原微生物菌（毒）种保藏中心←湖北省疾病预防控制中心←咸宁市疾病预防控制中心

用　　途：制药、食品、涉水产品、化妆品、环境监测、科研及教学等领域的微生物学检验

联系单位：湖北省疾病预防控制中心

电子邮箱：JDZBCZX@163.com

749. 芽孢杆菌属

国家科技资源标识符：CSTR:16698.06.NPRC 1.12.202

平台资源号：NPRC 1.12.202

保藏编号：HB1100013

中文名称：蜡样芽胞杆菌

外文名称：*Bacillus cereus*

分类学地位：Bacteria; Bacillota; Bacilli; Caryopha-nales; Bacillaceae; *Bacillus*

生物危害程度：第三类

分离时间：2020-05-22

分离地址：中国湖北省十堰市

分离基物：食物

致病名称：食物中毒

致病对象：人

来源历史：←湖北省疾病预防控制中心病原微生物菌（毒）种保藏中心←湖北省疾病预防控制中心←十堰市疾病预防控制中心

用　　途：制药、食品、涉水产品、化妆品、环境监测、科研及教学等领域的微生物学检验

联系单位：湖北省疾病预防控制中心

电子邮箱：JDZBCZX@163.com

750. 芽孢杆菌属

国家科技资源标识符：CSTR:16698.06.NPRC 1.12.203

平台资源号：NPRC 1.12.203

保藏编号：HB1100014

中文名称：蜡样芽胞杆菌

外文名称：*Bacillus cereus*

分类学地位：Bacteria; Bacillota; Bacilli; Caryopha-nales; Bacillaceae; *Bacillus*

生物危害程度：第三类

分离时间：2020-07-14

分离地址：中国湖北省十堰市

分离基物：食物

致病名称：食物中毒

致病对象：人

来源历史：←湖北省疾病预防控制中心病原微生物菌（毒）种保藏中心←湖北省疾病预防控制中心←十堰市疾病预防控制中心

用　　途：制药、食品、涉水产品、化妆品、环境监测、科研及教学等领域的微生物学检验

联系单位：湖北省疾病预防控制中心

电子邮箱：JDZBCZX@163.com

751. 芽孢杆菌属

国家科技资源标识符：CSTR:16698.06.NPRC 1.12.204

平台资源号：NPRC 1.12.204

保藏编号：HB1100015

中文名称：蜡样芽胞杆菌

外文名称：*Bacillus cereus*

分类学地位：Bacteria; Bacillota; Bacilli; Caryophanales; Bacillaceae; *Bacillus*

生物危害程度：第三类

分离时间：2020-07-14

分离地址：中国湖北省十堰市

分离基物：食物

致病名称：食物中毒

致病对象：人

来源历史：←湖北省疾病预防控制中心病原微生物菌（毒）种保藏中心←湖北省疾病预防控制中心←十堰市疾病预防控制中心

用　　途：制药、食品、涉水产品、化妆品、环境监测、科研及教学等领域的微生物学检验

联系单位：湖北省疾病预防控制中心

电子邮箱：JDZBCZX@163.com

752. 芽孢杆菌属

国家科技资源标识符：CSTR:16698.06.NPRC 1.12.205

平台资源号：NPRC 1.12.205

保藏编号：HB1100016

中文名称：蜡样芽胞杆菌

外文名称：*Bacillus cereus*

分类学地位：Bacteria; Bacillota; Bacilli; Caryophanales; Bacillaceae; *Bacillus*

生物危害程度：第三类

分离时间：2020-07-14

分离地址：中国湖北省十堰市

分离基物：食物

致病名称：食物中毒

致病对象：人

来源历史：←湖北省疾病预防控制中心病原微生物菌（毒）种保藏中心←湖北省疾病预防控制中心←十堰市疾病预防控制中心

用　　途：制药、食品、涉水产品、化妆品、环境监测、科研及教学等领域的微生物学检验

联系单位：湖北省疾病预防控制中心

电子邮箱：JDZBCZX@163.com

753. 芽孢杆菌属

国家科技资源标识符：CSTR:16698.06.NPRC 1.12.206

平台资源号：NPRC 1.12.206

保藏编号：HB1100017

中文名称：蜡样芽胞杆菌

外文名称：*Bacillus cereus*

分类学地位：Bacteria; Bacillota; Bacilli; Caryophanales; Bacillaceae; *Bacillus*

生物危害程度：第三类

分离时间：2020-08-19

分离地址：中国湖北省宜昌市

分离基物：食物

致病名称：食物中毒

致病对象：人

来源历史：←湖北省疾病预防控制中心病原微生物菌（毒）种保藏中心←湖北省疾病预防控制中心←宜昌市疾病预防控制中心

用　　途：制药、食品、涉水产品、化妆品、环境监测、科研及教学等领域的微生物学检验

联系单位：湖北省疾病预防控制中心

电子邮箱：JDZBCZX@163.com

754. 芽孢杆菌属

国家科技资源标识符：CSTR:16698.06.NPRC 1.12.207

平台资源号：NPRC 1.12.207

保藏编号：HB1100018

中文名称：蜡样芽胞杆菌

外文名称：*Bacillus cereus*

分类学地位：Bacteria; Bacillota; Bacilli; Caryophanales; Bacillaceae; *Bacillus*

生物危害程度：第三类

分离时间：2020-08-24

分离地址：中国湖北省荆门市

分离基物：食物

致病名称：食物中毒

致病对象：人

来源历史：←湖北省疾病预防控制中心病原微生物菌（毒）种保藏中心←湖北省疾病预防控制中心←荆门市疾病预防控制中心

用　　途：制药、食品、涉水产品、化妆品、环境监测、科研及教学等领域的微生物学检验

联系单位：湖北省疾病预防控制中心

电子邮箱：JDZBCZX@163.com

755. 芽孢杆菌属

国家科技资源标识符：CSTR:16698.06.NPRC 1.12.208

平台资源号：NPRC 1.12.208

保藏编号：HB1100019

中文名称：蜡样芽胞杆菌

外文名称：*Bacillus cereus*

分类学地位：Bacteria; Bacillota; Bacilli; Caryophanales; Bacillaceae; *Bacillus*

生物危害程度：第三类

分离时间：2020-08-24

分离地址：中国湖北省荆门市

分离基物：食物

致病名称：食物中毒

致病对象：人

来源历史：←湖北省疾病预防控制中心病原微生物菌（毒）种保藏中心←湖北省疾病预防控制中心←荆门市疾病预防控制中心

用　　途：制药、食品、涉水产品、化妆品、环境监测、科研及教学等领域的微生物学检验

联系单位：湖北省疾病预防控制中心

电子邮箱：JDZBCZX@163.com

756. 芽孢杆菌属

国家科技资源标识符：CSTR:16698.06.NPRC 1.12.209

平台资源号：NPRC 1.12.209

保藏编号：HB1100020

中文名称：蜡样芽胞杆菌

外文名称：*Bacillus cereus*

分类学地位：Bacteria; Bacillota; Bacilli; Caryophanales; Bacillaceae; *Bacillus*

生物危害程度：第三类

分离时间：2020-06-29

分离地址：中国湖北省鄂州市

分离基物：食物

致病名称：食物中毒

致病对象：人

来源历史：←湖北省疾病预防控制中心病原微生物菌（毒）种保藏中心←湖北省疾病预防控制中心←鄂州市疾病预防控制中心

用　　途：制药、食品、涉水产品、化妆品、环境监测、科研及教学等领域的微生物学检验

联系单位：湖北省疾病预防控制中心

电子邮箱：JDZBCZX@163.com

七十、伊金氏菌属

757. 伊金氏菌属

国家科技资源标识符：CSTR:16698.06.NPRC 1.2.1358

平台资源号：NPRC 1.2.1358

保藏编号：CHPC 1.8587

中文名称：按蚊伊金氏菌属

外文名称：*Elizabethkingia anophelis*

分类学地位：Bacteria; Bacteroidota; Flavobacteriia; Flavobacteriales; Weeksellaceae; *Elizabethkingia*

生物危害程度：第三类

分离时间：2021-02-21

分离地址：中国北京市

分离基物：患者痰液

致病名称：脑膜炎

致病对象：人

来源历史：←中国疾病预防控制中心病原微生物菌（毒）种保藏中心传染病预防控制所分中心←中国疾病预防控制中心传染病预防控制所←首都医科大学附属北京友谊医院

用　　途：临床检验

联系单位：中国疾病预防控制中心传染病预防控制所

电子邮箱：chpc@icdc.cn

758. 伊金氏菌属

国家科技资源标识符：CSTR:16698.06.NPRC 1.2.1359

平台资源号：NPRC 1.2.1359

保藏编号：CHPC 1.9212

中文名称：脑膜炎败血伊金氏菌属

外文名称：*Elizabethkingia meningoseptica*

分类学地位：Bacteria; Bacteroidota; Flavobacteriia;

Flavobacteriales; Weeksellaceae; *Elizabethkingia*

生物危害程度：第三类

分离时间：2021-05-23

分离地址：中国福建省泉州市

分离基物：患者血液

致病名称：脑膜炎

致病对象：人

来源历史：←中国疾病预防控制中心病原微生物菌（毒）种保藏中心传染病预防控制所分中心←中国疾病预防控制中心传染病预防控制所←福建省泉州市第一医院（福建医科大学附属泉州第一医院）

用　　途：临床检验

联系单位：中国疾病预防控制中心传染病预防控制所

电子邮箱：chpc@icdc.cn

759. 伊金氏菌属

国家科技资源标识符：CSTR:16698.06.NPRC 1.2.1360

平台资源号：NPRC 1.2.1360

保藏编号：CHPC 1.9229

中文名称：脑膜炎败血伊金氏菌属

外文名称：*Elizabethkingia meningoseptica*

分类学地位：Bacteria; Bacteroidota; Flavobacteriia; Flavobacteriales; Weeksellaceae; *Elizabethkingia*

生物危害程度：第三类

分离时间：2021-05-23

分离地址：中国福建省泉州市

分离基物：患者血液

致病名称：脑膜炎

致病对象：人

来源历史：←中国疾病预防控制中心病原微生物菌（毒）种保藏中心传染病预防控制所分中心←中国疾病预防控制中心传

染病预防控制所←福建省泉州市第一医院（福建医科大学附属泉州第一医院）

用　　途：临床检验

联系单位：中国疾病预防控制中心传染病预防控制所

电子邮箱：chpc@icdc.cn

七十一、寡养单胞菌属

760. 寡养单胞菌属

国家科技资源标识符：CSTR:16698.06.NPRC 1.2.1361

平台资源号：NPRC 1.2.1361

保藏编号：CHPC 1.9081

中文名称：嗜麦芽寡养单胞菌

外文名称：*Stenotrophomonas maltophilia*

分类学地位：Bacteria; Pseudomonadota; Gammaproteobacteria; Lysobacterales; Lysobacteraceae; *Stenotrophomonas*

生物危害程度：第三类

分离时间：2021-08-15

分离地址：中国北京市

分离基物：患者粪便

致病名称：肺炎、尿路感染

致病对象：人

来源历史：←中国疾病预防控制中心病原微生物菌（毒）种保藏中心传染病预防控制所分中心←中国疾病预防控制中心传染病预防控制所

用　　途：临床检验

联系单位：中国疾病预防控制中心传染病预防控制所

电子邮箱：chpc@icdc.cn

761. 寡养单胞菌属

国家科技资源标识符：CSTR:16698.06.NPRC 1.2.1362

平台资源号：NPRC 1.2.1362

保藏编号：CHPC 1.9083

中文名称：嗜麦芽寡养单胞菌

外文名称：*Stenotrophomonas maltophilia*

分类学地位：Bacteria; Pseudomonadota; Gammaproteobacteria; Lysobacterales; Lysobacteraceae; *Stenotrophomonas*

生物危害程度：第三类

分离时间：2021-08-15

分离地址：中国北京市

分离基物：患者粪便

致病名称：肺炎、尿路感染

致病对象：人

来源历史：←中国疾病预防控制中心病原微生物菌（毒）种保藏中心传染病预防控制所分中心←中国疾病预防控制中心传染病预防控制所

用　　途：临床检验

联系单位：中国疾病预防控制中心传染病预防控制所

电子邮箱：chpc@icdc.cn

762. 寡养单胞菌属

国家科技资源标识符：CSTR:16698.06.NPRC 1.2.1363

平台资源号：NPRC 1.2.1363

保藏编号：CHPC 1.9124

中文名称：嗜麦芽寡养单胞菌

外文名称：*Stenotrophomonas maltophilia*

分类学地位：Bacteria; Pseudomonadota; Gammaproteobacteria; Lysobacterales; Lysobacteraceae; *Stenotrophomonas*

生物危害程度：第三类

分离时间：2021-08-15

分离地址：中国北京市

分离基物：患者粪便

致病名称：肺炎、尿路感染

致病对象：人

来源历史：←中国疾病预防控制中心病原微生物菌（毒）种保藏中心传染病预防控制所分中心←中国疾病预防控制中心传染病预防控制所

用　　途：临床检验

联系单位：中国疾病预防控制中心传染病预防控制所

电子邮箱：chpc@icdc.cn

763. 寡养单胞菌属

国家科技资源标识符：CSTR:16698.06.NPRC 1.2.1364

平台资源号：NPRC 1.2.1364

保藏编号：CHPC 1.9127

中文名称：嗜麦芽寡养单胞菌

外文名称：*Stenotrophomonas maltophilia*

分类学地位：Bacteria; Pseudomonadota; Gammaproteobacteria; Lysobacterales; Lysobacteraceae; *Stenotrophomonas*

生物危害程度：第三类

分离时间：2021-08-15

分离地址：中国北京市

分离基物：患者粪便

致病名称：肺炎、尿路感染

致病对象：人

来源历史：←中国疾病预防控制中心病原微生物菌（毒）种保藏中心传染病预防控制所分中心←中国疾病预防控制中心传染病预防控制所

用　　途：临床检验

联系单位：中国疾病预防控制中心传染病预防控制所

电子邮箱：chpc@icdc.cn

764. 寡养单胞菌属

国家科技资源标识符：CSTR:16698.06.NPRC 1.2.1365

平台资源号：NPRC 1.2.1365

保藏编号：CHPC 1.9128

中文名称：嗜麦芽寡养单胞菌

外文名称：*Stenotrophomonas maltophilia*

分类学地位：Bacteria; Pseudomonadota; Gammaproteobacteria; Lysobacterales; Lysobacteraceae; *Stenotrophomonas*

生物危害程度：第三类

分离时间：2021-08-15

分离地址：中国北京市

分离基物：患者粪便

致病名称：肺炎、尿路感染

致病对象：人

来源历史：←中国疾病预防控制中心病原微生物菌（毒）种保藏中心传染病预防控制所分中心←中国疾病预防控制中心传染病预防控制所

用　　途：临床检验

联系单位：中国疾病预防控制中心传染病预防控制所

电子邮箱：chpc@icdc.cn

765. 寡养单胞菌属

国家科技资源标识符：CSTR:16698.06.NPRC 1.2.1366

平台资源号：NPRC 1.2.1366

保藏编号：CHPC 1.9129

中文名称：嗜麦芽寡养单胞菌

外文名称：*Stenotrophomonas maltophilia*

分类学地位：Bacteria; Pseudomonadota; Gammaproteobacteria; Lysobacterales; Lysobacteraceae; *Stenotrophomonas*

生物危害程度：第三类

分离时间：2021-08-15

分离地址：中国北京市

细菌

分离基物：患者粪便

致病名称：肺炎、尿路感染

致病对象：人

来源历史：←中国疾病预防控制中心病原微生物菌（毒）种保藏中心传染病预防控制所分中心←中国疾病预防控制中心传染病预防控制所

用　　途：临床检验

联系单位：中国疾病预防控制中心传染病预防控制所

电子邮箱：chpc@icdc.cn

766. 寡养单胞菌属

国家科技资源标识符：CSTR:16698.06.NPRC 1.2.1367

平台资源号：NPRC 1.2.1367

保藏编号：CHPC 1.9116

中文名称：寡养单胞菌

外文名称：*Stenotrophomonas* sp.

分类学地位：Bacteria; Pseudomonadota; Gammaproteobacteria; Lysobacterales; Lysobacteraceae; *Stenotrophomonas*

生物危害程度：第三类

分离时间：2021-08-15

分离地址：中国北京市

分离基物：患者粪便

致病名称：肺炎、尿路感染

致病对象：人

来源历史：←中国疾病预防控制中心病原微生物菌（毒）种保藏中心传染病预防控制所分中心←中国疾病预防控制中心传染病预防控制所

用　　途：临床检验

联系单位：中国疾病预防控制中心传染病预防控制所

电子邮箱：chpc@icdc.cn

767. 寡养单胞菌属

国家科技资源标识符：CSTR:16698.06.NPRC 1.7.65

平台资源号：NPRC 1.7.65

保藏编号：CCPM(A)-P-232101

中文名称：嗜麦芽寡养单胞菌

外文名称：*Stenotrophomonas maltophilia*

分类学地位：Bacteria; Pseudomonadota; Gammaproteobacteria; Lysobacterales; Lysobacteraceae; *Stenotrophomonas*

生物危害程度：第三类

分离时间：2021-05-07

分离地址：中国河北省

分离基物：患者痰液

致病名称：尿路感染、下呼吸道感染、烧伤创面感染、手术切口感染、败血症

致病对象：人

来源历史：←中国医学科学院病原微生物菌（毒）种保藏中心药用微生物相关菌（毒）种保藏分中心←中国医学科学院医药生物技术研究所

用　　途：科研、教学领域的微生物学检验

联系单位：中国医学科学院医药生物技术研究所

电子邮箱：xinyiyang@imb.cams.cn

七十二、志贺菌属

768. 志贺菌属

国家科技资源标识符：CSTR:16698.06.NPRC 1.5.5

平台资源号：NPRC 1.5.5

保藏编号：CAMS-CCPM-C-Ⅲ-218-001

中文名称：福氏志贺菌

外文名称：*Shigella flexneri* 301

分类学地位：Bacteria; Pseudomonadota; Gammaproteobacteria; Enterobacterales;

Enterobacteriaceae; *Shigella*

生物危害程度：第三类

分离时间：2002-01-01

分离地址：中国北京市

分离基物：患者粪便

致病名称：细菌性痢疾

致病对象：人

来源历史：←中国医学科学院病原微生物菌（毒）种中心病原所（医学病原微生物菌（毒）种保藏）分中心←中国医学科学院病原微生物研究所←中国疾病预防控制中心

用　　途：科研、教学

联系单位：中国医学科学院病原生物学研究所

电子邮箱：CCPM_C@ipbcams.ac.cn

细菌

第二部分

真　菌

◤ 一、白念珠菌耐药株

1. 白念珠菌耐药株

国家科技资源标识符：CSTR:16698.06.NPRC 3.8.504

平台资源号：NPRC 3.8.504

保藏编号：CAMS-CCPM-D 50785

中文名称：白念珠菌耐药株

外文名称：*Candida albicans*

分类学地位：Fungi; Ascomycota; Saccharomycetes; Saccharomycetales; Debaryomycetaceae; *Candida*

生物危害程度：第三类

分离时间：2019-04-22

分离地址：中国黑龙江省哈尔滨市

分离基物：患者[①]

致病名称：皮肤黏膜念珠菌病、念珠菌性肠炎、念珠菌败血症、念珠菌性脑膜炎

致病对象：人、动物

来源历史：←中国医学科学院病原微生物菌（毒）种保藏中心医学真菌保藏分中心←中国医学科学院皮肤病医院（中国医学科学院皮肤病研究所）←哈尔滨医科大学附属肿瘤医院

用　　途：临床检验，传染病病原监测和溯源、制药、诊断试剂研发、科研及教学等领域的微生物学检验

联系单位：中国医学科学院皮肤病医院（中国医学科学院皮肤病研究所）

电子邮箱：meih@pumcderm.cams.cn

2. 白念珠菌耐药株

国家科技资源标识符：CSTR:16698.06.NPRC 3.8.505

平台资源号：NPRC 3.8.505

保藏编号：CAMS-CCPM-D 50787

中文名称：白念珠菌耐药株

外文名称：*Candida albicans*

分类学地位：Fungi; Ascomycota; Saccharomycetes; Saccharomycetales; Debaryomycetaceae; *Candida*

生物危害程度：第三类

分离时间：2019-04-22

分离地址：中国黑龙江省哈尔滨市

分离基物：患者[②]

致病名称：皮肤黏膜念珠菌病、念珠菌性肠炎、念珠菌败血症、念珠菌性脑膜炎

致病对象：人、动物

来源历史：←中国医学科学院病原微生物菌（毒）种保藏中心医学真菌保藏分中心←中国医学科学院皮肤病医院（中国医学科学院皮肤病研究所）←哈尔滨医科大学附属肿瘤医院

用　　途：临床检验，传染病病原监测和溯源、制药、诊断试剂研发、科研及教学等领域的微生物学检验

联系单位：中国医学科学院皮肤病医院（中国医学科学院皮肤病研究所）

电子邮箱：meih@pumcderm.cams.cn

3. 白念珠菌耐药株

国家科技资源标识符：CSTR:16698.06.NPRC 3.8.506

平台资源号：NPRC 3.8.506

保藏编号：CAMS-CCPM-D 50789

中文名称：白念珠菌耐药株

外文名称：*Candida albicans*

分类学地位：Fungi; Ascomycota; Saccharomycetes; Saccharomycetales; Debaryomycetaceae; *Candida*

---

① 表示菌（毒）种只明确来自患者，具体基物不详。

② 表示菌（毒）种只明确来自患者，具体基物不详。

生物危害程度：第三类

分离时间：2019-04-22

分离地址：中国黑龙江省哈尔滨市

分离基物：患者①

致病名称：皮肤黏膜念珠菌病、念珠菌性肠炎、念珠菌败血症、念珠菌性脑膜炎

致病对象：人、动物

来源历史：←中国医学科学院病原微生物菌（毒）种保藏中心医学真菌保藏分中心←中国医学科学院皮肤病医院（中国医学科学院皮肤病研究所）←哈尔滨医科大学附属肿瘤医院

用　　途：临床检验，传染病病原监测和溯源、制药、诊断试剂研发、科研及教学等领域的微生物学检验

联系单位：中国医学科学院皮肤病医院（中国医学科学院皮肤病研究所）

电子邮箱：meih@pumcderm.cams.cn

4. 白念珠菌耐药株

国家科技资源标识符：CSTR:16698.06.NPRC 3.8.507

平台资源号：NPRC 3.8.507

保藏编号：CAMS-CCPM-D 50796

中文名称：白念珠菌耐药株

外文名称：*Candida albicans*

分类学地位：Fungi; Ascomycota; Saccharomycetes; Saccharomycetales; Debaryomycetaceae; *Candida*

生物危害程度：第三类

分离时间：2019-04-22

分离地址：中国黑龙江省哈尔滨市

分离基物：患者②

致病名称：皮肤黏膜念珠菌病、念珠菌性肠炎、念珠菌败血症、念珠菌性脑膜炎

致病对象：人、动物

来源历史：←中国医学科学院病原微生物菌（毒）种保藏中心医学真菌保藏分中心←中国医学科学院皮肤病医院（中国医学科学院皮肤病研究所）←哈尔滨医科大学附属肿瘤医院

用　　途：临床检验，传染病病原监测和溯源、制药、诊断试剂研发、科研及教学等领域的微生物学检验

联系单位：中国医学科学院皮肤病医院（中国医学科学院皮肤病研究所）

电子邮箱：meih@pumcderm.cams.cn

5. 白念珠菌耐药株

国家科技资源标识符：CSTR:16698.06.NPRC 3.8.508

平台资源号：NPRC 3.8.508

保藏编号：CAMS-CCPM-D 50798

中文名称：白念珠菌耐药株

外文名称：*Candida albicans*

分类学地位：Fungi; Ascomycota; Saccharomycetes; Saccharomycetales; Debaryomycetaceae; *Candida*

生物危害程度：第三类

分离时间：2019-04-22

分离地址：中国黑龙江省哈尔滨市

分离基物：患者③

致病名称：皮肤黏膜念珠菌病、念珠菌性肠炎、念珠菌败血症、念珠菌性脑膜炎

致病对象：人、动物

来源历史：←中国医学科学院病原微生物菌（毒）种保藏中心医学真菌保藏分中心←中国医学科学院皮肤病医院（中国医学科学院皮肤病研究所）←哈尔滨医科大学附属肿瘤医院

用　　途：临床检验，传染病病原监测和溯源、

真

菌

---

① 表示菌（毒）种只明确来自患者，具体基物不详。
② 表示菌（毒）种只明确来自患者，具体基物不详。

③ 表示菌（毒）种只明确来自患者，具体基物不详。

制药、诊断试剂研发、科研及教学等
领域的微生物学检验

联系单位：中国医学科学院皮肤病医院（中国医
学科学院皮肤病研究所）

电子邮箱：meih@pumcderm.cams.cn

6. 白念珠菌耐药株

国家科技资源标识符：CSTR:16698.06.NPRC 3.8.509

平台资源号：NPRC 3.8.509

保藏编号：CAMS-CCPM-D 50802

中文名称：白念珠菌耐药株

外文名称：*Candida albicans*

分类学地位：Fungi; Ascomycota; Saccharomycetes;
Saccharomycetales; Debaryomyceta-
ceae; *Candida*

生物危害程度：第三类

分离时间：2019-04-22

分离地址：中国黑龙江省哈尔滨市

分离基物：患者 ①

致病名称：皮肤黏膜念珠菌病、念珠菌性肠炎、
念珠菌败血症、念珠菌性脑膜炎

致病对象：人、动物

来源历史：←中国医学科学院病原微生物菌（毒）
种保藏中心医学真菌保藏分中心←中
国医学科学院皮肤病医院（中国医学
科学院皮肤病研究所）←哈尔滨医科
大学附属肿瘤医院

用　　途：临床检验，传染病病原监测和溯源、
制药、诊断试剂研发、科研及教学等
领域的微生物学检验

联系单位：中国医学科学院皮肤病医院（中国医
学科学院皮肤病研究所）

电子邮箱：meih@pumcderm.cams.cn

7. 白念珠菌耐药株

国家科技资源标识符：CSTR:16698.06.NPRC 3.8.510

平台资源号：NPRC 3.8.510

保藏编号：CAMS-CCPM-D 50805

中文名称：白念珠菌耐药株

外文名称：*Candida albicans*

分类学地位：Fungi; Ascomycota; Saccharomycetes;
Saccharomycetales; Debaryomyceta-
ceae; *Candida*

生物危害程度：第三类

分离时间：2019-04-22

分离地址：中国黑龙江省哈尔滨市

分离基物：患者 ②

致病名称：皮肤黏膜念珠菌病、念珠菌性肠炎、
念珠菌败血症、念珠菌性脑膜炎

致病对象：人、动物

来源历史：←中国医学科学院病原微生物菌（毒）
种保藏中心医学真菌保藏分中心←中
国医学科学院皮肤病医院（中国医学
科学院皮肤病研究所）←哈尔滨医科
大学附属肿瘤医院

用　　途：临床检验，传染病病原监测和溯源、
制药、诊断试剂研发、科研及教学等
领域的微生物学检验

联系单位：中国医学科学院皮肤病医院（中国医
学科学院皮肤病研究所）

电子邮箱：meih@pumcderm.cams.cn

8. 白念珠菌耐药株

国家科技资源标识符：CSTR:16698.06.NPRC 3.8.511

平台资源号：NPRC 3.8.511

保藏编号：CAMS-CCPM-D 50806

中文名称：白念珠菌耐药株

外文名称：*Candida albicans*

---

① 表示菌（毒）种只明确来自患者，具体基物不详。

② 表示菌（毒）种只明确来自患者，具体基物不详。

分类学地位：Fungi; Ascomycota; Saccharomycetes; Saccharomycetales; Debaryomycetaceae; *Candida*

生物危害程度：第三类

分离时间：2019-04-22

分离地址：中国黑龙江省哈尔滨市

分离基物：患者①

致病名称：皮肤黏膜念珠菌病、念珠菌性肠炎、念珠菌败血症、念珠菌性脑膜炎

致病对象：人、动物

来源历史：←中国医学科学院病原微生物菌（毒）种保藏中心医学真菌保藏分中心←中国医学科学院皮肤病医院（中国医学科学院皮肤病研究所）←哈尔滨医科大学附属肿瘤医院

用　　途：临床检验，传染病病原监测和溯源、制药、诊断试剂研发、科研及教学等领域的微生物学检验

联系单位：中国医学科学院皮肤病医院（中国医学科学院皮肤病研究所）

电子邮箱：meih@pumcderm.cams.cn

9. 白念珠菌耐药株

国家科技资源标识符：CSTR:16698.06.NPRC 3.8.512

平台资源号：NPRC 3.8.512

保藏编号：CAMS-CCPM-D 50807

中文名称：白念珠菌耐药株

外文名称：*Candida albicans*

分类学地位：Fungi; Ascomycota; Saccharomycetes; Saccharomycetales; Debaryomycetaceae; *Candida*

生物危害程度：第三类

分离时间：2019-04-22

分离地址：中国黑龙江省哈尔滨市

分离基物：患者②

致病名称：皮肤黏膜念珠菌病、念珠菌性肠炎、念珠菌败血症、念珠菌性脑膜炎

致病对象：人、动物

来源历史：←中国医学科学院病原微生物菌（毒）种保藏中心医学真菌保藏分中心←中国医学科学院皮肤病医院（中国医学科学院皮肤病研究所）←哈尔滨医科大学附属肿瘤医院

用　　途：临床检验，传染病病原监测和溯源、制药、诊断试剂研发、科研及教学等领域的微生物学检验

联系单位：中国医学科学院皮肤病医院（中国医学科学院皮肤病研究所）

电子邮箱：meih@pumcderm.cams.cn

10. 白念珠菌耐药株

国家科技资源标识符：CSTR:16698.06.NPRC 3.8.513

平台资源号：NPRC 3.8.513

保藏编号：CAMS-CCPM-D 50809

中文名称：白念珠菌耐药株

外文名称：*Candida albicans*

分类学地位：Fungi; Ascomycota; Saccharomycetes; Saccharomycetales; Debaryomycetaceae; *Candida*

生物危害程度：第三类

分离时间：2019-04-22

分离地址：中国黑龙江省哈尔滨市

分离基物：患者③

致病名称：皮肤黏膜念珠菌病、念珠菌性肠炎、念珠菌败血症、念珠菌性脑膜炎

致病对象：人、动物

来源历史：←中国医学科学院病原微生物菌（毒）种保藏中心医学真菌保藏分中心←中

---

① 表示菌（毒）种只明确来自患者，具体基物不详。

② 表示菌（毒）种只明确来自患者，具体基物不详。

③ 表示菌（毒）种只明确来自患者，具体基物不详。

国医学科学院皮肤病医院（中国医学科学院皮肤病研究所）←哈尔滨医科大学附属肿瘤医院

用　　途：临床检验，传染病病原监测和溯源、制药、诊断试剂研发、科研及教学等领域的微生物学检验

联系单位：中国医学科学院皮肤病医院（中国医学科学院皮肤病研究所）

电子邮箱：meih@pumcderm.cams.cn

11. 白念珠菌耐药株

国家科技资源标识符：CSTR:16698.06.NPRC 3.8.514

平台资源号：NPRC 3.8.514

保藏编号：CAMS-CCPM-D 50810

中文名称：白念珠菌耐药株

外文名称：*Candida albicans*

分类学地位：Fungi; Ascomycota; Saccharomycetes; Saccharomycetales; Debaryomycetaceae; *Candida*

生物危害程度：第三类

分离时间：2019-04-22

分离地址：中国黑龙江省哈尔滨市

分离基物：患者[①]

致病名称：皮肤黏膜念珠菌病、念珠菌性肠炎、念珠菌败血症、念珠菌性脑膜炎

致病对象：人、动物

来源历史：←中国医学科学院病原微生物菌（毒）种保藏中心医学真菌保藏分中心←中国医学科学院皮肤病医院（中国医学科学院皮肤病研究所）←哈尔滨医科大学附属肿瘤医院

用　　途：临床检验，传染病病原监测和溯源、制药、诊断试剂研发、科研及教学等领域的微生物学检验

联系单位：中国医学科学院皮肤病医院（中国医

学科学院皮肤病研究所）

电子邮箱：meih@pumcderm.cams.cn

◤ 二、白念珠菌

12. 白念珠菌

国家科技资源标识符：CSTR:16698.06.NPRC 3.8.515

平台资源号：NPRC 3.8.515

保藏编号：CAMS-CCPM-D 51778

中文名称：白念珠菌

外文名称：*Candida albicans*

分类学地位：Fungi; Ascomycota; Saccharomycetes; Saccharomycetales; Debaryomycetaceae; *Candida*

生物危害程度：第三类

分离时间：2019-04-22

分离地址：未知

分离基物：未知

致病名称：皮肤黏膜念珠菌病、念珠菌性肠炎、念珠菌败血症、念珠菌性脑膜炎

致病对象：人、动物

来源历史：←中国医学科学院病原微生物菌（毒）种保藏中心医学真菌保藏分中心←中国医学科学院皮肤病医院（中国医学科学院皮肤病研究所）←瑞典哥德堡大学保藏中心（CCUG 74255）[②]

用　　途：临床检验，传染病病原监测和溯源、制药、诊断试剂研发、科研及教学等领域的微生物学检验

联系单位：中国医学科学院皮肤病医院（中国医学科学院皮肤病研究所）

电子邮箱：meih@pumcderm.cams.cn

---

① 表示菌（毒）种只明确来自患者，具体基物不详。

② 表示菌（毒）种在样品提供国的原始编号。

13. 白念珠菌

国家科技资源标识符：CSTR:16698.06.NPRC 3.8.570

平台资源号：NPRC 3.8.570

保藏编号：Y10-16

中文名称：白念珠菌

外文名称：*Candida albicans*

分类学地位：Fungi; Ascomycota; Saccharomycetes; Saccharomycetales; Debaryomyceta-ceae; *Candida*

生物危害程度：第三类

分离时间：2011-06-22

分离地址：中国江苏省南京市

分离基物：患者尿液

致病名称：皮肤黏膜念珠菌病、念珠菌性肠炎、念珠菌败血症、念珠菌性脑膜炎

致病对象：人、动物

来源历史：←中国医学科学院病原微生物菌（毒）种保藏中心医学真菌保藏分中心←中国医学科学院皮肤病医院（中国医学科学院皮肤病研究所）←江苏省人民医院

用　　途：临床检验，传染病病原监测和溯源、制药、诊断试剂研发、科研及教学等领域的微生物学检验

联系单位：中国医学科学院皮肤病医院（中国医学科学院皮肤病研究所）

电子邮箱：meih@pumcderm.cams.cn

14. 白念珠菌

国家科技资源标识符：CSTR:16698.06.NPRC 3.8.571

平台资源号：NPRC 3.8.571

保藏编号：Y10-17

中文名称：白念珠菌

外文名称：*Candida albicans*

分类学地位：Fungi; Ascomycota; Saccharomycetes; Saccharomycetales; Debaryomyceta-ceae; *Candida*

生物危害程度：第三类

分离时间：2011-06-22

分离地址：中国江苏省南京市

分离基物：患者粪便

致病名称：皮肤黏膜念珠菌病、念珠菌性肠炎、念珠菌败血症、念珠菌性脑膜炎

致病对象：人、动物

来源历史：←中国医学科学院病原微生物菌（毒）种保藏中心医学真菌保藏分中心←中国医学科学院皮肤病医院（中国医学科学院皮肤病研究所）←江苏省人民医院

用　　途：临床检验，传染病病原监测和溯源、制药、诊断试剂研发、科研及教学等领域的微生物学检验

联系单位：中国医学科学院皮肤病医院（中国医学科学院皮肤病研究所）

电子邮箱：meih@pumcderm.cams.cn

15. 白念珠菌

国家科技资源标识符：CSTR:16698.06.NPRC 3.8.572

平台资源号：NPRC 3.8.572

保藏编号：Y10-20

中文名称：白念珠菌

外文名称：*Candida albicans*

分类学地位：Fungi; Ascomycota; Saccharomycetes; Saccharomycetales; Debaryomyceta-ceae; *Candida*

生物危害程度：第三类

分离时间：2011-06-22

分离地址：中国江苏省南京市

分离基物：患者粪便

致病名称：皮肤黏膜念珠菌病、念珠菌性肠炎、念珠菌败血症、念珠菌性脑膜炎

致病对象：人、动物

来源历史：←中国医学科学院病原微生物菌（毒）

真

菌

种保藏中心医学真菌保藏分中心←中国医学科学院皮肤病医院（中国医学科学院皮肤病研究所）←江苏省人民医院

用　　途：临床检验，传染病病原监测和溯源、制药、诊断试剂研发、科研及教学等领域的微生物学检验

联系单位：中国医学科学院皮肤病医院（中国医学科学院皮肤病研究所）

电子邮箱：meih@pumcderm.cams.cn

◢ 三、库德里阿兹威（氏）毕赤酵母（克柔念珠菌）

16. 库德里阿兹威（氏）毕赤酵母（克柔念珠菌）

国家科技资源标识符：CSTR:16698.06.NPRC 3.8.516
平台资源号：NPRC 3.8.516
保藏编号：CAMS-CCPM-D 51779
中文名称：克柔念珠菌
外文名称：*Pichia kudriavzevii(Candida krusei)*
分类学地位：Fungi; Ascomycota; Saccharomycetes; Saccharomycetales; Pichiaceae; *Pichia*
生物危害程度：第三类
分离时间：2021-07-12
分离地址：未知
分离基物：未知
致病名称：念珠菌败血症、眼内炎、关节炎、心内膜炎
致病对象：人、动物
来源历史：←中国医学科学院病原微生物菌（毒）种保藏中心医学真菌保藏分中心←中国医学科学院皮肤病医院（中国医学科学院皮肤病研究所）←CCUG

（CCUG 74256）[①]

用　　途：临床检验，传染病病原监测和溯源、制药、诊断试剂研发、科研及教学等领域的微生物学检验

联系单位：中国医学科学院皮肤病医院（中国医学科学院皮肤病研究所）

电子邮箱：meih@pumcderm.cams.cn

17. 库德里阿兹威（氏）毕赤酵母（克柔念珠菌）

国家科技资源标识符：CSTR:16698.06.NPRC 3.8.575
平台资源号：NPRC 3.8.575
保藏编号：Y10-21
中文名称：库德里阿兹威（氏）毕赤酵母（克柔念珠菌）
外文名称：*Pichia kudriavzevii (Candida krusei)*
分类学地位：Fungi; Ascomycota; Saccharomycetes; Saccharomycetales; Pichiaceae; *Pichia*
生物危害程度：第三类
分离时间：2011-06-22
分离地址：中国江苏省南京市
分离基物：患者粪便
致病名称：念珠菌败血症、眼内炎、关节炎、心内膜炎
致病对象：人、动物
来源历史：←中国医学科学院病原微生物菌（毒）种保藏中心医学真菌保藏分中心←中国医学科学院皮肤病医院（中国医学科学院皮肤病研究所）←江苏省人民医院

用　　途：临床检验，传染病病原监测和溯源、制药、诊断试剂研发、科研及教学等领域的微生物学检验

联系单位：中国医学科学院皮肤病医院（中国医学科学院皮肤病研究所）

电子邮箱：meih@pumcderm.cams.cn

---

① 表示菌（毒）种在样品提供国的原始编号。

四、耳念珠菌

18. 耳念珠菌

国家科技资源标识符：CSTR:16698.06.NPRC 3.8.517

平台资源号：NPRC 3.8.517

保藏编号：CAMS-CCPM-D 50822

中文名称：耳念珠菌

外文名称：*Candida auris*

分类学地位：Fungi; Ascomycota; Saccharomycetes; Saccharomycetales; Debaryomycetaceae; *Candida*

生物危害程度：第三类

分离时间：2019-06-17

分离地址：日本东京

分离基物：患者外耳道分泌物

致病名称：皮肤黏膜念珠菌病、念珠菌性脑膜炎、心包炎、念珠菌败血症

致病对象：人、动物

来源历史：←中国医学科学院病原微生物菌（毒）种保藏中心医学真菌保藏分中心←中国医学科学院皮肤病医院（中国医学科学院皮肤病研究所）←荷兰皇家文理学院真菌多样性研究中心（CBS）（CBS 10913）[①]（模式菌株）

用　　途：临床检验，传染病病原监测和溯源、制药、诊断试剂研发、科研及教学等领域的微生物学检验

联系单位：中国医学科学院皮肤病医院（中国医学科学院皮肤病研究所）

电子邮箱：meih@pumcderm.cams.cn

19. 耳念珠菌

国家科技资源标识符：CSTR:16698.06.NPRC 3.8.518

平台资源号：NPRC 3.8.518

保藏编号：CAMS-CCPM-D 50823

中文名称：耳念珠菌

外文名称：*Candida auris*

分类学地位：Fungi; Ascomycota; Saccharomycetes; Saccharomycetales; Debaryomycetaceae; *Candida*

生物危害程度：第三类

分离时间：2019-06-17

分离地址：韩国

分离基物：患者血液

致病名称：皮肤黏膜念珠菌病、念珠菌性脑膜炎、心包炎、念珠菌败血症

致病对象：人、动物

来源历史：←中国医学科学院病原微生物菌（毒）种保藏中心医学真菌保藏分中心←中国医学科学院皮肤病医院（中国医学科学院皮肤病研究所）←CBS（CBS 12373）[②]

用　　途：临床检验，传染病病原监测和溯源、制药、诊断试剂研发、科研及教学等领域的微生物学检验

联系单位：中国医学科学院皮肤病医院（中国医学科学院皮肤病研究所）

电子邮箱：meih@pumcderm.cams.cn

20. 耳念珠菌

国家科技资源标识符：CSTR:16698.06.NPRC 3.8.519

平台资源号：NPRC 3.8.519

保藏编号：CAMS-CCPM-D 50824

中文名称：耳念珠菌

外文名称：*Candida auris*

真

菌

---

① 表示菌（毒）种在样品提供国的原始编号。

② 表示菌（毒）种在样品提供国的原始编号。

分类学地位：Fungi; Ascomycota; Saccharomycetes; Saccharomycetales; Debaryomycetaceae; *Candida*

生物危害程度：第三类

分离时间：2019-06-17

分离地址：印度

分离基物：患者血液

致病名称：皮肤黏膜念珠菌病、念珠菌性脑膜炎、心包炎、念珠菌败血症

致病对象：人、动物

来源历史：←中国医学科学院病原微生物菌（毒）种保藏中心医学真菌保藏分中心←中国医学科学院皮肤病医院（中国医学科学院皮肤病研究所）← CBS（CBS 12768）①

用　　途：临床检验，传染病病原监测和溯源、制药、诊断试剂研发、科研及教学等领域的微生物学检验

联系单位：中国医学科学院皮肤病医院（中国医学科学院皮肤病研究所）

电子邮箱：meih@pumcderm.cams.cn

21. 耳念珠菌

国家科技资源标识符：CSTR:16698.06.NPRC 3.8.520

平台资源号：NPRC 3.8.520

保藏编号：CAMS-CCPM-D 50825

中文名称：耳念珠菌

外文名称：*Candida auris*

分类学地位：Fungi; Ascomycota; Saccharomycetes; Saccharomycetales; Debaryomycetaceae; *Candida*

生物危害程度：第三类

分离时间：2019-06-17

分离地址：韩国

分离基物：患者血液

致病名称：皮肤黏膜念珠菌病、念珠菌性脑膜炎、心包炎、念珠菌败血症

致病对象：人、动物

来源历史：←中国医学科学院病原微生物菌（毒）种保藏中心医学真菌保藏分中心←中国医学科学院皮肤病医院（中国医学科学院皮肤病研究所）← CBS（CBS 12372）②

用　　途：临床检验，传染病病原监测和溯源、制药、诊断试剂研发、科研及教学等领域的微生物学检验

联系单位：中国医学科学院皮肤病医院（中国医学科学院皮肤病研究所）

电子邮箱：meih@pumcderm.cams.cn

22. 耳念珠菌

国家科技资源标识符：CSTR:16698.06.NPRC 3.8.521

平台资源号：NPRC 3.8.521

保藏编号：CAMS-CCPM-D 50826

中文名称：耳念珠菌

外文名称：*Candida auris*

分类学地位：Fungi; Ascomycota; Saccharomycetes; Saccharomycetales; Debaryomycetaceae; *Candida*

生物危害程度：第三类

分离时间：2019-07-29

分离地址：科威特

分离基物：患者血液

致病名称：皮肤黏膜念珠菌病、念珠菌性脑膜炎、心包炎、念珠菌败血症

致病对象：人、动物

来源历史：←中国医学科学院病原微生物菌（毒）种保藏中心医学真菌保藏分中心←中国医学科学院皮肤病医院（中国医学科学院皮肤病研究所）← CBS（CBS

---

① 表示菌（毒）种在样品提供国的原始编号。

② 表示菌（毒）种在样品提供国的原始编号。

14144）①

用　　途：临床检验，传染病病原监测和溯源、制药、诊断试剂研发、科研及教学等领域的微生物学检验

联系单位：中国医学科学院皮肤病医院（中国医学科学院皮肤病研究所）

电子邮箱：meih@pumcderm.cams.cn

23. 耳念珠菌

国家科技资源标识符：CSTR:16698.06.NPRC 3.8.522

平台资源号：NPRC 3.8.522

保藏编号：CAMS-CCPM-D 50827

中文名称：耳念珠菌

外文名称：*Candida auris*

分类学地位：Fungi; Ascomycota; Saccharomycetes; Saccharomycetales; Debaryomycetaceae; *Candida*

生物危害程度：第三类

分离时间：2019-07-29

分离地址：印度

分离基物：患者血液

致病名称：皮肤黏膜念珠菌病、念珠菌性脑膜炎、心包炎、念珠菌败血症

致病对象：人、动物

来源历史：←中国医学科学院病原微生物菌（毒）种保藏中心医学真菌保藏分中心←中国医学科学院皮肤病医院（中国医学科学院皮肤病研究所）←CBS（CBS 12766）②

用　　途：临床检验，传染病病原监测和溯源、制药、诊断试剂研发、科研及教学等领域的微生物学检验

联系单位：中国医学科学院皮肤病医院（中国医学科学院皮肤病研究所）

电子邮箱：meih@pumcderm.cams.cn

24. 耳念珠菌

国家科技资源标识符：CSTR:16698.06.NPRC 3.8.523

平台资源号：NPRC 3.8.523

保藏编号：CAMS-CCPM-D 50828

中文名称：耳念珠菌

外文名称：*Candida auris*

分类学地位：Fungi; Ascomycota; Saccharomycetes; Saccharomycetales; Debaryomycetaceae; *Candida*

生物危害程度：第三类

分离时间：2019-07-29

分离地址：阿曼

分离基物：患者血液

致病名称：皮肤黏膜念珠菌病、念珠菌性脑膜炎、心包炎、念珠菌败血症

致病对象：人、动物

来源历史：←中国医学科学院病原微生物菌（毒）种保藏中心医学真菌保藏分中心←中国医学科学院皮肤病医院（中国医学科学院皮肤病研究所）←CBS（CBS 14916）③

用　　途：临床检验，传染病病原监测和溯源、制药、诊断试剂研发、科研及教学等领域的微生物学检验

联系单位：中国医学科学院皮肤病医院（中国医学科学院皮肤病研究所）

电子邮箱：meih@pumcderm.cams.cn

25. 耳念珠菌

国家科技资源标识符：CSTR:16698.06.NPRC 3.8.524

平台资源号：NPRC 3.8.524

保藏编号：CAMS-CCPM-D 50829

中文名称：耳念珠菌

---

① 表示菌（毒）种在样品提供国的原始编号。
② 表示菌（毒）种在样品提供国的原始编号。

---

③ 表示菌（毒）种在样品提供国的原始编号。

外文名称：*Candida auris*

分类学地位：Fungi; Ascomycota; Saccharomycetes;
　　　　　　Saccharomycetales; Debaryomyceta-
　　　　　　ceae; *Candida*

生物危害程度：第三类

分离时间：2019-07-29

分离地址：印度

分离基物：患者血液

致病名称：皮肤黏膜念珠菌病、念珠菌性脑膜炎、
　　　　　心包炎、念珠菌败血症

致病对象：人、动物

来源历史：←中国医学科学院病原微生物菌（毒）
　　　　　种保藏中心医学真菌保藏分中心←中
　　　　　国医学科学院皮肤病医院（中国医学
　　　　　科学院皮肤病研究所）← CBS（CBS
　　　　　12767）①

用　　途：临床检验，传染病病原监测和溯源、
　　　　　制药、诊断试剂研发、科研及教学等
　　　　　领域的微生物学检验

联系单位：中国医学科学院皮肤病医院（中国医
　　　　　学科学院皮肤病研究所）

电子邮箱：meih@pumcderm.cams.cn

26. 耳念珠菌

国家科技资源标识符：CSTR:16698.06.NPRC 3.8.525

平台资源号：NPRC 3.8.525

保藏编号：CAMS-CCPM-D 50830

中文名称：耳念珠菌

外文名称：*Candida auris*

分类学地位：Fungi; Ascomycota; Saccharomycetes;
　　　　　　Saccharomycetales; Debaryomyceta-
　　　　　　ceae; *Candida*

生物危害程度：第三类

分离时间：2019-07-29

分离地址：西班牙

分离基物：患者②

致病名称：皮肤黏膜念珠菌病、念珠菌性脑膜炎、
　　　　　心包炎、念珠菌败血症

致病对象：人、动物

来源历史：←中国医学科学院病原微生物菌（毒）
　　　　　种保藏中心医学真菌保藏分中心←中
　　　　　国医学科学院皮肤病医院（中国医学
　　　　　科学院皮肤病研究所）← CBS（CBS
　　　　　15606）③

用　　途：临床检验，传染病病原监测和溯源、
　　　　　制药、诊断试剂研发、科研及教学等
　　　　　领域的微生物学检验

联系单位：中国医学科学院皮肤病医院（中国医
　　　　　学科学院皮肤病研究所）

电子邮箱：meih@pumcderm.cams.cn

27. 耳念珠菌

国家科技资源标识符：CSTR:16698.06.NPRC 3.8.526

平台资源号：NPRC 3.8.526

保藏编号：CAMS-CCPM-D 50831

中文名称：耳念珠菌

外文名称：*Candida auris*

分类学地位：Fungi; Ascomycota; Saccharomycetes;
　　　　　　Saccharomycetales; Debaryomyceta-
　　　　　　ceae; *Candida*

生物危害程度：第三类

分离时间：2019-07-29

分离地址：阿曼

分离基物：患者④

致病名称：皮肤黏膜念珠菌病、念珠菌性脑膜炎、
　　　　　心包炎、念珠菌败血症

致病对象：人、动物

来源历史：←中国医学科学院病原微生物菌（毒）
　　　　　种保藏中心医学真菌保藏分中心←中

---

① 表示菌（毒）种在样品提供国的原始编号。

② 表示菌（毒）种只明确来自患者，具体基物不详。

③ 表示菌（毒）种在样品提供国的原始编号。

④ 表示菌（毒）种只明确来自患者，具体基物不详。

国医学科学院皮肤病医院（中国医学科学院皮肤病研究所）←CBS（CBS 14918）①

用　　途：临床检验，传染病病原监测和溯源、制药、诊断试剂研发、科研及教学等领域的微生物学检验

联系单位：中国医学科学院皮肤病医院（中国医学科学院皮肤病研究所）

电子邮箱：meih@pumcderm.cams.cn

28. 耳念珠菌

国家科技资源标识符：CSTR:16698.06.NPRC 3.8.527

平台资源号：NPRC 3.8.527

保藏编号：CAMS-CCPM-D 50832

中文名称：耳念珠菌

外文名称：*Candida auris*

分类学地位：Fungi; Ascomycota; Saccharomycetes; Saccharomycetales; Debaryomycetaceae; *Candida*

生物危害程度：第三类

分离时间：2019-07-29

分离地址：西班牙

分离基物：患者②

致病名称：皮肤黏膜念珠菌病、念珠菌性脑膜炎、心包炎、念珠菌败血症

致病对象：人、动物

来源历史：←中国医学科学院病原微生物菌（毒）种保藏中心医学真菌保藏分中心←中国医学科学院皮肤病医院（中国医学科学院皮肤病研究所）←CBS（CBS 15604）③

用　　途：临床检验，传染病病原监测和溯源、制药、诊断试剂研发、科研及教学等领域的微生物学检验

联系单位：中国医学科学院皮肤病医院（中国医学科学院皮肤病研究所）

电子邮箱：meih@pumcderm.cams.cn

29. 耳念珠菌

国家科技资源标识符：CSTR:16698.06.NPRC 3.8.528

平台资源号：NPRC 3.8.528

保藏编号：CAMS-CCPM-D 50833

中文名称：耳念珠菌

外文名称：*Candida auris*

分类学地位：Fungi; Ascomycota; Saccharomycete; Saccharomycetales; Debaryomycetaceae; *Candida*

生物危害程度：第三类

分离时间：2019-07-29

分离地址：西班牙

分离基物：患者④

致病名称：皮肤黏膜念珠菌病、念珠菌性脑膜炎、心包炎、念珠菌败血症

致病对象：人、动物

来源历史：←中国医学科学院病原微生物菌（毒）种保藏中心医学真菌保藏分中心←中国医学科学院皮肤病医院（中国医学科学院皮肤病研究所）←CBS（CBS 15605）⑤

用　　途：临床检验，传染病病原监测和溯源、制药、诊断试剂研发、科研及教学等领域的微生物学检验

联系单位：中国医学科学院皮肤病医院（中国医学科学院皮肤病研究所）

电子邮箱：meih@pumcderm.cams.cn

---

① 表示菌（毒）种在样品提供国的原始编号。
② 表示菌（毒）种只明确来自患者，具体基物不详。
③ 表示菌（毒）种在样品提供国的原始编号。

④ 表示菌（毒）种只明确来自患者，具体基物不详。
⑤ 表示菌（毒）种在样品提供国的原始编号。

五、似平滑念珠菌

30. 似平滑念珠菌

国家科技资源标识符：CSTR:16698.06.NPRC 3.8.529

平台资源号：NPRC 3.8.529

保藏编号：C4i

中文名称：似平滑念珠菌

外文名称：*Candida metapsilosis*

分类学地位：Fungi; Ascomycota; Saccharomycetes; Saccharomycetales; Debaryomycetaceae; *Candida*

生物危害程度：第三类

分离时间：2010-03-29

分离地址：中国江苏省南京市

分离基物：患者面部皮肤组织

致病名称：皮肤黏膜念珠菌病、念珠菌败血症

致病对象：人、动物

来源历史：←中国医学科学院病原微生物菌（毒）种保藏中心医学真菌保藏分中心←中国医学科学院皮肤病医院（中国医学科学院皮肤病研究所）

用　　途：临床检验，传染病病原监测和溯源、制药、诊断试剂研发、科研及教学等领域的微生物学检验

联系单位：中国医学科学院皮肤病医院（中国医学科学院皮肤病研究所）

电子邮箱：meih@pumcderm.cams.cn

31. 似平滑念珠菌

国家科技资源标识符：CSTR:16698.06.NPRC 3.8.530

平台资源号：NPRC 3.8.530

保藏编号：C4k

中文名称：似平滑念珠菌

外文名称：*Candida metapsilosis*

分类学地位：Fungi; Ascomycota; Saccharomycetes; Saccharomycetales; Debaryomycetaceae; *Candida*

生物危害程度：第三类

分离时间：2010-04-01

分离地址：美国

分离基物：患者①

致病名称：皮肤黏膜念珠菌病、念珠菌败血症

致病对象：人、动物

来源历史：←中国医学科学院病原微生物菌（毒）种保藏中心医学真菌保藏分中心←中国医学科学院皮肤病医院（中国医学科学院皮肤病研究所）

用　　途：临床检验，传染病病原监测和溯源、制药、诊断试剂研发、科研及教学等领域的微生物学检验

联系单位：中国医学科学院皮肤病医院（中国医学科学院皮肤病研究所）

电子邮箱：meih@pumcderm.cams.cn

六、拟平滑念珠菌

32. 拟平滑念珠菌

国家科技资源标识符：CSTR:16698.06.NPRC 3.8.531

平台资源号：NPRC 3.8.531

保藏编号：C4j

中文名称：拟平滑念珠菌

外文名称：*Candida orthopsilosis*

分类学地位：Fungi; Ascomycota; Saccharomycetes; Saccharomycetales; Debaryomycetaceae; *Candida*

生物危害程度：第三类

分离时间：2010-04-01

---

①　表示菌（毒）种只明确来自患者，具体基物不详。

分离地址：美国

分离基物：患者[1]

致病名称：念珠菌病

致病对象：人、动物

来源历史：←中国医学科学院病原微生物菌（毒）
种保藏中心医学真菌保藏分中心←中
国医学科学院皮肤病医院（中国医学
科学院皮肤病研究所）

用　　途：临床检验，传染病病原监测和溯源、
制药、诊断试剂研发、科研及教学等
领域的微生物学检验

联系单位：中国医学科学院皮肤病医院（中国医
学科学院皮肤病研究所）

电子邮箱：meih@pumcderm.cams.cn

◤ 七、新生隐球菌 *grubii* 变种 ◼

33. 新生隐球菌 *grubii* 变种

国家科技资源标识符：CSTR:16698.06.NPRC 3.8.532

平台资源号：NPRC 3.8.532

保藏编号：D2sH1

中文名称：新生隐球菌 *grubii* 变种

外文名称：*Cryptococcus neoformans* var. *grubii*

分类学地位：Fungi; Basidiomycota; Tremellomy-
cetes; Tremellales; Cryptococculeae;
Cryptococcus

生物危害程度：第三类

分离时间：2014-02

分离地址：中国上海市

分离基物：患者[2]

致病名称：隐球菌性脑膜炎、肺隐球菌病、皮肤
隐球菌病

致病对象：人、动物

来源历史：←中国医学科学院病原微生物菌（毒）
种保藏中心医学真菌保藏分中心←中国
医学科学院皮肤病医院（中国医学科学
院皮肤病研究所）←美国典型培养物保
藏中心（ATCC）（ATCC 4906）[3]

用　　途：临床检验，传染病病原监测和溯源、
制药、诊断试剂研发、科研及教学等
领域的微生物学检验

联系单位：中国医学科学院皮肤病医院（中国医
学科学院皮肤病研究所）

电子邮箱：meih@pumcderm.cams.cn

34. 新生隐球菌 *grubii* 变种

国家科技资源标识符：CSTR:16698.06.NPRC 3.8.533

平台资源号：NPRC 3.8.533

保藏编号：D2sH2

中文名称：新生隐球菌 *grubii* 变种

外文名称：*Cryptococcus neoformans* var. *grubii*

分类学地位：Fungi; Basidiomycota; Tremellomy-
cetes; Tremellales; Cryptococculeae;
Cryptococcus

生物危害程度：第三类

分离时间：2014-02

分离地址：中国上海市

分离基物：患者[4]

致病名称：隐球菌性脑膜炎、肺隐球菌病、皮肤
隐球菌病

致病对象：人、动物

来源历史：←中国医学科学院病原微生物菌（毒）
种保藏中心医学真菌保藏分中心←中
国医学科学院皮肤病医院（中国医学
科学院皮肤病研究所）←ATCC（ATCC
4907）[5]

---

[1]　表示菌（毒）种只明确来自患者，具体基物不详。

[2]　表示菌（毒）种只明确来自患者，具体基物不详。

[3]　表示菌（毒）种在样品提供国的原始编号。

[4]　表示菌（毒）种在样品提供国的原始编号。

[5]　表示菌（毒）种在样品提供国的原始编号。

真

菌

用　　途：临床检验，传染病病原监测和溯源、制药、诊断试剂研发、科研及教学等领域的微生物学检验

联系单位：中国医学科学院皮肤病医院（中国医学科学院皮肤病研究所）

电子邮箱：meih@pumcderm.cams.cn

35. 新生隐球菌 *grubii* 变种

国家科技资源标识符：CSTR:16698.06.NPRC 3.8.534

平台资源号：NPRC 3.8.534

保藏编号：D2jsb

中文名称：新生隐球菌 *grubii* 变种

外文名称：*Cryptococcus neoformans* var. *grubii*

分类学地位：Fungi; Basidiomycota; Tremellomycetes; Tremellales; Cryptococculeae; *Cryptococcus*

生物危害程度：第三类

分离时间：2014-10-29

分离地址：中国江苏省南京市

分离基物：患者血液

致病名称：隐球菌性脑膜炎、肺隐球菌病、皮肤隐球菌病

致病对象：人、动物

来源历史：←中国医学科学院病原微生物菌（毒）种保藏中心医学真菌保藏分中心←中国医学科学院皮肤病医院（中国医学科学院皮肤病研究所）←江苏省人民医院

用　　途：临床检验，传染病病原监测和溯源、制药、诊断试剂研发、科研及教学等领域的微生物学检验

联系单位：中国医学科学院皮肤病医院（中国医学科学院皮肤病研究所）

电子邮箱：meih@pumcderm.cams.cn

36. 新生隐球菌 *grubii* 变种

国家科技资源标识符：CSTR:16698.06.NPRC 3.8.535

平台资源号：NPRC 3.8.535

保藏编号：D2JTR

中文名称：新生隐球菌 *grubii* 变种

外文名称：*Cryptococcus neoformans* var. *grubii*

分类学地位：Fungi; Basidiomycota; Tremellomycetes; Tremellales; Cryptococculeae; *Cryptococcus*

生物危害程度：第三类

分离时间：2017-06-08

分离地址：中国江苏省太仓市

分离基物：患者血液

致病名称：隐球菌性脑膜炎、肺隐球菌病、皮肤隐球菌病

致病对象：人、动物

来源历史：←中国医学科学院病原微生物菌（毒）种保藏中心医学真菌保藏分中心←中国医学科学院皮肤病医院（中国医学科学院皮肤病研究所）←太仓市第一人民医院

用　　途：临床检验，传染病病原监测和溯源、制药、诊断试剂研发、科研及教学等领域的微生物学检验

联系单位：中国医学科学院皮肤病医院（中国医学科学院皮肤病研究所）

电子邮箱：meih@pumcderm.cams.cn

37. 新生隐球菌 *grubii* 变种

国家科技资源标识符：CSTR:16698.06.NPRC 3.8.536

平台资源号：NPRC 3.8.536

保藏编号：D2JAT

中文名称：新生隐球菌 *grubii* 变种

外文名称：*Cryptococcus neoformans* var. *grubii*

分类学地位：Fungi; Basidiomycota; Tremellomycetes; Tremellales; Cryptococculeae; *Cryptococcus*

生物危害程度：第三类

分离时间：2017-06-16

分离地址：美国

分离基物：患者[1]

致病名称：隐球菌性脑膜炎、肺隐球菌病、皮肤隐球菌病

致病对象：人、动物

来源历史：←中国医学科学院病原微生物菌（毒）种保藏中心医学真菌保藏分中心←中国医学科学院皮肤病医院（中国医学科学院皮肤病研究所）← ATCC（MYA-208821）[2]

用　　途：临床检验，传染病病原监测和溯源、制药、诊断试剂研发、科研及教学等领域的微生物学检验

联系单位：中国医学科学院皮肤病医院（中国医学科学院皮肤病研究所）

电子邮箱：meih@pumcderm.cams.cn

38. 新生隐球菌 *grubii* 变种

国家科技资源标识符：CSTR:16698.06.NPRC 3.8.537

平台资源号：NPRC 3.8.537

保藏编号：D2jP

中文名称：新生隐球菌 *grubii* 变种

外文名称：*Cryptococcus neoformans* var. *grubii*

分类学地位：Fungi; Basidiomycota; Tremellomycetes; Tremellales; Cryptococculeae; *Cryptococcus*

生物危害程度：第三类

分离时间：2015-11-03

分离地址：中国江苏省南京市

分离基物：患者[3]

致病名称：隐球菌性脑膜炎、肺隐球菌病、皮肤隐球菌病

致病对象：人、动物

来源历史：←中国医学科学院病原微生物菌（毒）

种保藏中心医学真菌保藏分中心←中国医学科学院皮肤病医院（中国医学科学院皮肤病研究所）

用　　途：临床检验，传染病病原监测和溯源、制药、诊断试剂研发、科研及教学等领域的微生物学检验

联系单位：中国医学科学院皮肤病医院（中国医学科学院皮肤病研究所）

电子邮箱：meih@pumcderm.cams.cn

39. 新生隐球菌 *grubii* 变种

国家科技资源标识符：CSTR:16698.06.NPRC 3.8.538

平台资源号：NPRC 3.8.538

保藏编号：D2-26

中文名称：新生隐球菌 *grubii* 变种

外文名称：*Cryptococcus neoformans* var. *grubii*

分类学地位：Fungi; Basidiomycota; Tremellomycetes; Tremellales; Cryptococculeae; *Cryptococcus*

生物危害程度：第三类

分离时间：2008-06

分离地址：中国云南省昆明市

分离基物：患者脑脊液

致病名称：隐球菌性脑膜炎、肺隐球菌病、皮肤隐球菌病

致病对象：人、动物

来源历史：←中国医学科学院病原微生物菌（毒）种保藏中心医学真菌保藏分中心 ←中国医学科学院皮肤病医院（中国医学科学院皮肤病研究所）←云南省传染病专科医院

用　　途：临床检验，传染病病原监测和溯源、制药、诊断试剂研发、科研及教学等领域的微生物学检验

联系单位：中国医学科学院皮肤病医院（中国医学科学院皮肤病研究所）

电子邮箱：meih@pumcderm.cams.cn

---

[1]　表示菌（毒）种只明确来自患者，具体基物不详。

[2]　表示菌（毒）种在样品提供国的原始编号。

[3]　表示菌（毒）种只明确来自患者，具体基物不详。

八、新生隐球菌

40. 新生隐球菌

国家科技资源标识符：CSTR:16698.06.NPRC 3.8.539

平台资源号：NPRC 3.8.539

保藏编号：D2sH3

中文名称：新生隐球菌

外文名称：*Cryptococcus neoformans*

分类学地位：Fungi; Basidiomycota; Tremellomy-cetes; Tremellales; Cryptococculeae; *Cryptococcus*

生物危害程度：第三类

分离时间：2014-02

分离地址：中国上海市

分离基物：患者①

致病名称：隐球菌性脑膜炎、肺隐球菌病、皮肤隐球菌病

致病对象：人、动物

来源历史：←中国医学科学院病原微生物菌（毒）种保藏中心医学真菌保藏分中心←中国医学科学院皮肤病医院（中国医学科学院皮肤病研究所）←ATCC（ATCC 4908）②

用　　途：临床检验，传染病病原监测和溯源、制药、诊断试剂研发、科研及教学等领域的微生物学检验、质量控制

联系单位：中国医学科学院皮肤病医院（中国医学科学院皮肤病研究所）

电子邮箱：meih@pumcderm.cams.cn

41. 新生隐球菌

国家科技资源标识符：CSTR:16698.06.NPRC 3.8.540

平台资源号：NPRC 3.8.540

保藏编号：D2-03

中文名称：新生隐球菌

外文名称：*Cryptococcus neoformans*

分类学地位：Fungi; Basidiomycota; Tremellomy-cetes; Tremellales; Cryptococculeae; *Cryptococcus*

生物危害程度：第三类

分离时间：2017-10

分离地址：未知

分离基物：未知

致病名称：隐球菌性脑膜炎、肺隐球菌病、皮肤隐球菌病

致病对象：人、动物

来源历史：←中国医学科学院病原微生物菌（毒）种保藏中心医学真菌保藏分中心←中国医学科学院皮肤病医院（中国医学科学院皮肤病研究所）←CBS（CBS 7817）③

用　　途：临床检验，传染病病原监测和溯源、制药、诊断试剂研发、科研及教学等领域的微生物学检验

联系单位：中国医学科学院皮肤病医院（中国医学科学院皮肤病研究所）

电子邮箱：meih@pumcderm.cams.cn

42. 新生隐球菌

国家科技资源标识符：CSTR:16698.06.NPRC 3.8.541

平台资源号：NPRC 3.8.541

保藏编号：D2-04

中文名称：新生隐球菌

外文名称：*Cryptococcus neoformans*

---

① 表示菌（毒）种只明确来自患者，具体基物不详。
② 表示菌（毒）种在样品提供国的原始编号。

③ 表示菌（毒）种在样品提供国的原始编号。

分类学地位：Fungi; Basidiomycota; Tremellomycetes; Tremellales; Cryptococculeae; *Cryptococcus*

生物危害程度：第三类

分离时间：2017-10

分离地址：未知

分离基物：未知

致病名称：隐球菌性脑膜炎、肺隐球菌病、皮肤隐球菌病

致病对象：人、动物

来源历史：←中国医学科学院病原微生物菌（毒）种保藏中心医学真菌保藏分中心←中国医学科学院皮肤病医院（中国医学科学院皮肤病研究所）←CBS（CBS 7697）①

用　　途：临床检验，传染病病原监测和溯源、制药、诊断试剂研发、科研及教学等领域的微生物学检验

联系单位：中国医学科学院皮肤病医院（中国医学科学院皮肤病研究所）

电子邮箱：meih@pumcderm.cams.cn

43. 新生隐球菌

国家科技资源标识符：CSTR:16698.06.NPRC 3.8.542

平台资源号：NPRC 3.8.542

保藏编号：D2-05

中文名称：新生隐球菌

外文名称：*Cryptococcus neoformans*

分类学地位：Fungi; Basidiomycota; Tremellomycetes; Tremellales; Cryptococculeae; *Cryptococcus*

生物危害程度：第三类

分离时间：2017-10

分离地址：未知

分离基物：未知

致病名称：隐球菌性脑膜炎、肺隐球菌病、皮肤隐球菌病

致病对象：人、动物

来源历史：←中国医学科学院病原微生物菌（毒）种保藏中心医学真菌保藏分中心←中国医学科学院皮肤病医院（中国医学科学院皮肤病研究所）←CBS（CBS 6900）②

用　　途：临床检验，传染病病原监测和溯源、制药、诊断试剂研发、科研及教学等领域的微生物学检验

联系单位：中国医学科学院皮肤病医院（中国医学科学院皮肤病研究所）

电子邮箱：meih@pumcderm.cams.cn

44. 新生隐球菌

国家科技资源标识符：CSTR:16698.06.NPRC 3.8.543

平台资源号：NPRC 3.8.543

保藏编号：D2-06

中文名称：新生隐球菌

外文名称：*Cryptococcus neoformans*

分类学地位：Fungi; Basidiomycota; Tremellomycetes; Tremellales; Cryptococculeae; *Cryptococcus*

生物危害程度：第三类

分离时间：2017-10

分离地址：澳大利亚墨尔本

分离基物：病患者血液

致病名称：隐球菌性脑膜炎、肺隐球菌病、皮肤隐球菌病

致病对象：人、动物

来源历史：←中国医学科学院病原微生物菌（毒）种保藏中心医学真菌保藏分中心←中国医学科学院皮肤病医院（中国医学科学院皮肤病研究所）←CBS（CBS

真

菌

---

① 表示菌（毒）种在样品提供国的原始编号。

② 表示菌（毒）种在样品提供国的原始编号。

10079）①

用　　途：临床检验，传染病病原监测和溯源、制药、诊断试剂研发、科研及教学等领域的微生物学检验

联系单位：中国医学科学院皮肤病医院（中国医学科学院皮肤病研究所）

电子邮箱：meih@pumcderm.cams.cn

45. 新生隐球菌

国家科技资源标识符：CSTR:16698.06.NPRC 3.8.544

平台资源号：NPRC 3.8.544

保藏编号：D2-12

中文名称：新生隐球菌

外文名称：*Cryptococcus neoformans*

分类学地位：Fungi; Basidiomycota; Tremellomycetes; Tremellales; Cryptococculeae; *Cryptococcus*

生物危害程度：第三类

分离时间：2008-06

分离地址：中国云南省昆明市

分离基物：患者脑脊液

致病名称：隐球菌性脑膜炎、肺隐球菌病、皮肤隐球菌病

致病对象：人、动物

来源历史：←中国医学科学院病原微生物菌（毒）种保藏中心医学真菌保藏分中心←中国医学科学院皮肤病医院（中国医学科学院皮肤病研究所）←云南省传染病专科医院

用　　途：临床检验，传染病病原监测和溯源、制药、诊断试剂研发、科研及教学等领域的微生物学检验

联系单位：中国医学科学院皮肤病医院（中国医学科学院皮肤病研究所）

电子邮箱：meih@pumcderm.cams.cn

---

① 表示菌（毒）种在样品提供国的原始编号。

46. 新生隐球菌

国家科技资源标识符：CSTR:16698.06.NPRC 3.8.545

平台资源号：NPRC 3.8.545

保藏编号：D2-13

中文名称：新生隐球菌

外文名称：*Cryptococcus neoformans*

分类学地位：Fungi; Basidiomycota; Tremellomycetes; Tremellales; Cryptococculeae; *Cryptococcus*

生物危害程度：第三类

分离时间：2008-06

分离地址：中国云南省昆明市

分离基物：患者脑脊液

致病名称：隐球菌性脑膜炎、肺隐球菌病、皮肤隐球菌病

致病对象：人、动物

来源历史：←中国医学科学院病原微生物菌（毒）种保藏中心医学真菌保藏分中心←中国医学科学院皮肤病医院（中国医学科学院皮肤病研究所）←云南省传染病专科医院

用　　途：临床检验，传染病病原监测和溯源、制药、诊断试剂研发、科研及教学等领域的微生物学检验

联系单位：中国医学科学院皮肤病医院（中国医学科学院皮肤病研究所）

电子邮箱：meih@pumcderm.cams.cn

47. 新生隐球菌

国家科技资源标识符：CSTR:16698.06.NPRC 3.8.546

平台资源号：NPRC 3.8.546

保藏编号：D2-14

中文名称：新生隐球菌

外文名称：*Cryptococcus neoformans*

分类学地位：Fungi; Basidiomycota; Tremellomycetes; Tremellales; Cryptococculeae;

Cryptococcus

生物危害程度：第三类

分离时间：2008-06

分离地址：中国云南省昆明市

分离基物：患者脑脊液

致病名称：隐球菌性脑膜炎、肺隐球菌病、皮肤隐球菌病

致病对象：人、动物

来源历史： ←中国医学科学院病原微生物菌（毒）种保藏中心医学真菌保藏分中心 ←中国医学科学院皮肤病医院（中国医学科学院皮肤病研究所）←云南省传染病专科医院

用　　途：临床检验，传染病病原监测和溯源、制药、诊断试剂研发、科研及教学等领域的微生物学检验

联系单位：中国医学科学院皮肤病医院（中国医学科学院皮肤病研究所）

电子邮箱：meih@pumcderm.cams.cn

48. 新生隐球菌

国家科技资源标识符：CSTR:16698.06.NPRC 3.8.547

平台资源号：NPRC 3.8.547

保藏编号：D2-15

中文名称：新生隐球菌

外文名称：*Cryptococcus neoformans*

分类学地位：Fungi; Basidiomycota; Tremellomycetes; Tremellales; Cryptococculeae; *Cryptococcus*

生物危害程度：第三类

分离时间：2008-06

分离地址：中国云南省昆明市

分离基物：患者脑脊液

致病名称：隐球菌性脑膜炎、肺隐球菌病、皮肤隐球菌病

致病对象：人、动物

来源历史： ←中国医学科学院病原微生物菌（毒）

种保藏中心医学真菌保藏分中心 ←中国医学科学院皮肤病医院（中国医学科学院皮肤病研究所）←云南省传染病专科医院

用　　途：临床检验，传染病病原监测和溯源、制药、诊断试剂研发、科研及教学等领域的微生物学检验

联系单位：中国医学科学院皮肤病医院（中国医学科学院皮肤病研究所）

电子邮箱：meih@pumcderm.cams.cn

49. 新生隐球菌

国家科技资源标识符：CSTR:16698.06.NPRC 3.8.548

平台资源号：NPRC 3.8.548

保藏编号：D2-16

中文名称：新生隐球菌

外文名称：*Cryptococcus neoformans*

分类学地位：Fungi; Basidiomycota; Tremellomycetes; Tremellales; Cryptococculeae; *Cryptococcus*

生物危害程度：第三类

分离时间：2008-06

分离地址：中国云南省昆明市

分离基物：患者脑脊液

致病名称：隐球菌性脑膜炎、肺隐球菌病、皮肤隐球菌病

致病对象：人、动物

来源历史： ←中国医学科学院病原微生物菌（毒）种保藏中心医学真菌保藏分中心 ←中国医学科学院皮肤病医院（中国医学科学院皮肤病研究所）←云南省传染病专科医院

用　　途：临床检验，传染病病原监测和溯源、制药、诊断试剂研发、科研及教学等领域的微生物学检验

联系单位：中国医学科学院皮肤病医院（中国医学科学院皮肤病研究所）

真

菌

电子邮箱：meih@pumcderm.cams.cn

50. 新生隐球菌

国家科技资源标识符：CSTR:16698.06.NPRC 3.8.549

平台资源号：NPRC 3.8.549

保藏编号：D2-17

中文名称：新生隐球菌

外文名称：*Cryptococcus neoformans*

分类学地位：Fungi; Basidiomycota; Tremellomycetes; Tremellales; Cryptococculeae; *Cryptococcus*

生物危害程度：第三类

分离时间：2008-06

分离地址：中国云南省昆明市

分离基物：患者脑脊液

致病名称：隐球菌性脑膜炎、肺隐球菌病、皮肤隐球菌病

致病对象：人、动物

来源历史：←中国医学科学院病原微生物菌（毒）种保藏中心医学真菌保藏分中心 ←中国医学科学院皮肤病医院（中国医学科学院皮肤病研究所）←云南省传染病专科医院

用　　途：临床检验，传染病病原监测和溯源、制药、诊断试剂研发、科研及教学等领域的微生物学检验

联系单位：中国医学科学院皮肤病医院（中国医学科学院皮肤病研究所）

电子邮箱：meih@pumcderm.cams.cn

51. 新生隐球菌

国家科技资源标识符：CSTR:16698.06.NPRC 3.8.550

平台资源号：NPRC 3.8.550

保藏编号：D2-18

中文名称：新生隐球菌

外文名称：*Cryptococcus neoformans*

分类学地位：Fungi; Basidiomycota; Tremellomy-

cetes; Tremellales; Cryptococculeae; *Cryptococcus*

生物危害程度：第三类

分离时间：2008-06

分离地址：中国云南省昆明市

分离基物：患者脑脊液

致病名称：隐球菌性脑膜炎、肺隐球菌病、皮肤隐球菌病

致病对象：人、动物

来源历史：←中国医学科学院病原微生物菌（毒）种保藏中心医学真菌保藏分中心 ←中国医学科学院皮肤病医院（中国医学科学院皮肤病研究所）←云南省传染病专科医院

用　　途：临床检验，传染病病原监测和溯源、制药、诊断试剂研发、科研及教学等领域的微生物学检验

联系单位：中国医学科学院皮肤病医院（中国医学科学院皮肤病研究所）

电子邮箱：meih@pumcderm.cams.cn

52. 新生隐球菌

国家科技资源标识符：CSTR:16698.06.NPRC 3.8.551

平台资源号：NPRC 3.8.551

保藏编号：D2-19

中文名称：新生隐球菌

外文名称：*Cryptococcus neoformans*

分类学地位：Fungi; Basidiomycota; Tremellomycetes; Tremellales; Cryptococculeae; *Cryptococcus*

生物危害程度：第三类

分离时间：2008-06

分离地址：中国云南省昆明市

分离基物：患者脑脊液

致病名称：隐球菌性脑膜炎、肺隐球菌病、皮肤隐球菌病

致病对象：人、动物

来源历史：←中国医学科学院病原微生物菌（毒）种保藏中心医学真菌保藏分中心 ←中国医学科学院皮肤病医院（中国医学科学院皮肤病研究所）←云南省传染病专科医院

用　　途：临床检验，传染病病原监测和溯源、制药、诊断试剂研发、科研及教学等领域的微生物学检验

联系单位：中国医学科学院皮肤病医院（中国医学科学院皮肤病研究所）

电子邮箱：meih@pumcderm.cams.cn

53. 新生隐球菌

国家科技资源标识符：CSTR:16698.06.NPRC 3.8.552

平台资源号：NPRC 3.8.552

保藏编号：D2-20

中文名称：新生隐球菌

外文名称：*Cryptococcus neoformans*

分类学地位：Fungi; Basidiomycota; Tremellomycetes; Tremellales; Cryptococculeae; *Cryptococcus*

生物危害程度：第三类

分离时间：2008-06

分离地址：中国云南省昆明市

分离基物：患者脑脊液

致病名称：隐球菌性脑膜炎、肺隐球菌病、皮肤隐球菌病

致病对象：人、动物

来源历史：←中国医学科学院病原微生物菌（毒）种保藏中心医学真菌保藏分中心←中国医学科学院皮肤病医院（中国医学科学院皮肤病研究所）←云南省传染病专科医院

用　　途：临床检验，传染病病原监测和溯源、制药、诊断试剂研发、科研及教学等领域的微生物学检验

联系单位：中国医学科学院皮肤病医院（中国医学科学院皮肤病研究所）

电子邮箱：meih@pumcderm.cams.cn

54. 新生隐球菌

国家科技资源标识符：CSTR:16698.06.NPRC 3.8.553

平台资源号：NPRC 3.8.553

保藏编号：D2-21

中文名称：新生隐球菌

外文名称：*Cryptococcus neoformans*

分类学地位：Fungi; Basidiomycota; Tremellomycetes; Tremellales; Cryptococculeae; *Cryptococcus*

生物危害程度：第三类

分离时间：2008-06

分离地址：中国云南省昆明市

分离基物：患者脑脊液

致病名称：隐球菌性脑膜炎、肺隐球菌病、皮肤隐球菌病

致病对象：人、动物

来源历史：←中国医学科学院病原微生物菌（毒）种保藏中心医学真菌保藏分中心 ←中国医学科学院皮肤病医院（中国医学科学院皮肤病研究所）←云南省传染病专科医院

用　　途：临床检验，传染病病原监测和溯源、制药、诊断试剂研发、科研及教学等领域的微生物学检验

联系单位：中国医学科学院皮肤病医院（中国医学科学院皮肤病研究所）

电子邮箱：meih@pumcderm.cams.cn

55. 新生隐球菌

国家科技资源标识符：CSTR:16698.06.NPRC 3.8.554

平台资源号：NPRC 3.8.554

保藏编号：D2-22

中文名称：新生隐球菌

外文名称：*Cryptococcus neoformans*

真菌

分类学地位：Fungi; Basidiomycota; Tremellomy-cetes; Tremellales; Cryptococculeae; *Cryptococcus*

生物危害程度：第三类

分离时间：2008-06

分离地址：中国云南省昆明市

分离基物：患者脑脊液

致病名称：隐球菌性脑膜炎、肺隐球菌病、皮肤隐球菌病

致病对象：人、动物

来源历史：　←中国医学科学院病原微生物菌（毒）种保藏中心医学真菌保藏分中心←中国医学科学院皮肤病医院（中国医学科学院皮肤病研究所）←云南省传染病专科医院

用　　途：临床检验，传染病病原监测和溯源、制药、诊断试剂研发、科研及教学等领域的微生物学检验

联系单位：中国医学科学院皮肤病医院（中国医学科学院皮肤病研究所）

电子邮箱：meih@pumcderm.cams.cn

56. 新生隐球菌

国家科技资源标识符：CSTR:16698.06.NPRC 3.8.555

平台资源号：NPRC 3.8.555

保藏编号：D2-23

中文名称：新生隐球菌

外文名称：*Cryptococcus neoformans*

分类学地位：Fungi; Basidiomycota; Tremellomy-cetes; Tremellales; Cryptococculeae; *Cryptococcus*

生物危害程度：第三类

分离时间：2008-06

分离地址：中国云南省昆明市

分离基物：患者脑脊液

致病名称：隐球菌性脑膜炎、肺隐球菌病、皮肤隐球菌病

致病对象：人、动物

来源历史：　←中国医学科学院病原微生物菌（毒）种保藏中心医学真菌保藏分中心←中国医学科学院皮肤病医院（中国医学科学院皮肤病研究所）←云南省传染病专科医院

用　　途：临床检验，传染病病原监测和溯源、制药、诊断试剂研发、科研及教学等领域的微生物学检验

联系单位：中国医学科学院皮肤病医院（中国医学科学院皮肤病研究所）

电子邮箱：meih@pumcderm.cams.cn

57. 新生隐球菌

国家科技资源标识符：CSTR:16698.06.NPRC 3.8.556

平台资源号：NPRC 3.8.556

保藏编号：D2-24

中文名称：新生隐球菌

外文名称：*Cryptococcus neoformans*

分类学地位：Fungi; Basidiomycota; Tremellomy-cetes; Tremellales; Cryptococculeae; *Cryptococcus*

生物危害程度：第三类

分离时间：2008-06

分离地址：中国云南省昆明市

分离基物：患者脑脊液

致病名称：隐球菌性脑膜炎、肺隐球菌病、皮肤隐球菌病

致病对象：人、动物

来源历史：　←中国医学科学院病原微生物菌（毒）种保藏中心医学真菌保藏分中心←中国医学科学院皮肤病医院（中国医学科学院皮肤病研究所）←云南省传染病专科医院

用　　途：临床检验，传染病病原监测和溯源、制药、诊断试剂研发、科研及教学等领域的微生物学检验

联系单位：中国医学科学院皮肤病医院（中国医学科学院皮肤病研究所）

电子邮箱：meih@pumcderm.cams.cn

58. 新生隐球菌

国家科技资源标识符：CSTR:16698.06.NPRC 3.8.557

平台资源号：NPRC 3.8.557

保藏编号：D2-25

中文名称：新生隐球菌

外文名称：*Cryptococcus neoformans*

分类学地位：Fungi; Basidiomycota; Tremellomycetes; Tremellales; Cryptococculeae; *Cryptococcus*

生物危害程度：第三类

分离时间：2008-06

分离地址：中国云南省昆明市

分离基物：患者脑脊液

致病名称：隐球菌性脑膜炎、肺隐球菌病、皮肤隐球菌病

致病对象：人、动物

来源历史：←中国医学科学院病原微生物菌（毒）种保藏中心医学真菌保藏分中心 ←中国医学科学院皮肤病医院（中国医学科学院皮肤病研究所）←云南省传染病专科医院

用　途：临床检验，传染病病原监测和溯源、制药、诊断试剂研发、科研及教学等领域的微生物学检验

联系单位：中国医学科学院皮肤病医院（中国医学科学院皮肤病研究所）

电子邮箱：meih@pumcderm.cams.cn

59. 新生隐球菌

国家科技资源标识符：CSTR:16698.06.NPRC 3.8.558

平台资源号：NPRC 3.8.558

保藏编号：D2-29

中文名称：新生隐球菌

外文名称：*Cryptococcus neoformans*

分类学地位：Fungi; Basidiomycota; Tremellomycetes; Tremellales; Cryptococculeae; *Cryptococcus*

生物危害程度：第三类

分离时间：2002-08

分离地址：中国上海市

分离基物：未知

致病名称：隐球菌性脑膜炎、肺隐球菌病、皮肤隐球菌病

致病对象：人、动物

来源历史：←中国医学科学院病原微生物菌（毒）种保藏中心医学真菌保藏分中心 ←中国医学科学院皮肤病医院（中国医学科学院皮肤病研究所）←上海长征医院

用　途：临床检验，传染病病原监测和溯源、制药、诊断试剂研发、科研及教学等领域的微生物学检验

联系单位：中国医学科学院皮肤病医院（中国医学科学院皮肤病研究所）

电子邮箱：meih@pumcderm.cams.cn

60. 新生隐球菌

国家科技资源标识符：CSTR:16698.06.NPRC 3.8.559

平台资源号：NPRC 3.8.559

保藏编号：D2-30

中文名称：新生隐球菌

外文名称：*Cryptococcus neoformans*

分类学地位：Fungi; Basidiomycota; Tremellomycetes; Tremellales; Cryptococculeae; *Cryptococcus*

生物危害程度：第三类

分离时间：1998

分离地址：日本千叶县

分离基物：未知

致病名称：隐球菌性脑膜炎、肺隐球菌病、皮肤

真菌

隐球菌病

致病对象：人、动物

来源历史：←中国医学科学院病原微生物菌（毒）种保藏中心医学真菌保藏分中心←中国医学科学院皮肤病医院（中国医学科学院皮肤病研究所）←日本国立千叶大学真菌医学研究中心

用　　途：临床检验，传染病病原监测和溯源、制药、诊断试剂研发、科研及教学等领域的微生物学检验

联系单位：中国医学科学院皮肤病医院（中国医学科学院皮肤病研究所）

电子邮箱：meih@pumcderm.cams.cn

61. 新生隐球菌

国家科技资源标识符：CSTR:16698.06.NPRC 3.8.560

平台资源号：NPRC 3.8.560

保藏编号：D2-31

中文名称：新生隐球菌

外文名称：*Cryptococcus neoformans*

分类学地位：Fungi; Basidiomycota; Tremellomy-cetes; Tremellales; Cryptococculeae; *Cryptococcus*

生物危害程度：第三类

分离时间：1998

分离地址：日本千叶县

分离基物：未知

致病名称：隐球菌性脑膜炎、肺隐球菌病、皮肤隐球菌病

致病对象：人、动物

来源历史：←中国医学科学院病原微生物菌（毒）种保藏中心医学真菌保藏分中心←中国医学科学院皮肤病医院（中国医学科学院皮肤病研究所）←日本国立千叶大学真菌医学研究中心

用　　途：临床检验，传染病病原监测和溯源、制药、诊断试剂研发、科研及教学等

领域的微生物学检验

联系单位：中国医学科学院皮肤病医院（中国医学科学院皮肤病研究所）

电子邮箱：meih@pumcderm.cams.cn

九、格特隐球菌

62. 格特隐球菌

国家科技资源标识符：CSTR:16698.06.NPRC 3.8.561

平台资源号：NPRC 3.8.561

保藏编号：D2sC1

中文名称：格特隐球菌

外文名称：*Cryptococcus gattii*

分类学地位：Fungi; Basidiomycota; Tremellomy-cetes; Tremellales; Cryptococculeae; *Cryptococcus*

生物危害程度：第三类

分离时间：2015-12-15

分离地址：中国上海市

分离基物：患者

致病名称：隐球菌性脑膜炎、肺隐球菌病、皮肤隐球菌病

致病对象：人、动物

来源历史：←中国医学科学院病原微生物菌（毒）种保藏中心医学真菌保藏分中心←中国医学科学院皮肤病医院（中国医学科学院皮肤病研究所）←上海长征医院

用　　途：临床检验，传染病病原监测和溯源、制药、诊断试剂研发、科研及教学等领域的微生物学检验

联系单位：中国医学科学院皮肤病医院（中国医学科学院皮肤病研究所）

电子邮箱：meih@pumcderm.cams.cn

63. 格特隐球菌

国家科技资源标识符：CSTR:16698.06.NPRC 3.8.562

平台资源号：NPRC 3.8.562

保藏编号：D2-08

中文名称：格特隐球菌

外文名称：*Cryptococcus gattii*

分类学地位：Fungi; Basidiomycota; Tremellomy-
cetes; Tremellales; Cryptococculeae;
Cryptococcus

生物危害程度：第三类

分离时间：2017-10

分离地址：未知

分离基物：患者皮肤组织

致病名称：隐球菌性脑膜炎、肺隐球菌病、皮肤
隐球菌病

致病对象：人、动物

来源历史：←中国医学科学院病原微生物菌（毒）
种保藏中心医学真菌保藏分中心 ←中
国医学科学院皮肤病医院（中国医学
科学院皮肤病研究所）← CBS（CBS
885）①

用　　途：临床检验，传染病病原监测和溯源、
制药、诊断试剂研发、科研及教学等
领域的微生物学检验

联系单位：中国医学科学院皮肤病医院（中国医
学科学院皮肤病研究所）

电子邮箱：meih@pumcderm.cams.cn

64. 格特隐球菌

国家科技资源标识符：CSTR:16698.06.NPRC 3.8.563

平台资源号：NPRC 3.8.563

保藏编号：D2-09

中文名称：格特隐球菌

外文名称：*Cryptococcus gattii*

分类学地位：Fungi; Basidiomycota; Tremellomy-
cetes; Tremellales; Cryptococculeae;
Cryptococcus

生物危害程度：第三类

分离时间：2017-10

分离地址：刚果

分离基物：患者脑脊液

致病名称：隐球菌性脑膜炎、肺隐球菌病、皮肤
隐球菌病

致病对象：人、动物

来源历史：←中国医学科学院病原微生物菌（毒）
种保藏中心医学真菌保藏分中心 ←中
国医学科学院皮肤病医院（中国医学
科学院皮肤病研究所）← CBS（CBS
6289）②

用　　途：临床检验，传染病病原监测和溯源、
制药、诊断试剂研发、科研及教学等
领域的微生物学检验

联系单位：中国医学科学院皮肤病医院（中国医
学科学院皮肤病研究所）

电子邮箱：meih@pumcderm.cams.cn

65. 格特隐球菌

国家科技资源标识符：CSTR:16698.06.NPRC 3.8.564

平台资源号：NPRC 3.8.564

保藏编号：D2-10

中文名称：格特隐球菌

外文名称：*Cryptococcus gattii*

分类学地位：Fungi; Basidiomycota; Tremellomy-
cetes; Tremellales; Cryptococculeae;
Cryptococcus

生物危害程度：第三类

分离时间：2017-10

分离地址：美国俄勒冈州

分离基物：患者脑脊液

---

① 表示菌（毒）种在样品提供国的原始编号。

② 表示菌（毒）种在样品提供国的原始编号。

致病名称：隐球菌性脑膜炎、肺隐球菌病、皮肤
　　　　　隐球菌病

致病对象：人、动物

来源历史：←中国医学科学院病原微生物菌（毒）
　　　　　种保藏中心医学真菌保藏分中心←中
　　　　　国医学科学院皮肤病医院（中国医学
　　　　　科学院皮肤病研究所）← CBS（CBS
　　　　　11545）[①]

用　　途：临床检验，传染病病原监测和溯源、
　　　　　制药、诊断试剂研发、科研及教学等
　　　　　领域的微生物学检验

联系单位：中国医学科学院皮肤病医院（中国医
　　　　　学科学院皮肤病研究所）

电子邮箱：meih@pumcderm.cams.cn

66. 格特隐球菌

国家科技资源标识符：CSTR:16698.06.NPRC 3.8.565

平台资源号：NPRC 3.8.565

保藏编号：D2-11

中文名称：格特隐球菌

外文名称：*Cryptococcus gattii*

分类学地位：Fungi; Basidiomycota; Tremellomy-
　　　　　　cetes; Tremellales; Cryptococculeae;
　　　　　　Cryptococcus

生物危害程度：第三类

分离时间：2017-10

分离地址：美国华盛顿

分离基物：患者痰液

致病名称：隐球菌性脑膜炎、肺隐球菌病、皮肤
　　　　　隐球菌病

致病对象：人、动物

来源历史：←中国医学科学院病原微生物菌（毒）
　　　　　种保藏中心医学真菌保藏分中心 ←中
　　　　　国医学科学院皮肤病医院（中国医学
　　　　　科学院皮肤病研究所）← CBS（CBS

6956）[②]

用　　途：临床检验，传染病病原监测和溯源、
　　　　　制药、诊断试剂研发、科研及教学等
　　　　　领域的微生物学检验

联系单位：中国医学科学院皮肤病医院（中国医
　　　　　学科学院皮肤病研究所）

电子邮箱：meih@pumcderm.cams.cn

67. 格特隐球菌

国家科技资源标识符：CSTR:16698.06.NPRC 3.8.566

平台资源号：NPRC 3.8.566

保藏编号：D2-27

中文名称：格特隐球菌

外文名称：*Cryptococcus gattii*

分类学地位：Fungi; Basidiomycota; Tremellomy-
　　　　　　cetes; Tremellales; Cryptococculeae;
　　　　　　Cryptococcus

生物危害程度：第三类

分离时间：2002-08

分离地址：中国上海市

分离基物：患者

致病名称：隐球菌性脑膜炎、肺隐球菌病、皮肤
　　　　　隐球菌病

致病对象：人、动物

来源历史：←中国医学科学院病原微生物菌（毒）
　　　　　种保藏中心医学真菌保藏分中心←中
　　　　　国医学科学院皮肤病医院（中国医学
　　　　　科学院皮肤病研究所）←海军军医大
　　　　　学第二附属医院（上海长征医院）

用　　途：临床检验，传染病病原监测和溯源、
　　　　　制药、诊断试剂研发、科研及教学等
　　　　　领域的微生物学检验

联系单位：中国医学科学院皮肤病医院（中国医
　　　　　学科学院皮肤病研究所）

电子邮箱：meih@pumcderm.cams.cn

---

① 表示菌（毒）种在样品提供国的原始编号。

② 表示菌（毒）种在样品提供国的原始编号。

68. 格特隐球菌

国家科技资源标识符：CSTR:16698.06.NPRC 3.8.567

平台资源号：NPRC 3.8.567

保藏编号：D2-28

中文名称：格特隐球菌

外文名称：*Cryptococcus gattii*

分类学地位：Fungi; Basidiomycota; Tremellomycetes; Tremellales; Cryptococculeae; *Cryptococcus*

生物危害程度：第三类

分离时间：2002-08

分离地址：中国上海市

分离基物：患者

致病名称：隐球菌性脑膜炎、肺隐球菌病、皮肤隐球菌病

致病对象：人、动物

来源历史：←中国医学科学院病原微生物菌（毒）种保藏中心医学真菌保藏分中心←中国医学科学院皮肤病医院（中国医学科学院皮肤病研究所）←海军军医大学第二附属医院（上海长征医院）

用　　途：临床检验，传染病病原监测和溯源、制药、诊断试剂研发、科研及教学等领域的微生物学检验

联系单位：中国医学科学院皮肤病医院（中国医学科学院皮肤病研究所）

电子邮箱：meih@pumcderm.cams.cn

十、新生隐球菌新生变种

69. 新生隐球菌新生变种

国家科技资源标识符：CSTR:16698.06.NPRC 3.8.568

平台资源号：NPRC 3.8.568

保藏编号：D2-01

中文名称：新生隐球菌新生变种

外文名称：*Filobasidiella neoformans* var. *neoformans*

分类学地位：Fungi; Basidiomycota; Tremellomycetes; Tremellales; Cryptococculeae; *Cryptococcus*

生物危害程度：第三类

分离时间：2017-10

分离地址：未知

分离基物：患者面部皮肤组织

致病名称：隐球菌性脑膜炎、肺隐球菌病、皮肤隐球菌病

致病对象：人、动物

来源历史：←中国医学科学院病原微生物菌（毒）种保藏中心医学真菌保藏分中心←中国医学科学院皮肤病医院（中国医学科学院皮肤病研究所）← CBS（CBS 879）①

用　　途：临床检验，传染病病原监测和溯源、制药、诊断试剂研发、科研及教学等领域的微生物学检验

联系单位：中国医学科学院皮肤病医院（中国医学科学院皮肤病研究所）

电子邮箱：meih@pumcderm.cams.cn

70. 新生隐球菌新生变种

国家科技资源标识符：CSTR:16698.06.NPRC 3.8.569

平台资源号：NPRC 3.8.569

保藏编号：D2-02

中文名称：新生隐球菌新生变种

外文名称：*Filobasidiella neoformans* var. neoformans

分类学地位：Fungi; Basidiomycota; Tremellomycetes; Tremellales; Cryptococculeae; *Cryptococcus*

---

① 表示菌（毒）种在样品提供国的原始编号。

生物危害程度：第三类

分离时间：2017-11

分离地址：澳大利亚悉尼

分离基物：患者脑脊液

致病名称：隐球菌性脑膜炎、肺隐球菌病、皮肤隐球菌病

致病对象：人、动物

来源历史：←中国医学科学院病原微生物菌（毒）种保藏中心医学真菌保藏分中心←中国医学科学院皮肤病医院（中国医学科学院皮肤病研究所）←CBS（CBS 10084）①

用　　途：临床检验，传染病病原监测和溯源、制药、诊断试剂研发、科研及教学等领域的微生物学检验

联系单位：中国医学科学院皮肤病医院（中国医学科学院皮肤病研究所）

电子邮箱：meih@pumcderm.cams.cn

◢ 十一、热带念珠菌

71. 热带念珠菌

国家科技资源标识符：CSTR:16698.06.NPRC 3.8.573

平台资源号：NPRC 3.8.573

保藏编号：Y10-18

中文名称：热带念珠菌

外文名称：*Candida tropicalis*

分类学地位：Fungi; Ascomycota; Saccharomycetes; Saccharomycetales; Debaryomycetaceae; *Candida*

生物危害程度：第三类

分离时间：2011-06-22

分离地址：中国江苏省南京市

---

① 表示菌（毒）种在样品提供国的原始编号。

分离基物：患者尿液

致病名称：播散性念珠菌病

致病对象：人、动物

来源历史：←中国医学科学院病原微生物菌（毒）种保藏中心医学真菌保藏分中心←中国医学科学院皮肤病医院（中国医学科学院皮肤病研究所）←江苏省人民医院

用　　途：临床检验，传染病病原监测和溯源、制药、诊断试剂研发、科研及教学等领域的微生物学检验

联系单位：中国医学科学院皮肤病医院（中国医学科学院皮肤病研究所）

电子邮箱：meih@pumcderm.cams.cn

72. 热带念珠菌

国家科技资源标识符：CSTR:16698.06.NPRC 3.8.574

平台资源号：NPRC 3.8.574

保藏编号：Y10-19

中文名称：热带念珠菌

外文名称：*Candida tropicalis*

分类学地位：Fungi; Ascomycota; Saccharomycetes; Saccharomycetales; Debaryomycetaceae; *Candida*

生物危害程度：第三类

分离时间：2011-06-22

分离地址：中国江苏省南京市

分离基物：患者痰液

致病名称：播散性念珠菌病

致病对象：人、动物

来源历史：←中国医学科学院病原微生物菌（毒）种保藏中心医学真菌保藏分中心←中国医学科学院皮肤病医院（中国医学科学院皮肤病研究所）←江苏省人民医院

用　　途：临床检验，传染病病原监测和溯源、制药、诊断试剂研发、科研及教学等

领域的微生物学检验

联系单位：中国医学科学院皮肤病医院（中国医学科学院皮肤病研究所）

电子邮箱：meih@pumcderm.cams.cn

◢ 十二、八胞裂殖酵母

73. 八胞裂殖酵母

国家科技资源标识符：CSTR:16698.06.NPRC 3.8.576

平台资源号：NPRC 3.8.576

保藏编号：Y11a

中文名称：八胞裂殖酵母

外文名称：*Schizosaccharomyces octosporus*

分类学地位：Fungi; Ascomycota; Schizosaccharo-mycetes; Schizosaccharomycetales; Schizosaccharomycetaceae; *Schizosaccharomyces*

生物危害程度：第三类

分离时间：1978-12-18

分离地址：中国北京市

分离基物：未知

致病名称：皮肤真菌病

致病对象：动物

来源历史：←中国医学科学院病原微生物菌(毒)种保藏中心医学真菌保藏分中心←中国医学科学院皮肤病医院（中国医学科学院皮肤病研究所）←中国科学院微生物研究所

用　　途：临床检验，传染病病原监测和溯源、制药、诊断试剂研发、科研及教学等领域的微生物学检验

联系单位：中国医学科学院皮肤病医院（中国医学科学院皮肤病研究所）

电子邮箱：meih@pumcderm.cams.cn

◢ 十三、赭色掷胞酵母

74. 赭色掷胞酵母

国家科技资源标识符：CSTR:16698.06.NPRC 3.8.577

平台资源号：NPRC 3.8.577

保藏编号：Y12a

中文名称：赭色掷胞酵母

外文名称：*Sporidiobolus salmonicolor*

分类学地位：Fungi; Basidiomycota; Microbotryo-mycetes; Sporidiobolales; Sporidiobo-laceae; *Sporidiobolus*

生物危害程度：第三类

分离时间：1978-12-18

分离地址：中国北京市

分离基物：患者[1]

致病名称：皮肤真菌病

致病对象：人、动物

来源历史：←中国医学科学院病原微生物菌(毒)种保藏中心医学真菌保藏分中心←中国医学科学院皮肤病医院（中国医学科学院皮肤病研究所）←中国科学院微生物研究所

用　　途：临床检验，传染病病原监测和溯源、制药、诊断试剂研发、科研及教学等领域的微生物学检验

联系单位：中国医学科学院皮肤病医院（中国医学科学院皮肤病研究所）

电子邮箱：meih@pumcderm.cams.cn

真菌

---

[1]　表示菌（毒）种只明确来自患者，具体基物不详。

十四、合轴马拉色菌

75. 合轴马拉色菌

国家科技资源标识符：CSTR:16698.06.NPRC 3.8.578

平台资源号：NPRC 3.8.578

保藏编号：Y14c

中文名称：合轴马拉色菌

外文名称：*Malassezia sympodialis*

分类学地位：Fungi; Basidiomycota; Malasseziomycetes; Malasseziales; Malasseziaceae; *Malassezia*

生物危害程度：第三类

分离时间：未知

分离地址：中国江苏省南京市

分离基物：患者①

致病名称：花斑糠疹、外耳炎

致病对象：人、动物

来源历史：←中国医学科学院病原微生物菌（毒）种保藏中心医学真菌保藏分中心←中国医学科学院皮肤病医院（中国医学科学院皮肤病研究所）

用　　途：临床检验，传染病病原监测和溯源、制药、诊断试剂研发、科研及教学等领域的微生物学检验

联系单位：中国医学科学院皮肤病医院（中国医学科学院皮肤病研究所）

电子邮箱：meih@pumcderm.cams.cn

十五、红色毛癣菌

76. 红色毛癣菌

国家科技资源标识符：CSTR:16698.06.NPRC 3.8.579

平台资源号：NPRC 3.8.579

保藏编号：CAMS-CCPM-D 04300

中文名称：红色毛癣菌

外文名称：*Trichophyton rubrum*

分类学地位：Fungi; Ascomycota; Eurotiomycetes; Onygenales; Arthrodermataceae; *Trichophyton*

生物危害程度：第三类

分离时间：2021-07-26

分离地址：丹麦哥本哈根

分离基物：患者皮肤

致病名称：皮肤癣菌病、肉芽肿

致病对象：人

来源历史：←中国医学科学院病原微生物菌（毒）种保藏中心医学真菌保藏分中心←中国医学科学院皮肤病医院（中国医学科学院皮肤病研究所）←CCUG（CCUG 74971）②

用　　途：临床检验，传染病病原监测和溯源、制药、诊断试剂研发、科研及教学等领域的微生物学检验、质量控制

联系单位：中国医学科学院皮肤病医院（中国医学科学院皮肤病研究所）

电子邮箱：meih@pumcderm.cams.cn

---

① 表示菌（毒）种只明确来自患者，具体基物不详。

② 表示菌（毒）种在样品提供国的原始编号。

十六、印度毛癣菌

77. 印度毛癣菌

国家科技资源标识符：CSTR:16698.06.NPRC 3.8.580

平台资源号：NPRC 3.8.580

保藏编号：CAMS-CCPM-D 04299

中文名称：印度毛癣菌

外文名称：*Trichophyton indotineae*

分类学地位：Fungi; Ascomycota; Eurotiomycetes;
　　　　　　Onygenales; Arthrodermataceae;
　　　　　　Trichophyton

生物危害程度：第三类

分离时间：2021-07-26

分离地址：印度新德里

分离基物：患者皮肤组织

致病名称：皮肤癣菌病、肉芽肿

致病对象：人、动物

来源历史：←中国医学科学院病原微生物菌（毒）
　　　　　种保藏中心医学真菌保藏分中心←
　　　　　中国医学科学院皮肤病医院（中国医
　　　　　学科学院皮肤病研究所）← CCUG
　　　　　（CCUG 74948）①

用　　途：临床检验，传染病病原监测和溯源、
　　　　　制药、诊断试剂研发、科研及教学等
　　　　　领域的微生物学检验、质量控制

联系单位：中国医学科学院皮肤病医院（中国医
　　　　　学科学院皮肤病研究所）

电子邮箱：meih@pumcderm.cams.cn

78. 印度毛癣菌

国家科技资源标识符：CSTR:16698.06.NPRC 3.8.581

平台资源号：NPRC 3.8.581

---

① 表示菌（毒）种在样品提供国的原始编号。

保藏编号：CAMS-CCPM-D 03888

中文名称：印度毛癣菌

外文名称：*Trichophyton indotineae*

分类学地位：Fungi; Ascomycota; Eurotiomycetes;
　　　　　　Onygenales; Arthrodermataceae;
　　　　　　Trichophyton

生物危害程度：第三类

分离时间：2020-10-29

分离地址：印度

分离基物：患者股部皮肤组织

致病名称：皮肤癣菌病、肉芽肿

致病对象：人、动物

来源历史：←中国医学科学院病原微生物菌（毒）
　　　　　种保藏中心医学真菌保藏分中心←中
　　　　　国医学科学院皮肤病医院（中国医学
　　　　　科学院皮肤病研究所）←荷兰拉德堡
　　　　　德大学医学中心

用　　途：临床检验，传染病病原监测和溯源、
　　　　　制药、诊断试剂研发、科研及教学等
　　　　　领域的微生物学检验

联系单位：中国医学科学院皮肤病医院（中国医
　　　　　学科学院皮肤病研究所）

电子邮箱：meih@pumcderm.cams.cn

79. 印度毛癣菌

国家科技资源标识符：CSTR:16698.06.NPRC 3.8.582

平台资源号：NPRC 3.8.582

保藏编号：CAMS-CCPM-D 03890

中文名称：印度毛癣菌

外文名称：*Trichophyton indotineae*

分类学地位：Fungi; Ascomycota; Eurotiomycetes;
　　　　　　Onygenales; Arthrodermataceae;
　　　　　　Trichophyton

生物危害程度：第三类

分离时间：2020-10-29

分离地址：印度

分离基物：患者手部皮肤组织

致病名称：皮肤癣菌病、肉芽肿

致病对象：人、动物

来源历史：←中国医学科学院病原微生物菌（毒）种保藏中心医学真菌保藏分中心←中国医学科学院皮肤病医院（中国医学科学院皮肤病研究所）←荷兰拉德堡德大学医学中心

用　　途：临床检验，传染病病原监测和溯源、制药、诊断试剂研发、科研及教学等领域的微生物学检验

联系单位：中国医学科学院皮肤病医院（中国医学科学院皮肤病研究所）

电子邮箱：meih@pumcderm.cams.cn

80. 印度毛癣菌

国家科技资源标识符：CSTR:16698.06.NPRC 3.8.583

平台资源号：NPRC 3.8.583

保藏编号：CAMS-CCPM-D 04049

中文名称：印度毛癣菌

外文名称：*Trichophyton indotineae*

分类学地位：Fungi; Ascomycota; Eurotiomycetes; Onygenales; Arthrodermataceae; *Trichophyton*

生物危害程度：第三类

分离时间：2020-11-03

分离地址：印度

分离基物：未知

致病名称：皮肤癣菌病、肉芽肿

致病对象：人、动物

来源历史：←中国医学科学院病原微生物菌（毒）种保藏中心医学真菌保藏分中心←中国医学科学院皮肤病医院（中国医学科学院皮肤病研究所）←荷兰拉德堡德大学医学中心

用　　途：临床检验，传染病病原监测和溯源、制药、诊断试剂研发、科研及教学等领域的微生物学检验

联系单位：中国医学科学院皮肤病医院（中国医学科学院皮肤病研究所）

电子邮箱：meih@pumcderm.cams.cn

81. 印度毛癣菌

国家科技资源标识符：CSTR:16698.06.NPRC 3.8.584

平台资源号：NPRC 3.8.584

保藏编号：CAMS-CCPM-D 04050

中文名称：印度毛癣菌

外文名称：*Trichophyton indotineae*

分类学地位：Fungi; Ascomycota; Eurotiomycetes; Onygenales; Arthrodermataceae; *Trichophyton*

生物危害程度：第三类

分离时间：2020-11-03

分离地址：印度

分离基物：未知

致病名称：皮肤癣菌病、肉芽肿

致病对象：人、动物

来源历史：←中国医学科学院病原微生物菌（毒）种保藏中心医学真菌保藏分中心←中国医学科学院皮肤病医院（中国医学科学院皮肤病研究所）←荷兰拉德堡德大学医学中心

用　　途：临床检验，传染病病原监测和溯源、制药、诊断试剂研发、科研及教学等领域的微生物学检验

联系单位：中国医学科学院皮肤病医院（中国医学科学院皮肤病研究所）

电子邮箱：meih@pumcderm.cams.cn

82. 印度毛癣菌

国家科技资源标识符：CSTR:16698.06.NPRC 3.8.585

平台资源号：NPRC 3.8.585

保藏编号：CAMS-CCPM-D 03892

中文名称：印度毛癣菌

外文名称：*Trichophyton indotineae*

分类学地位：Fungi; Ascomycota; Eurotiomycetes; Onygenales; Arthrodermataceae; *Trichophyton*

生物危害程度：第三类

分离时间：2020-10-29

分离地址：印度

分离基物：患者足部皮肤组织

致病名称：皮肤癣菌病、肉芽肿

致病对象：人、动物

来源历史：←中国医学科学院病原微生物菌（毒）种保藏中心医学真菌保藏分中心←中国医学科学院皮肤病医院（中国医学科学院皮肤病研究所）←荷兰拉德堡德大学医学中心

用　　途：临床检验，传染病病原监测和溯源、制药、诊断试剂研发、科研及教学等领域的微生物学检验

联系单位：中国医学科学院皮肤病医院（中国医学科学院皮肤病研究所）

电子邮箱：meih@pumcderm.cams.cn

83. 印度毛癣菌

国家科技资源标识符：CSTR:16698.06.NPRC 3.8.586

平台资源号：NPRC 3.8.586

保藏编号：CAMS-CCPM-D 03894

中文名称：印度毛癣菌

外文名称：*Trichophyton indotineae*

分类学地位：Fungi; Ascomycota; Eurotiomycetes; Onygenales; Arthrodermataceae; *Trichophyton*

生物危害程度：第三类

分离时间：2020-10-29

分离地址：印度

分离基物：患者股部皮肤组织

致病名称：皮肤癣菌病、肉芽肿

致病对象：人、动物

来源历史：←中国医学科学院病原微生物菌（毒）

种保藏中心医学真菌保藏分中心←中国医学科学院皮肤病医院（中国医学科学院皮肤病研究所）←荷兰拉德堡德大学医学中心

用　　途：临床检验，传染病病原监测和溯源、制药、诊断试剂研发、科研及教学等领域的微生物学检验

联系单位：中国医学科学院皮肤病医院（中国医学科学院皮肤病研究所）

电子邮箱：meih@pumcderm.cams.cn

84. 印度毛癣菌

国家科技资源标识符：CSTR:16698.06.NPRC 3.8.587

平台资源号：NPRC 3.8.587

保藏编号：CAMS-CCPM-D 04051

中文名称：印度毛癣菌

外文名称：*Trichophyton indotineae*

分类学地位：Fungi; Ascomycota; Eurotiomycetes; Onygenales; Arthrodermataceae; *Trichophyton*

生物危害程度：第三类

分离时间：2020-11-03

分离地址：印度

分离基物：未知

致病名称：皮肤癣菌病、肉芽肿

致病对象：人、动物

来源历史：←中国医学科学院病原微生物菌（毒）种保藏中心医学真菌保藏分中心←中国医学科学院皮肤病医院（中国医学科学院皮肤病研究所）←荷兰拉德堡德大学医学中心

用　　途：临床检验，传染病病原监测和溯源、制药、诊断试剂研发、科研及教学等领域的微生物学检验

联系单位：中国医学科学院皮肤病医院（中国医学科学院皮肤病研究所）

电子邮箱：meih@pumcderm.cams.cn

85. 印度毛癣菌

国家科技资源标识符：CSTR:16698.06.NPRC 3.8.588

平台资源号：NPRC 3.8.588

保藏编号：CAMS-CCPM-D 03896

中文名称：印度毛癣菌

外文名称：*Trichophyton indotineae*

分类学地位：Fungi; Ascomycota; Eurotiomycetes; Onygenales; Arthrodermataceae; *Trichophyton*

生物危害程度：第三类

分离时间：2020-10-29

分离地址：印度

分离基物：患者股部皮肤组织

致病名称：皮肤癣菌病、肉芽肿

致病对象：人、动物

来源历史：←中国医学科学院病原微生物菌（毒）种保藏中心医学真菌保藏分中心←中国医学科学院皮肤病医院（中国医学科学院皮肤病研究所）←荷兰拉德堡德大学医学中心

用　　途：临床检验，传染病病原监测和溯源、制药、诊断试剂研发、科研及教学等领域的微生物学检验

联系单位：中国医学科学院皮肤病医院（中国医学科学院皮肤病研究所）

电子邮箱：meih@pumcderm.cams.cn

86. 印度毛癣菌

国家科技资源标识符：CSTR:16698.06.NPRC 3.8.589

平台资源号：NPRC 3.8.589

保藏编号：CAMS-CCPM-D 03898

中文名称：印度毛癣菌

外文名称：*Trichophyton indotineae*

分类学地位：Fungi; Ascomycota; Eurotiomycetes; Onygenales; Arthrodermataceae; *Trichophyton*

生物危害程度：第三类

分离时间：2020-10-29

分离地址：印度

分离基物：患者股部皮肤组织

致病名称：皮肤癣菌病、肉芽肿

致病对象：人、动物

来源历史：←中国医学科学院病原微生物菌（毒）种保藏中心医学真菌保藏分中心←中国医学科学院皮肤病医院（中国医学科学院皮肤病研究所）←荷兰拉德堡德大学医学中心

用　　途：临床检验，传染病病原监测和溯源、制药、诊断试剂研发、科研及教学等领域的微生物学检验

联系单位：中国医学科学院皮肤病医院（中国医学科学院皮肤病研究所）

电子邮箱：meih@pumcderm.cams.cn

87. 印度毛癣菌

国家科技资源标识符：CSTR:16698.06.NPRC 3.8.590

平台资源号：NPRC 3.8.590

保藏编号：CAMS-CCPM-D 03900

中文名称：印度毛癣菌

外文名称：*Trichophyton indotineae*

分类学地位：Fungi; Ascomycota; Eurotiomycetes; Onygenales; Arthrodermataceae; *Trichophyton*

生物危害程度：第三类

分离时间：2020-10-29

分离地址：印度

分离基物：患者股部皮肤组织

致病名称：皮肤癣菌病、肉芽肿

致病对象：人、动物

来源历史：←中国医学科学院病原微生物菌（毒）种保藏中心医学真菌保藏分中心←中国医学科学院皮肤病医院（中国医学科学院皮肤病研究所）←荷兰拉德堡

德大学医学中心

用　　途：临床检验，传染病病原监测和溯源、制药、诊断试剂研发、科研及教学等领域的微生物学检验

联系单位：中国医学科学院皮肤病医院（中国医学科学院皮肤病研究所）

电子邮箱：meih@pumcderm.cams.cn

88. 印度毛癣菌

国家科技资源标识符：CSTR:16698.06.NPRC 3.8.591

平台资源号：NPRC 3.8.591

保藏编号：CAMS-CCPM-D 04052

中文名称：印度毛癣菌

外文名称：*Trichophyton indotineae*

分类学地位：Fungi; Ascomycota; Eurotiomycetes; Onygenales; Arthrodermataceae; *Trichophyton*

生物危害程度：第三类

分离时间：2020-11-03

分离地址：印度

分离基物：未知

致病名称：皮肤癣菌病、肉芽肿

致病对象：人、动物

来源历史：←中国医学科学院病原微生物菌（毒）种保藏中心医学真菌保藏分中心←中国医学科学院皮肤病医院（中国医学科学院皮肤病研究所）←荷兰拉德堡德大学医学中心

用　　途：临床检验，传染病病原监测和溯源、制药、诊断试剂研发、科研及教学等领域的微生物学检验

联系单位：中国医学科学院皮肤病医院（中国医学科学院皮肤病研究所）

电子邮箱：meih@pumcderm.cams.cn

89. 印度毛癣菌

国家科技资源标识符：CSTR:16698.06.NPRC 3.8.592

平台资源号：NPRC 3.8.592

保藏编号：CAMS-CCPM-D 03901

中文名称：印度毛癣菌

外文名称：*Trichophyton indotineae*

分类学地位：Fungi; Ascomycota; Eurotiomycetes; Onygenales; Arthrodermataceae; *Trichophyton*

生物危害程度：第三类

分离时间：2020-10-29

分离地址：印度

分离基物：患者股部皮肤组织

致病名称：皮肤癣菌病、肉芽肿

致病对象：人、动物

来源历史：←中国医学科学院病原微生物菌（毒）种保藏中心医学真菌保藏分中心←中国医学科学院皮肤病医院（中国医学科学院皮肤病研究所）←荷兰拉德堡德大学医学中心

用　　途：临床检验，传染病病原监测和溯源、制药、诊断试剂研发、科研及教学等领域的微生物学检验

联系单位：中国医学科学院皮肤病医院（中国医学科学院皮肤病研究所）

电子邮箱：meih@pumcderm.cams.cn

90. 印度毛癣菌

国家科技资源标识符：CSTR:16698.06.NPRC 3.8.593

平台资源号：NPRC 3.8.593

保藏编号：CAMS-CCPM-D 03953

中文名称：印度毛癣菌

外文名称：*Trichophyton indotineae*

分类学地位：Fungi; Ascomycota; Eurotiomycetes; Onygenales; Arthrodermataceae; *Trichophyton*

生物危害程度：第三类

分离时间：2020-10-29

分离地址：印度

分离基物：未知

致病名称：皮肤癣菌病、肉芽肿

致病对象：人、动物

来源历史：←中国医学科学院病原微生物菌（毒）种保藏中心医学真菌保藏分中心←中国医学科学院皮肤病医院（中国医学科学院皮肤病研究所）←荷兰拉德堡德大学医学中心

用　　途：临床检验，传染病病原监测和溯源、制药、诊断试剂研发、科研及教学等领域的微生物学检验

联系单位：中国医学科学院皮肤病医院（中国医学科学院皮肤病研究所）

电子邮箱：meih@pumcderm.cams.cn

91. 印度毛癣菌

国家科技资源标识符：CSTR:16698.06.NPRC 3.8.594

平台资源号：NPRC 3.8.594

保藏编号：CAMS-CCPM-D 03904

中文名称：印度毛癣菌

外文名称：*Trichophyton indotineae*

分类学地位：Fungi; Ascomycota; Eurotiomycetes; Onygenales; Arthrodermataceae; *Trichophyton*

生物危害程度：第三类

分离时间：2020-10-29

分离地址：印度

分离基物：患者股部皮肤组织

致病名称：皮肤癣菌病、肉芽肿

致病对象：人、动物

来源历史：←中国医学科学院病原微生物菌（毒）种保藏中心医学真菌保藏分中心←中国医学科学院皮肤病医院（中国医学科学院皮肤病研究所）←荷兰拉德堡德大学医学中心

用　　途：临床检验，传染病病原监测和溯源、制药、诊断试剂研发、科研及教学等

领域的微生物学检验

联系单位：中国医学科学院皮肤病医院（中国医学科学院皮肤病研究所）

电子邮箱：meih@pumcderm.cams.cn

92. 印度毛癣菌

国家科技资源标识符：CSTR:16698.06.NPRC 3.8.595

平台资源号：NPRC 3.8.595

保藏编号：CAMS-CCPM-D 03905

中文名称：印度毛癣菌

外文名称：*Trichophyton indotineae*

分类学地位：Fungi; Ascomycota; Eurotiomycetes; Onygenales; Arthrodermataceae; *Trichophyton*

生物危害程度：第三类

分离时间：2020-10-29

分离地址：印度

分离基物：患者股部皮肤组织

致病名称：皮肤癣菌病、肉芽肿

致病对象：人、动物

来源历史：←中国医学科学院病原微生物菌（毒）种保藏中心医学真菌保藏分中心←中国医学科学院皮肤病医院（中国医学科学院皮肤病研究所）←荷兰拉德堡德大学医学中心

用　　途：临床检验，传染病病原监测和溯源、制药、诊断试剂研发、科研及教学等领域的微生物学检验

联系单位：中国医学科学院皮肤病医院（中国医学科学院皮肤病研究所）

电子邮箱：meih@pumcderm.cams.cn

93. 印度毛癣菌

国家科技资源标识符：CSTR:16698.06.NPRC 3.8.596

平台资源号：NPRC 3.8.596

保藏编号：CAMS-CCPM-D 03906

中文名称：印度毛癣菌

外文名称：*Trichophyton indotineae*

分类学地位：Fungi; Ascomycota; Eurotiomycetes; Onygenales; Arthrodermataceae; *Trichophyton*

生物危害程度：第三类

分离时间：2020-11-03

分离地址：印度

分离基物：患者股部皮肤组织

致病名称：皮肤癣菌病、肉芽肿

致病对象：人、动物

来源历史：←中国医学科学院病原微生物菌（毒）种保藏中心医学真菌保藏分中心←中国医学科学院皮肤病医院（中国医学科学院皮肤病研究所）←荷兰拉德堡德大学医学中心

用　　途：临床检验，传染病病原监测和溯源、制药、诊断试剂研发、科研及教学等领域的微生物学检验

联系单位：中国医学科学院皮肤病医院（中国医学科学院皮肤病研究所）

电子邮箱：meih@pumcderm.cams.cn

94. 印度毛癣菌

国家科技资源标识符：CSTR:16698.06.NPRC 3.8.597

平台资源号：NPRC 3.8.597

保藏编号：CAMS-CCPM-D 03908

中文名称：印度毛癣菌

外文名称：*Trichophyton indotineae*

分类学地位：Fungi; Ascomycota; Eurotiomycetes; Onygenales; Arthrodermataceae; *Trichophyton*

生物危害程度：第三类

分离时间：2020-10-29

分离地址：印度

分离基物：患者股部皮肤组织

致病名称：皮肤癣菌病、肉芽肿

致病对象：人、动物

来源历史：←中国医学科学院病原微生物菌（毒）种保藏中心医学真菌保藏分中心←中国医学科学院皮肤病医院（中国医学科学院皮肤病研究所）←荷兰拉德堡德大学医学中心

用　　途：临床检验，传染病病原监测和溯源、制药、诊断试剂研发、科研及教学等领域的微生物学检验

联系单位：中国医学科学院皮肤病医院（中国医学科学院皮肤病研究所）

电子邮箱：meih@pumcderm.cams.cn

95. 印度毛癣菌

国家科技资源标识符：CSTR:16698.06.NPRC 3.8.598

平台资源号：NPRC 3.8.598

保藏编号：CAMS-CCPM-D 03952

中文名称：印度毛癣菌

外文名称：*Trichophyton indotineae*

分类学地位：Fungi; Ascomycota; Eurotiomycetes; Onygenales; Arthrodermataceae; *Trichophyton*

生物危害程度：第三类

分离时间：2020-10-29

分离地址：印度

分离基物：患者股部皮肤组织

致病名称：皮肤癣菌病、肉芽肿

致病对象：人、动物

来源历史：←中国医学科学院病原微生物菌（毒）种保藏中心医学真菌保藏分中心←中国医学科学院皮肤病医院（中国医学科学院皮肤病研究所）←荷兰拉德堡德大学医学中心

用　　途：临床检验，传染病病原监测和溯源、制药、诊断试剂研发、科研及教学等领域的微生物学检验

联系单位：中国医学科学院皮肤病医院（中国医学科学院皮肤病研究所）

真菌

电子邮箱：meih@pumcderm.cams.cn

96. 印度毛癣菌

国家科技资源标识符：CSTR:16698.06.NPRC 3.8.599

平台资源号：NPRC 3.8.599

保藏编号：CAMS-CCPM-D 03909

中文名称：印度毛癣菌

外文名称：*Trichophyton indotineae*

分类学地位：Fungi; Ascomycota; Eurotiomycetes;
　　　　　　Onygenales; Arthrodermataceae;
　　　　　　Trichophyton

生物危害程度：第三类

分离时间：2020-10-29

分离地址：印度

分离基物：患者股部皮肤组织

致病名称：皮肤癣菌病、肉芽肿

致病对象：人、动物

来源历史：←中国医学科学院病原微生物菌（毒）
　　　　　种保藏中心医学真菌保藏分中心←中
　　　　　国医学科学院皮肤病医院（中国医学
　　　　　科学院皮肤病研究所）←荷兰拉德堡
　　　　　德大学医学中心

用　　途：临床检验，传染病病原监测和溯源、
　　　　　制药、诊断试剂研发、科研及教学等
　　　　　领域的微生物学检验

联系单位：中国医学科学院皮肤病医院（中国医
　　　　　学科学院皮肤病研究所）

电子邮箱：meih@pumcderm.cams.cn

97. 印度毛癣菌

国家科技资源标识符：CSTR:16698.06.NPRC 3.8.600

平台资源号：NPRC 3.8.600

保藏编号：CAMS-CCPM-D 03912

中文名称：印度毛癣菌

外文名称：*Trichophyton indotineae*

分类学地位：Fungi; Ascomycota; Eurotiomycetes;
　　　　　　Onygenales; Arthrodermataceae;

Trichophyton

生物危害程度：第三类

分离时间：2020-10-29

分离地址：印度

分离基物：患者股部皮肤组织

致病名称：皮肤癣菌病、肉芽肿

致病对象：人、动物

来源历史：←中国医学科学院病原微生物菌（毒）
　　　　　种保藏中心医学真菌保藏分中心←中
　　　　　国医学科学院皮肤病医院（中国医学
　　　　　科学院皮肤病研究所）←荷兰拉德堡
　　　　　德大学医学中心

用　　途：临床检验，传染病病原监测和溯源、
　　　　　制药、诊断试剂研发、科研及教学等
　　　　　领域的微生物学检验

联系单位：中国医学科学院皮肤病医院（中国医
　　　　　学科学院皮肤病研究所）

电子邮箱：meih@pumcderm.cams.cn

98. 印度毛癣菌

国家科技资源标识符：CSTR:16698.06.NPRC 3.8.601

平台资源号：NPRC 3.8.601

保藏编号：CAMS-CCPM-D 03913

中文名称：印度毛癣菌

外文名称：*Trichophyton indotineae*

分类学地位：Fungi; Ascomycota; Eurotiomycetes;
　　　　　　Onygenales; Arthrodermataceae;
　　　　　　Trichophyton

生物危害程度：第三类

分离时间：2020-10-29

分离地址：印度

分离基物：患者面部皮肤组织

致病名称：皮肤癣菌病、肉芽肿

致病对象：人、动物

来源历史：←中国医学科学院病原微生物菌（毒）
　　　　　种保藏中心医学真菌保藏分中心←中
　　　　　国医学科学院皮肤病医院（中国医学

科学院皮肤病研究所）←荷兰拉德堡
德大学医学中心

用　　途：临床检验，传染病病原监测和溯源、
制药、诊断试剂研发、科研及教学等
领域的微生物学检验

联系单位：中国医学科学院皮肤病医院（中国医
学科学院皮肤病研究所）

电子邮箱：meih@pumcderm.cams.cn

99. 印度毛癣菌

国家科技资源标识符：CSTR:16698.06.NPRC 3.8.602

平台资源号：NPRC 3.8.602

保藏编号：CAMS-CCPM-D 04031

中文名称：印度毛癣菌

外文名称：*Trichophyton indotineae*

分类学地位：Fungi; Ascomycota; Eurotiomycetes;
Onygenales; Arthrodermataceae;
Trichophyton

生物危害程度：第三类

分离时间：2020-11-03

分离地址：印度

分离基物：未知

致病名称：皮肤癣菌病、肉芽肿

致病对象：人、动物

来源历史：←中国医学科学院病原微生物菌(毒)
种保藏中心医学真菌保藏分中心←中
国医学科学院皮肤病医院（中国医学
科学院皮肤病研究所）←荷兰拉德堡
德大学医学中心

用　　途：临床检验，传染病病原监测和溯源、
制药、诊断试剂研发、科研及教学等
领域的微生物学检验

联系单位：中国医学科学院皮肤病医院（中国医
学科学院皮肤病研究所）

电子邮箱：meih@pumcderm.cams.cn

100. 印度毛癣菌

国家科技资源标识符：CSTR:16698.06.NPRC 3.8.603

平台资源号：NPRC 3.8.603

保藏编号：CAMS-CCPM-D 04024

中文名称：印度毛癣菌

外文名称：*Trichophyton indotineae*

分类学地位：Fungi; Ascomycota; Eurotiomycetes;
Onygenales; Arthrodermataceae;
Trichophyton

生物危害程度：第三类

分离时间：2020-11-02

分离地址：印度

分离基物：未知

致病名称：皮肤癣菌病、肉芽肿

致病对象：人、动物

来源历史：←中国医学科学院病原微生物菌(毒)
种保藏中心医学真菌保藏分中心←中
国医学科学院皮肤病医院（中国医学
科学院皮肤病研究所）←荷兰拉德堡
德大学医学中心

用　　途：临床检验，传染病病原监测和溯源、
制药、诊断试剂研发、科研及教学等
领域的微生物学检验

联系单位：中国医学科学院皮肤病医院（中国医
学科学院皮肤病研究所）

电子邮箱：meih@pumcderm.cams.cn

101. 印度毛癣菌

国家科技资源标识符：CSTR:16698.06.NPRC 3.8.604

平台资源号：NPRC 3.8.604

保藏编号：CAMS-CCPM-D 04028

中文名称：印度毛癣菌

外文名称：*Trichophyton indotineae*

分类学地位：Fungi; Ascomycota; Eurotiomycetes;
Onygenales; Arthrodermataceae;
Trichophyton

真
菌

生物危害程度：第三类

分离时间：2020-11-03

分离地址：印度

分离基物：未知

致病名称：皮肤癣菌病、肉芽肿

致病对象：人、动物

来源历史：←中国医学科学院病原微生物菌（毒）
种保藏中心医学真菌保藏分中心←中
国医学科学院皮肤病医院（中国医学
科学院皮肤病研究所）←荷兰拉德堡
德大学医学中心

用　　途：临床检验，传染病病原监测和溯源、
制药、诊断试剂研发、科研及教学等
领域的微生物学检验

联系单位：中国医学科学院皮肤病医院（中国医
学科学院皮肤病研究所）

电子邮箱：meih@pumcderm.cams.cn

102. 印度毛癣菌

国家科技资源标识符：CSTR:16698.06.NPRC 3.8.605

平台资源号：NPRC 3.8.605

保藏编号：CAMS-CCPM-D 04029

中文名称：印度毛癣菌

外文名称：*Trichophyton indotineae*

分类学地位：Fungi; Ascomycota; Eurotiomycetes;
Onygenales; Arthrodermataceae;
Trichophyton

生物危害程度：第三类

分离时间：2020-11-03

分离地址：印度

分离基物：未知

致病名称：皮肤癣菌病、肉芽肿

致病对象：人、动物

来源历史：←中国医学科学院病原微生物菌（毒）
种保藏中心医学真菌保藏分中心←中
国医学科学院皮肤病医院（中国医学
科学院皮肤病研究所）←荷兰拉德堡

德大学医学中心

用　　途：临床检验，传染病病原监测和溯源、
制药、诊断试剂研发、科研及教学等
领域的微生物学检验

联系单位：中国医学科学院皮肤病医院（中国医
学科学院皮肤病研究所）

电子邮箱：meih@pumcderm.cams.cn

103. 印度毛癣菌

国家科技资源标识符：CSTR:16698.06.NPRC 3.8.606

平台资源号：NPRC 3.8.606

保藏编号：CAMS-CCPM-D 04030

中文名称：印度毛癣菌

外文名称：*Trichophyton indotineae*

分类学地位：Fungi; Ascomycota; Eurotiomycetes;
Onygenales; Arthrodermataceae;
Trichophyton

生物危害程度：第三类

分离时间：2020-11-03

分离地址：印度

分离基物：未知

致病名称：皮肤癣菌病、肉芽肿

致病对象：人、动物

来源历史：←中国医学科学院病原微生物菌（毒）
种保藏中心医学真菌保藏分中心←中
国医学科学院皮肤病医院（中国医学
科学院皮肤病研究所）←荷兰拉德堡
德大学医学中心

用　　途：临床检验，传染病病原监测和溯源、
制药、诊断试剂研发、科研及教学等
领域的微生物学检验

联系单位：中国医学科学院皮肤病医院（中国医
学科学院皮肤病研究所）

电子邮箱：meih@pumcderm.cams.cn

104. 印度毛癣菌

国家科技资源标识符：CSTR:16698.06.NPRC 3.8.607

平台资源号：NPRC 3.8.607

保藏编号：CAMS-CCPM-D 03957

中文名称：印度毛癣菌

外文名称：*Trichophyton indotineae*

分类学地位：Fungi; Ascomycota; Eurotiomycetes; Onygenales; Arthrodermataceae; *Trichophyton*

生物危害程度：第三类

分离时间：2020-10-29

分离地址：印度

分离基物：未知

致病名称：皮肤癣菌病、肉芽肿

致病对象：人、动物

来源历史：←中国医学科学院病原微生物菌（毒）种保藏中心医学真菌保藏分中心←中国医学科学院皮肤病医院（中国医学科学院皮肤病研究所）←荷兰拉德堡德大学医学中心

用　　途：临床检验，传染病病原监测和溯源、制药、诊断试剂研发、科研及教学等领域的微生物学检验

联系单位：中国医学科学院皮肤病医院（中国医学科学院皮肤病研究所）

电子邮箱：meih@pumcderm.cams.cn

105. 印度毛癣菌

国家科技资源标识符：CSTR:16698.06.NPRC 3.8.608

平台资源号：NPRC 3.8.608

保藏编号：CAMS-CCPM-D 04021

中文名称：印度毛癣菌

外文名称：*Trichophyton indotineae*

分类学地位：Fungi; Ascomycota; Eurotiomycetes; Onygenales; Arthrodermataceae; *Trichophyton*

生物危害程度：第三类

分离时间：2020-11-02

分离地址：印度

分离基物：未知

致病名称：皮肤癣菌病、肉芽肿

致病对象：人、动物

来源历史：←中国医学科学院病原微生物菌（毒）种保藏中心医学真菌保藏分中心←中国医学科学院皮肤病医院（中国医学科学院皮肤病研究所）←荷兰拉德堡德大学医学中心

用　　途：临床检验，传染病病原监测和溯源、制药、诊断试剂研发、科研及教学等领域的微生物学检验

联系单位：中国医学科学院皮肤病医院（中国医学科学院皮肤病研究所）

电子邮箱：meih@pumcderm.cams.cn

106. 印度毛癣菌

国家科技资源标识符：CSTR:16698.06.NPRC 3.8.609

平台资源号：NPRC 3.8.609

保藏编号：CAMS-CCPM-D 04027

中文名称：印度毛癣菌

外文名称：*Trichophyton indotineae*

分类学地位：Fungi; Ascomycota; Eurotiomycetes; Onygenales; Arthrodermataceae; *Trichophyton*

生物危害程度：第三类

分离时间：2020-11-02

分离地址：印度

分离基物：未知

致病名称：皮肤癣菌病、肉芽肿

致病对象：人、动物

来源历史：←中国医学科学院病原微生物菌（毒）种保藏中心医学真菌保藏分中心←中国医学科学院皮肤病医院（中国医学科学院皮肤病研究所）←荷兰拉德堡德大学医学中心

用　　途：临床检验，传染病病原监测和溯源、制药、诊断试剂研发、科研及教学等

领域的微生物学检验

联系单位：中国医学科学院皮肤病医院（中国医学科学院皮肤病研究所）

电子邮箱：meih@pumcderm.cams.cn

107. 印度毛癣菌

国家科技资源标识符：CSTR:16698.06.NPRC 3.8.610

平台资源号：NPRC 3.8.610

保藏编号：CAMS-CCPM-D 03954

中文名称：印度毛癣菌

外文名称：*Trichophyton indotineae*

分类学地位：Fungi; Ascomycota; Eurotiomycetes; Onygenales; Arthrodermataceae; *Trichophyton*

生物危害程度：第三类

分离时间：2020-10-29

分离地址：印度

分离基物：未知

致病名称：皮肤癣菌病、肉芽肿

致病对象：人、动物

来源历史：←中国医学科学院病原微生物菌（毒）种保藏中心医学真菌保藏分中心←中国医学科学院皮肤病医院（中国医学科学院皮肤病研究所）←荷兰拉德堡德大学医学中心

用　　途：临床检验，传染病病原监测和溯源、制药、诊断试剂研发、科研及教学等领域的微生物学检验

联系单位：中国医学科学院皮肤病医院（中国医学科学院皮肤病研究所）

电子邮箱：meih@pumcderm.cams.cn

108. 印度毛癣菌

国家科技资源标识符：CSTR:16698.06.NPRC 3.8.611

平台资源号：NPRC 3.8.611

保藏编号：CAMS-CCPM-D 03893

中文名称：印度毛癣菌

外文名称：*Trichophyton indotineae*

分类学地位：Fungi; Ascomycota; Eurotiomycetes; Onygenales; Arthrodermataceae; *Trichophyton*

生物危害程度：第三类

分离时间：2020-10-29

分离地址：印度

分离基物：患者股部皮肤组织

致病名称：皮肤癣菌病、肉芽肿

致病对象：人、动物

来源历史：←中国医学科学院病原微生物菌（毒）种保藏中心医学真菌保藏分中心←中国医学科学院皮肤病医院（中国医学科学院皮肤病研究所）←荷兰拉德堡德大学医学中心

用　　途：临床检验，传染病病原监测和溯源、制药、诊断试剂研发、科研及教学等领域的微生物学检验

联系单位：中国医学科学院皮肤病医院（中国医学科学院皮肤病研究所）

电子邮箱：meih@pumcderm.cams.cn

109. 印度毛癣菌

国家科技资源标识符：CSTR:16698.06.NPRC 3.8.612

平台资源号：NPRC 3.8.612

保藏编号：CAMS-CCPM-D 03891

中文名称：印度毛癣菌

外文名称：*Trichophyton indotineae*

分类学地位：Fungi; Ascomycota; Eurotiomycetes; Onygenales; Arthrodermataceae; *Trichophyton*

生物危害程度：第三类

分离时间：2020-10-29

分离地址：印度

分离基物：患者股部皮肤组织

致病名称：皮肤癣菌病、肉芽肿

致病对象：人、动物

来源历史：←中国医学科学院病原微生物菌（毒）种保藏中心医学真菌保藏分中心←中国医学科学院皮肤病医院（中国医学科学院皮肤病研究所）←荷兰拉德堡德大学医学中心

用　　途：临床检验，传染病病原监测和溯源、制药、诊断试剂研发、科研及教学等领域的微生物学检验

联系单位：中国医学科学院皮肤病医院（中国医学科学院皮肤病研究所）

电子邮箱：meih@pumcderm.cams.cn

110. 印度毛癣菌

国家科技资源标识符：CSTR:16698.06.NPRC 3.8.613

平台资源号：NPRC 3.8.613

保藏编号：CAMS-CCPM-D 03895

中文名称：印度毛癣菌

外文名称：*Trichophyton indotineae*

分类学地位：Fungi; Ascomycota; Eurotiomycetes; Onygenales; Arthrodermataceae; *Trichophyton*

生物危害程度：第三类

分离时间：2020-10-29

分离地址：印度

分离基物：患者面部皮肤组织

致病名称：皮肤癣菌病、肉芽肿

致病对象：人、动物

来源历史：←中国医学科学院病原微生物菌（毒）种保藏中心医学真菌保藏分中心←中国医学科学院皮肤病医院（中国医学科学院皮肤病研究所）←荷兰拉德堡德大学医学中心

用　　途：临床检验，传染病病原监测和溯源、制药、诊断试剂研发、科研及教学等领域的微生物学检验

联系单位：中国医学科学院皮肤病医院（中国医学科学院皮肤病研究所）

电子邮箱：meih@pumcderm.cams.cn

111. 印度毛癣菌

国家科技资源标识符：CSTR:16698.06.NPRC 3.8.614

平台资源号：NPRC 3.8.614

保藏编号：CAMS-CCPM-D 03897

中文名称：印度毛癣菌

外文名称：*Trichophyton indotineae*

分类学地位：Fungi; Ascomycota; Eurotiomycetes; Onygenales; Arthrodermataceae; *Trichophyton*

生物危害程度：第三类

分离时间：2020-10-29

分离地址：印度

分离基物：患者股部皮肤组织

致病名称：皮肤癣菌病、肉芽肿

致病对象：人、动物

来源历史：←中国医学科学院病原微生物菌（毒）种保藏中心医学真菌保藏分中心←中国医学科学院皮肤病医院（中国医学科学院皮肤病研究所）←荷兰拉德堡德大学医学中心

用　　途：临床检验，传染病病原监测和溯源、制药、诊断试剂研发、科研及教学等领域的微生物学检验

联系单位：中国医学科学院皮肤病医院（中国医学科学院皮肤病研究所）

电子邮箱：meih@pumcderm.cams.cn

112. 印度毛癣菌

国家科技资源标识符：CSTR:16698.06.NPRC 3.8.615

平台资源号：NPRC 3.8.615

保藏编号：CAMS-CCPM-D 03899

中文名称：印度毛癣菌

外文名称：*Trichophyton indotineae*

分类学地位：Fungi; Ascomycota; Eurotiomycetes; Onygenales; Arthrodermataceae;

真菌

Trichophyton

生物危害程度：第三类

分离时间：2020-10-29

分离地址：印度

分离基物：患者股部皮肤组织

致病名称：皮肤癣菌病、肉芽肿

致病对象：人、动物

来源历史：←中国医学科学院病原微生物菌（毒）种保藏中心医学真菌保藏分中心←中国医学科学院皮肤病医院（中国医学科学院皮肤病研究所）←荷兰拉德堡德大学医学中心

用　　途：临床检验，传染病病原监测和溯源、制药、诊断试剂研发、科研及教学等领域的微生物学检验

联系单位：中国医学科学院皮肤病医院（中国医学科学院皮肤病研究所）

电子邮箱：meih@pumcderm.cams.cn

113. 印度毛癣菌

国家科技资源标识符：CSTR:16698.06.NPRC 3.8.616

平台资源号：NPRC 3.8.616

保藏编号：CAMS-CCPM-D 03902

中文名称：印度毛癣菌

外文名称：*Trichophyton indotineae*

分类学地位：Fungi; Ascomycota; Eurotiomycetes; Onygenales; Arthrodermataceae; *Trichophyton*

生物危害程度：第三类

分离时间：2020-10-29

分离地址：印度

分离基物：患者股部皮肤组织

致病名称：皮肤癣菌病、肉芽肿

致病对象：人、动物

来源历史：←中国医学科学院病原微生物菌（毒）种保藏中心医学真菌保藏分中心←中国医学科学院皮肤病医院（中国医学科学院皮肤病研究所）←荷兰拉德堡德大学医学中心

用　　途：临床检验，传染病病原监测和溯源、制药、诊断试剂研发、科研及教学等领域的微生物学检验

联系单位：中国医学科学院皮肤病医院（中国医学科学院皮肤病研究所）

电子邮箱：meih@pumcderm.cams.cn

114. 印度毛癣菌

国家科技资源标识符：CSTR:16698.06.NPRC 3.8.617

平台资源号：NPRC 3.8.617

保藏编号：CAMS-CCPM-D 03911

中文名称：印度毛癣菌

外文名称：*Trichophyton indotineae*

分类学地位：Fungi; Ascomycota; Eurotiomycetes; Onygenales; Arthrodermataceae; *Trichophyton*

生物危害程度：第三类

分离时间：2020-10-29

分离地址：印度

分离基物：患者股部皮肤组织

致病名称：皮肤癣菌病、肉芽肿

致病对象：人、动物

来源历史：←中国医学科学院病原微生物菌（毒）种保藏中心医学真菌保藏分中心←中国医学科学院皮肤病医院（中国医学科学院皮肤病研究所）←荷兰拉德堡德大学医学中心

用　　途：临床检验，传染病病原监测和溯源、制药、诊断试剂研发、科研及教学等领域的微生物学检验

联系单位：中国医学科学院皮肤病医院（中国医学科学院皮肤病研究所）

电子邮箱：meih@pumcderm.cams.cn

115. 印度毛癣菌

国家科技资源标识符：CSTR:16698.06.NPRC 3.8.618

平台资源号：NPRC 3.8.618

保藏编号：CAMS-CCPM-D 03956

中文名称：印度毛癣菌

外文名称：*Trichophyton indotineae*

分类学地位：Fungi; Ascomycota; Eurotiomycetes; Onygenales; Arthrodermataceae; *Trichophyton*

生物危害程度：第三类

分离时间：2020-10-29

分离地址：印度

分离基物：未知

致病名称：皮肤癣菌病、肉芽肿

致病对象：人、动物

来源历史：←中国医学科学院病原微生物菌（毒）种保藏中心医学真菌保藏分中心←中国医学科学院皮肤病医院（中国医学科学院皮肤病研究所）←荷兰拉德堡德大学医学中心

用　　途：临床检验，传染病病原监测和溯源、制药、诊断试剂研发、科研及教学等领域的微生物学检验

联系单位：中国医学科学院皮肤病医院（中国医学科学院皮肤病研究所）

电子邮箱：meih@pumcderm.cams.cn

十七、烟曲霉

116. 烟曲霉

国家科技资源标识符：CSTR:16698.06.NPRC 3.8.619

平台资源号：NPRC 3.8.619

保藏编号：CAMS-CCPM-D 04313

中文名称：烟曲霉

外文名称：*Aspergillus fumigatus*

分类学地位：Fungi; Ascomycota; Eurotiomycetes; Eurotiales; Aspergillaceae; *Aspergillus*

生物危害程度：第三类

分离时间：2021-07-12

分离地址：丹麦哥本哈根

分离基物：土壤

致病名称：肺曲霉病、脑曲霉病、皮肤曲霉病、耳曲霉病、中枢神经系统曲霉病、播散性曲霉病

致病对象：人、动物

来源历史：←中国医学科学院病原微生物菌（毒）种保藏中心医学真菌保藏分中心←中国医学科学院皮肤病医院（中国医学科学院皮肤病研究所）←CCUG（CCUG 74258）[①]

用　　途：临床检验，传染病病原监测和溯源、制药、诊断试剂研发、科研及教学等领域的微生物学检验、质量控制

联系单位：中国医学科学院皮肤病医院（中国医学科学院皮肤病研究所）

电子邮箱：meih@pumcderm.cams.cn

117. 烟曲霉

国家科技资源标识符：CSTR:16698.06.NPRC 3.8.620

平台资源号：NPRC 3.8.620

保藏编号：CAMS-CCPM-D 04314

中文名称：烟曲霉

外文名称：*Aspergillus fumigatus*

分类学地位：Fungi; Ascomycota; Eurotiomycetes; Eurotiales; Aspergillaceae; *Aspergillus*

生物危害程度：第三类

分离时间：2021-07-12

分离地址：丹麦哥本哈根

---

① 表示菌（毒）种在样品提供国的原始编号。

分离基物：患者[1]

致病名称：肺曲霉病、脑曲霉病、皮肤曲霉病、耳曲霉病、中枢神经系统曲霉病、播散性曲霉病

致病对象：人、动物

来源历史：←中国医学科学院病原微生物菌（毒）种保藏中心医学真菌保藏分中心←中国医学科学院皮肤病医院（中国医学科学院皮肤病研究所）← CCUG（CCUG 74259）[2]

用　　途：临床检验，传染病病原监测和溯源、制药、诊断试剂研发、科研及教学等领域的微生物学检验、质量控制

联系单位：中国医学科学院皮肤病医院（中国医学科学院皮肤病研究所）

电子邮箱：meih@pumcderm.cams.cn

118. 烟曲霉

国家科技资源标识符：CSTR:16698.06.NPRC 3.8.621

平台资源号：NPRC 3.8.621

保藏编号：CAMS-CCPM-D 03791

中文名称：烟曲霉

外文名称：*Aspergillus fumigatus*

分类学地位：Fungi; Ascomycota; Eurotiomycetes; Eurotiales; Aspergillaceae; *Aspergillus*

生物危害程度：第三类

分离时间：2020-10-16

分离地址：中国新疆维吾尔自治区乌鲁木齐市

分离基物：患者痰液

致病名称：肺曲霉病、脑曲霉病、皮肤曲霉病、耳曲霉病、中枢神经系统曲霉病、播散性曲霉病

致病对象：人、动物

来源历史：←中国医学科学院病原微生物菌（毒）

种保藏中心医学真菌保藏分中心←中国医学科学院皮肤病医院（中国医学科学院皮肤病研究所）←新疆医科大学第一附属医院

用　　途：临床检验，传染病病原监测和溯源、制药、诊断试剂研发、科研及教学等领域的微生物学检验

联系单位：中国医学科学院皮肤病医院（中国医学科学院皮肤病研究所）

电子邮箱：meih@pumcderm.cams.cn

119. 烟曲霉

国家科技资源标识符：CSTR:16698.06.NPRC 3.8.622

平台资源号：NPRC 3.8.622

保藏编号：CAMS-CCPM-D 03792

中文名称：烟曲霉

外文名称：*Aspergillus fumigatus*

分类学地位：Fungi; Ascomycota; Eurotiomycetes; Eurotiales; Aspergillaceae; *Aspergillus*

生物危害程度：第三类

分离时间：2020-10-16

分离地址：中国新疆维吾尔自治区乌鲁木齐市

分离基物：患者耳道分泌物

致病名称：肺曲霉病、脑曲霉病、皮肤曲霉病、耳曲霉病、中枢神经系统曲霉病、播散性曲霉病

致病对象：人、动物

来源历史：←中国医学科学院病原微生物菌（毒）种保藏中心医学真菌保藏分中心←中国医学科学院皮肤病医院（中国医学科学院皮肤病研究所）←新疆医科大学第一附属医院

用　　途：临床检验，传染病病原监测和溯源、制药、诊断试剂研发、科研及教学等领域的微生物学检验

联系单位：中国医学科学院皮肤病医院（中国医学科学院皮肤病研究所）

---

[1]　表示菌（毒）种只明确来自患者，具体基物不详。

[2]　表示菌（毒）种在样品提供国的原始编号。

电子邮箱：meih@pumcderm.cams.cn

120. 烟曲霉

国家科技资源标识符：CSTR:16698.06.NPRC 3.8.623

平台资源号：NPRC 3.8.623

保藏编号：CAMS-CCPM-D 03793

中文名称：烟曲霉

外文名称：*Aspergillus fumigatus*

分类学地位：Fungi; Ascomycota; Eurotiomycetes; Eurotiales; Aspergillaceae; *Aspergillus*

生物危害程度：第三类

分离时间：2020-10-16

分离地址：中国新疆维吾尔自治区乌鲁木齐市

分离基物：患者耳道分泌物

致病名称：肺曲霉病、脑曲霉病、皮肤曲霉病、耳曲霉病、中枢神经系统曲霉病、播散性曲霉病

致病对象：人、动物

来源历史：←中国医学科学院病原微生物菌（毒）种保藏中心医学真菌保藏分中心←中国医学科学院皮肤病医院（中国医学科学院皮肤病研究所）←新疆医科大学第一附属医院

用　　途：临床检验，传染病病原监测和溯源、制药、诊断试剂研发、科研及教学等领域的微生物学检验

联系单位：中国医学科学院皮肤病医院（中国医学科学院皮肤病研究所）

电子邮箱：meih@pumcderm.cams.cn

121. 烟曲霉

国家科技资源标识符：CSTR:16698.06.NPRC 3.8.624

平台资源号：NPRC 3.8.624

保藏编号：CAMS-CCPM-D 04397

中文名称：烟曲霉

外文名称：*Aspergillus fumigatus*

分类学地位：Fungi; Ascomycota; Eurotiomycetes;

Eurotiales; Aspergillaceae; *Aspergillus*

生物危害程度：第三类

分离时间：2021-11-22

分离地址：中国云南省昆明市

分离基物：患者外耳道

致病名称：肺曲霉病、脑曲霉病、皮肤曲霉病、耳曲霉病、中枢神经系统曲霉病、播散性曲霉病

致病对象：人、动物

来源历史：←中国医学科学院病原微生物菌（毒）种保藏中心医学真菌保藏分中心←中国医学科学院皮肤病医院（中国医学科学院皮肤病研究所）←昆明医科大学第一附属医院

用　　途：临床检验，传染病病原监测和溯源、制药、诊断试剂研发、科研及教学等领域的微生物学检验

联系单位：中国医学科学院皮肤病医院（中国医学科学院皮肤病研究所）

电子邮箱：meih@pumcderm.cams.cn

▎十八、黄曲霉

122. 黄曲霉

国家科技资源标识符：CSTR:16698.06.NPRC 3.8.625

平台资源号：NPRC 3.8.625

保藏编号：CAMS-CCPM-D 04298

中文名称：黄曲霉

外文名称：*Aspergillus flavus*

分类学地位：Fungi; Ascomycota; Eurotiomycetes; Eurotiales; Aspergillaceae; *Aspergillus*

生物危害程度：第三类

分离时间：2021-07-26

分离地址：未知

分离基物：未知

致病名称：肺曲霉病、侵袭性曲霉病

致病对象：人、动物

来源历史：←中国医学科学院病原微生物菌（毒）种保藏中心医学真菌保藏分中心←中国医学科学院皮肤病医院（中国医学科学院皮肤病研究所）← CCUG（CCUG 74257）[①]

用　　途：临床检验，传染病病原监测和溯源、制药、诊断试剂研发、科研及教学等领域的微生物学检验

联系单位：中国医学科学院皮肤病医院（中国医学科学院皮肤病研究所）

电子邮箱：meih@pumcderm.cams.cn

十九、土曲霉

123. 土曲霉

国家科技资源标识符：CSTR:16698.06.NPRC 3.8.626

平台资源号：NPRC 3.8.626

保藏编号：CAMS-CCPM-D 04396

中文名称：土曲霉

外文名称：*Aspergillus terreus*

分类学地位：Fungi; Ascomycota; Eurotiomycetes; Eurotiales; Aspergillaceae; *Aspergillus*

生物危害程度：第三类

分离时间：2021-10-18

分离地址：中国云南省昆明市

分离基物：患者外耳道

致病名称：支气管肺曲霉菌病、侵袭性曲霉病

致病对象：人、动物

来源历史：←中国医学科学院病原微生物菌（毒）种保藏中心医学真菌保藏分中心←中国医学科学院皮肤病医院（中国医学科学院皮肤病研究所）←昆明医科大学第一附属医院

用　　途：临床检验，传染病病原监测和溯源、制药、诊断试剂研发、科研及教学等领域的微生物学检验

联系单位：中国医学科学院皮肤病医院（中国医学科学院皮肤病研究所）

电子邮箱：meih@pumcderm.cams.cn

二十、茄病镰刀菌

124. 茄病镰刀菌

国家科技资源标识符：CSTR:16698.06.NPRC 3.8.627

平台资源号：NPRC 3.8.627

保藏编号：CAMS-CCPM-D 03806

中文名称：茄病镰刀菌

外文名称：*Fusarium solani*

分类学地位：Fungi; Ascomycota; Sordariomycetes; Hypocreales; Nectriaceae ; *Fusarium*

生物危害程度：第三类

分离时间：2020-06-15

分离地址：中国江苏省南京市

分离基物：患者眼部

致病名称：真菌性角膜炎、甲真菌病、皮肤感染、脓毒性关节炎、足菌肿、鼻窦炎等

致病对象：人、动物

来源历史：←中国医学科学院病原微生物菌（毒）种保藏中心医学真菌保藏分中心←中国医学科学院皮肤病医院（中国医学科学院皮肤病研究所）

用　　途：临床检验，传染病病原监测和溯源、制药、诊断试剂研发、科研及教学等领域的微生物学检验

联系单位：中国医学科学院皮肤病医院（中国医学科学院皮肤病研究所）

---

① 表示菌（毒）种在样品提供国的原始编号。

电子邮箱：meih@pumcderm.cams.cn

◢ 二十一、白地霉

125. 白地霉

国家科技资源标识符：CSTR:16698.06.NPRC 3.8.628

平台资源号：NPRC 3.8.628

保藏编号：CAMS-CCPM-D 03887

中文名称：白地霉

外文名称：*Galactomyces candidus*

分类学地位：Fungi; Ascomycota; Saccharomycetes; Saccharomycetales; Dipodascaceae; *Galactomyces*

生物危害程度：第三类

分离时间：2020-10-26

分离地址：中国江苏省南京市

分离基物：患者小腿皮肤组织

致病名称：地霉病

致病对象：人、动物

来源历史：←中国医学科学院病原微生物菌（毒）种保藏中心医学真菌保藏分中心←中国医学科学院皮肤病医院（中国医学科学院皮肤病研究所）←江苏省人民医院

用　　途：临床检验，传染病病原监测和溯源、制药、诊断试剂研发、科研及教学等领域的微生物学检验

联系单位：中国医学科学院皮肤病医院（中国医学科学院皮肤病研究所）

电子邮箱：meih@pumcderm.cams.cn

◢ 二十二、莫诺法着色真菌

126. 莫诺法着色真菌

国家科技资源标识符：CSTR:16698.06.NPRC 3.8.629

平台资源号：NPRC 3.8.629

保藏编号：CAMS-CCPM-D 04398

中文名称：莫诺法着色真菌

外文名称：*Fonsecaea monophora*

分类学地位：Fungi; Ascomycota; Eurotiomycetes; Chaetothyriales; Herpotrichiellaceae; *Fonsecaea*

生物危害程度：第三类

分离时间：2021-11-25

分离地址：中国湖南省常德市

分离基物：患者上肢皮肤组织

致病名称：着色芽生菌病

致病对象：人、动物

来源历史：←中国医学科学院病原微生物菌（毒）种保藏中心医学真菌保藏分中心←中国医学科学院皮肤病医院（中国医学科学院皮肤病研究所）←常德市第一人民医院

用　　途：临床检验，传染病病原监测和溯源、制药、诊断试剂研发、科研及教学等领域的微生物学检验

联系单位：中国医学科学院皮肤病医院（中国医学科学院皮肤病研究所）

电子邮箱：meih@pumcderm.cams.cn

127. 莫诺法着色真菌

国家科技资源标识符：CSTR:16698.06.NPRC 3.8.630

平台资源号：NPRC 3.8.630

保藏编号：CAMS-CCPM-D 04400

中文名称：莫诺法着色真菌

外文名称：*Fonsecaea monophora*

分类学地位：Fungi; Ascomycota; Eurotiomycetes; Chaetothyriales; Herpotrichiellaceae; *Fonsecaea*

生物危害程度：第三类

分离时间：2021-12-07

分离地址：中国江苏省南京市

分离基物：患者肩部皮肤组织

致病名称：着色芽生菌病

致病对象：人、动物

来源历史：←中国医学科学院病原微生物菌（毒）种保藏中心医学真菌保藏分中心←中国医学科学院皮肤病医院（中国医学科学院皮肤病研究所）

用　　途：临床检验，传染病病原监测和溯源、制药、诊断试剂研发、科研及教学等领域的微生物学检验

联系单位：中国医学科学院皮肤病医院（中国医学科学院皮肤病研究所）

电子邮箱：meih@pumcderm.cams.cn

128. 莫诺法着色真菌

国家科技资源标识符：CSTR:16698.06.NPRC 3.8.631

平台资源号：NPRC 3.8.631

保藏编号：CAMS-CCPM-D 04420

中文名称：莫诺法着色真菌

外文名称：*Fonsecaea monophora*

分类学地位：Fungi; Ascomycota; Eurotiomycetes; Chaetothyriales; Herpotrichiellaceae; *Fonsecaea*

生物危害程度：第三类

分离时间：2021-12-27

分离地址：中国江苏省南京市

分离基物：患者腿部皮肤组织

致病名称：着色芽生菌病

致病对象：人、动物

来源历史：←中国医学科学院病原微生物菌（毒）

种保藏中心医学真菌保藏分中心←中国医学科学院皮肤病医院（中国医学科学院皮肤病研究所）

用　　途：临床检验，传染病病原监测和溯源、制药、诊断试剂研发、科研及教学等领域的微生物学检验

联系单位：中国医学科学院皮肤病医院（中国医学科学院皮肤病研究所）

电子邮箱：meih@pumcderm.cams.cn

二十三、不规则毛霉

129. 不规则毛霉

国家科技资源标识符：CSTR:16698.06.NPRC 3.8.632

平台资源号：NPRC 3.8.632

保藏编号：B50a

中文名称：不规则毛霉

外文名称：*Mucor irregularis*

分类学地位：Fungi; Mucoromycota; Mucoromycetes; Mucorales; Mucoraceae; *Mucor*

生物危害程度：第三类

分离时间：2009-05-01

分离地址：中国江苏省

分离基物：患者上肢皮肤组织

致病名称：肺毛霉病、鼻脑毛霉病、播散性毛霉病

致病对象：人、动物

来源历史：←中国医学科学院病原微生物菌（毒）种保藏中心医学真菌保藏分中心←中国医学科学院皮肤病医院（中国医学科学院皮肤病研究所）← CBS（CBS 103.93）①

用　　途：临床检验，传染病病原监测和溯源、

---

① 表示菌（毒）种在样品提供国的原始编号。

制药、诊断试剂研发、科研及教学等
领域的微生物学检验

联系单位：中国医学科学院皮肤病医院（中国医
学科学院皮肤病研究所）

电子邮箱：meih@pumcderm.cams.cn

130. 不规则毛霉

国家科技资源标识符：CSTR:16698.06.NPRC 3.8.633

平台资源号：NPRC 3.8.633

保藏编号：B50c

中文名称：不规则毛霉

外文名称：*Mucor irregularis*

分类学地位：Fungi; Mucoromycota; Mucoromy-
cetes; Mucorales; Mucoraceae; *Mucor*

生物危害程度：第三类

分离时间：2003-09-01

分离地址：中国北京市

分离基物：患者①

致病名称：肺毛霉病、鼻脑毛霉病、播散性毛霉
病

致病对象：人、动物

来源历史：←中国医学科学院病原微生物菌（毒）
种保藏中心医学真菌保藏分中心←中
国医学科学院皮肤病医院（中国医学
科学院皮肤病研究所）←中国科学院
微生物研究所

用　　途：临床检验，传染病病原监测和溯源、
制药、诊断试剂研发、科研及教学等
领域的微生物学检验

联系单位：中国医学科学院皮肤病医院（中国医
学科学院皮肤病研究所）

电子邮箱：meih@pumcderm.cams.cn

二十四、总状共头霉

131. 总状共头霉

国家科技资源标识符：CSTR:16698.06.NPRC 3.8.634

平台资源号：NPRC 3.8.634

保藏编号：B78a

中文名称：总状共头霉

外文名称：*Syncephalastrum racemosum*

分类学地位：Fungi; Mucoromycota; Mucoromy-
cetes; Mucorales; Syncephalastraceae;
Syncephalastrum

生物危害程度：第三类

分离时间：2003-07-01

分离地址：中国北京市

分离基物：患者②

致病名称：毛霉病

致病对象：人、动物

来源历史：←中国医学科学院病原微生物菌（毒）
种保藏中心医学真菌保藏分中心←中
国医学科学院皮肤病医院（中国医学
科学院皮肤病研究所）←中国科学院
微生物研究所

用　　途：临床检验，传染病病原监测和溯源、
制药、诊断试剂研发、科研及教学等
领域的微生物学检验

联系单位：中国医学科学院皮肤病医院（中国医
学科学院皮肤病研究所）

电子邮箱：meih@pumcderm.cams.cn

132. 总状共头霉

国家科技资源标识符：CSTR:16698.06.NPRC 3.8.635

平台资源号：NPRC 3.8.635

---

① 表示菌（毒）种只明确来自患者，具体基物不详。

② 表示菌（毒）种只明确来自患者，具体基物不详。

保藏编号：B78c

中文名称：总状共头霉

外文名称：*Syncephalastrum racemosum*

分类学地位：Fungi; Mucoromycota; Mucoromy-
　　　　　　cetes; Mucorales; Syncephalastraceae;
　　　　　　Syncephalastrum

生物危害程度：第三类

分离时间：2017-10

分离地址：科威特

分离基物：土壤

致病名称：毛霉病

致病对象：人、动物

来源历史：←中国医学科学院病原微生物菌（毒）
　　　　　　种保藏中心医学真菌保藏分中心←中
　　　　　　国医学科学院皮肤病医院（中国医学
　　　　　　科学院皮肤病研究所）← CBS（CBS
　　　　　　199.81）[①]

用　　途：临床检验，传染病病原监测和溯源、
　　　　　　制药、诊断试剂研发、科研及教学等
　　　　　　领域的微生物学检验

联系单位：中国医学科学院皮肤病医院（中国医
　　　　　　学科学院皮肤病研究所）

电子邮箱：meih@pumcderm.cams.cn

◣ 二十五、米根霉 ◢

133. 米根霉

国家科技资源标识符：CSTR:16698.06.NPRC 3.8.636

平台资源号：NPRC 3.8.636

保藏编号：B81a

中文名称：米根霉

外文名称：*Rhizopus oryzae*

分类学地位：Fungi; Mucoromycota; Mucoromy-

cetes; Mucorales; Rhizopodaceae;
Rhizopus

生物危害程度：第三类

分离时间：2003-07-01

分离地址：中国江苏省南京市

分离基物：患者[②]

致病名称：肺毛霉病、鼻脑毛霉病、播散性毛
　　　　　　霉病

致病对象：人、动物

来源历史：←中国医学科学院病原微生物菌（毒）
　　　　　　种保藏中心医学真菌保藏分中心←中
　　　　　　国医学科学院皮肤病医院（中国医学
　　　　　　科学院皮肤病研究所）

用　　途：临床检验，传染病病原监测和溯源、
　　　　　　制药、诊断试剂研发、科研及教学等
　　　　　　领域的微生物学检验

联系单位：中国医学科学院皮肤病医院（中国医
　　　　　　学科学院皮肤病研究所）

电子邮箱：meih@pumcderm.cams.cn

134. 米根霉

国家科技资源标识符：CSTR:16698.06.NPRC 3.8.637

平台资源号：NPRC 3.8.637

保藏编号：B81b

中文名称：米根霉

外文名称：*Rhizopus oryzae*

分类学地位：Fungi; Mucoromycota; Mucoromy-
　　　　　　cetes; Mucorales; Rhizopodaceae;
　　　　　　Rhizopus

生物危害程度：第三类

分离时间：2010-11-01

分离地址：中国辽宁省大连市

分离基物：患者[③]

致病名称：肺毛霉病、鼻脑毛霉病、播散性毛霉病

---

① 表示菌（毒）种在样品提供国的原始编号。

② 表示菌（毒）种只明确来自患者，具体基物不详。

③ 表示菌（毒）种只明确来自患者，具体基物不详。

致病对象：人、动物

来源历史：←中国医学科学院病原微生物菌（毒）种保藏中心医学真菌保藏分中心←中国医学科学院皮肤病医院（中国医学科学院皮肤病研究所）←大连市皮肤病医院

用　　途：临床检验，传染病病原监测和溯源、制药、诊断试剂研发、科研及教学等领域的微生物学检验

联系单位：中国医学科学院皮肤病医院（中国医学科学院皮肤病研究所）

电子邮箱：meih@pumcderm.cams.cn

135. 米根霉

国家科技资源标识符：CSTR:16698.06.NPRC 3.8.638

平台资源号：NPRC 3.8.638

保藏编号：B81c

中文名称：米根霉

外文名称：*Rhizopus oryzae*

分类学地位：Fungi; Mucoromycota; Mucoromycetes; Mucorales; Rhizopodaceae; *Rhizopus*

生物危害程度：第三类

分离时间：2011-11-05

分离地址：中国山东省青岛市

分离基物：患者[①]

致病名称：肺毛霉病、鼻脑毛霉病、播散性毛霉病

致病对象：人、动物

来源历史：←中国医学科学院病原微生物菌（毒）种保藏中心医学真菌保藏分中心←中国医学科学院皮肤病医院（中国医学科学院皮肤病研究所）←青岛大学青岛医学院

用　　途：临床检验，传染病病原监测和溯源、

制药、诊断试剂研发、科研及教学等领域的微生物学检验

联系单位：中国医学科学院皮肤病医院（中国医学科学院皮肤病研究所）

电子邮箱：meih@pumcderm.cams.cn

136. 米根霉

国家科技资源标识符：CSTR:16698.06.NPRC 3.8.639

平台资源号：NPRC 3.8.639

保藏编号：B81d

中文名称：米根霉

外文名称：*Rhizopus oryzae*

分类学地位：Fungi; Mucoromycota; Mucoromycetes; Mucorales; Rhizopodaceae; *Rhizopus*

生物危害程度：第三类

分离时间：2011-12-10

分离地址：中国云南省昆明市

分离基物：患者[②]

致病名称：肺毛霉病、鼻脑毛霉病、播散性毛霉病

致病对象：人、动物

来源历史：←中国医学科学院病原微生物菌（毒）种保藏中心医学真菌保藏分中心←中国医学科学院皮肤病医院（中国医学科学院皮肤病研究所）←昆明医科大学第一附属医院

用　　途：临床检验，传染病病原监测和溯源、制药、诊断试剂研发、科研及教学等领域的微生物学检验

联系单位：中国医学科学院皮肤病医院（中国医学科学院皮肤病研究所）

电子邮箱：meih@pumcderm.cams.cn

---

① 表示菌（毒）种只明确来自患者，具体基物不详。

② 表示菌（毒）种只明确来自患者，具体基物不详。

137. 米根霉

国家科技资源标识符：CSTR:16698.06.NPRC 3.8.640

平台资源号：NPRC 3.8.640

保藏编号：B81e

中文名称：米根霉

外文名称：*Rhizopus oryzae*

分类学地位：Fungi; Mucoromycota; Mucoromycetes; Mucorales; Rhizopodaceae; *Rhizopus*

生物危害程度：第三类

分离时间：2017-05-16

分离地址：中国江苏省南京市

分离基物：患者①

致病名称：肺毛霉病、鼻脑毛霉病、播散性毛霉病

致病对象：人、动物

来源历史：←中国医学科学院病原微生物菌（毒）种保藏中心医学真菌保藏分中心←中国医学科学院皮肤病医院（中国医学科学院皮肤病研究所）

用　　途：临床检验，传染病病原监测和溯源、制药、诊断试剂研发、科研及教学等领域的微生物学检验

联系单位：中国医学科学院皮肤病医院（中国医学科学院皮肤病研究所）

电子邮箱：meih@pumcderm.cams.cn

138. 米根霉

国家科技资源标识符：CSTR:16698.06.NPRC 3.8.641

平台资源号：NPRC 3.8.641

保藏编号：B81f

中文名称：米根霉

外文名称：*Rhizopus oryzae*

分类学地位：Fungi; Mucoromycota; Mucoromy-

cetes; Mucorales; Rhizopodaceae; *Rhizopus*

生物危害程度：第三类

分离时间：2017-10

分离地址：法国

分离基物：患者痰液

致病名称：肺毛霉病、鼻脑毛霉病、播散性毛霉病

致病对象：人、动物

来源历史：←中国医学科学院病原微生物菌（毒）种保藏中心医学真菌保藏分中心←中国医学科学院皮肤病医院（中国医学科学院皮肤病研究所）←CBS（CBS 120809）②

用　　途：临床检验，传染病病原监测和溯源、制药、诊断试剂研发、科研及教学等领域的微生物学检验

联系单位：中国医学科学院皮肤病医院（中国医学科学院皮肤病研究所）

电子邮箱：meih@pumcderm.cams.cn

◤ 二十六、疣状瓶霉

139. 疣状瓶霉

国家科技资源标识符：CSTR:16698.06.NPRC 3.8.642

平台资源号：NPRC 3.8.642

保藏编号：D8c

中文名称：疣状瓶霉

外文名称：*Phialophora verrucosa*

分类学地位：Fungi; Ascomycota; Eurotiomycetes; Chaetothyriales; Herpotrichiellaceae; *Phialophora*

生物危害程度：第三类

---

① 表示菌（毒）种只明确来自患者，具体基物不详。

② 表示菌（毒）种在样品提供国的原始编号。

分离时间：1979-03-20

分离地址：中国江苏省南京市

分离基物：患者[①]

致病名称：着色芽生菌病、暗色丝孢霉病、角膜炎

致病对象：人、动物

来源历史：←中国医学科学院病原微生物菌（毒）种保藏中心医学真菌保藏分中心←中国医学科学院皮肤病医院（中国医学科学院皮肤病研究所）

用　　途：临床检验，传染病病原监测和溯源、制药、诊断试剂研发、科研及教学等领域的微生物学检验

联系单位：中国医学科学院皮肤病医院（中国医学科学院皮肤病研究所）

电子邮箱：meih@pumcderm.cams.cn

140. 疣状瓶霉

国家科技资源标识符：CSTR:16698.06.NPRC 3.8.643

平台资源号：NPRC 3.8.643

保藏编号：D8e

中文名称：疣状瓶霉

外文名称：*Phialophora verrucosa*

分类学地位：Fungi; Ascomycota; Eurotiomycetes; Chaetothyriales; Herpotrichiellaceae; *Phialophora*

生物危害程度：第三类

分离时间：1982-03-30

分离地址：中国山东省济南市

分离基物：患者[②]

致病名称：着色芽生菌病、暗色丝孢霉病、角膜炎

致病对象：人、动物

来源历史：←中国医学科学院病原微生物菌（毒）

种保藏中心医学真菌保藏分中心←中国医学科学院皮肤病医院（中国医学科学院皮肤病研究所）←山东第一医科大学第一附属医院

用　　途：临床检验，传染病病原监测和溯源、制药、诊断试剂研发、科研及教学等领域的微生物学检验

联系单位：中国医学科学院皮肤病医院（中国医学科学院皮肤病研究所）

电子邮箱：meih@pumcderm.cams.cn

141. 疣状瓶霉

国家科技资源标识符：CSTR:16698.06.NPRC 3.8.644

平台资源号：NPRC 3.8.644

保藏编号：D8f

中文名称：疣状瓶霉

外文名称：*Phialophora verrucosa*

分类学地位：Fungi; Ascomycota; Eurotiomycetes; Chaetothyriales; Herpotrichiellaceae; *Phialophora*

生物危害程度：第三类

分离时间：1993-12-25

分离地址：中国山东省济南市

分离基物：患者[③]

致病名称：着色芽生菌病、暗色丝孢霉病、角膜炎

致病对象：人、动物

来源历史：←中国医学科学院病原微生物菌（毒）种保藏中心医学真菌保藏分中心←中国医学科学院皮肤病医院（中国医学科学院皮肤病研究所）←山东第一医科大学第一附属医院

用　　途：临床检验，传染病病原监测和溯源、制药、诊断试剂研发、科研及教学等领域的微生物学检验

[①]　表示菌（毒）种只明确来自患者，具体基物不详。
[②]　表示菌（毒）种只明确来自患者，具体基物不详。

[③]　表示菌（毒）种只明确来自患者，具体基物不详。

联系单位：中国医学科学院皮肤病医院（中国医学科学院皮肤病研究所）

电子邮箱：meih@pumcderm.cams.cn

142. 疣状瓶霉

国家科技资源标识符：CSTR:16698.06.NPRC 3.8.645

平台资源号：NPRC 3.8.645

保藏编号：D8g

中文名称：疣状瓶霉

外文名称：*Phialophora verrucosa*

分类学地位：Fungi; Ascomycota; Eurotiomycetes; Chaetothyriales; Herpotrichiellaceae; *Phialophora*

生物危害程度：第三类

分离时间：2008-10-01

分离地址：中国江苏省南京市

分离基物：患者 [①]

致病名称：着色芽生菌病、暗色丝孢霉病、角膜炎

致病对象：人、动物

来源历史：←中国医学科学院病原微生物菌（毒）种保藏中心医学真菌保藏分中心←中国医学科学院皮肤病医院（中国医学科学院皮肤病研究所）

用　　途：临床检验，传染病病原监测和溯源、制药、诊断试剂研发、科研及教学等领域的微生物学检验

联系单位：中国医学科学院皮肤病医院（中国医学科学院皮肤病研究所）

电子邮箱：meih@pumcderm.cams.cn

二十七、皮炎外瓶霉

143. 皮炎外瓶霉

国家科技资源标识符：CSTR:16698.06.NPRC 3.8.646

平台资源号：NPRC 3.8.646

保藏编号：D9a

中文名称：皮炎外瓶霉

外文名称：*Exophiala dermatitidis*

分类学地位：Fungi; Ascomycota; Eurotiomycetes; Chaetothyriales; Herpotrichiellaceae; *Exophiala*

生物危害程度：第三类

分离时间：1976-10-10

分离地址：中国上海市

分离基物：患者 [②]

致病名称：暗色丝孢霉病

致病对象：人、动物

来源历史：←中国医学科学院病原微生物菌（毒）种保藏中心医学真菌保藏分中心←中国医学科学院皮肤病医院（中国医学科学院皮肤病研究所）←上海第二军医大学

用　　途：临床检验，传染病病原监测和溯源、制药、诊断试剂研发、科研及教学等领域的微生物学检验

联系单位：中国医学科学院皮肤病医院（中国医学科学院皮肤病研究所）

电子邮箱：meih@pumcderm.cams.cn

144. 皮炎外瓶霉

国家科技资源标识符：CSTR:16698.06.NPRC 3.8.647

平台资源号：NPRC 3.8.647

---

① 表示菌（毒）种只明确来自患者，具体基物不详。

② 表示菌（毒）种只明确来自患者，具体基物不详。

保藏编号：D9b

中文名称：皮炎外瓶霉

外文名称：*Exophiala dermatitidis*

分类学地位：Fungi; Ascomycota; Eurotiomycetes; Chaetothyriales; Herpotrichiellaceae; *Exophiala*

生物危害程度：第三类

分离时间：1978-07-15

分离地址：美国

分离基物：患者[①]

致病名称：暗色丝孢霉病

致病对象：人、动物

来源历史：←中国医学科学院病原微生物菌（毒）种保藏中心医学真菌保藏分中心←中国医学科学院皮肤病医院（中国医学科学院皮肤病研究所）←世界卫生组织 WHO

用　　途：临床检验，传染病病原监测和溯源、制药、诊断试剂研发、科研及教学等领域的微生物学检验

联系单位：中国医学科学院皮肤病医院（中国医学科学院皮肤病研究所）

电子邮箱：meih@pumcderm.cams.cn

145. 皮炎外瓶霉

国家科技资源标识符：CSTR:16698.06.NPRC 3.8.648

平台资源号：NPRC 3.8.648

保藏编号：D9c

中文名称：皮炎外瓶霉

外文名称：*Exophiala dermatitidis*

分类学地位：Fungi; Ascomycota; Eurotiomycetes; Chaetothyriales; Herpotrichiellaceae; *Exophiala*

生物危害程度：第三类

分离时间：1980-08-14

分离地址：中国北京市

分离基物：患者[②]

致病名称：暗色丝孢霉病

致病对象：人、动物

来源历史：←中国医学科学院病原微生物菌（毒）种保藏中心医学真菌保藏分中心←中国医学科学院皮肤病医院（中国医学科学院皮肤病研究所）←北京大学第一医院

用　　途：临床检验，传染病病原监测和溯源、制药、诊断试剂研发、科研及教学等领域的微生物学检验

联系单位：中国医学科学院皮肤病医院（中国医学科学院皮肤病研究所）

电子邮箱：meih@pumcderm.cams.cn

146. 皮炎外瓶霉

国家科技资源标识符：CSTR:16698.06.NPRC 3.8.649

平台资源号：NPRC 3.8.649

保藏编号：D9d

中文名称：皮炎外瓶霉

外文名称：*Exophiala dermatitidis*

分类学地位：Fungi; Ascomycota; Eurotiomycetes; Chaetothyriales; Herpotrichiellaceae; *Exophiala*

生物危害程度：第三类

分离时间：1989-04-15

分离地址：中国江苏省南京市

分离基物：患者[③]

致病名称：暗色丝孢霉病

致病对象：人、动物

来源历史：←中国医学科学院病原微生物菌（毒）种保藏中心医学真菌保藏分中心←中国医学科学院皮肤病医院（中国医学

[①]　表示菌（毒）种只明确来自患者，具体基物不详。

[②]　表示菌（毒）种只明确来自患者，具体基物不详。

[③]　表示菌（毒）种只明确来自患者，具体基物不详。

科学院皮肤病研究所）

用　　途：临床检验，传染病病原监测和溯源、制药、诊断试剂研发、科研及教学等领域的微生物学检验

联系单位：中国医学科学院皮肤病医院（中国医学科学院皮肤病研究所）

电子邮箱：meih@pumcderm.cams.cn

147. 皮炎外瓶霉

国家科技资源标识符：CSTR:16698.06.NPRC 3.8.650

平台资源号：NPRC 3.8.650

保藏编号：D9e

中文名称：皮炎外瓶霉

外文名称：*Exophiala dermatitidis*

分类学地位：Fungi; Ascomycota; Eurotiomycetes; Chaetothyriales; Herpotrichiellaceae; *Exophiala*

生物危害程度：第三类

分离时间：1993-12-25

分离地址：中国山东省济南市

分离基物：患者 [①]

致病名称：暗色丝孢霉病

致病对象：人、动物

来源历史：←中国医学科学院病原微生物菌（毒）种保藏中心医学真菌保藏分中心←中国医学科学院皮肤病医院（中国医学科学院皮肤病研究所）←山东第一医科大学第一附属医院

用　　途：临床检验，传染病病原监测和溯源、制药、诊断试剂研发、科研及教学等领域的微生物学检验

联系单位：中国医学科学院皮肤病医院（中国医学科学院皮肤病研究所）

电子邮箱：meih@pumcderm.cams.cn

148. 皮炎外瓶霉

国家科技资源标识符：CSTR:16698.06.NPRC 3.8.651

平台资源号：NPRC 3.8.651

保藏编号：D9f

中文名称：皮炎外瓶霉

外文名称：*Exophiala dermatitidis*

分类学地位：Fungi; Ascomycota; Eurotiomycetes; Chaetothyriales; Herpotrichiellaceae; *Exophiala*

生物危害程度：第三类

分离时间：2009-05-01

分离地址：未知

分离基物：患者 [②]

致病名称：暗色丝孢霉病

致病对象：人、动物

来源历史：←中国医学科学院病原微生物菌（毒）种保藏中心医学真菌保藏分中心←中国医学科学院皮肤病医院（中国医学科学院皮肤病研究所）←CBS（CBS 525.76）[③]

用　　途：临床检验，传染病病原监测和溯源、制药、诊断试剂研发、科研及教学等领域的微生物学检验

联系单位：中国医学科学院皮肤病医院（中国医学科学院皮肤病研究所）

电子邮箱：meih@pumcderm.cams.cn

149. 皮炎外瓶霉

国家科技资源标识符：CSTR:16698.06.NPRC 3.8.652

平台资源号：NPRC 3.8.652

保藏编号：D9g

中文名称：皮炎外瓶霉

外文名称：*Exophiala dermatitidis*

---

① 表示菌（毒）种只明确来自患者，具体基物不详。

② 表示菌（毒）种只明确来自患者，具体基物不详。

③ 表示菌（毒）种在样品提供国的原始编号。

分类学地位：Fungi; Ascomycota; Eurotiomycetes;
　　　　　　Chaetothyriales; Herpotrichiellaceae;
　　　　　　Exophiala

生物危害程度：第三类

分离时间：2009-05-01

分离地址：日本

分离基物：患者[①]

致病名称：暗色丝孢霉病

致病对象：人、动物

来源历史：←中国医学科学院病原微生物菌（毒）
　　　　　种保藏中心医学真菌保藏分中心←中
　　　　　国医学科学院皮肤病医院（中国医
　　　　　学科学院皮肤病研究所）←CBS（CBS
　　　　　207.35）[②]

用　　途：临床检验，传染病病原监测和溯源、
　　　　　制药、诊断试剂研发、科研及教学等
　　　　　领域的微生物学检验

联系单位：中国医学科学院皮肤病医院（中国医
　　　　　学科学院皮肤病研究所）

电子邮箱：meih@pumcderm.cams.cn

150. 皮炎外瓶霉

国家科技资源标识符：CSTR:16698.06.NPRC 3.8.653

平台资源号：NPRC 3.8.653

保藏编号：D9h

中文名称：皮炎外瓶霉

外文名称：*Exophiala dermatitidis*

分类学地位：Fungi; Ascomycota; Eurotiomycetes;
　　　　　　Chaetothyriales; Herpotrichiellaceae;
　　　　　　Exophiala

生物危害程度：第三类

分离时间：2009-05-01

分离地址：挪威

分离基物：患者[③]

致病名称：暗色丝孢霉病

致病对象：人、动物

来源历史：←中国医学科学院病原微生物菌（毒）
　　　　　种保藏中心医学真菌保藏分中心←中
　　　　　国医学科学院皮肤病医院（中国医学
　　　　　科学院皮肤病研究所）←CBS（CBS
　　　　　748.88）[④]

用　　途：临床检验，传染病病原监测和溯源、
　　　　　制药、诊断试剂研发、科研及教学等
　　　　　领域的微生物学检验

联系单位：中国医学科学院皮肤病医院（中国医
　　　　　学科学院皮肤病研究所）

电子邮箱：meih@pumcderm.cams.cn

151. 皮炎外瓶霉

国家科技资源标识符：CSTR:16698.06.NPRC 3.8.654

平台资源号：NPRC 3.8.654

保藏编号：D9i

中文名称：皮炎外瓶霉

外文名称：*Exophiala dermatitidis*

分类学地位：Fungi; Ascomycota; Eurotiomycetes;
　　　　　　Chaetothyriales; Herpotrichiellaceae;
　　　　　　Exophiala

生物危害程度：第三类

分离时间：2009-05-01

分离地址：未知

分离基物：未知

致病名称：暗色丝孢霉病

致病对象：人、动物

来源历史：←中国医学科学院病原微生物菌（毒）
　　　　　种保藏中心医学真菌保藏分中心←中
　　　　　国医学科学院皮肤病医院（中国医学
　　　　　科学院皮肤病研究所）←CBS（CBS
　　　　　292.49）[⑤]

---

① 表示菌（毒）种只明确来自患者，具体基物不详。
② 表示菌（毒）种在样品提供国的原始编号。
③ 表示菌（毒）种只明确来自患者，具体基物不详。

④ 表示菌（毒）种只明确来自患者，具体基物不详。
⑤ 表示菌（毒）种在样品提供国的原始编号。

用　　途：临床检验，传染病病原监测和溯源、制药、诊断试剂研发、科研及教学等领域的微生物学检验

联系单位：中国医学科学院皮肤病医院（中国医学科学院皮肤病研究所）

电子邮箱：meih@pumcderm.cams.cn

152. 皮炎外瓶霉

国家科技资源标识符：CSTR:16698.06.NPRC 3.8.655

平台资源号：NPRC 3.8.655

保藏编号：D9j

中文名称：皮炎外瓶霉

外文名称：*Exophiala dermatitidis*

分类学地位：Fungi; Ascomycota; Eurotiomycetes; Chaetothyriales; Herpotrichiellaceae; *Exophiala*

生物危害程度：第三类

分离时间：2009-05-01

分离地址：日本

分离基物：患者①

致病名称：暗色丝孢霉病

致病对象：人、动物

来源历史：←中国医学科学院病原微生物菌（毒）种保藏中心医学真菌保藏分中心←中国医学科学院皮肤病医院（中国医学科学院皮肤病研究所）←CBS（CBS 207.35）②

用　　途：临床检验，传染病病原监测和溯源、制药、诊断试剂研发、科研及教学等领域的微生物学检验

联系单位：中国医学科学院皮肤病医院（中国医学科学院皮肤病研究所）

电子邮箱：meih@pumcderm.cams.cn

153. 皮炎外瓶霉

国家科技资源标识符：CSTR:16698.06.NPRC 3.8.656

平台资源号：NPRC 3.8.656

保藏编号：D9k

中文名称：皮炎外瓶霉

外文名称：*Exophiala dermatitidis*

分类学地位：Fungi; Ascomycota; Eurotiomycetes; Chaetothyriales; Herpotrichiellaceae; *Exophiala*

生物危害程度：第三类

分离时间：2014-03-10

分离地址：中国江苏省南京市

分离基物：患者③

致病名称：暗色丝孢霉病

致病对象：人、动物

来源历史：←中国医学科学院病原微生物菌（毒）种保藏中心医学真菌保藏分中心←中国医学科学院皮肤病医院（中国医学科学院皮肤病研究所）←东南大学附属中大医院

用　　途：临床检验，传染病病原监测和溯源、制药、诊断试剂研发、科研及教学等领域的微生物学检验

联系单位：中国医学科学院皮肤病医院（中国医学科学院皮肤病研究所）

电子邮箱：meih@pumcderm.cams.cn

二十八、卡氏枝孢瓶霉

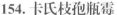

154. 卡氏枝孢瓶霉

国家科技资源标识符：CSTR:16698.06.NPRC 3.8.657

平台资源号：NPRC 3.8.657

---

① 表示菌（毒）种只明确来自患者，具体基物不详。
② 表示菌（毒）种在样品提供国的原始编号。

③ 表示菌（毒）种只明确来自患者，具体基物不详。

保藏编号：D10a

中文名称：卡氏枝孢瓶霉

外文名称：*Cladophialophora carrionii*

分类学地位：Fungi; Ascomycota; Eurotiomycetes;
　　　　　　Chaetothyriales; Herpotrichiellaceae;
　　　　　　Cladophialophora

生物危害程度：第三类

分离时间：1977-08-16

分离地址：美国

分离基物：患者[①]

致病名称：着色芽生菌病、暗色丝孢霉病

致病对象：人、动物

来源历史：←中国医学科学院病原微生物菌（毒）
　　　　　种保藏中心医学真菌保藏分中心←中
　　　　　国医学科学院皮肤病医院（中国医学
　　　　　科学院皮肤病研究所）← WHO

用　　途：临床检验，传染病病原监测和溯源、
　　　　　制药、诊断试剂研发、科研及教学等
　　　　　领域的微生物学检验

联系单位：中国医学科学院皮肤病医院（中国医
　　　　　学科学院皮肤病研究所）

电子邮箱：meih@pumcderm.cams.cn

155. 卡氏枝孢瓶霉

国家科技资源标识符：CSTR:16698.06.NPRC 3.8.658

平台资源号：NPRC 3.8.658

保藏编号：D10b

中文名称：卡氏枝孢瓶霉

外文名称：*Cladophialophora carrionii*

分类学地位：Fungi; Ascomycota; Eurotiomycetes;
　　　　　　Chaetothyriales; Herpotrichiellaceae;
　　　　　　Cladophialophora

生物危害程度：第三类

分离时间：1982-03-30

分离地址：中国山东省济南市

分离基物：患者[②]

致病名称：着色芽生菌病、暗色丝孢霉病

致病对象：人、动物

来源历史：←中国医学科学院病原微生物菌（毒）
　　　　　种保藏中心医学真菌保藏分中心←中
　　　　　国医学科学院皮肤病医院（中国医学
　　　　　科学院皮肤病研究所）←山东大学齐
　　　　　鲁医学院

用　　途：临床检验，传染病病原监测和溯源、
　　　　　制药、诊断试剂研发、科研及教学等
　　　　　领域的微生物学检验

联系单位：中国医学科学院皮肤病医院（中国医
　　　　　学科学院皮肤病研究所）

电子邮箱：meih@pumcderm.cams.cn

156. 卡氏枝孢瓶霉

国家科技资源标识符：CSTR:16698.06.NPRC 3.8.659

平台资源号：NPRC 3.8.659

保藏编号：D10c

中文名称：卡氏枝孢瓶霉

外文名称：*Cladophialophora carrionii*

分类学地位：Fungi; Ascomycota; Eurotiomycetes;
　　　　　　Chaetothyriales; Herpotrichiellaceae;
　　　　　　Cladophialophora

生物危害程度：第三类

分离时间：1980-05-18

分离地址：中国江苏省南京市

分离基物：患者[③]

致病名称：着色芽生菌病、暗色丝孢霉病

致病对象：人、动物

来源历史：←中国医学科学院病原微生物菌（毒）
　　　　　种保藏中心医学真菌保藏分中心←中
　　　　　国医学科学院皮肤病医院（中国医学
　　　　　科学院皮肤病研究所）

真

菌

[①]　表示菌（毒）种只明确来自患者，具体基物不详。

[②]　表示菌（毒）种只明确来自患者，具体基物不详。

[③]　表示菌（毒）种只明确来自患者，具体基物不详。

用　　途：临床检验，传染病病原监测和溯源、制药、诊断试剂研发、科研及教学等领域的微生物学检验

联系单位：中国医学科学院皮肤病医院（中国医学科学院皮肤病研究所）

电子邮箱：meih@pumcderm.cams.cn

157. 卡氏枝孢瓶霉

国家科技资源标识符：CSTR:16698.06.NPRC 3.8.660

平台资源号：NPRC 3.8.660

保藏编号：D10h

中文名称：卡氏枝孢瓶霉

外文名称：*Cladophialophora carrionii*

分类学地位：Fungi; Ascomycota; Eurotiomycetes; Chaetothyriales; Herpotrichiellaceae; *Cladophialophora*

生物危害程度：第三类

分离时间：2013-04

分离地址：中国江苏省南京市

分离基物：患者[①]

致病名称：着色芽生菌病、暗色丝孢霉病

致病对象：人、动物

来源历史：←中国医学科学院病原微生物菌(毒)种保藏中心医学真菌保藏分中心←中国医学科学院皮肤病医院（中国医学科学院皮肤病研究所）

用　　途：临床检验，传染病病原监测和溯源、制药、诊断试剂研发、科研及教学等领域的微生物学检验

联系单位：中国医学科学院皮肤病医院（中国医学科学院皮肤病研究所）

电子邮箱：meih@pumcderm.cams.cn

158. 卡氏枝孢瓶霉

国家科技资源标识符：CSTR:16698.06.NPRC 3.8.661

平台资源号：NPRC 3.8.661

保藏编号：D10i

中文名称：卡氏枝孢瓶霉

外文名称：*Cladophialophora carrionii*

分类学地位：Fungi; Ascomycota; Eurotiomycetes; Chaetothyriales; Herpotrichiellaceae; *Cladophialophora*

生物危害程度：第三类

分离时间：2013-08

分离地址：中国江苏省南京市

分离基物：患者[②]

致病名称：着色芽生菌病、暗色丝孢霉病

致病对象：人、动物

来源历史：←中国医学科学院病原微生物菌(毒)种保藏中心医学真菌保藏分中心←中国医学科学院皮肤病医院（中国医学科学院皮肤病研究所）←东部战区总医院

用　　途：临床检验，传染病病原监测和溯源、制药、诊断试剂研发、科研及教学等领域的微生物学检验

联系单位：中国医学科学院皮肤病医院（中国医学科学院皮肤病研究所）

电子邮箱：meih@pumcderm.cams.cn

二十九、斑替枝孢瓶霉

159. 斑替枝孢瓶霉

国家科技资源标识符：CSTR:16698.06.NPRC 3.8.662

平台资源号：NPRC 3.8.662

保藏编号：D11a

中文名称：斑替枝孢瓶霉

外文名称：*Cladophialophora bantiana*

① 表示菌（毒）种只明确来自患者，具体基物不详。

② 表示菌（毒）种只明确来自患者，具体基物不详。

分类学地位：Fungi; Ascomycota; Eurotiomycetes; Chaetothyriales; Herpotrichiellaceae; *Cladophialophora*

生物危害程度：第三类

分离时间：1978-03-14

分离地址：中国上海市

分离基物：患者①

致病名称：着色芽生菌病、暗色丝孢霉病、脑脓肿

致病对象：人、动物

来源历史：←中国医学科学院病原微生物菌(毒)种保藏中心医学真菌保藏分中心←中国医学科学院皮肤病医院（中国医学科学院皮肤病研究所）←复旦大学附属华山医院

用　　途：临床检验，传染病病原监测和溯源、制药、诊断试剂研发、科研及教学等领域的微生物学检验

联系单位：中国医学科学院皮肤病医院（中国医学科学院皮肤病研究所）

电子邮箱：meih@pumcderm.cams.cn

160. 斑替枝孢瓶霉

国家科技资源标识符：CSTR:16698.06.NPRC 3.8.663

平台资源号：NPRC 3.8.663

保藏编号：D11b

中文名称：斑替枝孢瓶霉

外文名称：*Cladophialophora bantiana*

分类学地位：Fungi; Ascomycota; Eurotiomycetes; Chaetothyriales; Herpotrichiellaceae; *Cladophialophora*

生物危害程度：第三类

分离时间：1978-07-15

分离地址：美国

分离基物：患者②

致病名称：着色芽生菌病、暗色丝孢霉病、脑脓肿

致病对象：人、动物

来源历史：←中国医学科学院病原微生物菌(毒)种保藏中心医学真菌保藏分中心←中国医学科学院皮肤病医院（中国医学科学院皮肤病研究所）←WHO（WHO1241）

用　　途：临床检验，传染病病原监测和溯源、制药、诊断试剂研发、科研及教学等领域的微生物学检验

联系单位：中国医学科学院皮肤病医院（中国医学科学院皮肤病研究所）

电子邮箱：meih@pumcderm.cams.cn

三十、甄氏外瓶霉

161. 甄氏外瓶霉

国家科技资源标识符：CSTR:16698.06.NPRC 3.8.664

平台资源号：NPRC 3.8.664

保藏编号：D12b

中文名称：甄氏外瓶霉

外文名称：*Exophiala jeanselmei*

分类学地位：Fungi; Ascomycota; Eurotiomycetes; Chaetothyriales; Herpotrichiellaceae; *Exophiala*

生物危害程度：第三类

分离时间：1984-01-27

分离地址：美国

分离基物：患者③

致病名称：着色芽生菌病、暗色丝孢霉病、足菌肿

真

菌

---

① 表示菌（毒）种只明确来自患者，具体基物不详。

② 表示菌（毒）种只明确来自患者，具体基物不详。

③ 表示菌（毒）种只明确来自患者，具体基物不详。

致病对象：人、动物

来源历史：←中国医学科学院病原微生物菌（毒）种保藏中心医学真菌保藏分中心←中国医学科学院皮肤病医院（中国医学科学院皮肤病研究所）←美国 B3-056467①

用　　途：临床检验，传染病病原监测和溯源、制药、诊断试剂研发、科研及教学等领域的微生物学检验

联系单位：中国医学科学院皮肤病医院（中国医学科学院皮肤病研究所）

电子邮箱：meih@pumcderm.cams.cn

162. 甄氏外瓶霉

国家科技资源标识符：CSTR:16698.06.NPRC 3.8.665

平台资源号：NPRC 3.8.665

保藏编号：D12f

中文名称：甄氏外瓶霉

外文名称：*Exophiala jeanselmei*

分类学地位：Fungi; Ascomycota; Eurotiomycetes; Chaetothyriales; Herpotrichiellaceae; *Exophiala*

生物危害程度：第三类

分离时间：2009-05-01

分离地址：乌拉圭

分离基物：患者②

致病名称：着色芽生菌病、暗色丝孢霉病、足菌肿

致病对象：人、动物

来源历史：←中国医学科学院病原微生物菌（毒）种保藏中心医学真菌保藏分中心←中国医学科学院皮肤病医院（中国医学科学院皮肤病研究所）←CBS（CBS 507.90）③

用　　途：临床检验，传染病病原监测和溯源、

制药、诊断试剂研发、科研及教学等领域的微生物学检验

联系单位：中国医学科学院皮肤病医院（中国医学科学院皮肤病研究所）

电子邮箱：meih@pumcderm.cams.cn

163. 甄氏外瓶霉

国家科技资源标识符：CSTR:16698.06.NPRC 3.8.666

平台资源号：NPRC 3.8.666

保藏编号：D12g

中文名称：甄氏外瓶霉

外文名称：*Exophiala jeanselmei*

分类学地位：Fungi; Ascomycota; Eurotiomycetes; Chaetothyriales; Herpotrichiellaceae; *Exophiala*

生物危害程度：第三类

分离时间：2009-05-01

分离地址：未知

分离基物：患者手部皮肤组织

致病名称：着色芽生菌病、暗色丝孢霉病、足菌肿

致病对象：人、动物

来源历史：←中国医学科学院病原微生物菌（毒）种保藏中心医学真菌保藏分中心←中国医学科学院皮肤病医院（中国医学科学院皮肤病研究所）←CBS（CBS 528.76）

用　　途：临床检验，传染病病原监测和溯源、制药、诊断试剂研发、科研及教学等领域的微生物学检验

联系单位：中国医学科学院皮肤病医院（中国医学科学院皮肤病研究所）

电子邮箱：meih@pumcderm.cams.cn

---

① 表示菌（毒）种在样品提供国的原始编号。

② 表示菌（毒）种只明确来自患者，具体基物不详。

③ 表示菌（毒）种在样品提供国的原始编号。

三十一、立康孔外瓶霉（蜡蚧外瓶霉）

164. 立康孔外瓶霉（蜡蚧外瓶霉）

国家科技资源标识符：CSTR:16698.06.NPRC 3.8.667

平台资源号：NPRC 3.8.667

保藏编号：D12k

中文名称：立康孔外瓶霉（蜡蚧外瓶霉）

外文名称：*Exophiala lecanii-corni*

分类学地位：Fungi; Ascomycota; Eurotiomycetes; Pezizomycotina; Chaetothyriales; Herpotrichiellaceae; *Exophiala*

生物危害程度：第三类

分离时间：2017-10

分离地址：巴西

分离基物：患者①

致病名称：暗色丝孢霉病

致病对象：人、动物

来源历史：←中国医学科学院病原微生物菌（毒）种保藏中心医学真菌保藏分中心←中国医学科学院皮肤病医院（中国医学科学院皮肤病研究所）←CBS（CBS 232.39）②

用　　途：临床检验，传染病病原监测和溯源、制药、诊断试剂研发、科研及教学等领域的微生物学检验

联系单位：中国医学科学院皮肤病医院（中国医学科学院皮肤病研究所）

电子邮箱：meih@pumcderm.cams.cn

---

① 表示菌（毒）种只明确来自患者，具体基物不详。
② 表示菌（毒）种在样品提供国的原始编号。

三十二、尖端赛多孢

165. 尖端赛多孢

国家科技资源标识符：CSTR:16698.06.NPRC 3.8.668

平台资源号：NPRC 3.8.668

保藏编号：D13d

中文名称：尖端赛多孢

外文名称：*Scedosporium apiospermum*

分类学地位：Fungi; Ascomycota; Sordariomycetes; Microascales; Microascaceae; *Scedosporium*

生物危害程度：第三类

分离时间：2009-05-01

分离地址：未知

分离基物：患者耳部皮肤组织

致病名称：足菌肿、感染性关节炎、角膜炎、脑脓肿、肺炎

致病对象：人、动物

来源历史：←中国医学科学院病原微生物菌（毒）种保藏中心医学真菌保藏分中心←中国医学科学院皮肤病医院（中国医学科学院皮肤病研究所）←CBS（CBS 117119）③

用　　途：临床检验，传染病病原监测和溯源、制药、诊断试剂研发、科研及教学等领域的微生物学检验

联系单位：中国医学科学院皮肤病医院（中国医学科学院皮肤病研究所）

电子邮箱：meih@pumcderm.cams.cn

166. 尖端赛多孢

国家科技资源标识符：CSTR:16698.06.NPRC 3.8.669

---

③ 表示菌（毒）种只明确来自患者，具体基物不详。

平台资源号：NPRC 3.8.669

保藏编号：D13f

中文名称：尖端赛多孢

外文名称：*Scedosporium apiospermum*

分类学地位：Fungi; Ascomycota; Sordariomycetes; Microascales; Microascaceae; *Scedosporium*

生物危害程度：第三类

分离时间：2010-11-28

分离地址：中国上海市

分离基物：患者[①]

致病名称：足菌肿、感染性关节炎、角膜炎、脑脓肿、肺炎

致病对象：人、动物

来源历史：←中国医学科学院病原微生物菌（毒）种保藏中心医学真菌保藏分中心←中国医学科学院皮肤病医院（中国医学科学院皮肤病研究所）←复旦大学附属华山医院

用　　途：临床检验，传染病病原监测和溯源、制药、诊断试剂研发、科研及教学等领域的微生物学检验

联系单位：中国医学科学院皮肤病医院（中国医学科学院皮肤病研究所）

电子邮箱：meih@pumcderm.cams.cn

167. 尖端赛多孢

国家科技资源标识符：CSTR:16698.06.NPRC 3.8.670

平台资源号：NPRC 3.8.670

保藏编号：D13g

中文名称：尖端赛多孢

外文名称：*Scedosporium apiospermum*

分类学地位：Fungi; Ascomycota; Sordariomycetes; Microascales; Microascaceae; *Scedosporium*

生物危害程度：第三类

分离时间：2011-06-28

分离地址：中国

分离基物：患者[②]

致病名称：足菌肿、感染性关节炎、角膜炎、脑脓肿、肺炎

致病对象：人、动物

来源历史：←中国医学科学院病原微生物菌（毒）种保藏中心医学真菌保藏分中心←中国医学科学院皮肤病医院（中国医学科学院皮肤病研究所）←ATCC（ATCC MYA3635）[③]

用　　途：临床检验，传染病病原监测和溯源、制药、诊断试剂研发、科研及教学等领域的微生物学检验

联系单位：中国医学科学院皮肤病医院（中国医学科学院皮肤病研究所）

电子邮箱：meih@pumcderm.cams.cn

▼ 三十三、多育赛多孢

168. 多育赛多孢

国家科技资源标识符：CSTR:16698.06.NPRC 3.8.671

平台资源号：NPRC 3.8.671

保藏编号：D13e

中文名称：多育赛多孢

外文名称：*Lomentospora prolificans*

分类学地位：Fungi; Ascomycota; Sordariomycetes; Microascales; Microascaceae; *Lomentospora*

生物危害程度：第三类

分离时间：2009-05-01

---

① 表示菌（毒）种只明确来自患者，具体基物不详。

② 表示菌（毒）种只明确来自患者，具体基物不详。

③ 表示菌（毒）种在样品提供国的原始编号。

分离地址：比利时

分离基物：室温土壤

致病名称：脑膜炎、眼内炎、骨髓炎

致病对象：人、动物

来源历史：←中国医学科学院病原微生物菌（毒）
种保藏中心医学真菌保藏分中心←中
国医学科学院皮肤病医院（中国医学
科学院皮肤病研究所）← CBS（CBS
467.74）①

用　　途：临床检验，传染病病原监测和溯源、
制药、诊断试剂研发、科研及教学等
领域的微生物学检验

联系单位：中国医学科学院皮肤病医院（中国医
学科学院皮肤病研究所）

电子邮箱：meih@pumcderm.cams.cn

三十四、波氏假性阿利什霉

169. 波氏假性阿利什霉

国家科技资源标识符：CSTR:16698.06.NPRC 3.8.672

平台资源号：NPRC 3.8.672

保藏编号：D14a

中文名称：波氏假性阿利什霉

外文名称：*Scedosporium boydii*

分类学地位：Fungi; Ascomycota; Sordariomycetes;
Microascales; Microascaceae; *Pseud-
allescheria*

生物危害程度：第三类

分离时间：1964-11-03

分离地址：中国北京市

分离基物：患者②

致病名称：感染性关节炎、中耳炎、角膜炎、鼻窦炎、

肺炎

致病对象：人、动物

来源历史：←中国医学科学院病原微生物菌（毒）
种保藏中心医学真菌保藏分中心←中
国医学科学院皮肤病医院（中国医学
科学院皮肤病研究所）←中国人民解
放军总医院第四医学中心

用　　途：临床检验，传染病病原监测和溯源、
制药、诊断试剂研发、科研及教学等
领域的微生物学检验

联系单位：中国医学科学院皮肤病医院（中国医
学科学院皮肤病研究所）

电子邮箱：meih@pumcderm.cams.cn

170. 波氏假性阿利什霉

国家科技资源标识符：CSTR:16698.06.NPRC 3.8.673

平台资源号：NPRC 3.8.673

保藏编号：D14b

中文名称：波氏假性阿利什霉

外文名称：*Pseudallescheria boydii*

分类学地位：Fungi; Ascomycota; Sordariomycetes;
Microascales; Microascaceae; *Pseud-
allescheria*

生物危害程度：第三类

分离时间：1976-06-23

分离地址：中国江苏省泰州市

分离基物：患者③

致病名称：感染性关节炎、中耳炎、角膜炎、鼻窦炎、
肺炎

致病对象：人、动物

来源历史：←中国医学科学院病原微生物菌（毒）
种保藏中心医学真菌保藏分中心←中
国医学科学院皮肤病医院（中国医学
科学院皮肤病研究所）←泰州市人民
医院

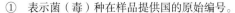

① 表示菌（毒）种在样品提供国的原始编号。
② 表示菌（毒）种只明确来自患者，具体基物不详。
③ 表示菌（毒）种只明确来自患者，具体基物不详。

用　　途：临床检验，传染病病原监测和溯源、制药、诊断试剂研发、科研及教学等领域的微生物学检验

联系单位：中国医学科学院皮肤病医院（中国医学科学院皮肤病研究所）

电子邮箱：meih@pumcderm.cams.cn

171. 波氏假性阿利什霉

国家科技资源标识符：CSTR:16698.06.NPRC 3.8.674

平台资源号：NPRC 3.8.674

保藏编号：D14e

中文名称：波氏假性阿利什霉

外文名称：*Pseudallescheria boydii*

分类学地位：Fungi; Ascomycota; Sordariomycetes; Microascales; Microascaceae; *Pseudallescheria*

生物危害程度：第三类

分离时间：2008-06-01

分离地址：中国上海市

分离基物：患者[①]

致病名称：感染性关节炎、中耳炎、角膜炎、鼻窦炎、肺炎

致病对象：人、动物

来源历史：←中国医学科学院病原微生物菌（毒）种保藏中心医学真菌保藏分中心←中国医学科学院皮肤病医院（中国医学科学院皮肤病研究所）←复旦大学附属华山医院

用　　途：临床检验，传染病病原监测和溯源、制药、诊断试剂研发、科研及教学等领域的微生物学检验

联系单位：中国医学科学院皮肤病医院（中国医学科学院皮肤病研究所）

电子邮箱：meih@pumcderm.cams.cn

三十五、棘状外瓶霉

172. 棘状外瓶霉

国家科技资源标识符：CSTR:16698.06.NPRC 3.8.675

平台资源号：NPRC 3.8.675

保藏编号：D22a

中文名称：棘状外瓶霉

外文名称：*Exophiala spinifera*

分类学地位：Fungi; Ascomycota; Eurotiomycetes; Chaetothyriales; Herpotrichiellaceae; *Exophiala*

生物危害程度：第三类

分离时间：1984-01-15

分离地址：比利时，安特瑞普

分离基物：患者[②]

致病名称：暗色丝孢霉病、鼻窦炎、足菌肿

致病对象：人、动物

来源历史：←中国医学科学院病原微生物菌（毒）种保藏中心医学真菌保藏分中心←中国医学科学院皮肤病医院（中国医学科学院皮肤病研究所）←比利时安特瑞普

用　　途：临床检验，传染病病原监测和溯源、制药、诊断试剂研发、科研及教学等领域的微生物学检验

联系单位：中国医学科学院皮肤病医院（中国医学科学院皮肤病研究所）

电子邮箱：meih@pumcderm.cams.cn

173. 棘状外瓶霉

国家科技资源标识符：CSTR:16698.06.NPRC 3.8.676

平台资源号：NPRC 3.8.676

---

① 表示菌（毒）种只明确来自患者，具体基物不详。

② 表示菌（毒）种只明确来自患者，具体基物不详。

保藏编号：D22f

中文名称：棘状外瓶霉

外文名称：*Exophiala spinifera*

分类学地位：Fungi; Ascomycota; Eurotiomycetes; Chaetothyriales; Herpotrichiellaceae; *Exophiala*

生物危害程度：第三类

分离时间：2009-05-01

分离地址：美国

分离基物：患者①

致病名称：暗色丝孢霉病、鼻窦炎、足菌肿

致病对象：人、动物

来源历史：←中国医学科学院病原微生物菌（毒）种保藏中心医学真菌保藏分中心←中国医学科学院皮肤病医院（中国医学科学院皮肤病研究所）← CBS（CBS 899.68）②

用　　途：临床检验，传染病病原监测和溯源、制药、诊断试剂研发、科研及教学等领域的微生物学检验

联系单位：中国医学科学院皮肤病医院（中国医学科学院皮肤病研究所）

电子邮箱：meih@pumcderm.cams.cn

174. 棘状外瓶霉

国家科技资源标识符：CSTR:16698.06.NPRC 3.8.677

平台资源号：NPRC 3.8.677

保藏编号：D22h

中文名称：棘状外瓶霉

外文名称：*Exophiala spinifera*

分类学地位：Fungi; Ascomycota; Eurotiomycetes; Chaetothyriales; Herpotrichiellaceae; *Exophiala*

生物危害程度：第三类

分离时间：2010-12-28

分离地址：中国江苏省南京市

分离基物：患者耳面咽部

致病名称：暗色丝孢霉病、鼻窦炎、足菌肿

致病对象：人、动物

来源历史：←中国医学科学院病原微生物菌（毒）种保藏中心医学真菌保藏分中心←中国医学科学院皮肤病医院（中国医学科学院皮肤病研究所）← CBS（CBS 129971）③

用　　途：临床检验，传染病病原监测和溯源、制药、诊断试剂研发、科研及教学等领域的微生物学检验

联系单位：中国医学科学院皮肤病医院（中国医学科学院皮肤病研究所）

电子邮箱：meih@pumcderm.cams.cn

175. 棘状外瓶霉

国家科技资源标识符：CSTR:16698.06.NPRC 3.8.678

平台资源号：NPRC 3.8.678

保藏编号：D22i

中文名称：棘状外瓶霉

外文名称：*Exophiala spinifera*

分类学地位：Fungi; Ascomycota; Eurotiomycetes; Chaetothyriales; Herpotrichiellaceae; *Exophiala*

生物危害程度：第三类

分离时间：2013-01-01

分离地址：中国江苏省南京市

分离基物：患者面部皮肤组织

致病名称：暗色丝孢霉病、鼻窦炎、足菌肿

致病对象：人、动物

来源历史：←中国医学科学院病原微生物菌（毒）种保藏中心医学真菌保藏分中心←中国医学科学院皮肤病医院（中国医学

---

① 表示菌（毒）种只明确来自患者，具体基物不详。

② 表示菌（毒）种在样品提供国的原始编号。

③ 表示菌（毒）种在样品提供国的原始编号。

科学院皮肤病研究所）

用　　途：临床检验，传染病病原监测和溯源、制药、诊断试剂研发、科研及教学等领域的微生物学检验

联系单位：中国医学科学院皮肤病医院（中国医学科学院皮肤病研究所）

电子邮箱：meih@pumcderm.cams.cn

176. 棘状外瓶霉

国家科技资源标识符：CSTR:16698.06.NPRC 3.8.679

平台资源号：NPRC 3.8.679

保藏编号：D22j

中文名称：棘状外瓶霉

外文名称：*Exophiala spinifera*

分类学地位：Fungi; Ascomycota; Eurotiomycetes; Chaetothyriales; Herpotrichiellaceae; *Exophiala*

生物危害程度：第三类

分离时间：2013-06-01

分离地址：中国江苏省南京市

分离基物：患者耳部皮肤组织

致病名称：暗色丝孢霉病、鼻窦炎、足菌肿

致病对象：人、动物

来源历史：←中国医学科学院病原微生物菌(毒)种保藏中心医学真菌保藏分中心←中国医学科学院皮肤病医院（中国医学科学院皮肤病研究所）

用　　途：临床检验，传染病病原监测和溯源、制药、诊断试剂研发、科研及教学等领域的微生物学检验

联系单位：中国医学科学院皮肤病医院（中国医学科学院皮肤病研究所）

电子邮箱：meih@pumcderm.cams.cn

177. 棘状外瓶霉

国家科技资源标识符：CSTR:16698.06.NPRC 3.8.680

平台资源号：NPRC 3.8.680

保藏编号：D22k

中文名称：棘状外瓶霉

外文名称：*Exophiala spinifera*

分类学地位：Fungi; Ascomycota; Eurotiomycetes; Chaetothyriales; Herpotrichiellaceae; *Exophiala*

生物危害程度：第三类

分离时间：2017-03-23

分离地址：未知

分离基物：患者耳部皮肤组织

致病名称：暗色丝孢霉病、鼻窦炎、足菌肿

致病对象：人、动物

来源历史：←中国医学科学院病原微生物菌(毒)种保藏中心医学真菌保藏分中心←中国医学科学院皮肤病医院（中国医学科学院皮肤病研究所）

用　　途：临床检验，传染病病原监测和溯源、制药、诊断试剂研发、科研及教学等领域的微生物学检验

联系单位：中国医学科学院皮肤病医院（中国医学科学院皮肤病研究所）

电子邮箱：meih@pumcderm.cams.cn

三十六、烂木瓶霉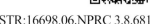

178. 烂木瓶霉

国家科技资源标识符：CSTR:16698.06.NPRC 3.8.681

平台资源号：NPRC 3.8.681

保藏编号：D23a

中文名称：烂木瓶霉

外文名称：*Pleurostoma richardsiae*

分类学地位：Fungi; Ascomycota; Sordariomycetes; Calosphaeriales; Pleurostomataceae; *Pleurostoma*

生物危害程度：第三类

分离时间：1984-01-27

分离地址：美国

分离基物：患者[①]

致病名称：着色芽生菌病、暗色丝孢霉病

致病对象：人、动物

来源历史：←中国医学科学院病原微生物菌（毒）种保藏中心医学真菌保藏分中心←中国医学科学院皮肤病医院（中国医学科学院皮肤病研究所）←美国菌种中心 B-3764[②]

用　　途：临床检验，传染病病原监测和溯源、制药、诊断试剂研发、科研及教学等领域的微生物学检验

联系单位：中国医学科学院皮肤病医院（中国医学科学院皮肤病研究所）

电子邮箱：meih@pumcderm.cams.cn

179. 烂木瓶霉

国家科技资源标识符：CSTR:16698.06.NPRC 3.8.682

平台资源号：NPRC 3.8.682

保藏编号：D23b

中文名称：烂木瓶霉

外文名称：*Pleurostoma richardsiae*

分类学地位：Fungi; Ascomycota; Sordariomycetes; Calosphaeriales; Pleurostomataceae; *Pleurostoma*

生物危害程度：第三类

分离时间：1985-03-06

分离地址：中国北京市

分离基物：患者[③]

致病名称：着色芽生菌病、暗色丝孢霉病

致病对象：人、动物

来源历史：←中国医学科学院病原微生物菌（毒）种保藏中心医学真菌保藏分中心←中

国医学科学院皮肤病医院（中国医学科学院皮肤病研究所）←北京大学第一医院

用　　途：临床检验，传染病病原监测和溯源、制药、诊断试剂研发、科研及教学等领域的微生物学检验

联系单位：中国医学科学院皮肤病医院（中国医学科学院皮肤病研究所）

电子邮箱：meih@pumcderm.cams.cn

180. 烂木瓶霉

国家科技资源标识符：CSTR:16698.06.NPRC 3.8.683

平台资源号：NPRC 3.8.683

保藏编号：D23c

中文名称：烂木瓶霉

外文名称：*Pleurostoma richardsiae*

分类学地位：Fungi; Ascomycota; Sordariomycetes; Calosphaeriales; Pleurostomataceae; *Pleurostoma*

生物危害程度：第三类

分离时间：2009-05-01

分离地址：印度

分离基物：患者皮肤

致病名称：着色芽生菌病、暗色丝孢霉病

致病对象：人、动物

来源历史：←中国医学科学院病原微生物菌（毒）种保藏中心医学真菌保藏分中心←中国医学科学院皮肤病医院（中国医学科学院皮肤病研究所）← CBS（CBS 506.90）[④]

用　　途：临床检验，传染病病原监测和溯源、制药、诊断试剂研发、科研及教学等领域的微生物学检验

联系单位：中国医学科学院皮肤病医院（中国医学科学院皮肤病研究所）

①　表示菌（毒）种只明确来自患者，具体基物不详。

②　表示菌（毒）种在样品提供国的原始编号。

③　表示菌（毒）种只明确来自患者，具体基物不详。

④　表示菌（毒）种在样品提供国的原始编号。

真

菌

电子邮箱：meih@pumcderm.cams.cn

181. 烂木瓶霉

国家科技资源标识符：CSTR:16698.06.NPRC 3.8.684

平台资源号：NPRC 3.8.684

保藏编号：D23d

中文名称：烂木瓶霉

外文名称：*Pleurostoma richardsiae*

分类学地位：Fungi; Ascomycota; Sordariomycetes; Calosphaeriales; Pleurostomataceae; *Pleurostoma*

生物危害程度：第三类

分离时间：2009-05-01

分离地址：英格兰

分离基物：木材

致病名称：着色芽生菌病、暗色丝孢霉病

致病对象：人、动物

来源历史：←中国医学科学院病原微生物菌（毒）种保藏中心医学真菌保藏分中心←中国医学科学院皮肤病医院（中国医学科学院皮肤病研究所）←CBS（CBS 302.62）①

用　　途：临床检验，传染病病原监测和溯源、制药、诊断试剂研发、科研及教学等领域的微生物学检验

联系单位：中国医学科学院皮肤病医院（中国医学科学院皮肤病研究所）

电子邮箱：meih@pumcderm.cams.cn

▲ 三十七、葡萄孢佛隆那霉

182. 葡萄孢佛隆那霉

国家科技资源标识符：CSTR:16698.06.NPRC 3.8.685

平台资源号：NPRC 3.8.685

保藏编号：D28a

中文名称：葡萄孢佛隆那霉

外文名称：*Veronaea botryosa*

分类学地位：Fungi; Ascomycota; Eurptiomycetes; Chaetothyriales; Herpotrichiellaceae; *Veronaea*

生物危害程度：第三类

分离时间：1989-04-25

分离地址：中国北京市

分离基物：患者②

致病名称：着色芽生菌病

致病对象：人、动物

来源历史：←中国医学科学院病原微生物菌（毒）种保藏中心医学真菌保藏分中心←中国医学科学院皮肤病医院（中国医学科学院皮肤病研究所）←北京大学第一医院

用　　途：临床检验，传染病病原监测和溯源、制药、诊断试剂研发、科研及教学等领域的微生物学检验

联系单位：中国医学科学院皮肤病医院（中国医学科学院皮肤病研究所）

电子邮箱：meih@pumcderm.cams.cn

183. 葡萄孢佛隆那霉

国家科技资源标识符：CSTR:16698.06.NPRC 3.8.686

平台资源号：NPRC 3.8.686

保藏编号：D28b

中文名称：葡萄孢佛隆那霉

外文名称：*Veronaea botryosa*

分类学地位：Fungi; Ascomycota; Eurptiomycetes; Chaetothyriales; Herpotrichiellaceae; *Veronaea*

生物危害程度：第三类

---

① 表示菌（毒）种在样品提供国的原始编号。

② 表示菌（毒）种只明确来自患者，具体基物不详。

分离时间：1997-05-12

分离地址：菲律宾

分离基物：患者[①]

致病名称：着色芽生菌病

致病对象：人、动物

来源历史：←中国医学科学院病原微生物菌（毒）种保藏中心医学真菌保藏分中心←中国医学科学院皮肤病医院（中国医学科学院皮肤病研究所）

用　　途：临床检验，传染病病原监测和溯源、制药、诊断试剂研发、科研及教学等领域的微生物学检验

联系单位：中国医学科学院皮肤病医院（中国医学科学院皮肤病研究所）

电子邮箱：meih@pumcderm.cams.cn

184. 葡萄孢佛隆那霉

国家科技资源标识符：CSTR:16698.06.NPRC 3.8.687

平台资源号：NPRC 3.8.687

保藏编号：D28c

中文名称：葡萄孢佛隆那霉

外文名称：*Veronaea botryosa*

分类学地位：Fungi; Ascomycota; Eurptiomycetes; Chaetothyriales; Herpotrichiellaceae; *Veronaea*

生物危害程度：第三类

分离时间：2008-01-01

分离地址：中国江苏省南京市

分离基物：患者[②]

致病名称：着色芽生菌病

致病对象：人、动物

来源历史：←中国医学科学院病原微生物菌（毒）种保藏中心医学真菌保藏分中心←中国医学科学院皮肤病医院（中国医学

科学院皮肤病研究所）

用　　途：临床检验，传染病病原监测和溯源、制药、诊断试剂研发、科研及教学等领域的微生物学检验

联系单位：中国医学科学院皮肤病医院（中国医学科学院皮肤病研究所）

电子邮箱：meih@pumcderm.cams.cn

185. 葡萄孢佛隆那霉

国家科技资源标识符：CSTR:16698.06.NPRC 3.8.688

平台资源号：NPRC 3.8.688

保藏编号：D28d

中文名称：葡萄孢佛隆那霉

外文名称：*Veronaea botryosa*

分类学地位：Fungi; Ascomycota; Eurptiomycetes; Chaetothyriales; Herpotrichiellaceae; *Veronaea*

生物危害程度：第三类

分离时间：2009-05-01

分离地址：意大利托斯卡尼

分离基物：橄榄渣

致病名称：着色芽生菌病

致病对象：人、动物

来源历史：←中国医学科学院病原微生物菌（毒）种保藏中心医学真菌保藏分中心←中国医学科学院皮肤病医院（中国医学科学院皮肤病研究所）←CBS（CBS 254.57）[③]

用　　途：临床检验，传染病病原监测和溯源、制药、诊断试剂研发、科研及教学等领域的微生物学检验

联系单位：中国医学科学院皮肤病医院（中国医学科学院皮肤病研究所）

电子邮箱：meih@pumcderm.cams.cn

---

① 表示菌（毒）种只明确来自患者，具体基物不详。
② 表示菌（毒）种只明确来自患者，具体基物不详。
③ 表示菌（毒）种在样品提供国的原始编号。

三十八、霍夫曼烧瓶状霉

186. 霍夫曼烧瓶状霉

国家科技资源标识符：CSTR:16698.06.NPRC 3.8.689

平台资源号：NPRC 3.8.689

保藏编号：D29a

中文名称：霍夫曼烧瓶状霉

外文名称：*Lecythophora hoffmannii*

分类学地位：Fungi; Ascomycota; Eurptiomycetes; Coniochaetales; Coniochaetaceae; *Lecythophora*

生物危害程度：第三类

分离时间：1989-05-26

分离地址：日本

分离基物：患者[①]

致病名称：皮下脓肿、角膜炎、鼻窦炎

致病对象：人、动物

来源历史：←中国医学科学院病原微生物菌（毒）种保藏中心医学真菌保藏分中心←中国医学科学院皮肤病医院（中国医学科学院皮肤病研究所）←日本Rh5699[②]

用　　途：临床检验，传染病病原监测和溯源、制药、诊断试剂研发、科研及教学等领域的微生物学检验

联系单位：中国医学科学院皮肤病医院（中国医学科学院皮肤病研究所）

电子邮箱：meih@pumcderm.cams.cn

[①]　表示菌（毒）种只明确来自患者，具体基物不详。

[②]　表示菌（毒）种在样品提供国的原始编号。

三十九、穗状离蠕孢

187. 穗状离蠕孢

国家科技资源标识符：CSTR:16698.06.NPRC 3.8.690

平台资源号：NPRC 3.8.690

保藏编号：D30a

中文名称：穗状离蠕孢

外文名称：*Bipolaris spicifera*

分类学地位：Fungi; Ascomycota; Dothideomycetes; Pleosporales; Pleosporaceae; *Bipolaris*

生物危害程度：第三类

分离时间：2000-03-01

分离地址：中国江苏省南京市

分离基物：患者脑脊液

致病名称：暗色丝孢霉病、鼻窦炎、脑炎

致病对象：人、动物

来源历史：←中国医学科学院病原微生物菌（毒）种保藏中心医学真菌保藏分中心←中国医学科学院皮肤病医院（中国医学科学院皮肤病研究所）

用　　途：临床检验，传染病病原监测和溯源、制药、诊断试剂研发、科研及教学等领域的微生物学检验

联系单位：中国医学科学院皮肤病医院（中国医学科学院皮肤病研究所）

电子邮箱：meih@pumcderm.cams.cn

188. 穗状离蠕孢

国家科技资源标识符：CSTR:16698.06.NPRC 3.8.691

平台资源号：NPRC 3.8.691

保藏编号：D30b

中文名称：穗状离蠕孢

外文名称：*Bipolaris spicifera*

分类学地位：Fungi; Ascomycota; Dothideomycetes;

Pleosporales; Pleosporaceae; *Bipolaris*

生物危害程度：第三类

分离时间：2009-05-01

分离地址：埃及

分离基物：花生

致病名称：暗色丝孢霉病、鼻窦炎、脑炎

致病对象：人、动物

来源历史：←中国医学科学院病原微生物菌（毒）种保藏中心医学真菌保藏分中心←中国医学科学院皮肤病医院（中国医学科学院皮肤病研究所）← CBS（CBS 586.80）①

用　　途：临床检验，传染病病原监测和溯源、制药、诊断试剂研发、科研及教学等领域的微生物学检验

联系单位：中国医学科学院皮肤病医院（中国医学科学院皮肤病研究所）

电子邮箱：meih@pumcderm.cams.cn

189. 穗状离蠕孢

国家科技资源标识符：CSTR:16698.06.NPRC 3.8.692

平台资源号：NPRC 3.8.692

保藏编号：D30d

中文名称：穗状离蠕孢

外文名称：*Bipolaris spicifera*

分类学地位：Fungi; Ascomycota; Dothideomycetes; Pleosporales; Pleosporaceae; *Bipolaris*

生物危害程度：第三类

分离时间：2008-01-01

分离地址：中国江苏省南京市

分离基物：患者②

致病名称：暗色丝孢霉病、鼻窦炎、脑炎

致病对象：人、动物

来源历史：←中国医学科学院病原微生物菌（毒）

种保藏中心医学真菌保藏分中心←中国医学科学院皮肤病医院（中国医学科学院皮肤病研究所）←东部战区总医院

用　　途：临床检验，传染病病原监测和溯源、制药、诊断试剂研发、科研及教学等领域的微生物学检验

联系单位：中国医学科学院皮肤病医院（中国医学科学院皮肤病研究所）

电子邮箱：meih@pumcderm.cams.cn

190. 穗状离蠕孢

国家科技资源标识符：CSTR:16698.06.NPRC 3.8.693

平台资源号：NPRC 3.8.693

保藏编号：D30e

中文名称：穗状离蠕孢

外文名称：*Bipolaris spicifera*

分类学地位：Fungi; Ascomycota; Dothideomycetes; Pleosporales; Pleosporaceae; *Bipolaris*

生物危害程度：第三类

分离时间：2008-01-01

分离地址：中国江苏省南京市

分离基物：患者③

致病名称：暗色丝孢霉病、鼻窦炎、脑炎

致病对象：人、动物

来源历史：←中国医学科学院病原微生物菌（毒）种保藏中心医学真菌保藏分中心←中国医学科学院皮肤病医院（中国医学科学院皮肤病研究所）←南京医科大学附属眼科医院

用　　途：临床检验，传染病病原监测和溯源、制药、诊断试剂研发、科研及教学等领域的微生物学检验

联系单位：中国医学科学院皮肤病医院（中国医学科学院皮肤病研究所）

真

菌

---

① 表示菌（毒）种在样品提供国的原始编号。

② 表示菌（毒）种只明确来自患者，具体基物不详。

③ 表示菌（毒）种只明确来自患者，具体基物不详。

电子邮箱：meih@pumcderm.cams.cn

 四十、夏胡许赭霉

191. 夏胡许赭霉

国家科技资源标识符：CSTR:16698.06.NPRC 3.8.694

平台资源号：NPRC 3.8.694

保藏编号：D31b

中文名称：夏胡许赭霉

外文名称：*Ochroconis tshawytschae*

分类学地位：Fungi; Ascomycota; Dothideomycetes; Venturiales; Sympoventuriaceae; *Ochroconis*

生物危害程度：第三类

分离时间：2009-05-01

分离地址：未知

分离基物：鱼

致病名称：皮肤真菌病

致病对象：人、动物

来源历史：←中国医学科学院病原微生物菌（毒）种保藏中心医学真菌保藏分中心←中国医学科学院皮肤病医院（中国医学科学院皮肤病研究所）←CBS（CBS 100438）①

用　　途：临床检验，传染病病原监测和溯源、制药、诊断试剂研发、科研及教学等领域的微生物学检验

联系单位：中国医学科学院皮肤病医院（中国医学科学院皮肤病研究所）

电子邮箱：meih@pumcderm.cams.cn

四十一、喀什可乐棒孢

192. 喀什可乐棒孢

国家科技资源标识符：CSTR:16698.06.NPRC 3.8.695

平台资源号：NPRC 3.8.695

保藏编号：D32a

中文名称：喀什可乐棒孢

外文名称：*Corynespora cassiicola*

分类学地位：Fungi; Ascomycota; Dothideomycetes; Pleosporales; Pleosporaceae; *Corynespora*

生物危害程度：第三类

分离时间：2008-02-01

分离地址：中国江苏省南京市

分离基物：患者②

致病名称：皮下组织真菌病、角膜炎

致病对象：人、动物

来源历史：←中国医学科学院病原微生物菌（毒）种保藏中心医学真菌保藏分中心←中国医学科学院皮肤病医院（中国医学科学院皮肤病研究所）

用　　途：临床检验，传染病病原监测和溯源、制药、诊断试剂研发、科研及教学等领域的微生物学检验

联系单位：中国医学科学院皮肤病医院（中国医学科学院皮肤病研究所）

电子邮箱：meih@pumcderm.cams.cn

193. 喀什可乐棒孢

国家科技资源标识符：CSTR:16698.06.NPRC 3.8.696

平台资源号：NPRC 3.8.696

保藏编号：D32c

---

① 表示菌（毒）种在样品提供国的原始编号。

② 表示菌（毒）种只明确来自患者，具体基物不详。

中文名称：喀什可乐棒孢

外文名称：*Corynespora cassiicola*

分类学地位：Fungi; Ascomycota; Dothideomycetes; Pleosporales; Pleosporaceae; *Corynespora*

生物危害程度：第三类

分离时间：2018-02-25

分离地址：中国江苏省南京市

分离基物：患者下肢皮肤组织

致病名称：皮下组织真菌病、角膜炎

致病对象：人、动物

来源历史：←中国医学科学院病原微生物菌（毒）种保藏中心医学真菌保藏分中心←中国医学科学院皮肤病医院（中国医学科学院皮肤病研究所）

用　　途：临床检验，传染病病原监测和溯源、制药、诊断试剂研发、科研及教学等领域的微生物学检验

联系单位：中国医学科学院皮肤病医院（中国医学科学院皮肤病研究所）

电子邮箱：meih@pumcderm.cams.cn

四十二、膝状弯孢

194. 膝状弯孢

国家科技资源标识符：CSTR:16698.06.NPRC 3.8.697

平台资源号：NPRC 3.8.697

保藏编号：D34a

中文名称：膝状弯孢

外文名称：*Curvularia geniculata*

分类学地位：Fungi; Ascomycota; Dothideomycetes; Pleosporales; Pleosporaceae; *Curvularia*

生物危害程度：第三类

分离时间：2009-05-01

分离地址：未知

分离基物：空气

致病名称：鼻窦炎、心内膜炎

致病对象：人、动物

来源历史：←中国医学科学院病原微生物菌（毒）种保藏中心医学真菌保藏分中心←中国医学科学院皮肤病医院（中国医学科学院皮肤病研究所）←CBS（CBS 731.96）[①]

用　　途：临床检验，传染病病原监测和溯源、制药、诊断试剂研发、科研及教学等领域的微生物学检验

联系单位：中国医学科学院皮肤病医院（中国医学科学院皮肤病研究所）

电子邮箱：meih@pumcderm.cams.cn

195. 膝状弯孢

国家科技资源标识符：CSTR:16698.06.NPRC 3.8.698

平台资源号：NPRC 3.8.698

保藏编号：D34b

中文名称：膝状弯孢

外文名称：*Curvularia geniculata*

分类学地位：Fungi; Ascomycota; Dothideomycetes; Pleosporales; Pleosporaceae; *Curvularia*

生物危害程度：第三类

分离时间：2009-05-01

分离地址：印度尼西亚

分离基物：高粱种子

致病名称：鼻窦炎、心内膜炎

致病对象：人、动物

来源历史：←中国医学科学院病原微生物菌（毒）种保藏中心医学真菌保藏分中心←中国医学科学院皮肤病医院（中国医学科学院皮肤病研究所）←CBS（CBS

①　表示菌（毒）种在样品提供国的原始编号。

187.50）^①

用　　途：临床检验，传染病病原监测和溯源、
制药、诊断试剂研发、科研及教学等
领域的微生物学检验

联系单位：中国医学科学院皮肤病医院（中国医
学科学院皮肤病研究所）

电子邮箱：meih@pumcderm.cams.cn

196. 膝状弯孢

国家科技资源标识符：CSTR:16698.06.NPRC 3.8.699

平台资源号：NPRC 3.8.699

保藏编号：D34c

中文名称：膝状弯孢

外文名称：*Curvularia geniculata*

分类学地位：Fungi; Ascomycota; Dothideomycetes;
Pleosporales; Pleosporaceae; *Curvularia*

生物危害程度：第三类

分离时间：2011-10-19

分离地址：苏里南

分离基物：建筑材料

致病名称：鼻窦炎、心内膜炎

致病对象：人、动物

来源历史：←中国医学科学院病原微生物菌（毒）
种保藏中心医学真菌保藏分中心←中
国医学科学院皮肤病医院（中国医学
科学院皮肤病研究所）← CBS（CBS
220.52）^②

用　　途：临床检验，传染病病原监测和溯源、
制药、诊断试剂研发、科研及教学等
领域的微生物学检验

联系单位：中国医学科学院皮肤病医院（中国医
学科学院皮肤病研究所）

电子邮箱：meih@pumcderm.cams.cn

四十三、喙明脐菌

197. 喙明脐菌

国家科技资源标识符：CSTR:16698.06.NPRC 3.8.700

平台资源号：NPRC 3.8.700

保藏编号：D35b

中文名称：喙明脐菌

外文名称：*Exserohilum rostratum*

分类学地位：Fungi; Ascomycota; Dothideomycetes;
Pleosporales; Pleosporaceae; *Exserohilum*

生物危害程度：第三类

分离时间：2004-07-01

分离地址：中国江苏省无锡市

分离基物：患者^③

致病名称：鼻窦炎、角膜炎、暗色丝孢霉病

致病对象：人、动物

来源历史：←中国医学科学院病原微生物菌（毒）
种保藏中心医学真菌保藏分中心←中
国医学科学院皮肤病医院（中国医学
科学院皮肤病研究所）←无锡市第二
人民医院

用　　途：临床检验，传染病病原监测和溯源、
制药、诊断试剂研发、科研及教学等
领域的微生物学检验

联系单位：中国医学科学院皮肤病医院（中国医
学科学院皮肤病研究所）

电子邮箱：meih@pumcderm.cams.cn

198. 喙明脐菌

国家科技资源标识符：CSTR:16698.06.NPRC 3.8.701

平台资源号：NPRC 3.8.701

---

① 表示菌（毒）种在样品提供国的原始编号。
② 表示菌（毒）种在样品提供国的原始编号。

③ 表示菌（毒）种只明确来自患者，具体基物不详。

保藏编号：D35c

中文名称：喙明脐菌

外文名称：*Exserohilum rostratum*

分类学地位：Fungi; Ascomycota; Dothideomycetes;
　　　　　　Pleosporales; Pleosporaceae; *Exsero-*
　　　　　　hilum

生物危害程度：第三类

分离时间：2017-10

分离地址：加拿大

分离基物：患者皮肤组织

致病名称：鼻窦炎、角膜炎、暗色丝孢霉病

致病对象：人、动物

来源历史：←中国医学科学院病原微生物菌（毒）
　　　　　种保藏中心医学真菌保藏分中心←中
　　　　　国医学科学院皮肤病医院（中国医学
　　　　　科学院皮肤病研究所）← CBS（CBS
　　　　　112815）①

用　　途：临床检验，传染病病原监测和溯源、
　　　　　制药、诊断试剂研发、科研及教学等
　　　　　领域的微生物学检验

联系单位：中国医学科学院皮肤病医院（中国医
　　　　　学科学院皮肤病研究所）

电子邮箱：meih@pumcderm.cams.cn

Chaetothyriales; Herpotrichiellaceae;
Rhinocladiella

生物危害程度：第三类

分离时间：2009-05-01

分离地址：荷兰

分离基物：植物草茎

致病名称：足菌肿

致病对象：人、动物

来源历史：←中国医学科学院病原微生物菌（毒）
　　　　　种保藏中心医学真菌保藏分中心←中
　　　　　国医学科学院皮肤病医院（中国医学
　　　　　科学院皮肤病研究所）← CBS（CBS
　　　　　599.72）②

用　　途：临床检验，传染病病原监测和溯源、
　　　　　制药、诊断试剂研发、科研及教学等
　　　　　领域的微生物学检验

联系单位：中国医学科学院皮肤病医院（中国医
　　　　　学科学院皮肤病研究所）

电子邮箱：meih@pumcderm.cams.cn

四十四、暗绿色喙枝孢

199. 暗绿色喙枝孢

国家科技资源标识符：CSTR:16698.06.NPRC 3.8.702

平台资源号：NPRC 3.8.702

保藏编号：D36a

中文名称：暗绿色喙枝孢

外文名称：*Rhinocladiella atrovirens*

分类学地位：Fungi; Ascomycota; Dothideomycetes;

---

① 表示菌（毒）种在样品提供国的原始编号。

② 表示菌（毒）种在样品提供国的原始编号。

真
菌

第三部分

病　毒

一、腺病毒

1. 腺病毒

国家科技资源标识符：CSTR:16698.06.NPRC 2.3.279

平台资源号：NPRC 2.3.279

保藏编号：CHPC 2.8.1.BJXC/21/001.22

中文名称：腺病毒 / 北京西城 /2021

外文名称：*Adenovirus*/Beijing-Xicheng/2021

分类学地位：Bamfordvirae; Preplasmiviricota; Tectiliviricetes; Rowavirales; Adenoviridae; *Mastadenovirus*; *Human mastadenovirus*

生物危害程度：第三类

分离时间：2021-07-05

分离地址：中国北京市西城区

分离基物：患者咽拭子

致病名称：呼吸道感染

致病对象：人

来源历史：←中国疾病预防控制中心病原微生物菌（毒）种保藏中心病毒病所分中心←中国疾病预防控制中心病毒病预防控制所病毒资源中心

用　　途：传染病病原监测和溯源

联系单位：中国疾病预防控制中心病毒病预防控制所

电子邮箱：chpcnet@ivdc.chinacdc.cn

2. 腺病毒

国家科技资源标识符：CSTR:16698.06.NPRC 2.5.26

平台资源号：NPRC 2.5.26

保藏编号：CAMS-CCPM-C- Ⅲ -008-001

中文名称：腺病毒 3 型

外文名称：*Adenovirus 3*

分类学地位：Bamfordvirae; Preplasmiviricota; Tec-

tiliviricetes; Rowavirales; Adenoviridae; *Mastadenovirus*; *Human mastadenovirus* B

生物危害程度：第三类

分离时间：未知

分离地址：中国北京市

分离基物：患者咽拭子

致病名称：呼吸道感染

致病对象：人

来源历史：←中国医学科学院病原微生物菌(毒）种保藏中心医学病原微生物菌（毒）种保藏分中心←中国医学科学院病原微生物研究所

用　　途：科研、教学等科学实验

联系单位：中国医学科学院病原生物学研究所

电子邮箱：CCPM_C@ipbcams.ac.cn

3. 腺病毒

国家科技资源标识符：CSTR:16698.06.NPRC 2.5.27

平台资源号：NPRC 2.5.27

保藏编号：CAMS-CCPM-C- Ⅲ -008-002

中文名称：腺病毒 5 型

外文名称：*Adenovirus 5*

分类学地位：Bamfordvirae; Preplasmiviricota; Tectiliviricetes; Rowavirales; Adenoviridae; *Mastadenovirus*; *Human mastadenovirus* C

生物危害程度：第三类

分离时间：未知

分离地址：中国北京市

分离基物：患者咽拭子

致病名称：呼吸道感染

致病对象：人

来源历史：←中国医学科学院病原微生物菌(毒）种保藏中心医学病原微生物菌（毒）种保藏分中心←中国医学科学院病原微生物研究所

用 途：科研、教学等科学实验

联系单位：中国医学科学院病原生物学研究所

电子邮箱：CCPM_C@ipbcams.ac.cn

◢ 二、疱疹病毒

4. 疱疹病毒

国家科技资源标识符：CSTR:16698.06.NPRC 2.3.280

平台资源号：NPRC 2.3.280

保藏编号：CHPC 2.1.1.BJXC/21/001.22

中文名称：单纯疱疹病毒 I 型 / 北京西城 /2021

外文名称：*Herpes simplex virus* I/Beijing-Xicheng/ 2021

分类学地位：Heunggongvirae; Peploviricota; Herviviricetes; Herpesvirales; Herpesviridae; *Simplexvirus*; *Herpes simplex virus* I

生物危害程度：第三类

分离时间：2021-07-03

分离地址：中国北京市西城区

分离基物：患者咽拭子

致病名称：呼吸道感染

致病对象：人

来源历史：←中国疾病预防控制中心病原微生物菌（毒）种保藏中心病毒病所分中心 ←中国疾病预防控制中心病毒病预防控制所病毒资源中心

用 途：传染病病原监测和溯源

联系单位：中国疾病预防控制中心病毒病预防控制所

电子邮箱：chpcnet@ivdc.chinacdc.cn

5. 疱疹病毒

国家科技资源标识符：CSTR:16698.06.NPRC 2.3.281

平台资源号：NPRC 2.3.281

保藏编号：CHPC 2.1.3.BJXC/21/001.22

中文名称：水痘带状疱疹病毒 / 北京西城 /2021

外文名称：*Varicella zoster virus*/Beijing-Xicheng/ 2021

分类学地位：Heunggongvirae; Peploviricota; Herviviricetes; Herpesvirales; Herpesviridae; *Varicellovirus*; *Human alphaherpesvirus* 3

生物危害程度：第三类

分离时间：2021-07-06

分离地址：中国北京市西城区

分离基物：患者水泡液

致病名称：水痘带状疱疹

致病对象：人

来源历史：←中国疾病预防控制中心病原微生物菌（毒）种保藏中心病毒病所分中心 ←中国疾病预防控制中心病毒病预防控制所病毒资源中心

用 途：传染病病原监测和溯源

联系单位：中国疾病预防控制中心病毒病预防控制所

电子邮箱：chpcnet@ivdc.chinacdc.cn

◢ 三、风疹病毒

6. 风疹病毒

国家科技资源标识符：CSTR:16698.06.NPRC 2.3.282

平台资源号：NPRC 2.3.282

保藏编号：CHPC 2.23.1.BJXC/21/001.22

中文名称：风疹病毒 / 北京西城 /2021

外文名称：*Rubella virus*/Beijing-Xicheng/2021

分类学地位：Orthornavirae; Kitrinoviricota; Alsuviricetes; Hepelivirales; Matonaviridae; *Rubivirus*; *Rubella virus*

生物危害程度：第三类

病

毒

分离时间：2021-07-06

分离地址：中国北京市西城区

分离基物：患者水泡液

致病名称：风疹

致病对象：人

来源历史：←中国疾病预防控制中心病原微生物菌（毒）种保藏中心病毒病所分中心

　　　　　←中国疾病预防控制中心病毒病预防控制所病毒资源中心

用　　途：传染病病原监测和溯源

联系单位：中国疾病预防控制中心病毒病预防控制所

电子邮箱：chpcnet@ivdc.chinacdc.cn

四、登革病毒

7. 登革病毒

国家科技资源标识符：CSTR:16698.06.NPRC 2.14.6

平台资源号：NPRC 2.14.6

保藏编号：SZCDC-BYSDV2020002

中文名称：登革病毒 1 型 / 广东深圳 /02/2020

外文名称：*Dengue virus*-1/Guangdong-Shenzhen/02/2020

分类学地位：Orthornavirae; Kitrinoviricota; Flasuviricetes; Amarillovirales; Flaviviridae; *Flavivirus*; *Dengue virus*

生物危害程度：第三类

分离时间：2020-03-05

分离地址：中国广东省深圳市

分离基物：患者血液

致病名称：登革热

致病对象：人

来源历史：←深圳市疾病预防控制中心←深圳市罗湖区疾病预防控制中心

用　　途：传染病病原监测和溯源、毒株保藏

联系单位：深圳市疾病预防控制中心病原生物研究所

电子邮箱：jkzxbyswyjs@wjw.sz.gov.cn

8. 登革病毒

国家科技资源标识符：CSTR:16698.06.NPRC 2.14.7

平台资源号：NPRC 2.14.7

保藏编号：SZCDC-BYSDV2020004

中文名称：登革病毒 2 型 / 广东深圳 /04/2020

外文名称：*Dengue virus*-2/Guangdong-Shenzhen/04/2020

分类学地位：Orthornavirae; Kitrinoviricota; Flasuviricetes; Amarillovirales; Flaviviridae; *Flavivirus*; *Dengue virus*

生物危害程度：第三类

分离时间：2020-05-05

分离地址：中国广东省深圳市

分离基物：患者血液

致病名称：登革热

致病对象：人

来源历史：←深圳市疾病预防控制中心←深圳市宝安区疾病预防控制中心

用　　途：传染病病原监测和溯源，毒株保藏

联系单位：深圳市疾病预防控制中心病原生物研究所

电子邮箱：jkzxbyswyjs@wjw.sz.gov.cn

9. 登革病毒

国家科技资源标识符：CSTR:16698.06.NPRC 2.3.283

平台资源号：NPRC 2.3.283

保藏编号：CHPC 2.15.1.BJXC/21/001.22

中文名称：登革热病毒 / 北京西城 /2021

外文名称：*Dengue virus*/Beijing-Xicheng/2021

分类学地位：Orthornavirae; Kitrinoviricota; Flasuviricetes; Amarillovirales; Flaviviridae; *Flavivirus*; *Dengue virus*

生物危害程度：第三类

分离时间：2021-07-06

分离地址：中国北京市西城区

分离基物：患者血清

致病名称：登革热

致病对象：人

来源历史：←中国疾病预防控制中心病原微生物菌（毒）种保藏中心病毒病所分中心←中国疾病预防控制中心病毒病预防控制所病毒资源中心

用　　途：传染病病原监测和溯源

联系单位：中国疾病预防控制中心病毒病预防控制所

电子邮箱：chpcnet@ivdc.chinacdc.cn

五、寨卡病毒

10.寨卡病毒

国家科技资源标识符：CSTR:16698.06.NPRC 2.5.29

平台资源号：NPRC 2.5.29

保藏编号：CAMS-CCPM-C-Ⅲ-010

中文名称：寨卡病毒

外文名称：*Zika Virus*

分类学地位：Orthornavirae; Kitrinoviricota; Flasuviricetes; Amarillovirales; Flaviviridae; *Flavivirus*; *Zika virus*

生物危害程度：第三类

分离时间：2016-04-27

分离地址：中国北京市

分离基物：患者肛拭子

致病名称：发热、丘疹、新生儿小头畸形等

致病对象：人

来源历史：←中国医学科学院病原微生物菌（毒）种保藏中心医学病原微生物菌（毒）种保藏分中心←中国医学科学院病原微生物研究所

用　　途：科研、教学等科学实验

联系单位：中国医学科学院病原生物学研究所

电子邮箱：CCPM_C@ipbcams.ac.cn

六、仙台病毒

11.仙台病毒

国家科技资源标识符：CSTR:16698.06.NPRC 2.5.30

平台资源号：NPRC 2.5.30

保藏编号：CAMS-CCPM-C-Ⅲ-013

中文名称：仙台病毒

外文名称：*Sendai virus*

分类学地位：Orthornavirae; Negarnaviricota; Monjiviricetes; Mononegavirales; Paramyxoviridae; *Respirovirus*; *Murine respiroviru (Sendai virus)*

生物危害程度：第三类

分离时间：2007-07-11

分离地址：中国湖北省武汉市

分离基物：患者咽拭子

致病名称：呼吸道疾病

致病对象：人、动物

来源历史：←中国医学科学院病原微生物菌（毒）种保藏中心医学病原微生物菌（毒）种保藏分中心←中国医学科学院病原微生物研究所

用　　途：科研、教学等科学实验

联系单位：中国医学科学院病原生物学研究所

电子邮箱：CCPM_C@ipbcams.ac.cn

病

毒

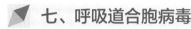

七、呼吸道合胞病毒

12. 呼吸道合胞病毒

国家科技资源标识符：CSTR:16698.06.NPRC 2.5.31

平台资源号：NPRC 2.5.31

保藏编号：CAMS-CCPM-C-Ⅲ-001

中文名称：人类呼吸道合胞病毒 A2 型

外文名称：*Human Respiratory Syncytial Virus* A2

分类学地位：Orthornavirae; Negarnaviricota; Monjiviricetes; Mononegavirales; Pneumoviridae; *Orthopneumovirus*; *Human orthopneumovirus*

生物危害程度：第三类

分离时间：未知

分离地址：中国北京市

分离基物：患者咽拭子

致病名称：呼吸道感染

致病对象：人

来源历史：←中国医学科学院病原微生物菌（毒）种保藏中心医学病原微生物菌（毒）种保藏分中心←中国医学科学院病原微生物研究所

用　　途：科研、教学等科学实验

联系单位：中国医学科学院病原生物学研究所

电子邮箱：CCPM_C@ipbcams.ac.cn

13. 呼吸道合胞病毒

国家科技资源标识符：CSTR:16698.06.NPRC 2.3.380

平台资源号：NPRC 2.3.380

保藏编号：CHPC 2.4.8.BJXC/21/001.22

中文名称：呼吸道合胞病毒 / 北京西城 /2021

外文名称：*Respiratory syncytial virus*/Beijing-Xicheng/2021

分类学地位：Orthornavirae; Negarnaviricota; Mon-

jiviricetes; Mononegavirales; Pneumoviride; *Pneumovirus*; *Human respiratory syncytial virus*

生物危害程度：第三类

分离时间：2021-07-03

分离地址：中国北京市西城区

分离基物：患者咽拭子

致病名称：呼吸道感染

致病对象：人

来源历史：←中国疾病预防控制中心病原微生物菌（毒）种保藏中心病毒病所分中心←中国疾病预防控制中心病毒病预防控制所病毒资源中心

用　　途：传染病病原监测和溯源

联系单位：中国疾病预防控制中心病毒病预防控制所

电子邮箱：chpcnet@ivdc.chinacdc.cn

八、流感病毒

14. 流感病毒

国家科技资源标识符：CSTR:16698.06.NPRC 2.3.284

平台资源号：NPRC 2.3.284

保藏编号：CHPC 2.18.2.GDHC/21/001.22

中文名称：流感病毒 B 型 / 广东惠城 /352/2021

外文名称：*Influenza virus* B/Guangdong-Huicheng/352/2021

分类学地位：Orthornavirae; Negarnaviricota; Insthoviricetes; Articulavirales; Orthomyxoviridae; *Betainfluenzavirus*; *Betainfluenzavirus influenzae*

生物危害程度：第三类

分离时间：2021-11-22

分离地址：中国广东省惠州市

分离基物：患者咽拭子

致病名称：流行性感冒

致病对象：人

来源历史：←中国疾病预防控制中心病原微生物菌（毒）种保藏中心病毒病所分中心

　　　　　←中国疾病预防控制中心病毒病预防控制所流感室

用　　途：传染病病原监测和溯源

联系单位：中国疾病预防控制中心病毒病预防控制所

电子邮箱：chpcnet@ivdc.chinacdc.cn

15. 流感病毒

国家科技资源标识符：CSTR:16698.06.NPRC 2.3.285

平台资源号：NPRC 2.3.285

保藏编号：CHPC 2.18.2.GDZJ/21/001.22

中文名称：流感病毒 B 型 / 广东浈江 /1899/2021

外文名称：*Influenza virus* B/Guangdong-Zhenjiang / 1899/2021

分类学地位：Orthornavirae; Negarnaviricota; Insthoviricetes; Articulavirales; Orthomyxoviridae; *Betainfluenzavirus*; *Betainfluenzavirus influenzae*

生物危害程度：第三类

分离时间：2021-11-22

分离地址：中国广东省韶关市

分离基物：患者咽拭子

致病名称：流行性感冒

致病对象：人

来源历史：←中国疾病预防控制中心病原微生物菌（毒）种保藏中心病毒病所分中心

　　　　　←中国疾病预防控制中心病毒病预防控制所流感室

用　　途：传染病病原监测和溯源

联系单位：中国疾病预防控制中心病毒病预防控制所

电子邮箱：chpcnet@ivdc.chinacdc.cn

16. 流感病毒

国家科技资源标识符：CSTR:16698.06.NPRC 2.3.286

平台资源号：NPRC 2.3.286

保藏编号：CHPC 2.18.2.XJHTB/21/001.22

中文名称：流感病毒 B 型 / 新疆呼图壁 /1543/2021

外文名称：*Influenza virus* B/Xinjiang-Hutubi/ 1543/2021

分类学地位：Orthornavirae; Negarnaviricota; Insthoviricetes; Articulavirales; Orthomyxoviridae; *Betainfluenzavirus*; *Betainfluenzavirus influenzae*

生物危害程度：第三类

分离时间：2021-11-26

分离地址：中国新疆维吾尔自治区乌鲁木齐市

分离基物：患者咽拭子

致病名称：流行性感冒

致病对象：人

来源历史：←中国疾病预防控制中心病原微生物菌（毒）种保藏中心病毒病所分中心

　　　　　←中国疾病预防控制中心病毒病预防控制所流感室

用　　途：传染病病原监测和溯源

联系单位：中国疾病预防控制中心病毒病预防控制所

电子邮箱：chpcnet@ivdc.chinacdc.cn

17. 流感病毒

国家科技资源标识符：CSTR:16698.06.NPRC 2.3.287

平台资源号：NPRC 2.3.287

保藏编号：CHPC 2.18.2.GZHHG/21/001.22

中文名称：流感病毒 B 型 / 贵州红花岗 /1884/2021

外文名称：*Influenza virus* B/Guizhou-Honghuagang/ 1884/2021

分类学地位：Orthornavirae; Negarnaviricota; Insthoviricetes; Articulavirales; Orthomyxoviridae; *Betainfluenzavirus*;

Betainfluenzavirus influenzae

生物危害程度：第三类

分离时间：2021-11-19

分离地址：中国贵州省遵义市

分离基物：患者咽拭子

致病名称：流行性感冒

致病对象：人

来源历史：←中国疾病预防控制中心病原微生物
菌（毒）种保藏中心病毒病所分中心
←中国疾病预防控制中心病毒病预防
控制所流感室

用　　途：传染病病原监测和溯源

联系单位：中国疾病预防控制中心病毒病预防控
制所

电子邮箱：chpcnet@ivdc.chinacdc.cn

18. 流感病毒

国家科技资源标识符：CSTR:16698.06.NPRC 2.3.288

平台资源号：NPRC 2.3.288

保藏编号：CHPC 2.18.2.SHFX/21/001.22

中文名称：流感病毒 B 型 / 上海奉贤 /11002/2021

外文名称：*Influenza virus* B/Shanghai-Fengxian/
11002/2021

分类学地位：Orthornavirae; Negarnaviricota;
Insthoviricetes; Articulavirales; Or-
thomyxoviridae; *Betainfluenzavirus*;
Betainfluenzavirus influenzae

生物危害程度：第三类

分离时间：2021-11-23

分离地址：中国上海市奉贤区

分离基物：患者咽拭子

致病名称：流行性感冒

致病对象：人

来源历史：←中国疾病预防控制中心病原微生物
菌（毒）种保藏中心病毒病所分中心
←中国疾病预防控制中心病毒病预防
控制所流感室

用　　途：传染病病原监测和溯源

联系单位：中国疾病预防控制中心病毒病预防控
制所

电子邮箱：chpcnet@ivdc.chinacdc.cn

19. 流感病毒

国家科技资源标识符：CSTR:16698.06.NPRC 2.3.289

平台资源号：NPRC 2.3.289

保藏编号：CHPC 2.18.2.BJCY/21/001.22

中文名称：流感病毒 B 型 / 北京朝阳 /12733/2021

外文名称：*Influenza virus* B/Beijing-Chaoyang/
12733/2021

分类学地位：Orthornavirae; Negarnaviricota;
Insthoviricetes; Articulavirales; Or-
thomyxoviridae; *Betainfluenzavirus*;
Betainfluenzavirus influenzae

生物危害程度：第三类

分离时间：2021-11-25

分离地址：中国北京市朝阳区

分离基物：患者咽拭子

致病名称：流行性感冒

致病对象：人

来源历史：←中国疾病预防控制中心病原微生物
菌（毒）种保藏中心病毒病所分中心
←中国疾病预防控制中心病毒病预防
控制所流感室

用　　途：传染病病原监测和溯源

联系单位：中国疾病预防控制中心病毒病预防控
制所

电子邮箱：chpcnet@ivdc.chinacdc.cn

20. 流感病毒

国家科技资源标识符：CSTR:16698.06.NPRC 2.3.290

平台资源号：NPRC 2.3.290

保藏编号：CHPC 2.18.2.SDHY/21/001.22

中文名称：流感病毒 B 型 / 山东海阳 /312/2021

外文名称：*Influenza virus* B/Shandong-Haiyang/

312/2021

分类学地位：Orthornavirae; Negarnaviricota; Insthoviricetes; Articulavirales; Orthomyxoviridae; *Betainfluenzavirus*; *Betainfluenzavirus influenzae*

生物危害程度：第三类

分离时间：2021-11-22

分离地址：中国山东省烟台市

分离基物：患者咽拭子

致病名称：流行性感冒

致病对象：人

来源历史：←中国疾病预防控制中心病原微生物菌（毒）种保藏中心病毒病所分中心
　　　　　←中国疾病预防控制中心病毒病预防控制所流感室

用　　途：传染病病原监测和溯源

联系单位：中国疾病预防控制中心病毒病预防控制所

电子邮箱：chpcnet@ivdc.chinacdc.cn

21. 流感病毒

国家科技资源标识符：CSTR:16698.06.NPRC 2.3.291

平台资源号：NPRC 2.3.291

保藏编号：CHPC 2.18.2.ZJBJ/21/001.22

中文名称：流感病毒 B 型 / 浙江滨江 /329/2021

外文名称：*Influenza virus* B/Zhejiang-Binjiang/329/2021

分类学地位：Orthornavirae; Negarnaviricota; Insthoviricetes; Articulavirales; Orthomyxoviridae; *Betainfluenzavirus*; *Betainfluenzavirus influenzae*

生物危害程度：第三类

分离时间：2021-11-25

分离地址：中国浙江省杭州市

分离基物：患者咽拭子

致病名称：流行性感冒

致病对象：人

来源历史：←中国疾病预防控制中心病原微生物菌（毒）种保藏中心病毒病所分中心
　　　　　←中国疾病预防控制中心病毒病预防控制所流感室

用　　途：传染病病原监测和溯源

联系单位：中国疾病预防控制中心病毒病预防控制所

电子邮箱：chpcnet@ivdc.chinacdc.cn

22. 流感病毒

国家科技资源标识符：CSTR:16698.06.NPRC 2.3.292

平台资源号：NPRC 2.3.292

保藏编号：CHPC 2.18.2.HBXA/21/001.22

中文名称：流感病毒 B 型 / 湖北咸安 /11076/2021

外文名称：*Influenza virus* B/Hubei-Xianan/11076/2021

分类学地位：Orthornavirae; Negarnaviricota; Insthoviricetes; Articulavirales; Orthomyxoviridae; *Betainfluenzavirus*; *Betainfluenzavirus influenzae*

生物危害程度：第三类

分离时间：2021-11-22

分离地址：中国湖北省咸宁市

分离基物：患者咽拭子

致病名称：流行性感冒

致病对象：人

来源历史：←中国疾病预防控制中心病原微生物菌（毒）种保藏中心病毒病所分中心
　　　　　←中国疾病预防控制中心病毒病预防控制所流感室

用　　途：传染病病原监测和溯源

联系单位：中国疾病预防控制中心病毒病预防控制所

电子邮箱：chpcnet@ivdc.chinacdc.cn

23. 流感病毒

国家科技资源标识符：CSTR:16698.06.NPRC 2.3.293

病
毒

平台资源号：NPRC 2.3.293

保藏编号：CHPC 2.18.2.HBXC/21/001.22

中文名称：流感病毒 B 型 / 湖北襄城 /11037/2021

外文名称：*Influenza virus* B/Hubei-Xiangcheng/11037/2021

分类学地位：Orthornavirae; Negarnaviricota; Insthoviricetes; Articulavirales; Orthomyxoviridae; *Betainfluenzavirus*; *Betainfluenzavirus influenzae*

生物危害程度：第三类

分离时间：2021-11-18

分离地址：中国湖北省襄阳市

分离基物：患者咽拭子

致病名称：流行性感冒

致病对象：人

来源历史：←中国疾病预防控制中心病原微生物菌（毒）种保藏中心病毒病所分中心←中国疾病预防控制中心病毒病预防控制所流感室

用　　途：传染病病原监测和溯源

联系单位：中国疾病预防控制中心病毒病预防控制所

电子邮箱：chpcnet@ivdc.chinacdc.cn

24. 流感病毒

国家科技资源标识符：CSTR:16698.06.NPRC 2.3.294

平台资源号：NPRC 2.3.294

保藏编号：CHPC 2.18.2.HNQD/21/001.22

中文名称：流感病毒 B 型 / 湖南祁东 /311/2021

外文名称：*Influenza virus* B/Hunan-Qidong/311/2021

分类学地位：Orthornavirae; Negarnaviricota; Insthoviricetes; Articulavirales; Orthomyxoviridae; *Betainfluenzavirus*; *Betainfluenzavirus influenzae*

生物危害程度：第三类

分离时间：2021-11-22

分离地址：中国湖南省衡阳市

分离基物：患者咽拭子

致病名称：流行性感冒

致病对象：人

来源历史：←中国疾病预防控制中心病原微生物菌（毒）种保藏中心病毒病所分中心←中国疾病预防控制中心病毒病预防控制所流感室

用　　途：传染病病原监测和溯源

联系单位：中国疾病预防控制中心病毒病预防控制所

电子邮箱：chpcnet@ivdc.chinacdc.cn

25. 流感病毒

国家科技资源标识符：CSTR:16698.06.NPRC 2.3.295

平台资源号：NPRC 2.3.295

保藏编号：CHPC 2.18.2.HNZM/21/001.22

中文名称：流感病毒 B 型 / 河南中牟 /325/2021

外文名称：*Influenza virus* B/Henan-Zhongmou/325/2021

分类学地位：Orthornavirae; Negarnaviricota; Insthoviricetes; Articulavirales; Orthomyxoviridae; *Betainfluenzavirus*; *Betainfluenzavirus influenzae*

生物危害程度：第三类

分离时间：2021-11-23

分离地址：中国河南省郑州市

分离基物：患者咽拭子

致病名称：流行性感冒

致病对象：人

来源历史：←中国疾病预防控制中心病原微生物菌（毒）种保藏中心病毒病所分中心←中国疾病预防控制中心病毒病预防控制所流感室

用　　途：传染病病原监测和溯源

联系单位：中国疾病预防控制中心病毒病预防控制所

电子邮箱：chpcnet@ivdc.chinacdc.cn

26. 流感病毒

国家科技资源标识符：CSTR:16698.06.NPRC 2.3.296

平台资源号：NPRC 2.3.296

保藏编号：CHPC 2.18.2.SCDX/21/001.22

中文名称：流感病毒 B 型 / 四川东兴 /11258/2021

外文名称：*Influenza virus* B/Sichuan-Dongxin/ 11258/2021

分类学地位：Orthornavirae; Negarnaviricota; Insthoviricetes; Articulavirales; Orthomyxoviridae; *Betainfluenzavirus*; *Betainfluenzavirus influenzae*

生物危害程度：第三类

分离时间：2021-11-19

分离地址：中国四川省内江市

分离基物：患者咽拭子

致病名称：流行性感冒

致病对象：人

来源历史：←中国疾病预防控制中心病原微生物菌（毒）种保藏中心病毒病所分中心←中国疾病预防控制中心病毒病预防控制所流感室

用　　途：传染病病原监测和溯源

联系单位：中国疾病预防控制中心病毒病预防控制所

电子邮箱：chpcnet@ivdc.chinacdc.cn

27. 流感病毒

国家科技资源标识符：CSTR:16698.06.NPRC 2.3.297

平台资源号：NPRC 2.3.297

保藏编号：CHPC 2.18.2.SCSZ/21/001.22

中文名称：流感病毒 B 型 / 四川市中 /11019/2021

外文名称：*Influenza virus* B/Sichuan-Shizhong/ 11019/2021

分类学地位：Orthornavirae; Negarnaviricota; Insthoviricetes; Articulavirales; Orthomyxoviridae; *Betainfluenzavirus*;

Betainfluenzavirus influenzae

生物危害程度：第三类

分离时间：2021-11-14

分离地址：中国四川省乐山市

分离基物：患者咽拭子

致病名称：流行性感冒

致病对象：人

来源历史：←中国疾病预防控制中心病原微生物菌（毒）种保藏中心病毒病所分中心←中国疾病预防控制中心病毒病预防控制所流感室

用　　途：传染病病原监测和溯源

联系单位：中国疾病预防控制中心病毒病预防控制所

电子邮箱：chpcnet@ivdc.chinacdc.cn

28. 流感病毒

国家科技资源标识符：CSTR:16698.06.NPRC 2.3.298

平台资源号：NPRC 2.3.298

保藏编号：CHPC 2.18.2.JSXZGL/21/001.22

中文名称：流 感 病 毒 B 型 / 江 苏 徐 州 鼓 楼 / 1885/2021

外文名称：*Influenza virus* B/Jiangsu-Xuzhougulou/ 1885/2021

分类学地位：Orthornavirae; Negarnaviricota; Insthoviricetes; Articulavirales; Orthomyxoviridae; *Betainfluenzavirus*; *Betainfluenzavirus influenzae*

生物危害程度：第三类

分离时间：2021-11-17

分离地址：中国江苏省徐州市

分离基物：患者咽拭子

致病名称：流行性感冒

致病对象：人

来源历史：←中国疾病预防控制中心病原微生物菌（毒）种保藏中心病毒病所分中心←中国疾病预防控制中心病毒病预防

控制所流感室

用　　途：传染病病原监测和溯源

联系单位：中国疾病预防控制中心病毒病预防控制所

电子邮箱：chpcnet@ivdc.chinacdc.cn

29. 流感病毒

国家科技资源标识符：CSTR:16698.06.NPRC 2.3.299

平台资源号：NPRC 2.3.299

保藏编号：CHPC 2.18.2.SDZD/21/001.22

中文名称：流感病毒 B 型 / 山东张店 /1491/2021

外文名称：*Influenza virus* B/Shandong-Zhangdian/1491/2021

分类学地位：Orthornavirae; Negarnaviricota; Insthoviricetes; Articulavirales; Orthomyxoviridae; *Betainfluenzavirus*; *Betainfluenzavirus influenzae*

生物危害程度：第三类

分离时间：2021-11-13

分离地址：中国山东省淄博市

分离基物：患者咽拭子

致病名称：流行性感冒

致病对象：人

来源历史：←中国疾病预防控制中心病原微生物菌（毒）种保藏中心病毒病所分中心 ←中国疾病预防控制中心病毒病预防控制所流感室

用　　途：传染病病原监测和溯源

联系单位：中国疾病预防控制中心病毒病预防控制所

电子邮箱：chpcnet@ivdc.chinacdc.cn

30. 流感病毒

国家科技资源标识符：CSTR:16698.06.NPRC 2.3.300

平台资源号：NPRC 2.3.300

保藏编号：CHPC 2.18.2.CQQJ/21/001.22

中文名称：流感病毒 B 型 / 重庆黔江 /11076/2021

外文名称：*Influenza virus* B/Chongqing-Qianjiang/11076/2021

分类学地位：Orthornavirae; Negarnaviricota; Insthoviricetes; Articulavirales; Orthomyxoviridae; *Betainfluenzavirus*; *Betainfluenzavirus influenzae*

生物危害程度：第三类

分离时间：2021-11-15

分离地址：中国重庆市黔江区

分离基物：患者咽拭子

致病名称：流行性感冒

致病对象：人

来源历史：←中国疾病预防控制中心病原微生物菌（毒）种保藏中心病毒病所分中心 ←中国疾病预防控制中心病毒病预防控制所流感室

用　　途：传染病病原监测和溯源

联系单位：中国疾病预防控制中心病毒病预防控制所

电子邮箱：chpcnet@ivdc.chinacdc.cn

31. 流感病毒

国家科技资源标识符：CSTR:16698.06.NPRC 2.3.301

平台资源号：NPRC 2.3.301

保藏编号：CHPC 2.18.2.GZST/21/001.22

中文名称：流感病毒 B 型 / 贵州松桃苗族自治 /354/2021

外文名称：*Influenza virus* B/Guizhou-Songtaomiao-zuzizhi/354/2021

分类学地位：Orthornavirae; Negarnaviricota; Insthoviricetes; Articulavirales; Orthomyxoviridae; *Betainfluenzavirus*; *Betainfluenzavirus influenzae*

生物危害程度：第三类

分离时间：2021-11-17

分离地址：中国贵州省铜仁市

分离基物：患者咽拭子

致病名称：流行性感冒

致病对象：人

来源历史：←中国疾病预防控制中心病原微生物菌（毒）种保藏中心病毒病所分中心←中国疾病预防控制中心病毒病预防控制所流感室

用　　途：传染病病原监测和溯源

联系单位：中国疾病预防控制中心病毒病预防控制所

电子邮箱：chpcnet@ivdc.chinacdc.cn

32. 流感病毒

国家科技资源标识符：CSTR:16698.06.NPRC 2.3.302

平台资源号：NPRC 2.3.302

保藏编号：CHPC 2.18.2.GZBJ/21/001.22

中文名称：流感病毒 B 型 / 贵州碧江 /1897/2021

外文名称：*Influenza virus* B/Guizhou-Bijiang/1897/2021

分类学地位：Orthornavirae; Negarnaviricota; Insthoviricetes; Articulavirales; Orthomyxoviridae; *Betainfluenzavirus*; *Betainfluenzavirus influenzae*

生物危害程度：第三类

分离时间：2021-11-17

分离地址：中国贵州省铜仁市

分离基物：患者咽拭子

致病名称：流行性感冒

致病对象：人

来源历史：←中国疾病预防控制中心病原微生物菌（毒）种保藏中心病毒病所分中心←中国疾病预防控制中心病毒病预防控制所流感室

用　　途：传染病病原监测和溯源

联系单位：中国疾病预防控制中心病毒病预防控制所

电子邮箱：chpcnet@ivdc.chinacdc.cn

33. 流感病毒

国家科技资源标识符：CSTR:16698.06.NPRC 2.3.303

平台资源号：NPRC 2.3.303

保藏编号：CHPC 2.18.2.BJCY/21/002.22

中文名称：流感病毒 B 型 / 北京朝阳 /12722/2021

外文名称：*Influenza virus* B/Beijing-Chaoyang/12722/2021

分类学地位：Orthornavirae; Negarnaviricota; Insthoviricetes; Articulavirales; Orthomyxoviridae; *Betainfluenzavirus*; *Betainfluenzavirus influenzae*

生物危害程度：第三类

分离时间：2021-11-19

分离地址：中国北京市朝阳区

分离基物：患者咽拭子

致病名称：流行性感冒

致病对象：人

来源历史：←中国疾病预防控制中心病原微生物菌（毒）种保藏中心病毒病所分中心←中国疾病预防控制中心病毒病预防控制所流感室

用　　途：传染病病原监测和溯源

联系单位：中国疾病预防控制中心病毒病预防控制所

电子邮箱：chpcnet@ivdc.chinacdc.cn

34. 流感病毒

国家科技资源标识符：CSTR:16698.06.NPRC 2.3.304

平台资源号：NPRC 2.3.304

保藏编号：CHPC 2.18.2.SCJY/21/001.22

中文名称：流感病毒 B 型 / 四川江油 /34/2021

外文名称：*Influenza virus* B/Sichuan-Jiangyou/34/2021

分类学地位：Orthornavirae; Negarnaviricota; Insthoviricetes; Articulavirales; Orthomyxoviridae; *Betainfluenzavirus*;

Betainfluenzavirus influenzae

生物危害程度：第三类

分离时间：2021-11-12

分离地址：中国四川省绵阳市

分离基物：患者咽拭子

致病名称：流行性感冒

致病对象：人

来源历史：←中国疾病预防控制中心病原微生物菌（毒）种保藏中心病毒病所分中心
　　　　　←中国疾病预防控制中心病毒病预防控制所流感室

用　　途：传染病病原监测和溯源

联系单位：中国疾病预防控制中心病毒病预防控制所

电子邮箱：chpcnet@ivdc.chinacdc.cn

35. 流感病毒

国家科技资源标识符：CSTR:16698.06.NPRC 2.3.305

平台资源号：NPRC 2.3.305

保藏编号：CHPC 2.18.2.HNQS/21/001.22

中文名称：流感病毒 B 型 / 海南琼山 /340/2021

外文名称：*Influenza virus* B/Hainan-Qiongshan/340/2021

分类学地位：Orthornavirae; Negarnaviricota; Insthoviricetes; Articulavirales; Orthomyxoviridae; *Betainfluenzavirus*; *Betainfluenzavirus influenzae*

生物危害程度：第三类

分离时间：2021-11-11

分离地址：中国海南省海口市

分离基物：患者咽拭子

致病名称：流行性感冒

致病对象：人

来源历史：←中国疾病预防控制中心病原微生物菌（毒）种保藏中心病毒病所分中心
　　　　　←中国疾病预防控制中心病毒病预防控制所流感室

用　　途：传染病病原监测和溯源

联系单位：中国疾病预防控制中心病毒病预防控制所

电子邮箱：chpcnet@ivdc.chinacdc.cn

36. 流感病毒

国家科技资源标识符：CSTR:16698.06.NPRC 2.3.306

平台资源号：NPRC 2.3.306

保藏编号：CHPC 2.18.2.HNLL/21/001.22

中文名称：流感病毒 B 型 / 河南洛龙 /1511/2021

外文名称：*Influenza virus* B/Henan-Luolong/1511/2021

分类学地位：Orthornavirae; Negarnaviricota; Insthoviricetes; Articulavirales; Orthomyxoviridae; *Betainfluenzavirus*; *Betainfluenzavirus influenzae*

生物危害程度：第三类

分离时间：2021-11-15

分离地址：中国河南省洛阳市

分离基物：患者咽拭子

致病名称：流行性感冒

致病对象：人

来源历史：←中国疾病预防控制中心病原微生物菌（毒）种保藏中心病毒病所分中心
　　　　　←中国疾病预防控制中心病毒病预防控制所流感室

用　　途：传染病病原监测和溯源

联系单位：中国疾病预防控制中心病毒病预防控制所

电子邮箱：chpcnet@ivdc.chinacdc.cn

37. 流感病毒

国家科技资源标识符：CSTR:16698.06.NPRC 2.3.307

平台资源号：NPRC 2.3.307

保藏编号：CHPC 2.18.2.SHPT/21/001.22

中文名称：流感病毒 B 型 / 上海普陀 /1899/2021

外文名称：*Influenza virus* B/Shanghai-Putuo/

1899/2021

分类学地位：Orthornavirae; Negarnaviricota; Insthoviricetes; Articulavirales; Orthomyxoviridae; *Betainfluenzavirus*; *Betainfluenzavirus influenzae*

生物危害程度：第三类

分离时间：2021-11-17

分离地址：中国上海市普陀区

分离基物：患者咽拭子

致病名称：流行性感冒

致病对象：人

来源历史：←中国疾病预防控制中心病原微生物菌（毒）种保藏中心病毒病所分中心
　　　　　←中国疾病预防控制中心病毒病预防控制所流感室

用　　途：传染病病原监测和溯源

联系单位：中国疾病预防控制中心病毒病预防控制所

电子邮箱：chpcnet@ivdc.chinacdc.cn

38. 流感病毒

国家科技资源标识符：CSTR:16698.06.NPRC 2.3.308

平台资源号：NPRC 2.3.308

保藏编号：CHPC 2.18.2.GDMN/21/001.22

中文名称：流感病毒 B 型 / 广东茂南 /316/2021

外文名称：*Influenza virus* B/Guangdong-Maonan/316/2021

分类学地位：Orthornavirae; Negarnaviricota; Insthoviricetes; Articulavirales; Orthomyxoviridae; *Betainfluenzavirus*; *Betainfluenzavirus influenzae*

生物危害程度：第三类

分离时间：2021-11-05

分离地址：中国广东省茂名市

分离基物：患者咽拭子

致病名称：流行性感冒

致病对象：人

来源历史：←中国疾病预防控制中心病原微生物菌（毒）种保藏中心病毒病所分中心
　　　　　←中国疾病预防控制中心病毒病预防控制所流感室

用　　途：传染病病原监测和溯源

联系单位：中国疾病预防控制中心病毒病预防控制所

电子邮箱：chpcnet@ivdc.chinacdc.cn

39. 流感病毒

国家科技资源标识符：CSTR:16698.06.NPRC 2.3.309

平台资源号：NPRC 2.3.309

保藏编号：CHPC 2.18.2.SHHP/21/001.22

中文名称：流感病毒 B 型 / 上海黄浦 /11573/2021

外文名称：*Influenza virus* B/Shanghai-Huangpu/11573/2021

分类学地位：Orthornavirae; Negarnaviricota; Insthoviricetes; Articulavirales; Orthomyxoviridae; *Betainfluenzavirus*; *Betainfluenzavirus influenzae*

生物危害程度：第三类

分离时间：2021-10-28

分离地址：中国上海市黄浦区

分离基物：患者咽拭子

致病名称：流行性感冒

致病对象：人

来源历史：←中国疾病预防控制中心病原微生物菌（毒）种保藏中心病毒病所分中心
　　　　　←中国疾病预防控制中心病毒病预防控制所流感室

用　　途：传染病病原监测和溯源

联系单位：中国疾病预防控制中心病毒病预防控制所

电子邮箱：chpcnet@ivdc.chinacdc.cn

40. 流感病毒

国家科技资源标识符：CSTR:16698.06.NPRC 2.3.310

病毒

平台资源号：NPRC 2.3.310

保藏编号：CHPC 2.18.2.JSQS/21/001.22

中文名称：流感病毒 B 型 / 江苏泉山 /11571/2021

外文名称：*Influenza virus* B/Jiangsu-Quanshan/11571/2021

分类学地位：Orthornavirae; Negarnaviricota; Insthoviricetes; Articulavirales; Orthomyxoviridae; *Betainfluenzavirus*; *Betainfluenzavirus influenzae*

生物危害程度：第三类

分离时间：2021-10-15

分离地址：中国江苏省徐州市

分离基物：患者咽拭子

致病名称：流行性感冒

致病对象：人

来源历史：←中国疾病预防控制中心病原微生物菌（毒）种保藏中心病毒病所分中心 ←中国疾病预防控制中心病毒病预防控制所流感室

用　　途：传染病病原监测和溯源

联系单位：中国疾病预防控制中心病毒病预防控制所

电子邮箱：chpcnet@ivdc.chinacdc.cn

41. 流感病毒

国家科技资源标识符：CSTR:16698.06.NPRC 2.3.311

平台资源号：NPRC 2.3.311

保藏编号：CHPC 2.18.2.SHJD/21/001.22

中文名称：流感病毒 B 型 / 上海嘉定 /1872/2021

外文名称：*Influenza virus* B/Shanghai-Jiading/1872/2021

分类学地位：Orthornavirae; Negarnaviricota; Insthoviricetes; Articulavirales; Orthomyxoviridae; *Betainfluenzavirus*; *Betainfluenzavirus influenzae*

生物危害程度：第三类

分离时间：2021-11-15

分离地址：中国上海市嘉定区

分离基物：患者咽拭子

致病名称：流行性感冒

致病对象：人

来源历史：←中国疾病预防控制中心病原微生物菌（毒）种保藏中心病毒病所分中心 ←中国疾病预防控制中心病毒病预防控制所流感室

用　　途：传染病病原监测和溯源

联系单位：中国疾病预防控制中心病毒病预防控制所

电子邮箱：chpcnet@ivdc.chinacdc.cn

42. 流感病毒

国家科技资源标识符：CSTR:16698.06.NPRC 2.3.312

平台资源号：NPRC 2.3.312

保藏编号：CHPC 2.18.2.SHJD/21/002.22

中文名称：流感病毒 B 型 / 上海嘉定 /1899/2021

外文名称：*Influenza virus* B/Shanghai-Jiading/1899/2021

分类学地位：Orthornavirae; Negarnaviricota; Insthoviricetes; Articulavirales; Orthomyxoviridae; *Betainfluenzavirus*; *Betainfluenzavirus influenzae*

生物危害程度：第三类

分离时间：2021-11-15

分离地址：中国上海市嘉定区

分离基物：患者咽拭子

致病名称：流行性感冒

致病对象：人

来源历史：←中国疾病预防控制中心病原微生物菌（毒）种保藏中心病毒病所分中心 ←中国疾病预防控制中心病毒病预防控制所流感室

用　　途：传染病病原监测和溯源

联系单位：中国疾病预防控制中心病毒病预防控制所

电子邮箱：chpcnet@ivdc.chinacdc.cn

43. 流感病毒

国家科技资源标识符：CSTR:16698.06.NPRC 2.3.313

平台资源号：NPRC 2.3.313

保藏编号：CHPC 2.18.2.HBEC/21/001.22

中文名称：流感病毒 B 型 / 湖北鄂城 /11679/2021

外文名称：*Influenza virus* B/Hubei-Echeng/ 11679/2021

分类学地位：Orthornavirae; Negarnaviricota; Insthoviricetes; Articulavirales; Orthomyxoviridae; *Betainfluenzavirus*; *Betainfluenzavirus influenzae*

生物危害程度：第三类

分离时间：2021-11-16

分离地址：中国湖北省鄂州市

分离基物：患者咽拭子

致病名称：流行性感冒

致病对象：人

来源历史：←中国疾病预防控制中心病原微生物菌（毒）种保藏中心病毒病所分中心←中国疾病预防控制中心病毒病预防控制所流感室

用　　途：传染病病原监测和溯源

联系单位：中国疾病预防控制中心病毒病预防控制所

电子邮箱：chpcnet@ivdc.chinacdc.cn

44. 流感病毒

国家科技资源标识符：CSTR:16698.06.NPRC 2.3.314

平台资源号：NPRC 2.3.314

保藏编号：CHPC 2.18.2.HBEC/21/002.22

中文名称：流感病毒 B 型 / 湖北鄂城 /33/2021

外文名称：*Influenza virus* B/Hubei-Echeng/33/2021

分类学地位：Orthornavirae; Negarnaviricota; Insthoviricetes; Articulavirales; Orthomyxoviridae; *Betainfluenzavirus*;

Betainfluenzavirus influenzae

生物危害程度：第三类

分离时间：2021-11-16

分离地址：中国湖北省鄂州市

分离基物：患者咽拭子

致病名称：流行性感冒

致病对象：人

来源历史：←中国疾病预防控制中心病原微生物菌（毒）种保藏中心病毒病所分中心←中国疾病预防控制中心病毒病预防控制所流感室

用　　途：传染病病原监测和溯源

联系单位：中国疾病预防控制中心病毒病预防控制所

电子邮箱：chpcnet@ivdc.chinacdc.cn

45. 流感病毒

国家科技资源标识符：CSTR:16698.06.NPRC 2.3.315

平台资源号：NPRC 2.3.315

保藏编号：CHPC 2.18.2.HBXT/21/001.22

中文名称：流感病毒 B 型 / 湖北仙桃 /21326/2021

外文名称：*Influenza virus* B/Hubei-Xiantao/ 21326/2021

分类学地位：Orthornavirae; Negarnaviricota; Insthoviricetes; Articulavirales; Orthomyxoviridae; *Betainfluenzavirus*; *Betainfluenzavirus influenzae*

生物危害程度：第三类

分离时间：2021-11-01

分离地址：中国湖北省仙桃市

分离基物：患者咽拭子

致病名称：流行性感冒

致病对象：人

来源历史：←中国疾病预防控制中心病原微生物菌（毒）种保藏中心病毒病所分中心←中国疾病预防控制中心病毒病预防控制所流感室

病

毒

用　　途：传染病病原监测和溯源

联系单位：中国疾病预防控制中心病毒病预防控制所

电子邮箱：chpcnet@ivdc.chinacdc.cn

46. 流感病毒

国家科技资源标识符：CSTR:16698.06.NPRC 2.3.316

平台资源号：NPRC 2.3.316

保藏编号：CHPC 2.18.2.GDCK/21/001.22

中文名称：流感病毒 B 型 / 广东赤坎 /1877/2021

外文名称：*Influenza virus* B/Guangdong-Chikan/1877/2021

分类学地位：Orthornavirae; Negarnaviricota; Insthoviricetes; Articulavirales; Orthomyxoviridae; *Betainfluenzavirus*; *Betainfluenzavirus influenzae*

生物危害程度：第三类

分离时间：2021-11-08

分离地址：中国广东省湛江市

分离基物：患者咽拭子

致病名称：流行性感冒

致病对象：人

来源历史：←中国疾病预防控制中心病原微生物菌（毒）种保藏中心病毒病所分中心←中国疾病预防控制中心病毒病预防控制所流感室

用　　途：传染病病原监测和溯源

联系单位：中国疾病预防控制中心病毒病预防控制所

电子邮箱：chpcnet@ivdc.chinacdc.cn

47. 流感病毒

国家科技资源标识符：CSTR:16698.06.NPRC 2.3.317

平台资源号：NPRC 2.3.317

保藏编号：CHPC 2.18.2.HBXH/21/001.22

中文名称：流感病毒 B 型 / 河北新华 /11073/2021

外文名称：*Influenza virus* B/Hebei-Xinhua/11073/2021

分类学地位：Orthornavirae; Negarnaviricota; Insthoviricetes; Articulavirales; Orthomyxoviridae; *Betainfluenzavirus*; *Betainfluenzavirus influenzae*

生物危害程度：第三类

分离时间：2021-11-08

分离地址：中国河北省石家庄市

分离基物：患者咽拭子

致病名称：流行性感冒

致病对象：人

来源历史：←中国疾病预防控制中心病原微生物菌（毒）种保藏中心病毒病所分中心←中国疾病预防控制中心病毒病预防控制所流感室

用　　途：传染病病原监测和溯源

联系单位：中国疾病预防控制中心病毒病预防控制所

电子邮箱：chpcnet@ivdc.chinacdc.cn

48. 流感病毒

国家科技资源标识符：CSTR:16698.06.NPRC 2.3.318

平台资源号：NPRC 2.3.318

保藏编号：CHPC 2.18.2.YNAN/21/001.22

中文名称：流感病毒 B 型 / 云南安宁 /1817/2021

外文名称：*Influenza virus* B/Yunnan-Anning/1817/2021

分类学地位：Orthornavirae; Negarnaviricota; Insthoviricetes; Articulavirales; Orthomyxoviridae; *Betainfluenzavirus*; *Betainfluenzavirus influenzae*

生物危害程度：第三类

分离时间：2021-10-29

分离地址：中国云南省昆明市

分离基物：患者咽拭子

致病名称：流行性感冒

致病对象：人

来源历史：←中国疾病预防控制中心病原微生物
　　　　　菌（毒）种保藏中心病毒病所分中心
　　　　　←中国疾病预防控制中心病毒病预防
　　　　　控制所流感室

用　　途：传染病病原监测和溯源

联系单位：中国疾病预防控制中心病毒病预防控
　　　　　制所

电子邮箱：chpcnet@ivdc.chinacdc.cn

49. 流感病毒

国家科技资源标识符：CSTR:16698.06.NPRC 2.3.319

平台资源号：NPRC 2.3.319

保藏编号：CHPC 2.18.2.ZJKC/21/001.22

中文名称：流感病毒 B 型 / 浙江柯城 /11042/2021

外文名称：*Influenza virus* B/Zhejiang-Kecheng/
　　　　　11042/2021

分类学地位：Orthornavirae; Negarnaviricota;
　　　　　Insthoviricetes; Articulavirales; Or-
　　　　　thomyxoviridae; *Betainfluenzavirus*;
　　　　　Betainfluenzavirus influenzae

生物危害程度：第三类

分离时间：2021-11-01

分离地址：中国浙江省衢州市

分离基物：患者咽拭子

致病名称：流行性感冒

致病对象：人

来源历史：←中国疾病预防控制中心病原微生物
　　　　　菌（毒）种保藏中心病毒病所分中心
　　　　　←中国疾病预防控制中心病毒病预防
　　　　　控制所流感室

用　　途：传染病病原监测和溯源

联系单位：中国疾病预防控制中心病毒病预防控
　　　　　制所

电子邮箱：chpcnet@ivdc.chinacdc.cn

50. 流感病毒

国家科技资源标识符：CSTR:16698.06.NPRC 2.3.320

平台资源号：NPRC 2.3.320

保藏编号：CHPC 2.18.2.ZJHS/21/001.22

中文名称：流感病毒 B 型 / 浙江海曙 /12189/2021

外文名称：*Influenza virus* B/Zhejiang-Haishu/
　　　　　12189/2021

分类学地位：Orthornavirae; Negarnaviricota;
　　　　　Insthoviricetes; Articulavirales; Or-
　　　　　thomyxoviridae; *Betainfluenzavirus*;
　　　　　Betainfluenzavirus influenzae

生物危害程度：第三类

分离时间：2021-11-08

分离地址：中国浙江省宁波市

分离基物：患者咽拭子

致病名称：流行性感冒

致病对象：人

来源历史：←中国疾病预防控制中心病原微生物
　　　　　菌（毒）种保藏中心病毒病所分中心
　　　　　←中国疾病预防控制中心病毒病预防
　　　　　控制所流感室

用　　途：传染病病原监测和溯源

联系单位：中国疾病预防控制中心病毒病预防控
　　　　　制所

电子邮箱：chpcnet@ivdc.chinacdc.cn

51. 流感病毒

国家科技资源标识符：CSTR:16698.06.NPRC 2.3.321

平台资源号：NPRC 2.3.321

保藏编号：CHPC 2.18.2.SCEB/21/001.22

中文名称：流感病毒 B 型 / 四川峨边彝族自治
　　　　　/32/2021

外文名称：*Influenza virus* B/Sichuan-Ebianyizuzizhi/
　　　　　32/2021

分类学地位：Orthornavirae; Negarnaviricota;
　　　　　Insthoviricetes; Articulavirales; Or-
　　　　　thomyxoviridae; *Betainfluenzavirus*;
　　　　　Betainfluenzavirus influenzae

生物危害程度：第三类

分离时间：2021-09-28

分离地址：中国四川省乐山市

分离基物：患者咽拭子

致病名称：流行性感冒

致病对象：人

来源历史：←中国疾病预防控制中心病原微生物
菌（毒）种保藏中心病毒病所分中心
←中国疾病预防控制中心病毒病预防
控制所流感室

用　　途：传染病病原监测和溯源

联系单位：中国疾病预防控制中心病毒病预防控
制所

电子邮箱：chpcnet@ivdc.chinacdc.cn

52. 流感病毒

国家科技资源标识符：CSTR:16698.06.NPRC 2.3.322

平台资源号：NPRC 2.3.322

保藏编号：CHPC 2.18.2.GXLA/21/001.22

中文名称：流感病毒 B 型 / 广西隆安 /31/2021

外文名称：*Influenza virus* B/Guangxi-Longan/
31/2021

分类学地位：Orthornavirae; Negarnaviricota;
Insthoviricetes; Articulavirales; Or-
thomyxoviridae; *Betainfluenzavirus*;
Betainfluenzavirus influenzae

生物危害程度：第三类

分离时间：2021-09-15

分离地址：中国广西壮族自治区省南宁市

分离基物：患者咽拭子

致病名称：流行性感冒

致病对象：人

来源历史：←中国疾病预防控制中心病原微生物
菌（毒）种保藏中心病毒病所分中心
←中国疾病预防控制中心病毒病预防
控制所流感室

用　　途：传染病病原监测和溯源

联系单位：中国疾病预防控制中心病毒病预防控

制所

电子邮箱：chpcnet@ivdc.chinacdc.cn

53. 流感病毒

国家科技资源标识符：CSTR:16698.06.NPRC 2.3.323

平台资源号：NPRC 2.3.323

保藏编号：CHPC 2.18.2.FJYP/21/001.22

中文名称：流感病毒 B 型 / 福建延平 /12218/2021

外文名称：*Influenza virus* B/Fujian-Yanping/
12218/2021

分类学地位：Orthornavirae; Negarnaviricota;
Insthoviricetes; Articulavirales; Or-
thomyxoviridae; *Betainfluenzavirus*;
Betainfluenzavirus influenzae

生物危害程度：第三类

分离时间：2021-10-15

分离地址：中国福建省南平市

分离基物：患者咽拭子

致病名称：流行性感冒

致病对象：人

来源历史：←中国疾病预防控制中心病原微生物
菌（毒）种保藏中心病毒病所分中心
←中国疾病预防控制中心病毒病预防
控制所流感室

用　　途：传染病病原监测和溯源

联系单位：中国疾病预防控制中心病毒病预防控
制所

电子邮箱：chpcnet@ivdc.chinacdc.cn

54. 流感病毒

国家科技资源标识符：CSTR:16698.06.NPRC 2.3.324

平台资源号：NPRC 2.3.324

保藏编号：CHPC 2.18.2.FJYP/21/002.22

中文名称：流感病毒 B 型 / 福建延平 /12286/2021

外文名称：*Influenza virus* B/Fujian-Yanping/
12286/2021

分类学地位：Orthornavirae; Negarnaviricota;

Insthoviricetes; Articulavirales; Orthomyxoviridae; *Betainfluenzavirus*; *Betainfluenzavirus influenzae*

生物危害程度：第三类

分离时间：2021-10-15

分离地址：中国福建省南平市

分离基物：患者咽拭子

致病名称：流行性感冒

致病对象：人

来源历史：←中国疾病预防控制中心病原微生物菌（毒）种保藏中心病毒病所分中心 ←中国疾病预防控制中心病毒病预防控制所流感室

用　　途：传染病病原监测和溯源

联系单位：中国疾病预防控制中心病毒病预防控制所

电子邮箱：chpcnet@ivdc.chinacdc.cn

55. 流感病毒

国家科技资源标识符：CSTR:16698.06.NPRC 2.3.325

平台资源号：NPRC 2.3.325

保藏编号：CHPC 2.18.2.HNXY/21/001.22

中文名称：流感病毒 B 型 / 海南秀英 /1700/2021

外文名称：*Influenza virus* B/Hainan-Xiuying/1700/2021

分类学地位：Orthornavirae; Negarnaviricota; Insthoviricetes; Articulavirales; Orthomyxoviridae; *Betainfluenzavirus*; *Betainfluenzavirus influenzae*

生物危害程度：第三类

分离时间：2021-10-07

分离地址：中国海南省海口市

分离基物：患者咽拭子

致病名称：流行性感冒

致病对象：人

来源历史：←中国疾病预防控制中心病原微生物菌（毒）种保藏中心病毒病所分中心

←中国疾病预防控制中心病毒病预防控制所流感室

用　　途：传染病病原监测和溯源

联系单位：中国疾病预防控制中心病毒病预防控制所

电子邮箱：chpcnet@ivdc.chinacdc.cn

56. 流感病毒

国家科技资源标识符：CSTR:16698.06.NPRC 2.3.326

平台资源号：NPRC 2.3.326

保藏编号：CHPC 2.18.2.HNXY/21/002.22

中文名称：流感病毒 B 型 / 海南秀英 /1762/2021

外文名称：*Influenza virus* B/Hainan-Xiuying/1762/2021

分类学地位：Orthornavirae; Negarnaviricota; Insthoviricetes; Articulavirales; Orthomyxoviridae; *Betainfluenzavirus*; *Betainfluenzavirus influenzae*

生物危害程度：第三类

分离时间：2021-10-18

分离地址：中国海南省海口市

分离基物：患者咽拭子

致病名称：流行性感冒

致病对象：人

来源历史：←中国疾病预防控制中心病原微生物菌（毒）种保藏中心病毒病所分中心 ←中国疾病预防控制中心病毒病预防控制所流感室

用　　途：传染病病原监测和溯源

联系单位：中国疾病预防控制中心病毒病预防控制所

电子邮箱：chpcnet@ivdc.chinacdc.cn

57. 流感病毒

国家科技资源标识符：CSTR:16698.06.NPRC 2.3.327

平台资源号：NPRC 2.3.327

保藏编号：CHPC 2.18.2.SHCM/21/001.22

病

毒

中文名称：流感病毒 B 型 / 上海崇明 /38/2021

外文名称：*Influenza virus* B/Shanghai-Chongming/38/2021

分类学地位：Orthornavirae; Negarnaviricota; Insthoviricetes; Articulavirales; Orthomyxoviridae; *Betainfluenzavirus*; *Betainfluenzavirus influenzae*

生物危害程度：第三类

分离时间：2021-10-31

分离地址：中国上海市崇明区

分离基物：患者咽拭子

致病名称：流行性感冒

致病对象：人

来源历史：←中国疾病预防控制中心病原微生物菌（毒）种保藏中心病毒病所分中心 ←中国疾病预防控制中心病毒病预防控制所流感室

用　　途：传染病病原监测和溯源

联系单位：中国疾病预防控制中心病毒病预防控制所

电子邮箱：chpcnet@ivdc.chinacdc.cn

58. 流感病毒

国家科技资源标识符：CSTR:16698.06.NPRC 2.3.328

平台资源号：NPRC 2.3.328

保藏编号：CHPC 2.18.2.HNWD/21/001.22

中文名称：流感病毒 B 型 / 河南卫东 /1487/2021

外文名称：*Influenza virus* B/Henan-Weidong/1487/2021

分类学地位：Orthornavirae; Negarnaviricota; Insthoviricetes; Articulavirales; Orthomyxoviridae; *Betainfluenzavirus*; *Betainfluenzavirus influenzae*

生物危害程度：第三类

分离时间：2021-10-26

分离地址：中国河南省平顶山市

分离基物：患者咽拭子

致病名称：流行性感冒

致病对象：人

来源历史：←中国疾病预防控制中心病原微生物菌（毒）种保藏中心病毒病所分中心 ←中国疾病预防控制中心病毒病预防控制所流感室

用　　途：传染病病原监测和溯源

联系单位：中国疾病预防控制中心病毒病预防控制所

电子邮箱：chpcnet@ivdc.chinacdc.cn

59. 流感病毒

国家科技资源标识符：CSTR:16698.06.NPRC 2.3.329

平台资源号：NPRC 2.3.329

保藏编号：CHPC 2.18.2.HNZY/21/001.22

中文名称：流感病毒 B 型 / 河南中原 /1464/2021

外文名称：*Influenza virus* B/Henan-Zhongyuan/1464/2021

分类学地位：Orthornavirae; Negarnaviricota; Insthoviricetes; Articulavirales; Orthomyxoviridae; *Betainfluenzavirus*; *Betainfluenzavirus influenzae*

生物危害程度：第三类

分离时间：2021-11-01

分离地址：中国河南省郑州市

分离基物：患者咽拭子

致病名称：流行性感冒

致病对象：人

来源历史：←中国疾病预防控制中心病原微生物菌（毒）种保藏中心病毒病所分中心 ←中国疾病预防控制中心病毒病预防控制所流感室

用　　途：传染病病原监测和溯源

联系单位：中国疾病预防控制中心病毒病预防控制所

电子邮箱：chpcnet@ivdc.chinacdc.cn

60. 流感病毒

国家科技资源标识符：CSTR:16698.06.NPRC 2.3.330

平台资源号：NPRC 2.3.330

保藏编号：CHPC 2.18.2.FJCS/21/001.22

中文名称：流感病毒 B 型 / 福建仓山 /11009/2021

外文名称：*Influenza virus* B/Fujian-Cangshan/11009/2021

分类学地位：Orthornavirae; Negarnaviricota; Insthoviricetes; Articulavirales; Orthomyxoviridae; *Betainfluenzavirus*; *Betainfluenzavirus influenzae*

生物危害程度：第三类

分离时间：2021-10-27

分离地址：中国福建省福州市

分离基物：患者咽拭子

致病名称：流行性感冒

致病对象：人

来源历史：←中国疾病预防控制中心病原微生物菌（毒）种保藏中心病毒病所分中心←中国疾病预防控制中心病毒病预防控制所流感室

用　　途：传染病病原监测和溯源

联系单位：中国疾病预防控制中心病毒病预防控制所

电子邮箱：chpcnet@ivdc.chinacdc.cn

61. 流感病毒

国家科技资源标识符：CSTR:16698.06.NPRC 2.3.331

平台资源号：NPRC 2.3.331

保藏编号：CHPC 2.18.2.HBXC/21/002.22

中文名称：流感病毒 B 型 / 湖北襄城 /11000/2021

外文名称：*Influenza virus* B/Hubei-Xiangcheng/11000/2021

分类学地位：Orthornavirae; Negarnaviricota; Insthoviricetes; Articulavirales; Orthomyxoviridae; *Betainfluenzavirus*;

Betainfluenzavirus influenzae

生物危害程度：第三类

分离时间：2021-11-01

分离地址：中国湖北省襄阳市

分离基物：患者咽拭子

致病名称：流行性感冒

致病对象：人

来源历史：←中国疾病预防控制中心病原微生物菌（毒）种保藏中心病毒病所分中心←中国疾病预防控制中心病毒病预防控制所流感室

用　　途：传染病病原监测和溯源

联系单位：中国疾病预防控制中心病毒病预防控制所

电子邮箱：chpcnet@ivdc.chinacdc.cn

62. 流感病毒

国家科技资源标识符：CSTR:16698.06.NPRC 2.3.332

平台资源号：NPRC 2.3.332

保藏编号：CHPC 2.18.2.JSTN/21/001.22

中文名称：流感病毒 B 型 / 江苏天宁 /1770/2021

外文名称：*Influenza virus* B/Jiangsu-Tianning/1770/2021

分类学地位：Orthornavirae; Negarnaviricota; Insthoviricetes; Articulavirales; Orthomyxoviridae; *Betainfluenzavirus*; *Betainfluenzavirus influenzae*

生物危害程度：第三类

分离时间：2021-10-11

分离地址：中国江苏省常州市

分离基物：患者咽拭子

致病名称：流行性感冒

致病对象：人

来源历史：←中国疾病预防控制中心病原微生物菌（毒）种保藏中心病毒病所分中心←中国疾病预防控制中心病毒病预防控制所流感室

病

毒

用　　途：传染病病原监测和溯源

联系单位：中国疾病预防控制中心病毒病预防控制所

电子邮箱：chpcnet@ivdc.chinacdc.cn

63. 流感病毒

国家科技资源标识符：CSTR:16698.06.NPRC 2.3.333

平台资源号：NPRC 2.3.333

保藏编号：CHPC 2.18.2.JSWJ/21/001.22

中文名称：流感病毒 B 型 / 江苏武进 /1752/2021

外文名称：*Influenza virus* B/Jiangsu-Wujin/ 1752/2021

分类学地位：Orthornavirae; Negarnaviricota; Insthoviricetes; Articulavirales; Orthomyxoviridae; *Betainfluenzavirus*; *Betainfluenzavirus influenzae*

生物危害程度：第三类

分离时间：2021-10-11

分离地址：中国江苏省常州市

分离基物：患者咽拭子

致病名称：流行性感冒

致病对象：人

来源历史：←中国疾病预防控制中心病原微生物菌（毒）种保藏中心病毒病所分中心←中国疾病预防控制中心病毒病预防控制所流感室

用　　途：传染病病原监测和溯源

联系单位：中国疾病预防控制中心病毒病预防控制所

电子邮箱：chpcnet@ivdc.chinacdc.cn

64. 流感病毒

国家科技资源标识符：CSTR:16698.06.NPRC 2.3.334

平台资源号：NPRC 2.3.334

保藏编号：CHPC 2.18.2.JSWJ/21/002.22

中文名称：流感病毒 B 型 / 江苏武进 /1766/2021

外文名称：*Influenza virus* B/Jiangsu-Wujin/ 1766/2021

分类学地位：Orthornavirae; Negarnaviricota; Insthoviricetes; Articulavirales; Orthomyxoviridae; *Betainfluenzavirus*; *Betainfluenzavirus influenzae*

生物危害程度：第三类

分离时间：2021-10-11

分离地址：中国江苏省常州市

分离基物：患者咽拭子

致病名称：流行性感冒

致病对象：人

来源历史：←中国疾病预防控制中心病原微生物菌（毒）种保藏中心病毒病所分中心←中国疾病预防控制中心病毒病预防控制所流感室

用　　途：传染病病原监测和溯源

联系单位：中国疾病预防控制中心病毒病预防控制所

电子邮箱：chpcnet@ivdc.chinacdc.cn

65. 流感病毒

国家科技资源标识符：CSTR:16698.06.NPRC 2.3.335

平台资源号：NPRC 2.3.335

保藏编号：CHPC 2.18.2.JXJZ/21/001.22

中文名称：流感病毒 B 型 / 江西吉州 /11035/2021

外文名称：*Influenza virus* B/Jiangxi-Jizhou/ 11035/2021

分类学地位：Orthornavirae; Negarnaviricota; Insthoviricetes; Articulavirales; Orthomyxoviridae; *Betainfluenzavirus*; *Betainfluenzavirus influenzae*

生物危害程度：第三类

分离时间：2021-10-17

分离地址：中国江西省吉安市

分离基物：患者咽拭子

致病名称：流行性感冒

致病对象：人

来源历史：←中国疾病预防控制中心病原微生物
菌（毒）种保藏中心病毒病所分中心
←中国疾病预防控制中心病毒病预防
控制所流感室

用　　途：传染病病原监测和溯源

联系单位：中国疾病预防控制中心病毒病预防控
制所

电子邮箱：chpcnet@ivdc.chinacdc.cn

66. 流感病毒

国家科技资源标识符：CSTR:16698.06.NPRC 2.3.336

平台资源号：NPRC 2.3.336

保藏编号：CHPC 2.18.2.ZJKC/21/002.22

中文名称：流感病毒 B 型 / 浙江柯城 /1907/2021

外文名称：*Influenza virus* B/Zhejiang-Kecheng/
1907/2021

分类学地位：Orthornavirae; Negarnaviricota;
Insthoviricetes; Articulavirales; Or-
thomyxoviridae; *Betainfluenzavirus*;
Betainfluenzavirus influenzae

生物危害程度：第三类

分离时间：2021-10-03

分离地址：中国浙江省衢州市

分离基物：患者咽拭子

致病名称：流行性感冒

致病对象：人

来源历史：←中国疾病预防控制中心病原微生物
菌（毒）种保藏中心病毒病所分中心
←中国疾病预防控制中心病毒病预防
控制所流感室

用　　途：传染病病原监测和溯源

联系单位：中国疾病预防控制中心病毒病预防控
制所

电子邮箱：chpcnet@ivdc.chinacdc.cn

67. 流感病毒

国家科技资源标识符：CSTR:16698.06.NPRC 2.3.337

平台资源号：NPRC 2.3.337

保藏编号：CHPC 2.18.2.GXYZ/21/001.22

中文名称：流感病毒 B 型 / 广西玉州 /11130/2021

外文名称：*Influenza virus* B/Guangxi-Yuzhou/
11130/2021

分类学地位：Orthornavirae; Negarnaviricota;
Insthoviricetes; Articulavirales; Or-
thomyxoviridae; *Betainfluenzavirus*;
Betainfluenzavirus influenzae

生物危害程度：第三类

分离时间：2021-09-29

分离地址：中国广西壮族自治区玉林市

分离基物：患者咽拭子

致病名称：流行性感冒

致病对象：人

来源历史：←中国疾病预防控制中心病原微生物
菌（毒）种保藏中心病毒病所分中心
←中国疾病预防控制中心病毒病预防
控制所流感室

用　　途：传染病病原监测和溯源

联系单位：中国疾病预防控制中心病毒病预防控
制所

电子邮箱：chpcnet@ivdc.chinacdc.cn

68. 流感病毒

国家科技资源标识符：CSTR:16698.06.NPRC 2.3.338

平台资源号：NPRC 2.3.338

保藏编号：CHPC 2.18.2.JSGS/21/001.22

中文名称：流感病毒 B 型 / 江苏姑苏 /11542/2021

外文名称：*Influenza virus* B/Jiangsu-Gusu/
11542/2021

分类学地位：Orthornavirae; Negarnaviricota;
Insthoviricetes; Articulavirales; Or-
thomyxoviridae; *Betainfluenzavirus*;
Betainfluenzavirus influenzae

生物危害程度：第三类

分离时间：2021-10-11

病
毒

分离地址：中国江苏省苏州市

分离基物：患者咽拭子

致病名称：流行性感冒

致病对象：人

来源历史：←中国疾病预防控制中心病原微生物
菌（毒）种保藏中心病毒病所分中心
←中国疾病预防控制中心病毒病预防
控制所流感室

用　　途：传染病病原监测和溯源

联系单位：中国疾病预防控制中心病毒病预防控
制所

电子邮箱：chpcnet@ivdc.chinacdc.cn

69. 流感病毒

国家科技资源标识符：CSTR:16698.06.NPRC 2.3.339

平台资源号：NPRC 2.3.339

保藏编号：CHPC 2.18.2.CQQJ/21/002.22

中文名称：流感病毒 B 型 / 重庆黔江 /1852/2021

外文名称：*Influenza virus* B/Chongqing-Qianjiang/
1852/2021

分类学地位：Orthornavirae; Negarnaviricota;
Insthoviricetes; Articulavirales; Or-
thomyxoviridae; *Betainfluenzavirus*;
Betainfluenzavirus influenzae

生物危害程度：第三类

分离时间：2021-09-26

分离地址：中国重庆市黔江区

分离基物：患者咽拭子

致病名称：流行性感冒

致病对象：人

来源历史：←中国疾病预防控制中心病原微生物
菌（毒）种保藏中心病毒病所分中心
←中国疾病预防控制中心病毒病预防
控制所流感室

用　　途：传染病病原监测和溯源

联系单位：中国疾病预防控制中心病毒病预防控
制所

电子邮箱：chpcnet@ivdc.chinacdc.cn

70. 流感病毒

国家科技资源标识符：CSTR:16698.06.NPRC 2.3.340

平台资源号：NPRC 2.3.340

保藏编号：CHPC 2.18.2.ZJSC/21/001.22

中文名称：流感病毒 B 型 / 浙江上城 /11039/2021

外文名称：*Influenza virus* B/Zhejiang-Shangcheng/
11039/2021

分类学地位：Orthornavirae; Negarnaviricota;
Insthoviricetes; Articulavirales; Or-
thomyxoviridae; *Betainfluenzavirus*;
Betainfluenzavirus influenzae

生物危害程度：第三类

分离时间：2021-09-30

分离地址：中国浙江省杭州市

分离基物：患者咽拭子

致病名称：流行性感冒

致病对象：人

来源历史：←中国疾病预防控制中心病原微生物
菌（毒）种保藏中心病毒病所分中心
←中国疾病预防控制中心病毒病预防
控制所流感室

用　　途：传染病病原监测和溯源

联系单位：中国疾病预防控制中心病毒病预防控
制所

电子邮箱：chpcnet@ivdc.chinacdc.cn

71. 流感病毒

国家科技资源标识符：CSTR:16698.06.NPRC 2.3.341

平台资源号：NPRC 2.3.341

保藏编号：CHPC 2.18.2.AHBH/21/001.22

中文名称：流感病毒 B 型 / 安徽包河 /1701/2021

外文名称：*Influenza virus* B/Anhui-Baohe/1701/2021

分类学地位：Orthornavirae; Negarnaviricota;
Insthoviricetes; Articulavirales; Or-
thomyxoviridae; *Betainfluenzavirus*;

Betainfluenzavirus influenzae

生物危害程度：第三类

分离时间：2021-09-16

分离地址：中国安徽省合肥市

分离基物：患者咽拭子

致病名称：流行性感冒

致病对象：人

来源历史：←中国疾病预防控制中心病原微生物菌（毒）种保藏中心病毒病所分中心

　　　　　←中国疾病预防控制中心病毒病预防控制所流感室

用　　途：传染病病原监测和溯源

联系单位：中国疾病预防控制中心病毒病预防控制所

电子邮箱：chpcnet@ivdc.chinacdc.cn

72. 流感病毒

国家科技资源标识符：CSTR:16698.06.NPRC 2.3.342

平台资源号：NPRC 2.3.342

保藏编号：CHPC 2.18.2.HBXN/21/001.22

中文名称：流感病毒 B 型 / 湖北孝南 /2230/2021

外文名称：*Influenza virus* B/Hubei-Xiaonan/2230/2021

分类学地位：Orthornavirae; Negarnaviricota; Insthoviricetes; Articulavirales; Orthomyxoviridae; *Betainfluenzavirus*; *Betainfluenzavirus influenzae*

生物危害程度：第三类

分离时间：2021-09-23

分离地址：中国湖北省孝感市

分离基物：患者咽拭子

致病名称：流行性感冒

致病对象：人

来源历史：←中国疾病预防控制中心病原微生物菌（毒）种保藏中心病毒病所分中心

　　　　　←中国疾病预防控制中心病毒病预防控制所流感室

用　　途：传染病病原监测和溯源

联系单位：中国疾病预防控制中心病毒病预防控制所

电子邮箱：chpcnet@ivdc.chinacdc.cn

73. 流感病毒

国家科技资源标识符：CSTR:16698.06.NPRC 2.3.343

平台资源号：NPRC 2.3.343

保藏编号：CHPC 2.18.2.GDJP/21/001.22

中文名称：流感病毒 B 型 / 广东金平 /1746/2021

外文名称：*Influenza virus* B/Guangdong-Jinping/1746/2021

分类学地位：Orthornavirae; Negarnaviricota; Insthoviricetes; Articulavirales; Orthomyxoviridae; *Betainfluenzavirus*; *Betainfluenzavirus influenzae*

生物危害程度：第三类

分离时间：2021-09-22

分离地址：中国广东省汕头市

分离基物：患者咽拭子

致病名称：流行性感冒

致病对象：人

来源历史：←中国疾病预防控制中心病原微生物菌（毒）种保藏中心病毒病所分中心

　　　　　←中国疾病预防控制中心病毒病预防控制所流感室

用　　途：传染病病原监测和溯源

联系单位：中国疾病预防控制中心病毒病预防控制所

电子邮箱：chpcnet@ivdc.chinacdc.cn

74. 流感病毒

国家科技资源标识符：CSTR:16698.06.NPRC 2.14.8

平台资源号：NPRC 2.14.8

保藏编号：SZCDC-BYSIV2022184

中文名称：流感病毒 B 型 / 广东福田 /184/2022

外文名称：*Influenza virus* B/Guangdong-Futian/

184/2022

分类学地位：Orthornavirae；Negarnaviricota；
Insthoviricetes；Articulavirales；Or-
thomyxoviridae；*Betainfluenzavirus*；
Betainfluenzavirus influenzae

生物危害程度：第三类

分离时间：2020-05-23

分离地址：中国广东省深圳市

分离基物：患者咽拭子

致病名称：流行性感冒

致病对象：人

来源历史：←深圳市疾病预防控制中心←北京大
学深圳医院

用　　途：传染病病原监测和溯源，毒株保藏

联系单位：深圳市疾病预防控制中心病原生物研
究所

电子邮箱：jkzxbyswyjs@wjw.sz.gov.cn

75. 流感病毒

国家科技资源标识符：CSTR:16698.06.NPRC 2.5.32

平台资源号：NPRC 2.5.32

保藏编号：CAMS-CCPM-C-Ⅲ-004

中文名称：流感病毒 PR8 型

外文名称：*Influence virus* PR8

分类学地位：Orthornavirae；Negarnaviricota；Ins-
thoviricetes；Articulavirales；Ortho-
myxoviridae；*Alphainfluenzavirus*；
Influenza A virus

生物危害程度：第三类

分离时间：2010-09-01

分离地址：中国北京市

分离基物：患者咽拭子

致病名称：流行性感冒

致病对象：人

来源历史：←中国医学科学院医学病原微生物菌
（毒）种分中心←中国医学科学院病
原微生物研究所

用　　途：科研、教学等科学实验

联系单位：中国医学科学院病原生物学研究所

电子邮箱：CCPM_C@ipbcams.ac.cn

76. 流感病毒

国家科技资源标识符：CSTR:16698.06.NPRC 2.3.382

平台资源号：NPRC 2.3.382

保藏编号：CHPC 2.18.2.HBZD/21/001.22

中文名称：流感病毒 B 型 / 湖北曾都 /37/2021

外文名称：*Influenza virus* B/Hubei-Zengdu/37/2021

分类学地位：Orthornavirae；Negarnaviricota；Poly-
ploviricotina；Insthoviricetes；Articula-
virales；*Orthomyxoviridae*；*Betainflu-
enzavirus*

生物危害程度：第三类

分离时间：2021-09-20

分离地址：中国湖北省随州市

分离基物：患者咽拭子

致病名称：流行性感冒

致病对象：人

来源历史：←中国疾病预防控制中心病原微生物
菌（毒）种保藏中心病毒病所分中心
←中国疾病预防控制中心病毒病预防
控制所流感室

用　　途：传染病病原监测和溯源

联系单位：中国疾病预防控制中心病毒病预防控
制所

电子邮箱：chpcnet@ivdc.chinacdc.cn

77. 流感病毒

国家科技资源标识符：CSTR:16698.06.NPRC 2.3.383

平台资源号：NPRC 2.3.383

保藏编号：CHPC 2.18.2.CQBN/21/001.22

中文名称：流感病毒 B 型 / 重庆巴南 /1641/2021

外文名称：*Influenza virus* B/Chongqing-Banan/
1641/2021

分类学地位：Orthornavirae；Negarnaviricota；Insthoviricetes; Articulavirales; Ortho-myxoviridae; *Betainfluenzavirus*

生物危害程度：第三类

分离时间：2021-09-13

分离地址：中国重庆市巴南区

分离基物：患者咽拭子

致病名称：流行性感冒

致病对象：人

来源历史：←中国疾病预防控制中心病原微生物菌（毒）种保藏中心病毒病所分中心 ←中国疾病预防控制中心病毒病预防控制所流感室

用　　途：传染病病原监测和溯源

联系单位：中国疾病预防控制中心病毒病预防控制所

电子邮箱：chpcnet@ivdc.chinacdc.cn

78. 流感病毒

国家科技资源标识符：CSTR:16698.06.NPRC 2.3.384

平台资源号：NPRC 2.3.384

保藏编号：CHPC 2.18.2.GXYZ/21/002.22

中文名称：流感病毒 B 型 / 广西玉州 /11091/2021

外文名称：*Influenza virus* B/Guangxi-Yuzhou/11091/2021

分类学地位：Orthornavirae; Negarnaviricota; Ins-thoviricetes; Articulavirales; Ortho-myxoviridae; *Betainfluenzavirus*

生物危害程度：第三类

分离时间：2021-09-22

分离地址：中国广西壮族自治区玉林市

分离基物：患者咽拭子

致病名称：流行性感冒

致病对象：人

来源历史：←中国疾病预防控制中心病原微生物菌（毒）种保藏中心病毒病所分中心 ←中国疾病预防控制中心病毒病预防控制所流感室

用　　途：传染病病原监测和溯源

联系单位：中国疾病预防控制中心病毒病预防控制所

电子邮箱：chpcnet@ivdc.chinacdc.cn

79. 流感病毒

国家科技资源标识符：CSTR:16698.06.NPRC 2.3.385

平台资源号：NPRC 2.3.385

保藏编号：CHPC 2.18.2.HBMJ/21/001.22

中文名称：流感病毒 B 型 / 湖北茅箭 /11919/2021

外文名称：*Influenza virus* B/Hubei-Maojian/11919/2021

分类学地位：Orthornavirae; Negarnaviricota; Ins-thoviricetes; Articulavirales; Ortho-myxoviridae; *Betainfluenzavirus*

生物危害程度：第三类

分离时间：2021-10-08

分离地址：中国湖北省十堰市

分离基物：患者咽拭子

致病名称：流行性感冒

致病对象：人

来源历史：←中国疾病预防控制中心病原微生物菌（毒）种保藏中心病毒病所分中心 ←中国疾病预防控制中心病毒病预防控制所流感室

用　　途：传染病病原监测和溯源

联系单位：中国疾病预防控制中心病毒病预防控制所

电子邮箱：chpcnet@ivdc.chinacdc.cn

80. 流感病毒

国家科技资源标识符：CSTR:16698.06.NPRC 2.3.386

平台资源号：NPRC 2.3.386

保藏编号：CHPC 2.18.2.HNML/21/001.22

中文名称：流感病毒 B 型 / 海南美兰 /1751/2021

外文名称：*Influenza virus* B/Hainan-Meilan/1751/2021

分类学地位：Orthornavirae; Negarnaviricota; Insthoviricetes; Articulavirales; Orthomyxoviridae; *Betainfluenzavirus*

生物危害程度：第三类

分离时间：2021-09-30

分离地址：中国海南省海口市

分离基物：患者咽拭子

致病名称：流行性感冒

致病对象：人

来源历史：←中国疾病预防控制中心病原微生物菌（毒）种保藏中心病毒病所分中心 ←中国疾病预防控制中心病毒病预防控制所流感室

用　　途：传染病病原监测和溯源

联系单位：中国疾病预防控制中心病毒病预防控制所

电子邮箱：chpcnet@ivdc.chinacdc.cn

九、水泡口炎病毒

81. 水泡口炎病毒

国家科技资源标识符：CSTR:16698.06.NPRC 2.3.344

平台资源号：NPRC 2.3.344

保藏编号：CHPC 2.5.3.BJXC/21/001.22

中文名称：水泡性口炎病毒 / 北京西城 /2021

外文名称：*Vesicular Stomatitis Virus*/Beijing-Xicheng/ 2021

分类学地位：Orthornavirae; Negarnaviricota; Monjiviricetes; Mononegavirale; Rhabdoviridae; *Vesiculovirus*; *Vesicular stomatitis virus*

生物危害程度：第三类

分离时间：2021-07-05

分离地址：中国北京市西城区

分离基物：患者水泡液

致病名称：水泡性口炎

致病对象：人、动物

来源历史：←中国疾病预防控制中心病原微生物菌（毒）种保藏中心病毒病所分中心 ←中国疾病预防控制中心病毒病预防控制所病毒资源中心

用　　途：传染病病原监测和溯源

联系单位：中国疾病预防控制中心病毒病预防控制所

电子邮箱：chpcnet@ivdc.chinacdc.cn

十、麻疹病毒

82. 麻疹病毒

国家科技资源标识符：CSTR:16698.06.NPRC 2.3.345

平台资源号：NPRC 2.3.345

保藏编号：CHPC 2.4.1.GX/20/001.22

中文名称：麻疹病毒 / 广西 /1/2020

外文名称：*Measles Virus/Guangxi*.CHN/5.20/1[D8]

分类学地位：Orthornavirae; Negarnaviricota; Monjiviricetes; Mononegavirales; Paramyxoviridae; *Morbillivirus*

生物危害程度：第三类

分离时间：2020-02-28

分离地址：中国广西壮族自治区

分离基物：患者咽拭子

致病名称：麻疹

致病对象：人

来源历史：←中国疾病预防控制中心病原微生物菌（毒）种保藏中心病毒病所分中心 ←中国疾病预防控制中心病毒病预防控制所麻疹室

用　　途：传染病病原监测和溯源

联系单位：中国疾病预防控制中心病毒病预防控制所

电子邮箱：chpcnet@ivdc.chinacdc.cn

83. 麻疹病毒

国家科技资源标识符：CSTR:16698.06.NPRC 2.3.346

平台资源号：NPRC 2.3.346

保藏编号：CHPC 2.4.1.HB/20/001.22

中文名称：麻疹病毒 / 河北 /1/2020

外文名称：*Measles Virus/Hebei*.CHN/2.20/1[D8]

分类学地位：Orthornavirae; Negarnaviricota; Monjiviricetes; Mononegavirales; Paramyxoviridae; *Morbillivirus*

生物危害程度：第三类

分离时间：2020-02-12

分离地址：中国河北省

分离基物：患者咽拭子

致病名称：麻疹

致病对象：人

来源历史：←中国疾病预防控制中心病原微生物菌（毒）种保藏中心病毒病所分中心 ←中国疾病预防控制中心病毒病预防控制所麻疹室

用　　途：传染病病原监测和溯源

联系单位：中国疾病预防控制中心病毒病预防控制所

电子邮箱：chpcnet@ivdc.chinacdc.cn

84. 麻疹病毒

国家科技资源标识符：CSTR:16698.06.NPRC 2.3.347

平台资源号：NPRC 2.3.347

保藏编号：CHPC 2.4.1.HB/20/002.22

中文名称：麻疹病毒 / 河北 /2/2020

外文名称：*Measles Virus/Hebei*.CHN/3.20/1[D8]

分类学地位：Orthornavirae; Negarnaviricota; Monjiviricetes; Mononegavirales; Paramyxoviridae; *Morbillivirus*

生物危害程度：第三类

分离时间：2020-02-17

分离地址：中国河北省

分离基物：患者咽拭子

致病名称：麻疹

致病对象：人

来源历史：←中国疾病预防控制中心病原微生物菌（毒）种保藏中心病毒病所分中心 ←中国疾病预防控制中心病毒病预防控制所麻疹室

用　　途：传染病病原监测和溯源

联系单位：中国疾病预防控制中心病毒病预防控制所

电子邮箱：chpcnet@ivdc.chinacdc.cn

85. 麻疹病毒

国家科技资源标识符：CSTR:16698.06.NPRC 2.3.348

平台资源号：NPRC 2.3.348

保藏编号：CHPC 2.4.1.HB/20/003.22

中文名称：麻疹病毒 / 河北 /3/2020

外文名称：*Measles Virus/Hebei*.CHN/4.20/1[D8]

分类学地位：Orthornavirae; Negarnaviricota; Monjiviricetes; Mononegavirales; Paramyxoviridae; *Morbillivirus*

生物危害程度：第三类

分离时间：2020-02-21

分离地址：中国河北省

分离基物：患者咽拭子

致病名称：麻疹

致病对象：人

来源历史：←中国疾病预防控制中心病原微生物菌（毒）种保藏中心病毒病所分中心 ←中国疾病预防控制中心病毒病预防控制所麻疹室

用　　途：传染病病原监测和溯源

联系单位：中国疾病预防控制中心病毒病预防控制所

电子邮箱：chpcnet@ivdc.chinacdc.cn

病

毒

86. 麻疹病毒

国家科技资源标识符：CSTR:16698.06.NPRC 2.3.349

平台资源号：NPRC 2.3.349

保藏编号：CHPC 2.4.1.HB/20/004.22

中文名称：麻疹病毒 / 河北 /4/2020

外文名称：*Measles Virus/Hebei*.CHN/4.20/2[D8]

分类学地位：Orthornavirae; Negarnaviricota; Monjiviricetes; Mononegavirales; Paramyxoviridae; *Morbillivirus*

生物危害程度：第三类

分离时间：2020-02-22

分离地址：中国河北省

分离基物：患者咽拭子

致病名称：麻疹

致病对象：人

来源历史：←中国疾病预防控制中心病原微生物菌（毒）种保藏中心病毒病所分中心 ←中国疾病预防控制中心病毒病预防控制所麻疹室

用　　途：传染病病原监测和溯源

联系单位：中国疾病预防控制中心病毒病预防控制所

电子邮箱：chpcnet@ivdc.chinacdc.cn

87. 麻疹病毒

国家科技资源标识符：CSTR:16698.06.NPRC 2.3.350

平台资源号：NPRC 2.3.350

保藏编号：CHPC 2.4.1.HB/20/005.22

中文名称：麻疹病毒 / 河北 /5/2020

外文名称：*Measles Virus/Hebei*.CHN/4.20/3[D8]

分类学地位：Orthornavirae; Negarnaviricota; Monjiviricetes; Mononegavirales; Paramyxoviridae; *Morbillivirus*

生物危害程度：第三类

分离时间：2020-02-23

分离地址：中国河北省

分离基物：患者咽拭子

致病名称：麻疹

致病对象：人

来源历史：←中国疾病预防控制中心病原微生物菌（毒）种保藏中心病毒病所分中心 ←中国疾病预防控制中心病毒病预防控制所麻疹室

用　　途：传染病病原监测和溯源

联系单位：中国疾病预防控制中心病毒病预防控制所

电子邮箱：chpcnet@ivdc.chinacdc.cn

88. 麻疹病毒

国家科技资源标识符：CSTR:16698.06.NPRC 2.3.351

平台资源号：NPRC 2.3.351

保藏编号：CHPC 2.4.1.HB/20/006.22

中文名称：麻疹病毒 / 河北 /6/2020

外文名称：*Measles Virus/Hebei*.CHN/5.20/1[D8]

分类学地位：Orthornavirae; Negarnaviricota; Monjiviricetes; Mononegavirales; Paramyxoviridae; *Morbillivirus*

生物危害程度：第三类

分离时间：2020-02-27

分离地址：中国河北省

分离基物：患者咽拭子

致病名称：麻疹

致病对象：人

来源历史：←中国疾病预防控制中心病原微生物菌（毒）种保藏中心病毒病所分中心 ←中国疾病预防控制中心病毒病预防控制所麻疹室

用　　途：传染病病原监测和溯源

联系单位：中国疾病预防控制中心病毒病预防控制所

电子邮箱：chpcnet@ivdc.chinacdc.cn

89. 麻疹病毒

国家科技资源标识符：CSTR:16698.06.NPRC 2.3.352

平台资源号：NPRC 2.3.352

保藏编号：CHPC 2.4.1.HB/20/007.22

中文名称：麻疹病毒 / 河北 /7/2020

外文名称：*Measles Virus/Hebei*.CHN/5.20/2[D8]

分类学地位：Orthornavirae; Negarnaviricota; Monjiviricetes; Mononegavirales; Paramyxoviridae; *Morbillivirus*

生物危害程度：第三类

分离时间：2020-03-01

分离地址：中国河北省

分离基物：患者咽拭子

致病名称：麻疹

致病对象：人

来源历史：←中国疾病预防控制中心病原微生物菌（毒）种保藏中心病毒病所分中心 ←中国疾病预防控制中心病毒病预防控制所麻疹室

用　　途：传染病病原监测和溯源

联系单位：中国疾病预防控制中心病毒病预防控制所

电子邮箱：chpcnet@ivdc.chinacdc.cn

90. 麻疹病毒

国家科技资源标识符：CSTR:16698.06.NPRC 2.3.353

平台资源号：NPRC 2.3.353

保藏编号：CHPC 2.4.1.HB/20/008.22

中文名称：麻疹病毒 / 河北 /8/2020

外文名称：*Measles Virus/Hebei*.CHN/5.20/3[D8]

分类学地位：Orthornavirae; Negarnaviricota; Monjiviricetes; Mononegavirales; Paramyxoviridae; *Morbillivirus*

生物危害程度：第三类

分离时间：2020-03-02

分离地址：中国河北省

分离基物：患者咽拭子

致病名称：麻疹

致病对象：人

来源历史：←中国疾病预防控制中心病原微生物菌（毒）种保藏中心病毒病所分中心 ←中国疾病预防控制中心病毒病预防控制所麻疹室

用　　途：传染病病原监测和溯源

联系单位：中国疾病预防控制中心病毒病预防控制所

电子邮箱：chpcnet@ivdc.chinacdc.cn

91. 麻疹病毒

国家科技资源标识符：CSTR:16698.06.NPRC 2.3.354

平台资源号：NPRC 2.3.354

保藏编号：CHPC 2.4.1.HB/20/009.22

中文名称：麻疹病毒 / 河北 /9/2020

外文名称：*Measles Virus/Hebei*.CHN/6.20/1[D8]

分类学地位：Orthornavirae; Negarnaviricota; Monjiviricetes; Mononegavirales; Paramyxoviridae; *Morbillivirus*

生物危害程度：第三类

分离时间：2020-03-07

分离地址：中国河北省

分离基物：患者咽拭子

致病名称：麻疹

致病对象：人

来源历史：←中国疾病预防控制中心病原微生物菌（毒）种保藏中心病毒病所分中心 ←中国疾病预防控制中心病毒病预防控制所麻疹室

用　　途：传染病病原监测和溯源

联系单位：中国疾病预防控制中心病毒病预防控制所

电子邮箱：chpcnet@ivdc.chinacdc.cn

病

毒

92. 麻疹病毒

国家科技资源标识符：CSTR:16698.06.NPRC 2.3.355

平台资源号：NPRC 2.3.355

保藏编号：CHPC 2.4.1.HB/20/010.22

中文名称：麻疹病毒 / 河北 /10/2020

外文名称：*Measles Virus/Hebei*.CHN/7.20/1[D8]

分类学地位：Orthornavirae; Negarnaviricota; Monjiviricetes; Mononegavirales; Paramyxoviridae; *Morbillivirus*

生物危害程度：第三类

分离时间：2020-03-16

分离地址：中国河北省

分离基物：患者咽拭子

致病名称：麻疹

致病对象：人

来源历史：←中国疾病预防控制中心病原微生物菌（毒）种保藏中心病毒病所分中心 ←中国疾病预防控制中心病毒病预防控制所麻疹室

用　　途：传染病病原监测和溯源

联系单位：中国疾病预防控制中心病毒病预防控制所

电子邮箱：chpcnet@ivdc.chinacdc.cn

93. 麻疹病毒

国家科技资源标识符：CSTR:16698.06.NPRC 2.3.356

平台资源号：NPRC 2.3.356

保藏编号：CHPC 2.4.1.HB/20/011.22

中文名称：麻疹病毒 / 河北 /11/2020

外文名称：*Measles Virus/Hebei*.CHN/8.20/1[D8]

分类学地位：Orthornavirae; Negarnaviricota; Monjiviricetes; Mononegavirales; Paramyxoviridae; *Morbillivirus*

生物危害程度：第三类

分离时间：2020-03-17

分离地址：中国河北省

分离基物：患者咽拭子

致病名称：麻疹

致病对象：人

来源历史：←中国疾病预防控制中心病原微生物菌（毒）种保藏中心病毒病所分中心 ←中国疾病预防控制中心病毒病预防控制所麻疹室

用　　途：传染病病原监测和溯源

联系单位：中国疾病预防控制中心病毒病预防控制所

电子邮箱：chpcnet@ivdc.chinacdc.cn

94. 麻疹病毒

国家科技资源标识符：CSTR:16698.06.NPRC 2.3.357

平台资源号：NPRC 2.3.357

保藏编号：CHPC 2.4.1.JX/20/001.22

中文名称：麻疹病毒 / 江西 /4/2020

外文名称：*Measles Virus/Jiangxi*.CHN/6.20/3[D8]

分类学地位：Orthornavirae; Negarnaviricota; Monjiviricetes; Mononegavirales; Paramyxoviridae; *Morbillivirus*

生物危害程度：第三类

分离时间：2020-03-04

分离地址：中国江西省

分离基物：患者咽拭子

致病名称：麻疹

致病对象：人

来源历史：←中国疾病预防控制中心病原微生物菌（毒）种保藏中心病毒病所分中心 ←中国疾病预防控制中心病毒病预防控制所麻疹室

用　　途：传染病病原监测和溯源

联系单位：中国疾病预防控制中心病毒病预防控制所

电子邮箱：chpcnet@ivdc.chinacdc.cn

95. 麻疹病毒

国家科技资源标识符：CSTR:16698.06.NPRC 2.3.358

平台资源号：NPRC 2.3.358

保藏编号：CHPC 2.4.1.YN/20/001.22

中文名称：麻疹病毒 / 云南 /3/2020

外文名称：*Measles Virus/Yunnan*.CHN/2.20/2[D8]

分类学地位：Orthornavirae; Negarnaviricota; Monjiviricetes; Mononegavirales; Paramyxoviridae; *Morbillivirus*

生物危害程度：第三类

分离时间：2020-02-09

分离地址：中国云南省

分离基物：患者咽拭子

致病名称：麻疹

致病对象：人

来源历史：←中国疾病预防控制中心病原微生物菌（毒）种保藏中心病毒病所分中心←中国疾病预防控制中心病毒病预防控制所麻疹室

用　　途：传染病病原监测和溯源

联系单位：中国疾病预防控制中心病毒病预防控制所

电子邮箱：chpcnet@ivdc.chinacdc.cn

96. 麻疹病毒

国家科技资源标识符：CSTR:16698.06.NPRC 2.3.359

平台资源号：NPRC 2.3.359

保藏编号：CHPC 2.4.1.SC/20/001.22

中文名称：麻疹病毒 / 四川 /1/2020

外文名称：*Measles Virus/Sichuan*.CHN/2.20/1[D8]

分类学地位：Orthornavirae; Negarnaviricota; Monjiviricetes; Mononegavirales; Paramyxoviridae; *Morbillivirus*

生物危害程度：第三类

分离时间：2020-02-10

分离地址：中国四川省

分离基物：患者咽拭子

致病名称：麻疹

致病对象：人

来源历史：←中国疾病预防控制中心病原微生物菌（毒）种保藏中心病毒病所分中心←中国疾病预防控制中心病毒病预防控制所麻疹室

用　　途：传染病病原监测和溯源

联系单位：中国疾病预防控制中心病毒病预防控制所

电子邮箱：chpcnet@ivdc.chinacdc.cn

97. 麻疹病毒

国家科技资源标识符：CSTR:16698.06.NPRC 2.3.360

平台资源号：NPRC 2.3.360

保藏编号：CHPC 2.4.1.SC/20/002.22

中文名称：麻疹病毒 / 四川 /2/2020

外文名称：*Measles Virus/Sichuan*.CHN/2.20/2[D8]

分类学地位：Orthornavirae; Negarnaviricota; Monjiviricetes; Mononegavirales; Paramyxoviridae; *Morbillivirus*

生物危害程度：第三类

分离时间：2020-02-10

分离地址：中国四川省

分离基物：患者咽拭子

致病名称：麻疹

致病对象：人

来源历史：←中国疾病预防控制中心病原微生物菌（毒）种保藏中心病毒病所分中心←中国疾病预防控制中心病毒病预防控制所麻疹室

用　　途：传染病病原监测和溯源

联系单位：中国疾病预防控制中心病毒病预防控制所

电子邮箱：chpcnet@ivdc.chinacdc.cn

病毒

98. 麻疹病毒

国家科技资源标识符：CSTR:16698.06.NPRC 2.3.361

平台资源号：NPRC 2.3.361

保藏编号：CHPC 2.4.1.ZJ/19/001.22

中文名称：麻疹病毒 / 浙江 /1/2019

外文名称：*Measles Virus*/Zhejiang.CHN/10.19/1[D8]

分类学地位：Orthornavirae; Negarnaviricota; Monjiviricetes; Mononegavirales; Paramyxoviridae; *Morbillivirus*

生物危害程度：第三类

分离时间：2019-04-10

分离地址：中国浙江省

分离基物：患者咽拭子

致病名称：麻疹

致病对象：人

来源历史：←中国疾病预防控制中心病原微生物菌（毒）种保藏中心病毒病所分中心 ←中国疾病预防控制中心病毒病预防控制所麻疹室

用　　途：传染病病原监测和溯源

联系单位：中国疾病预防控制中心病毒病预防控制所

电子邮箱：chpcnet@ivdc.chinacdc.cn

99. 麻疹病毒

国家科技资源标识符：CSTR:16698.06.NPRC 2.3.362

平台资源号：NPRC 2.3.362

保藏编号：CHPC 2.4.1.ZJ/19/002.22

中文名称：麻疹病毒 / 浙江 /2/2019

外文名称：*Measles Virus*/Zhejiang.CHN/13.19/1[D8]

分类学地位：Orthornavirae; Negarnaviricota; Monjiviricetes; Mononegavirales; Paramyxoviridae; *Morbillivirus*

生物危害程度：第三类

分离时间：2019-04-28

分离地址：中国浙江省

分离基物：患者咽拭子

致病名称：麻疹

致病对象：人

来源历史：←中国疾病预防控制中心病原微生物菌（毒）种保藏中心病毒病所分中心 ←中国疾病预防控制中心病毒病预防控制所麻疹室

用　　途：传染病病原监测和溯源

联系单位：中国疾病预防控制中心病毒病预防控制所

电子邮箱：chpcnet@ivdc.chinacdc.cn

100. 麻疹病毒

国家科技资源标识符：CSTR:16698.06.NPRC 2.3.363

平台资源号：NPRC 2.3.363

保藏编号：CHPC 2.4.1.ZJ/19/003.22

中文名称：麻疹病毒 / 浙江 /3/2019

外文名称：*Measles Virus*/Zhejiang.CHN/15.19/1[D8]

分类学地位：Orthornavirae; Negarnaviricota; Monjiviricetes; Mononegavirales; Paramyxoviridae; *Morbillivirus*

生物危害程度：第三类

分离时间：2019-05-12

分离地址：中国浙江省

分离基物：患者咽拭子

致病名称：麻疹

致病对象：人

来源历史：←中国疾病预防控制中心病原微生物菌（毒）种保藏中心病毒病所分中心 ←中国疾病预防控制中心病毒病预防控制所麻疹室

用　　途：传染病病原监测和溯源

联系单位：中国疾病预防控制中心病毒病预防控制所

电子邮箱：chpcnet@ivdc.chinacdc.cn

101. 麻疹病毒

国家科技资源标识符：CSTR:16698.06.NPRC 2.3.364

平台资源号：NPRC 2.3.364

保藏编号：CHPC 2.4.1.ZJ/19/004.22

中文名称：麻疹病毒 / 浙江 /4/2019

外文名称：*Measles Virus/Zhejiang*.CHN/15.19/2[D8]

分类学地位：Orthornavirae; Negarnaviricota; Monjiviricetes; Mononegavirales; Paramyxoviridae; *Morbillivirus*

生物危害程度：第三类

分离时间：2019-05-12

分离地址：中国浙江省

分离基物：患者咽拭子

致病名称：麻疹

致病对象：人

来源历史：←中国疾病预防控制中心病原微生物菌（毒）种保藏中心病毒病所分中心 ←中国疾病预防控制中心病毒病预防控制所麻疹室

用　　途：传染病病原监测和溯源

联系单位：中国疾病预防控制中心病毒病预防控制所

电子邮箱：chpcnet@ivdc.chinacdc.cn

102. 麻疹病毒

国家科技资源标识符：CSTR:16698.06.NPRC 2.3.365

平台资源号：NPRC 2.3.365

保藏编号：CHPC 2.4.1.ZJ/19/005.22

中文名称：麻疹病毒 / 浙江 /5/2019

外文名称：*Measles Virus/Zhejiang*.CHN/15.19/3[D8]

分类学地位：Orthornavirae; Negarnaviricota; Monjiviricetes; Mononegavirales; Paramyxoviridae; *Morbillivirus*

生物危害程度：第三类

分离时间：2019-05-12

分离地址：中国浙江省

分离基物：患者咽拭子

致病名称：麻疹

致病对象：人

来源历史：←中国疾病预防控制中心病原微生物菌（毒）种保藏中心病毒病所分中心 ←中国疾病预防控制中心病毒病预防控制所麻疹室

用　　途：传染病病原监测和溯源

联系单位：中国疾病预防控制中心病毒病预防控制所

电子邮箱：chpcnet@ivdc.chinacdc.cn

103. 麻疹病毒

国家科技资源标识符：CSTR:16698.06.NPRC 2.3.366

平台资源号：NPRC 2.3.366

保藏编号：CHPC 2.4.1.ZJ/19/006.22

中文名称：麻疹病毒 / 浙江 /6/2019

外文名称：*Measles Virus/Zhejiang*.CHN/15.19/4[D8]

分类学地位：Orthornavirae; Negarnaviricota; Monjiviricetes; Mononegavirales; Paramyxoviridae; *Morbillivirus*

生物危害程度：第三类

分离时间：2019-05-12

分离地址：中国浙江省

分离基物：患者咽拭子

致病名称：麻疹

致病对象：人

来源历史：←中国疾病预防控制中心病原微生物菌（毒）种保藏中心病毒病所分中心 ←中国疾病预防控制中心病毒病预防控制所麻疹室

用　　途：传染病病原监测和溯源

联系单位：中国疾病预防控制中心病毒病预防控制所

电子邮箱：chpcnet@ivdc.chinacdc.cn

病

毒

104. 麻疹病毒

国家科技资源标识符：CSTR:16698.06.NPRC 2.3.367

平台资源号：NPRC 2.3.367

保藏编号：CHPC 2.4.1.ZJ/19/007.22

中文名称：麻疹病毒 / 浙江 /7/2019

外文名称：*Measles Virus/Zhejiang*.CHN/17.19/1[D8]

分类学地位：Orthornavirae; Negarnaviricota; Monjiviricetes; Mononegavirales; Paramyxoviridae; *Morbillivirus*

生物危害程度：第三类

分离时间：2019-05-30

分离地址：中国浙江省

分离基物：患者咽拭子

致病名称：麻疹

致病对象：人

来源历史：←中国疾病预防控制中心病原微生物菌（毒）种保藏中心病毒病所分中心←中国疾病预防控制中心病毒病预防控制所麻疹室

用　　途：传染病病原监测和溯源

联系单位：中国疾病预防控制中心病毒病预防控制所

电子邮箱：chpcnet@ivdc.chinacdc.cn

105. 麻疹病毒

国家科技资源标识符：CSTR:16698.06.NPRC 2.3.368

平台资源号：NPRC 2.3.368

保藏编号：CHPC 2.4.1.ZJ/19/008.22

中文名称：麻疹病毒 / 浙江 /8/2019

外文名称：*Measles Virus/Zhejiang*.CHN/17.19/2[D8]

分类学地位：Orthornavirae; Negarnaviricota; Monjiviricetes; Mononegavirales; Paramyxoviridae; *Morbillivirus*

生物危害程度：第三类

分离时间：2019-05-30

分离地址：中国浙江省

分离基物：患者咽拭子

致病名称：麻疹

致病对象：人

来源历史：←中国疾病预防控制中心病原微生物菌（毒）种保藏中心病毒病所分中心←中国疾病预防控制中心病毒病预防控制所麻疹室

用　　途：传染病病原监测和溯源

联系单位：中国疾病预防控制中心病毒病预防控制所

电子邮箱：chpcnet@ivdc.chinacdc.cn

106. 麻疹病毒

国家科技资源标识符：CSTR:16698.06.NPRC 2.3.369

平台资源号：NPRC 2.3.369

保藏编号：CHPC 2.4.1.ZJ/19/009.22

中文名称：麻疹病毒 / 浙江 /9/2019

外文名称：*Measles Virus/Zhejiang*.CHN/18.19/1[D8]

分类学地位：Orthornavirae; Negarnaviricota; Monjiviricetes; Mononegavirales; Paramyxoviridae; *Morbillivirus*

生物危害程度：第三类

分离时间：2019-06-03

分离地址：中国浙江省

分离基物：患者咽拭子

致病名称：麻疹

致病对象：人

来源历史：←中国疾病预防控制中心病原微生物菌（毒）种保藏中心病毒病所分中心←中国疾病预防控制中心病毒病预防控制所麻疹室

用　　途：传染病病原监测和溯源

联系单位：中国疾病预防控制中心病毒病预防控制所

电子邮箱：chpcnet@ivdc.chinacdc.cn

107. 麻疹病毒

国家科技资源标识符：CSTR:16698.06.NPRC 2.3.370

平台资源号：NPRC 2.3.370

保藏编号：CHPC 2.4.1.ZJ/19/010.22

中文名称：麻疹病毒 / 浙江 /10/2019

外文名称：*Measles Virus/Zhejiang*.CHN/17.19/3[D8]

分类学地位：Orthornavirae; Negarnaviricota; Monjiviricetes; Mononegavirales; Paramyxoviridae; *Morbillivirus*

生物危害程度：第三类

分离时间：2019-05-30

分离地址：中国浙江省

分离基物：患者咽拭子

致病名称：麻疹

致病对象：人

来源历史：←中国疾病预防控制中心病原微生物菌（毒）种保藏中心病毒病所分中心←中国疾病预防控制中心病毒病预防控制所麻疹室

用　　途：传染病病原监测和溯源

联系单位：中国疾病预防控制中心病毒病预防控制所

电子邮箱：chpcnet@ivdc.chinacdc.cn

108. 麻疹病毒

国家科技资源标识符：CSTR:16698.06.NPRC 2.3.371

平台资源号：NPRC 2.3.371

保藏编号：CHPC 2.4.1.ZJ/19/011.22

中文名称：麻疹病毒 / 浙江 /11/2019

外文名称：*Measles Virus/Zhejiang*.CHN/17.19/4[D8]

分类学地位：Orthornavirae; Negarnaviricota; Monjiviricetes; Mononegavirales; Paramyxoviridae; *Morbillivirus*

生物危害程度：第三类

分离时间：2019-05-30

分离地址：中国浙江省

分离基物：患者咽拭子

致病名称：麻疹

致病对象：人

来源历史：←中国疾病预防控制中心病原微生物菌（毒）种保藏中心病毒病所分中心←中国疾病预防控制中心病毒病预防控制所麻疹室

用　　途：传染病病原监测和溯源

联系单位：中国疾病预防控制中心病毒病预防控制所

电子邮箱：chpcnet@ivdc.chinacdc.cn

109. 麻疹病毒

国家科技资源标识符：CSTR:16698.06.NPRC 2.3.372

平台资源号：NPRC 2.3.372

保藏编号：CHPC 2.4.1.ZJ/19/012.22

中文名称：麻疹病毒 / 浙江 /12/2019

外文名称：*Measles Virus/Zhejiang*.CHN/18.19/2[D8]

分类学地位：Orthornavirae; Negarnaviricota; Monjiviricetes; Mononegavirales; Paramyxoviridae; *Morbillivirus*

生物危害程度：第三类

分离时间：2019-06-03

分离地址：中国浙江省

分离基物：患者咽拭子

致病名称：麻疹

致病对象：人

来源历史：←中国疾病预防控制中心病原微生物菌（毒）种保藏中心病毒病所分中心←中国疾病预防控制中心病毒病预防控制所麻疹室

用　　途：传染病病原监测和溯源

联系单位：中国疾病预防控制中心病毒病预防控制所

电子邮箱：chpcnet@ivdc.chinacdc.cn

病毒

110. 麻疹病毒

国家科技资源标识符：CSTR:16698.06.NPRC 2.3.373

平台资源号：NPRC 2.3.373

保藏编号：CHPC 2.4.1.ZJ/19/013.22

中文名称：麻疹病毒 / 浙江 /13/2019

外文名称：*Measles Virus*/Zhejiang.CHN/18.19/3[D8]

分类学地位：Orthornavirae; Negarnaviricota; Monjiviricetes; Mononegavirales; Paramyxoviridae; *Morbillivirus*

生物危害程度：第三类

分离时间：2019-06-03

分离地址：中国浙江省

分离基物：患者咽拭子

致病名称：麻疹

致病对象：人

来源历史：←中国疾病预防控制中心病原微生物菌（毒）种保藏中心病毒病所分中心←中国疾病预防控制中心病毒病预防控制所麻疹室

用　　途：传染病病原监测和溯源

联系单位：中国疾病预防控制中心病毒病预防控制所

电子邮箱：chpcnet@ivdc.chinacdc.cn

111. 麻疹病毒

国家科技资源标识符：CSTR:16698.06.NPRC 2.3.374

平台资源号：NPRC 2.3.374

保藏编号：CHPC 2.4.1.ZJ/19/014.22

中文名称：麻疹病毒 / 浙江 /14/2019

外文名称：*Measles Virus*/Zhejiang.CHN/19.19/1[D8]

分类学地位：Orthornavirae; Negarnaviricota; Monjiviricetes; Mononegavirales; Paramyxoviridae; *Morbillivirus*

生物危害程度：第三类

分离时间：2019-06-10

分离地址：中国浙江省

分离基物：患者咽拭子

致病名称：麻疹

致病对象：人

来源历史：←中国疾病预防控制中心病原微生物菌（毒）种保藏中心病毒病所分中心←中国疾病预防控制中心病毒病预防控制所病毒资源中心

用　　途：传染病病原监测和溯源

联系单位：中国疾病预防控制中心病毒病预防控制所

电子邮箱：chpcnet@ivdc.chinacdc.cn

112. 麻疹病毒

国家科技资源标识符：CSTR:16698.06.NPRC 2.3.375

平台资源号：NPRC 2.3.375

保藏编号：CHPC 2.4.1.ZJ/19/015.22

中文名称：麻疹病毒 / 浙江 /15/2019

外文名称：*Measles Virus*/Zhejiang.CHN/20.19/1[D8]

分类学地位：Orthornavirae; Negarnaviricota; Monjiviricetes; Mononegavirales; Paramyxoviridae; *Morbillivirus*

生物危害程度：第三类

分离时间：2019-06-20

分离地址：中国浙江省

分离基物：患者咽拭子

致病名称：麻疹

致病对象：人

来源历史：←中国疾病预防控制中心病原微生物菌（毒）种保藏中心病毒病所分中心←中国疾病预防控制中心病毒病预防控制所麻疹室

用　　途：传染病病原监测和溯源

联系单位：中国疾病预防控制中心病毒病预防控制所

电子邮箱：chpcnet@ivdc.chinacdc.cn

113. 麻疹病毒

国家科技资源标识符：CSTR:16698.06.NPRC 2.3.376

平台资源号：NPRC 2.3.376

保藏编号：CHPC 2.4.1.ZJ/19/016.22

中文名称：麻疹病毒 / 浙江 /16/2019

外文名称：*Measles Virus/Zhejiang*.CHN/23.19/1[B3]

分类学地位：Orthornavirae; Negarnaviricota; Monjiviricetes; Mononegavirales; Paramyxoviridae; *Morbillivirus*

生物危害程度：第三类

分离时间：2019-07-03

分离地址：中国浙江省

分离基物：患者咽拭子

致病名称：麻疹

致病对象：人

来源历史：←中国疾病预防控制中心病原微生物菌（毒）种保藏中心病毒病所分中心←中国疾病预防控制中心病毒病预防控制所麻疹室

用　　途：传染病病原监测和溯源

联系单位：中国疾病预防控制中心病毒病预防控制所

电子邮箱：chpcnet@ivdc.chinacdc.cn

114. 麻疹病毒

国家科技资源标识符：CSTR:16698.06.NPRC 2.3.377

平台资源号：NPRC 2.3.377

保藏编号：CHPC 2.4.1.ZJ/19/017.22

中文名称：麻疹病毒 / 浙江 /17/2019

外文名称：*Measles Virus/Zhejiang*.CHN/26.19/1[B3]

分类学地位：Orthornavirae; Negarnaviricota; Monjiviricetes; Mononegavirales; Paramyxoviridae; *Morbillivirus*

生物危害程度：第三类

分离时间：2019-07-28

分离地址：中国浙江省

分离基物：患者咽拭子

致病名称：麻疹

致病对象：人

来源历史：←中国疾病预防控制中心病原微生物菌（毒）种保藏中心病毒病所分中心←中国疾病预防控制中心病毒病预防控制所麻疹室

用　　途：传染病病原监测和溯源

联系单位：中国疾病预防控制中心病毒病预防控制所

电子邮箱：chpcnet@ivdc.chinacdc.cn

115. 麻疹病毒

国家科技资源标识符：CSTR:16698.06.NPRC 2.3.378

平台资源号：NPRC 2.3.378

保藏编号：CHPC 2.4.1.ZJ/19/018.22

中文名称：麻疹病毒 / 浙江 /18/2019

外文名称：*Measles Virus/Zhejiang*.CHN/33.19/1[D8]

分类学地位：Orthornavirae; Negarnaviricota; Monjiviricetes; Mononegavirales; Paramyxoviridae; *Morbillivirus*

生物危害程度：第三类

分离时间：2019-09-16

分离地址：中国浙江省

分离基物：患者咽拭子

致病名称：麻疹

致病对象：人

来源历史：←中国疾病预防控制中心病原微生物菌（毒）种保藏中心病毒病所分中心←中国疾病预防控制中心病毒病预防控制所麻疹室

用　　途：传染病病原监测和溯源

联系单位：中国疾病预防控制中心病毒病预防控制所

电子邮箱：chpcnet@ivdc.chinacdc.cn

病

毒

116. 麻疹病毒

国家科技资源标识符：CSTR:16698.06.NPRC 2.3.379

平台资源号：NPRC 2.3.379

保藏编号：CHPC 2.4.1.BJ/19/001.22

中文名称：麻疹病毒 / 北京 /1/2019

外文名称：*Measles Virus/Beijing*.CHN/1.19/1[H1]

分类学地位：Orthornavirae; Negarnaviricota; Monjiviricetes; Mononegavirales; Paramyxoviridae; *Morbillivirus*

生物危害程度：第三类

分离时间：2019-02-06

分离地址：中国北京市昌平区

分离基物：患者尿液

致病名称：麻疹

致病对象：人

来源历史：←中国疾病预防控制中心病原微生物菌（毒）种保藏中心病毒病所分中心

←中国疾病预防控制中心病毒病预防控制所麻疹室

用　　途：传染病病原监测和溯源

联系单位：中国疾病预防控制中心病毒病预防控制所

电子邮箱：chpcnet@ivdc.chinacdc.cn

十一、副流感病毒

117. 副流感病毒

国家科技资源标识符：CSTR:16698.06.NPRC 2.3.381

平台资源号：NPRC 2.3.381

保藏编号：CHPC 2.4.2.BJXC/21/001.22

中文名称：副流感病毒 / 北京西城 /2021

外文名称：*Parainfluenza virus*/Beijing-Xicheng/2021

分类学地位：Orthornavirae; Negarnaviricota; Monjiviricetes; Mononegavirales; Paramyxoviridae; *Respirovirus*; *Human Parainfluenza virus*

生物危害程度：第三类

分离时间：2021-07-04

分离地址：中国北京市西城区

分离基物：患者咽拭子

致病名称：呼吸道感染

致病对象：人

来源历史：←中国疾病预防控制中心病原微生物菌（毒）种保藏中心病毒病所分中心

←中国疾病预防控制中心病毒病预防控制所病毒资源中心

用　　途：传染病病原监测和溯源

联系单位：中国疾病预防控制中心病毒病预防控制所

电子邮箱：chpcnet@ivdc.chinacdc.cn

十二、冠状病毒

118. 冠状病毒

国家科技资源标识符：CSTR:16698.06.NPRC 2.5.33

平台资源号：NPRC 2.5.33

保藏编号：CAMS-CCPM-C- Ⅲ -005

中文名称：人冠状病毒 229E 型

外文名称：*Human coronavirus* 229E

分类学地位：Orthornavirae; Pisuviricota; Pisoniviricetes; Nidovirales; Coronaviridae; *Alphacoronavirus*

生物危害程度：第三类

分离时间：2014-01-12

分离地址：未知

分离基物：患者咽拭子

致病名称：呼吸道感染

致病对象：人

来源历史：←中国医学科学院病原微生物菌（毒）种保藏中心医学病原微生物菌（毒）种保藏分中心←中国医学科学院病原微生物研究所

用　　途：科研、教学等科学实验

联系单位：中国医学科学院病原生物学研究所

电子邮箱：CCPM_C@ipbcams.ac.cn

119. 冠状病毒

国家科技资源标识符：CSTR:16698.06.NPRC 2.5.34

平台资源号：NPRC 2.5.34

保藏编号：CAMS-CCPM-C-Ⅲ-005-004

中文名称：人冠状病毒 NL63 型

外文名称：*Human coronavirus* NL63

分类学地位：Orthornavirae; Pisuviricota; Pisoni-viricetes; Nidovirales; Coronaviridae; *Alphacoronavirus*

生物危害程度：第三类

分离时间：2014-01-12

分离地址：中国北京市

分离基物：患者咽拭子

致病名称：呼吸道感染

致病对象：人

来源历史：←中国医学科学院病原微生物菌（毒）种保藏中心医学病原微生物菌（毒）种保藏分中心←中国医学科学院病原微生物研究所

用　　途：科研、教学等科学实验

联系单位：中国医学科学院病原生物学研究所

电子邮箱：CCPM_C@ipbcams.ac.cn

120. 冠状病毒

国家科技资源标识符：CSTR:16698.06.NPRC 2.5.35

平台资源号：NPRC 2.5.35

保藏编号：CAMS-CCPM-C-Ⅲ-005-002

中文名称：人冠状病毒 OC43 型

外文名称：*Human coronavirus* OC43

分类学地位：Orthornavirae; Pisuviricota; Pisoni-viricetes; Nidovirales; Coronaviridae; *Betacoronavirus*

生物危害程度：第三类

分离时间：2014-01-12

分离地址：未知

分离基物：患者咽拭子

致病名称：呼吸道感染

致病对象：人

来源历史：←中国医学科学院病原微生物菌（毒）种保藏中心医学病原微生物菌（毒）种保藏分中心←中国医学科学院病原微生物研究所

用　　途：科研、教学等科学实验

联系单位：中国医学科学院病原生物学研究所

电子邮箱：CCPM_C@ipbcams.ac.cn

121. 冠状病毒

国家科技资源标识符：CSTR:16698.06.NPRC 2.5.36

平台资源号：NPRC 2.5.36

保藏编号：CAMS-CCPM-C-Ⅲ-005-003

中文名称：人冠状病毒 HKU1 型

外文名称：*Human coronavirus* HKU1

分类学地位：Orthornavirae; Pisuviricota; Pisoni-viricetes; Nidovirales; Coronaviridae; *Betacoronavirus*

生物危害程度：第三类

分离时间：2014-01-12

分离地址：未知

分离基物：患者咽拭子

致病名称：呼吸道感染

致病对象：人

来源历史：←中国医学科学院病原微生物菌（毒）种保藏中心医学病原微生物菌（毒）种保藏分中心←中国医学科学院病原微生物研究所

用　　途：科研、教学等科学实验

病

毒

联系单位：中国医学科学院病原生物学研究所

电子邮箱：CCPM_C@ipbcams.ac.cn

◤ 十三、柯萨奇病毒

122. 柯萨奇病毒

国家科技资源标识符：CSTR:16698.06.NPRC 2.14.9

平台资源号：NPRC 2.14.9

保藏编号：SZCDC-BYSCV2020031

中文名称：柯萨奇病毒 A16 型 / 广东深圳 /31/2020

外文名称：*Coxsackievirus* A16/Guangdong-Shenzhen/31/2020

分类学地位：Orthornavirae; Pisuviricota; Pisoniviricetes; Picornavirales; Picornaviridae; *Ensavirinae*; *Enterovirus*

生物危害程度：第三类

分离时间：2019-04-16

分离地址：中国广东省深圳市

分离基物：患者肛拭子

致病名称：手足口病

致病对象：人

来源历史：←深圳市疾病预防控制中心←深圳市龙岗区中心医院

用　　途：传染病病原监测和溯源，毒株保藏

联系单位：深圳市疾病预防控制中心病原生物研究所

电子邮箱：jkzxbyswyjs@wjw.sz.gov.cn

123. 柯萨奇病毒

国家科技资源标识符：CSTR:16698.06.NPRC 2.14.10

平台资源号：NPRC 2.14.10

保藏编号：SZCDC-BYSCV2019128

中文名称：柯萨奇病毒 A6 型 / 广东深圳 /128/2019

外文名称：*Coxsackievirus* A6/Guangdong-Shenzhen/128/2019

分类学地位：Orthornavirae; Pisuviricota; Pisoniviricetes; Picornavirales; Picornaviridae; *Ensavirinae*; *Enterovirus*

生物危害程度：第三类

分离时间：2022-01-19

分离地址：中国广东省深圳市

分离基物：患者粪便

致病名称：手足口病

致病对象：人

来源历史：←深圳市疾病预防控制中心←深圳市儿童医院

用　　途：传染病病原监测和溯源，毒株保藏

联系单位：深圳市疾病预防控制中心病原生物研究所

电子邮箱：jkzxbyswyjs@wjw.sz.gov.cn

124. 柯萨奇病毒

国家科技资源标识符：CSTR:16698.06.NPRC 2.3.387

平台资源号：NPRC 2.3.387

保藏编号：CHPC 2.7.3.BJXC/21/001.22

中文名称：柯萨奇病毒 / 北京西城 /2021

外文名称：*Coxsackievirus*/Beijing-Xicheng/2021

分类学地位：Orthornavirae; Pisuviricota; Pisoniviricetes; Picornavirales; Picornaviridae; *Enterovirus*; *Coxsackievirus*

生物危害程度：第三类

分离时间：2021-07-01

分离地址：中国北京市西城区

分离基物：患者粪便

致病名称：手足口病

致病对象：人

来源历史：←中国疾病预防控制中心病原微生物菌（毒）种保藏中心病毒病所分中心←中国疾病预防控制中心病毒病预防控制所病毒资源中心

用　　途：传染病病原监测和溯源

联系单位：中国疾病预防控制中心病毒病预防控

制所

电子邮箱：chpcnet@ivdc.chinacdc.cn

125. 柯萨奇病毒

国家科技资源标识符：CSTR:16698.06.NPRC 2.13.52

平台资源号：NPRC 2.13.52

保藏编号：GDPCC 2.00132

中文名称：柯萨奇病毒 A16 型

外文名称：*Coxsackie virus* A16

分类学地位：Orthornavirae; Pisuviricota; Pisoniviricetes; Picornavirales; Picornaviridae; *Enterovirus*; *Enterovirus* A

生物危害程度：第三类

分离时间：2020-01-19

分离地址：广东省广州市番禺区

分离基物：患者肛拭子

致病名称：手足口病

致病对象：人

来源历史：←广东省人间传染的病原微生物菌（毒）种保藏中心←广东省疾病预防控制中心

用　　途：传染病病原监测和溯源

联系单位：广东省疾病预防控制中心病原微生物检验所

电子邮箱：sjkzx_wjs@gd.gov.cn

126. 柯萨奇病毒

国家科技资源标识符：CSTR:16698.06.NPRC 2.13.53

平台资源号：NPRC 2.13.53

保藏编号：GDPCC 2.00133

中文名称：柯萨奇病毒 A16 型

外文名称：*Coxsackie virus* A16

分类学地位：Orthornavirae; Pisuviricota; Pisoniviricetes; Picornavirales; Picornaviridae; *Enterovirus*; *Enterovirus* A

生物危害程度：第三类

分离时间：2020-01-04

分离地址：广东省广州市番禺区

分离基物：患者肛拭子

致病名称：手足口病

致病对象：人

来源历史：←广东省人间传染的病原微生物菌（毒）种保藏中心←广东省疾病预防控制中心

用　　途：传染病病原监测和溯源

联系单位：广东省疾病预防控制中心病原微生物检验所

电子邮箱：sjkzx_wjs@gd.gov.cn

127. 柯萨奇病毒

国家科技资源标识符：CSTR:16698.06.NPRC 2.13.54

平台资源号：NPRC 2.13.54

保藏编号：GDPCC 2.00134

中文名称：柯萨奇病毒 A6 型

外文名称：*Coxsackie virus* A6

分类学地位：Orthornavirae; Pisuviricota; Pisoniviricetes; Picornavirales; Picornaviridae; *Enterovirus*; *Enterovirus* A

生物危害程度：第三类

分离时间：2020-08-12

分离地址：广东省广州市番禺区

分离基物：患者粪便

致病名称：手足口病

致病对象：人

来源历史：←广东省人间传染的病原微生物菌（毒）种保藏中心←广东省疾病预防控制中心

用　　途：传染病病原监测和溯源

联系单位：广东省疾病预防控制中心病原微生物检验所

电子邮箱：sjkzx_wjs@gd.gov.cn

128. 柯萨奇病毒

国家科技资源标识符：CSTR:16698.06.NPRC 2.13.55

平台资源号：NPRC 2.13.55

保藏编号：GDPCC 2.00135

中文名称：柯萨奇病毒 A6 型

外文名称：*Coxsackie virus* A6

分类学地位：Orthornavirae; Pisuviricota; Pisoniviricetes; Picornavirales; Picornaviridae; *Enterovirus*; *Enterovirus* A

生物危害程度：第三类

分离时间：2020-09-17

分离地址：广东省广州市番禺区

分离基物：患者粪便

致病名称：手足口病

致病对象：人

来源历史：←广东省人间传染的病原微生物菌（毒）种保藏中心←广东省疾病预防控制中心

用　　途：传染病病原监测和溯源

联系单位：广东省疾病预防控制中心病原微生物检验所

电子邮箱：sjkzx_wjs@gd.gov.cn

129. 柯萨奇病毒

国家科技资源标识符：CSTR:16698.06.NPRC 2.13.56

平台资源号：NPRC 2.13.56

保藏编号：GDPCC 2.00136

中文名称：柯萨奇病毒 A6 型

外文名称：*Coxsackie virus* A6

分类学地位：Orthornavirae; Pisuviricota; Pisoniviricetes; Picornavirales; Picornaviridae; *Enterovirus*; *Enterovirus* A

生物危害程度：第三类

分离时间：2020-09-25

分离地址：广东省广州市番禺区

分离基物：患者粪便

致病名称：手足口病

致病对象：人

来源历史：←广东省人间传染的病原微生物菌

（毒）种保藏中心←广东省疾病预防控制中心

用　　途：传染病病原监测和溯源

联系单位：广东省疾病预防控制中心病原微生物检验所

电子邮箱：sjkzx_wjs@gd.gov.cn

130. 柯萨奇病毒

国家科技资源标识符：CSTR:16698.06.NPRC 2.13.57

平台资源号：NPRC 2.13.57

保藏编号：GDPCC 2.00137

中文名称：柯萨奇病毒 A6 型

外文名称：*Coxsackie virus* A6

分类学地位：Orthornavirae; Pisuviricota; Pisoniviricetes; Picornavirales; Picornaviridae; *Enterovirus*; *Enterovirus* A

生物危害程度：第三类

分离时间：2020-09-23

分离地址：广东省广州市番禺区

分离基物：患者粪便

致病名称：手足口病

致病对象：人

来源历史：←广东省人间传染的病原微生物菌（毒）种保藏中心←广东省疾病预防控制中心

用　　途：传染病病原监测和溯源

联系单位：广东省疾病预防控制中心病原微生物检验所

电子邮箱：sjkzx_wjs@gd.gov.cn

131. 柯萨奇病毒

国家科技资源标识符：CSTR:16698.06.NPRC 2.13.58

平台资源号：NPRC 2.13.58

保藏编号：GDPCC 2.00138

中文名称：柯萨奇病毒 A6 型

外文名称：*Coxsackie virus* A6

分类学地位：Orthornavirae; Pisuviricota; Pisoniviricetes; Picornavirales; Picornaviridae; *Enterovirus*; *Enterovirus* A

生物危害程度：第三类

分离时间：2020-07-31

分离地址：广东省广州市番禺区

分离基物：患者咽拭子

致病名称：手足口病

致病对象：人

来源历史：←广东省人间传染的病原微生物菌（毒）种保藏中心←广东省疾病预防控制中心

用　　途：传染病病原监测和溯源

联系单位：广东省疾病预防控制中心病原微生物检验所

电子邮箱：sjkzx_wjs@gd.gov.cn

132. 柯萨奇病毒

国家科技资源标识符：CSTR:16698.06.NPRC 2.13.59

平台资源号：NPRC 2.13.59

保藏编号：GDPCC 2.00139

中文名称：柯萨奇病毒 A6 型

外文名称：*Coxsackie virus* A6

分类学地位：Orthornavirae; Pisuviricota; Pisoniviricetes; Picornavirales; Picornaviridae; *Enterovirus*; *Enterovirus* A

生物危害程度：第三类

分离时间：2020-10-09

分离地址：广东省广州市番禺区

分离基物：患者粪便

致病名称：手足口病

致病对象：人

来源历史：←广东省人间传染的病原微生物菌（毒）种保藏中心←广东省疾病预防控制中心

用　　途：传染病病原监测和溯源

联系单位：广东省疾病预防控制中心病原微生物检验所

电子邮箱：sjkzx_wjs@gd.gov.cn

133. 柯萨奇病毒

国家科技资源标识符：CSTR:16698.06.NPRC 2.13.60

平台资源号：NPRC 2.13.60

保藏编号：GDPCC 2.00140

中文名称：柯萨奇病毒 A10 型

外文名称：*Coxsackie virus* A10

分类学地位：Orthornavirae; Pisuviricota; Pisoniviricetes; Picornavirales; Picornaviridae; *Enterovirus*; *Enterovirus* A

生物危害程度：第三类

分离时间：2020-10-05

分离地址：广东省广州市番禺区

分离基物：患者肛拭子

致病名称：手足口病

致病对象：人

来源历史：←广东省人间传染的病原微生物菌（毒）种保藏中心←广东省疾病预防控制中心

用　　途：传染病病原监测和溯源

联系单位：广东省疾病预防控制中心病原微生物检验所

电子邮箱：sjkzx_wjs@gd.gov.cn

134. 柯萨奇病毒

国家科技资源标识符：CSTR:16698.06.NPRC 2.13.61

平台资源号：NPRC 2.13.61

保藏编号：GDPCC 2.00141

中文名称：柯萨奇病毒 A6 型

外文名称：*Coxsackie virus* A6

分类学地位：Orthornavirae; Pisuviricota; Pisoniviricetes; Picornavirales; Picornaviridae; *Enterovirus*; *Enterovirus* A

生物危害程度：第三类

分离时间：2020-10-08

分离地址：广东省广州市番禺区

病

毒

分离基物：患者粪便

致病名称：手足口病

致病对象：人

来源历史：←广东省人间传染的病原微生物菌（毒）种保藏中心←广东省疾病预防控制中心

用　　途：传染病病原监测和溯源

联系单位：广东省疾病预防控制中心病原微生物检验所

电子邮箱：sjkzx_wjs@gd.gov.cn

135. 柯萨奇病毒

国家科技资源标识符：CSTR:16698.06.NPRC 2.13.62

平台资源号：NPRC 2.13.62

保藏编号：GDPCC 2.00142

中文名称：柯萨奇病毒 A6 型

外文名称：*Coxsackie virus* A6

分类学地位：Orthornavirae; Pisuviricota; Pisonivir-icetes; Picornavirales; Picornaviridae; *Enterovirus*; *Enterovirus* A

生物危害程度：第三类

分离时间：2020-11-02

分离地址：广东省广州市番禺区

分离基物：患者肛拭子

致病名称：手足口病

致病对象：人

来源历史：←广东省人间传染的病原微生物菌（毒）种保藏中心←广东省疾病预防控制中心

用　　途：传染病病原监测和溯源

联系单位：广东省疾病预防控制中心病原微生物检验所

电子邮箱：sjkzx_wjs@gd.gov.cn

136. 柯萨奇病毒

国家科技资源标识符：CSTR:16698.06.NPRC 2.13.63

平台资源号：NPRC 2.13.63

保藏编号：GDPCC 2.00143

中文名称：柯萨奇病毒 A6 型

外文名称：*Coxsackie virus* A6

分类学地位：Orthornavirae; Pisuviricota; Pisonivir-icetes; Picornavirales; Picornaviridae; *Enterovirus*; *Enterovirus* A

生物危害程度：第三类

分离时间：2020-11-24

分离地址：广东省广州市番禺区

分离基物：患者肛拭子

致病名称：手足口病

致病对象：人

来源历史：←广东省人间传染的病原微生物菌（毒）种保藏中心←广东省疾病预防控制中心

用　　途：传染病病原监测和溯源

联系单位：广东省疾病预防控制中心病原微生物检验所

电子邮箱：sjkzx_wjs@gd.gov.cn

137. 柯萨奇病毒

国家科技资源标识符：CSTR:16698.06.NPRC 2.13.64

平台资源号：NPRC 2.13.64

保藏编号：GDPCC 2.00144

中文名称：柯萨奇病毒 A10 型

外文名称：*Coxsackie virus* A10

分类学地位：Orthornavirae; Pisuviricota; Pisonivir-icetes; Picornavirales; Picornaviridae; *Enterovirus*; *Enterovirus* A

生物危害程度：第三类

分离时间：2020-11-24

分离地址：广东省广州市番禺区

分离基物：患者肛拭子

致病名称：手足口病

致病对象：人

来源历史：←广东省人间传染的病原微生物菌（毒）种保藏中心←广东省疾病预防

控制中心

用　　途：传染病病原监测和溯源

联系单位：广东省疾病预防控制中心病原微生物检验所

电子邮箱：sjkzx_wjs@gd.gov.cn

138. 柯萨奇病毒

国家科技资源标识符：CSTR:16698.06.NPRC 2.13.65

平台资源号：NPRC 2.13.65

保藏编号：GDPCC 2.00145

中文名称：柯萨奇病毒 A2 型

外文名称：*Coxsackie virus* A2

分类学地位：Orthornavirae; Pisuviricota; Pisoniviricetes; Picornavirales; Picornaviridae; *Enterovirus*; *Enterovirus* A

生物危害程度：第三类

分离时间：2020-11-24

分离地址：广东省广州市番禺区

分离基物：患者肛拭子

致病名称：手足口病

致病对象：人

来源历史：←广东省人间传染的病原微生物菌（毒）种保藏中心←广东省疾病预防控制中心

用　　途：传染病病原监测和溯源

联系单位：广东省疾病预防控制中心病原微生物检验所

电子邮箱：sjkzx_wjs@gd.gov.cn

139. 柯萨奇病毒

国家科技资源标识符：CSTR:16698.06.NPRC 2.13.66

平台资源号：NPRC 2.13.66

保藏编号：GDPCC 2.00146

中文名称：柯萨奇病毒 A6 型

外文名称：*Coxsackie virus* A6

分类学地位：Orthornavirae; Pisuviricota; Pisoniviricetes; Picornavirales; Picornaviridae;

Enterovirus; *Enterovirus* A

生物危害程度：第三类

分离时间：2020-10-29

分离地址：广东省广州市番禺区

分离基物：患者咽拭子

致病名称：手足口病

致病对象：人

来源历史：←广东省人间传染的病原微生物菌（毒）种保藏中心←广东省疾病预防控制中心

用　　途：传染病病原监测和溯源

联系单位：广东省疾病预防控制中心病原微生物检验所

电子邮箱：sjkzx_wjs@gd.gov.cn

140. 柯萨奇病毒

国家科技资源标识符：CSTR:16698.06.NPRC 2.13.67

平台资源号：NPRC 2.13.67

保藏编号：GDPCC 2.00147

中文名称：柯萨奇病毒 A6 型

外文名称：*Coxsackie virus* A6

分类学地位：Orthornavirae; Pisuviricota; Pisoniviricetes; Picornavirales; Picornaviridae; *Enterovirus*; *Enterovirus* A

生物危害程度：第三类

分离时间：2020-11-06

分离地址：广东省广州市番禺区

分离基物：患者肛拭子

致病名称：手足口病

致病对象：人

来源历史：←广东省人间传染的病原微生物菌（毒）种保藏中心←广东省疾病预防控制中心

用　　途：传染病病原监测和溯源

联系单位：广东省疾病预防控制中心病原微生物检验所

电子邮箱：sjkzx_wjs@gd.gov.cn

病

毒

141. 柯萨奇病毒

国家科技资源标识符：CSTR:16698.06.NPRC 2.13.68

平台资源号：NPRC 2.13.68

保藏编号：GDPCC 2.00148

中文名称：柯萨奇病毒 A8 型

外文名称：*Coxsackie virus* A8

分类学地位：Orthornavirae; Pisuviricota; Pisoniviricetes; Picornavirales; Picornaviridae; *Enterovirus*; Enterovirus A

生物危害程度：第三类

分离时间：2020-07-23

分离地址：广东省广州市番禺区

分离基物：患者粪便

致病名称：手足口病

致病对象：人

来源历史：←广东省人间传染的病原微生物菌（毒）种保藏中心←广东省疾病预防控制中心

用　　途：传染病病原监测和溯源

联系单位：广东省疾病预防控制中心病原微生物检验所

电子邮箱：sjkzx_wjs@gd.gov.cn

142. 柯萨奇病毒

国家科技资源标识符：CSTR:16698.06.NPRC 2.13.69

平台资源号：NPRC 2.13.69

保藏编号：GDPCC 2.00149

中文名称：柯萨奇病毒 A2 型

外文名称：*Coxsackie virus* A2

分类学地位：Orthornavirae; Pisuviricota; Pisoniviricetes; Picornavirales; Picornaviridae; *Enterovirus*; Enterovirus A

生物危害程度：第三类

分离时间：2020-11-29

分离地址：广东省广州市番禺区

分离基物：患者粪便

致病名称：手足口病

致病对象：人

来源历史：←广东省人间传染的病原微生物菌（毒）种保藏中心←广东省疾病预防控制中心

用　　途：传染病病原监测和溯源

联系单位：广东省疾病预防控制中心病原微生物检验所

电子邮箱：sjkzx_wjs@gd.gov.cn

143. 柯萨奇病毒

国家科技资源标识符：CSTR:16698.06.NPRC 2.13.70

平台资源号：NPRC 2.13.70

保藏编号：GDPCC 2.00150

中文名称：柯萨奇病毒 A10 型

外文名称：*Coxsackie virus* A10

分类学地位：Orthornavirae; Pisuviricota; Pisoniviricetes; Picornavirales; Picornaviridae; *Enterovirus*; Enterovirus A

生物危害程度：第三类

分离时间：2020-12-17

分离地址：广东省广州市番禺区

分离基物：患者咽拭子

致病名称：手足口病

致病对象：人

来源历史：←广东省人间传染的病原微生物菌（毒）种保藏中心←广东省疾病预防控制中心

用　　途：传染病病原监测和溯源

联系单位：广东省疾病预防控制中心病原微生物检验所

电子邮箱：sjkzx_wjs@gd.gov.cn

144. 柯萨奇病毒

国家科技资源标识符：CSTR:16698.06.NPRC 2.13.71

平台资源号：NPRC 2.13.71

保藏编号：GDPCC 2.00151

中文名称：**柯萨奇病毒 A16 型**

外文名称：*Coxsackie virus* A16

分类学地位：Orthornavirae; Pisuviricota; Pisoniviricetes; Picornavirales; Picornaviridae; *Enterovirus*; *Enterovirus* A

生物危害程度：第三类

分离时间：2019-03-12

分离地址：广东省广州市番禺区

分离基物：患者粪便

致病名称：手足口病

致病对象：人

来源历史：←广东省人间传染的病原微生物菌（毒）种保藏中心←广东省疾病预防控制中心

用　　途：传染病病原监测和溯源

联系单位：广东省疾病预防控制中心病原微生物检验所

电子邮箱：sjkzx_wjs@gd.gov.cn

145. 柯萨奇病毒

国家科技资源标识符：CSTR:16698.06.NPRC 2.13.72

平台资源号：NPRC 2.13.72

保藏编号：GDPCC 2.00152

中文名称：**柯萨奇病毒 A10 型**

外文名称：*Coxsackie virus* A10

分类学地位：Orthornavirae; Pisuviricota; Pisoniviricetes; Picornavirales; Picornaviridae; *Enterovirus*; *Enterovirus* A

生物危害程度：第三类

分离时间：2019-04-12

分离地址：广东省广州市番禺区

分离基物：患者肛拭子

致病名称：手足口病

致病对象：人

来源历史：←广东省人间传染的病原微生物菌（毒）种保藏中心←广东省疾病预防控制中心

用　　途：传染病病原监测和溯源

联系单位：广东省疾病预防控制中心病原微生物检验所

电子邮箱：sjkzx_wjs@gd.gov.cn

146. 柯萨奇病毒

国家科技资源标识符：CSTR:16698.06.NPRC 2.13.73

平台资源号：NPRC 2.13.73

保藏编号：GDPCC 2.00153

中文名称：**柯萨奇病毒 A16 型**

外文名称：*Coxsackie virus* A16

分类学地位：Orthornavirae; Pisuviricota; Pisoniviricetes; Picornavirales; Picornaviridae; *Enterovirus*; *Enterovirus* A

生物危害程度：第三类

分离时间：2019-4-10

分离地址：广东省广州市番禺区

分离基物：患者肛拭子

致病名称：手足口病

致病对象：人

来源历史：←广东省人间传染的病原微生物菌（毒）种保藏中心←广东省疾病预防控制中心

用　　途：传染病病原监测和溯源

联系单位：广东省疾病预防控制中心病原微生物检验所

电子邮箱：sjkzx_wjs@gd.gov.cn

147. 柯萨奇病毒

国家科技资源标识符：CSTR:16698.06.NPRC 2.13.74

平台资源号：NPRC 2.13.74

保藏编号：GDPCC 2.00154

中文名称：**柯萨奇病毒 A16 型**

外文名称：*Coxsackie virus* A16

分类学地位：Orthornavirae; Pisuviricota; Pisoniviricetes; Picornavirales; Picornaviridae; *Enterovirus*; *Enterovirus* A

生物危害程度：第三类

分离时间：2019-4-10

分离地址：广东省广州市番禺区

分离基物：患者肛拭子

致病名称：手足口病

致病对象：人

来源历史：←广东省人间传染的病原微生物菌（毒）种保藏中心←广东省疾病预防控制中心

用　　途：传染病病原监测和溯源

联系单位：广东省疾病预防控制中心病原微生物检验所

电子邮箱：sjkzx_wjs@gd.gov.cn

148. 柯萨奇病毒

国家科技资源标识符：CSTR:16698.06.NPRC 2.13.75

平台资源号：NPRC 2.13.75

保藏编号：GDPCC 2.00155

中文名称：柯萨奇病毒 A10 型

外文名称：*Coxsackie virus* A10

分类学地位：Orthornavirae; Pisuviricota; Pisoniviricetes; Picornavirales; Picornaviridae; *Enterovirus*; *Enterovirus* A

生物危害程度：第三类

分离时间：2019-4-18

分离地址：广东省广州市番禺区

分离基物：患者肛拭子

致病名称：手足口病

致病对象：人

来源历史：←广东省人间传染的病原微生物菌（毒）种保藏中心←广东省疾病预防控制中心

用　　途：传染病病原监测和溯源

联系单位：广东省疾病预防控制中心病原微生物检验所

电子邮箱：sjkzx_wjs@gd.gov.cn

149. 柯萨奇病毒

国家科技资源标识符：CSTR:16698.06.NPRC 2.13.83

平台资源号：NPRC 2.13.83

保藏编号：GDPCC 2.00163

中文名称：柯萨奇病毒 A6 型

外文名称：*Coxsackie virus* A6

分类学地位：Orthornavirae; Pisuviricota; Pisoniviricetes; Picornavirales; Picornaviridae; *Enterovirus*; *Enterovirus* A

生物危害程度：第三类

分离时间：2019-07-28

分离地址：广东省广州市番禺区

分离基物：患者肛拭子

致病名称：手足口病

致病对象：人

来源历史：←广东省人间传染的病原微生物菌（毒）种保藏中心←广东省疾病预防控制中心

用　　途：传染病病原监测和溯源

联系单位：广东省疾病预防控制中心病原微生物检验所

电子邮箱：sjkzx_wjs@gd.gov.cn

150. 柯萨奇病毒

国家科技资源标识符：CSTR:16698.06.NPRC 2.13.84

平台资源号：NPRC 2.13.84

保藏编号：GDPCC 2.00165

中文名称：柯萨奇病毒 A5 型

外文名称：*Coxsackie virus* A5

分类学地位：Orthornavirae; Pisuviricota; Pisoniviricetes; Picornavirales; Picornaviridae; *Enterovirus*; *Enterovirus* A

生物危害程度：第三类

分离时间：2019-07-09

分离地址：广东省广州市番禺区

分离基物：患者肛拭子

致病名称：手足口病

致病对象：人

来源历史：←广东省人间传染的病原微生物菌（毒）种保藏中心←广东省疾病预防控制中心

用　　途：传染病病原监测和溯源

联系单位：广东省疾病预防控制中心病原微生物检验所

电子邮箱：sjkzx_wjs@gd.gov.cn

151. 柯萨奇病毒

国家科技资源标识符：CSTR:16698.06.NPRC 2.13.85

平台资源号：NPRC 2.13.85

保藏编号：GDPCC 2.00166

中文名称：柯萨奇病毒 A5 型

外文名称：*Coxsackie virus* A5

分类学地位：Orthornavirae; Pisuviricota; Pisoniviricetes; Picornavirales; Picornaviridae; *Enterovirus*; *Enterovirus* A

生物危害程度：第三类

分离时间：2019-08-11

分离地址：广东省广州市番禺区

分离基物：患者肛拭子

致病名称：手足口病

致病对象：人

来源历史：←广东省人间传染的病原微生物菌（毒）种保藏中心←广东省疾病预防控制中心

用　　途：传染病病原监测和溯源

联系单位：广东省疾病预防控制中心病原微生物检验所

电子邮箱：sjkzx_wjs@gd.gov.cn

152. 柯萨奇病毒

国家科技资源标识符：CSTR:16698.06.NPRC 2.13.86

平台资源号：NPRC 2.13.86

保藏编号：GDPCC 2.00168

中文名称：柯萨奇病毒 A2 型

外文名称：*Coxsackie virus* A2

分类学地位：Orthornavirae; Pisuviricota; Pisoniviricetes; Picornavirales; Picornaviridae; *Enterovirus*; *Enterovirus* A

生物危害程度：第三类

分离时间：2019-04-10

分离地址：广东省广州市番禺区

分离基物：患者肛拭子

致病名称：手足口病

致病对象：人

来源历史：←广东省人间传染的病原微生物菌（毒）种保藏中心←广东省疾病预防控制中心

用　　途：传染病病原监测和溯源

联系单位：广东省疾病预防控制中心病原微生物检验所

电子邮箱：sjkzx_wjs@gd.gov.cn

153. 柯萨奇病毒

国家科技资源标识符：CSTR:16698.06.NPRC 2.13.87

平台资源号：NPRC 2.13.87

保藏编号：GDPCC 2.00177

中文名称：柯萨奇病毒 A2 型

外文名称：*Coxsackie virus* A2

分类学地位：Orthornavirae; Pisuviricota; Pisoniviricetes; Picornavirales; Picornaviridae; *Enterovirus*; *Enterovirus* A

生物危害程度：第三类

分离时间：2019-07-15

分离地址：广东省广州市番禺区

分离基物：患者肛拭子

致病名称：手足口病

致病对象：人

来源历史：←广东省人间传染的病原微生物菌（毒）种保藏中心←广东省疾病预防控制中心

病

毒

用　　途：传染病病原监测和溯源

联系单位：广东省疾病预防控制中心病原微生物
　　　　　检验所

电子邮箱：sjkzx_wjs@gd.gov.cn

154. 柯萨奇病毒

国家科技资源标识符：CSTR:16698.06.NPRC 2.13.88

平台资源号：NPRC 2.13.88

保藏编号：GDPCC 2.00178

中文名称：柯萨奇病毒 A16 型

外文名称：*Coxsackie virus* A16

分类学地位：Orthornavirae; Pisuviricota; Pisoniviricetes; Picornavirales; Picornaviridae; *Enterovirus*; *Enterovirus* A

生物危害程度：第三类

分离时间：2018-05-23

分离地址：广东省广州市番禺区

分离基物：患者肛拭子

致病名称：手足口病

致病对象：人

来源历史：←广东省人间传染的病原微生物菌（毒）种保藏中心←广东省疾病预防控制中心

用　　途：传染病病原监测和溯源

联系单位：广东省疾病预防控制中心病原微生物
　　　　　检验所

电子邮箱：sjkzx_wjs@gd.gov.cn

155. 柯萨奇病毒

国家科技资源标识符：CSTR:16698.06.NPRC 2.13.89

平台资源号：NPRC 2.13.89

保藏编号：GDPCC 2.00179

中文名称：柯萨奇病毒 A6 型

外文名称：*Coxsackie virus* A6

分类学地位：Orthornavirae; Pisuviricota; Pisoniviricetes; Picornavirales; Picornaviridae; *Enterovirus*; *Enterovirus* A

生物危害程度：第三类

分离时间：2018-05-23

分离地址：广东省广州市番禺区

分离基物：患者肛拭子

致病名称：手足口病

致病对象：人

来源历史：←广东省人间传染的病原微生物菌（毒）种保藏中心←广东省疾病预防控制中心

用　　途：传染病病原监测和溯源

联系单位：广东省疾病预防控制中心病原微生物
　　　　　检验所

电子邮箱：sjkzx_wjs@gd.gov.cn

156. 柯萨奇病毒

国家科技资源标识符：CSTR:16698.06.NPRC 2.13.90

平台资源号：NPRC 2.13.90

保藏编号：GDPCC 2.00180

中文名称：柯萨奇病毒 A16 型

外文名称：*Coxsackie virus* A16

分类学地位：Orthornavirae; Pisuviricota; Pisoniviricetes; Picornavirales; Picornaviridae; *Enterovirus*; *Enterovirus* A

生物危害程度：第三类

分离时间：2018-05-03

分离地址：广东省广州市番禺区

分离基物：患者肛拭子

致病名称：手足口病

致病对象：人

来源历史：←广东省人间传染的病原微生物菌（毒）种保藏中心←广东省疾病预防控制中心

用　　途：传染病病原监测和溯源

联系单位：广东省疾病预防控制中心病原微生物
　　　　　检验所

电子邮箱：sjkzx_wjs@gd.gov.cn

157. 柯萨奇病毒

国家科技资源标识符：CSTR:16698.06.NPRC 2.5.38

平台资源号：NPRC 2.5.38

保藏编号：CAMS-CCPM-C-Ⅲ-002 002

中文名称：柯萨奇病毒 B3 型

外文名称：*Coxsackievirus* B3

分类学地位：Orthornavirae; Pisuviricota; Pisoniviricetes; Picornavirales; Picornaviridae; *Enterovirus*; *Enterovirus* B

生物危害程度：第三类

分离时间：2007-09-01

分离地址：中国北京市

分离基物：患者肛拭子

致病名称：心肌炎等

致病对象：人

来源历史：←中国医学科学院医学病原微生物菌（毒）种分中心←中国医学科学院病原微生物研究所

用　　途：科研、教学等科学实验

联系单位：中国医学科学院病原生物学研究所

电子邮箱：CCPM_C@ipbcams.ac.cn

158. 柯萨奇病毒

国家科技资源标识符：CSTR:16698.06.NPRC 2.13.96

平台资源号：NPRC 2.13.96

保藏编号：GDPCC 2.00171

中文名称：柯萨奇病毒 B4 型

外文名称：*Coxsackie virus* B4

分类学地位：Orthornavirae; Pisuviricota; Pisoniviricetes; Picornavirales; Picornaviridae; *Enterovirus*; *Enterovirus* B

生物危害程度：第三类

分离时间：2019-06-10

分离地址：广东省广州市番禺区

分离基物：患者肛拭子

致病名称：手足口病

致病对象：人

来源历史：←广东省人间传染的病原微生物菌（毒）种保藏中心←广东省疾病预防控制中心

用　　途：传染病病原监测和溯源

联系单位：广东省疾病预防控制中心病原微生物检验所

电子邮箱：sjkzx_wjs@gd.gov.cn

十四、肠道病毒

159. 肠道病毒

国家科技资源标识符：CSTR:16698.06.NPRC 2.5.37

平台资源号：NPRC 2.5.37

保藏编号：CAMS-CCPM-C-Ⅲ-002 001

中文名称：肠道病毒 A71 型

外文名称：*Enterovirus* A71

分类学地位：Orthornavirae; Pisuviricota; Pisoniviricetes; Picornavirales; Picornaviridae; *Enterovirus*; *Enterovirus* A

生物危害程度：第三类

分离时间：2007-09-01

分离地址：中国广东省深圳市

分离基物：患者肛拭子

致病名称：人手足口病

致病对象：人

来源历史：←中国医学科学院病原微生物菌（毒）种保藏中心医学病原微生物菌（毒）种保藏分中心←中国医学科学院病原微生物研究所←深圳市第三人民医院

用　　途：科研、教学等科学实验

联系单位：中国医学科学院病原生物学研究所

电子邮箱：CCPM_C@ipbcams.ac.cn

病

毒

160. 肠道病毒

国家科技资源标识符：CSTR:16698.06.NPRC 2.13.76

平台资源号：NPRC 2.13.76

保藏编号：GDPCC 2.00156

中文名称：人肠道病毒 A71 型

外文名称：*Human enterovirus* A71

分类学地位：Orthornavirae; Pisuviricota; Pisoniviricetes; Picornavirales; Picornaviridae; *Enterovirus*; *Enterovirus* A

生物危害程度：第三类

分离时间：2019-04-12

分离地址：广东省广州市番禺区

分离基物：患者粪便

致病名称：手足口病

致病对象：人

来源历史：←广东省人间传染的病原微生物菌（毒）种保藏中心←广东省疾病预防控制中心

用　　途：传染病病原监测和溯源

联系单位：广东省疾病预防控制中心病原微生物检验所

电子邮箱：sjkzx_wjs@gd.gov.cn

161. 肠道病毒

国家科技资源标识符：CSTR:16698.06.NPRC 2.13.77

平台资源号：NPRC 2.13.77

保藏编号：GDPCC 2.00157

中文名称：人肠道病毒 A71 型

外文名称：*Human enterovirus* A71

分类学地位：Orthornavirae; Pisuviricota; Pisoniviricetes; Picornavirales; Picornaviridae; *Enterovirus*; *Enterovirus* A

生物危害程度：第三类

分离时间：2019-04-09

分离地址：广东省广州市番禺区

分离基物：患者粪便

致病名称：手足口病

致病对象：人

来源历史：←广东省人间传染的病原微生物菌（毒）种保藏中心←广东省疾病预防控制中心

用　　途：传染病病原监测和溯源

联系单位：广东省疾病预防控制中心病原微生物检验所

电子邮箱：sjkzx_wjs@gd.gov.cn

162. 肠道病毒

国家科技资源标识符：CSTR:16698.06.NPRC 2.13.78

平台资源号：NPRC 2.13.78

保藏编号：GDPCC 2.00158

中文名称：人肠道病毒 A71 型

外文名称：*Human enterovirus* A71

分类学地位：Orthornavirae; Pisuviricota; Pisoniviricetes; Picornavirales; Picornaviridae; *Enterovirus*; *Enterovirus* A

生物危害程度：第三类

分离时间：2019-04-10

分离地址：广东省广州市番禺区

分离基物：患者粪便

致病名称：手足口病

致病对象：人

来源历史：←广东省人间传染的病原微生物菌（毒）种保藏中心←广东省疾病预防控制中心

用　　途：传染病病原监测和溯源

联系单位：广东省疾病预防控制中心病原微生物检验所

电子邮箱：sjkzx_wjs@gd.gov.cn

163. 肠道病毒

国家科技资源标识符：CSTR:16698.06.NPRC 2.13.79

平台资源号：NPRC 2.13.79

保藏编号：GDPCC 2.00159

中文名称：人肠道病毒 A71 型

外文名称：*Human enterovirus* A71

分类学地位：Orthornavirae; Pisuviricota; Pisoniviricetes; Picornavirales; Picornaviridae; *Enterovirus*; *Enterovirus* A

生物危害程度：第三类

分离时间：2019-04-09

分离地址：广东省广州市番禺区

分离基物：患者肛拭子

致病名称：手足口病

致病对象：人

来源历史：←广东省人间传染的病原微生物菌（毒）种保藏中心←广东省疾病预防控制中心

用　　途：传染病病原监测和溯源

联系单位：广东省疾病预防控制中心病原微生物检验所

电子邮箱：sjkzx_wjs@gd.gov.cn

164. 肠道病毒

国家科技资源标识符：CSTR:16698.06.NPRC 2.13.80

平台资源号：NPRC 2.13.80

保藏编号：GDPCC 2.00160

中文名称：人肠道病毒 A71 型

外文名称：*Human enterovirus* A71

分类学地位：Orthornavirae; Pisuviricota; Pisoniviricetes; Picornavirales; Picornaviridae; *Enterovirus*; *Enterovirus* A

生物危害程度：第三类

分离时间：2019-05-03

分离地址：广东省广州市番禺区

分离基物：患者粪便

致病名称：手足口病

致病对象：人

来源历史：←广东省人间传染的病原微生物菌（毒）种保藏中心←广东省疾病预防控制中心

用　　途：传染病病原监测和溯源

联系单位：广东省疾病预防控制中心病原微生物检验所

电子邮箱：sjkzx_wjs@gd.gov.cn

165. 肠道病毒

国家科技资源标识符：CSTR:16698.06.NPRC 2.13.81

平台资源号：NPRC 2.13.81

保藏编号：GDPCC 2.00161

中文名称：人肠道病毒 A71 型

外文名称：*Human enterovirus* A71

分类学地位：Orthornavirae; Pisuviricota; Pisoniviricetes; Picornavirales; Picornaviridae; *Enterovirus*; *Enterovirus* A

生物危害程度：第三类

分离时间：2019-05-06

分离地址：广东省广州市番禺区

分离基物：患者粪便

致病名称：手足口病

致病对象：人

来源历史：←广东省人间传染的病原微生物菌（毒）种保藏中心←广东省疾病预防控制中心

用　　途：传染病病原监测和溯源

联系单位：广东省疾病预防控制中心病原微生物检验所

电子邮箱：sjkzx_wjs@gd.gov.cn

166. 肠道病毒

国家科技资源标识符：CSTR:16698.06.NPRC 2.13.82

平台资源号：NPRC 2.13.82

保藏编号：GDPCC 2.00162

中文名称：人肠道病毒 A71 型

外文名称：*Human enterovirus* A71

分类学地位：Orthornavirae; Pisuviricota; Pisoniviricetes; Picornavirales; Picornaviridae; *Enterovirus*; *Enterovirus* A

病

毒

生物危害程度：第三类

分离时间：2019-06-14

分离地址：广东省广州市番禺区

分离基物：患者肛拭子

致病名称：手足口病

致病对象：人

来源历史：←广东省人间传染的病原微生物菌
（毒）种保藏中心←广东省疾病预防
控制中心

用　　途：传染病病原监测和溯源

联系单位：广东省疾病预防控制中心病原微生物
检验所

电子邮箱：sjkzx_wjs@gd.gov.cn

167. 肠道病毒

国家科技资源标识符：CSTR:16698.06.NPRC 2.13.91

平台资源号：NPRC 2.13.91

保藏编号：GDPCC 2.00181

中文名称：人肠道病毒 A71 型

外文名称：*Human enterovirus* A71

分类学地位：Orthornavirae; Pisuviricota; Pisonivir-
icetes; Picornavirales; Picornaviridae;
Enterovirus; *Enterovirus* A

生物危害程度：第三类

分离时间：2018-05-21

分离地址：广东省广州市番禺区

分离基物：患者粪便

致病名称：手足口病

致病对象：人

来源历史：←广东省人间传染的病原微生物菌
（毒）种保藏中心←广东省疾病预防
控制中心

用　　途：传染病病原监测和溯源

联系单位：广东省疾病预防控制中心病原微生物
检验所

电子邮箱：sjkzx_wjs@gd.gov.cn

168. 肠道病毒

国家科技资源标识符：CSTR:16698.06.NPRC 2.7.17

平台资源号：NPRC 2.7.17

保藏编号：CCPM（A)-V-040301

中文名称：肠道病毒 A71-HP 型

外文名称：*Enterovirus* A71-HP

分类学地位：Riboviria; Orthornavirae; Pisuviricota;
Pisoniviricetes; Picornavirales; *Picor-
naviridae*; *Enterovirus*; *Enterovirus* A

生物危害程度：第三类

分离时间：2008-01-01

分离地址：中国安徽省阜阳市

分离基物：患者粪便

致病名称：手足口病、中枢神经系统感染

致病对象：人

来源历史：←中国医学科学院病原微生物菌（毒）
种保藏中心药用微生物相关菌（毒）
种保藏分中心←中国医学科学院医药
生物技术研究所

用　　途：药物研发

联系单位：中国医学科学院医药生物技术研究所

电子邮箱：camskladr@imb.pumc.edu.cn

169. 肠道病毒

国家科技资源标识符：CSTR:16698.06.NPRC 2.7.18

平台资源号：NPRC 2.7.18

保藏编号：CCPM（A)-V-040401

中文名称：肠道病毒 A71-CCA 型

外文名称：*Enterovirus* A71-CCA

分类学地位：Riboviria; Orthornavirae; Pisuviricota;
Pisoniviricetes; Picornavirales; *Picor-
naviridae*; *Enterovirus*; *Enterovirus* A

生物危害程度：第三类

分离时间：2015-01-01

分离地址：中国北京市

分离基物：细胞培养物

致病名称：未知

致病对象：人

来源历史：←中国医学科学院病原微生物菌（毒）种保藏中心药用微生物相关菌（毒）种保藏分中心←中国医学科学院医药生物技术研究所

用　　途：药物研发

联系单位：中国医学科学院医药生物技术研究所

电子邮箱：camskladr@imb.pumc.edu.cn

170. 肠道病毒

国家科技资源标识符：CSTR:16698.06.NPRC 2.7.19

平台资源号：NPRC 2.7.19

保藏编号：CCPM（A)-V-040501

中文名称：肠道病毒 A71-HP(L329P) 型

外文名称：*Enterovirus* A71-HP(L329P)

分类学地位：Riboviria; Orthornavirae; Pisuviricota; Pisoniviricetes; Picornavirales; *Picornaviridae*; *Enterovirus*; Enterovirus A

生物危害程度：第三类

分离时间：2015-01-01

分离地址：中国北京市

分离基物：细胞培养物

致病名称：未知

致病对象：人

来源历史：←中国医学科学院病原微生物菌（毒）种保藏中心药用微生物相关菌（毒）种保藏分中心←中国医学科学院医药生物技术研究所

用　　途：药物研发

联系单位：中国医学科学院医药生物技术研究所

电子邮箱：camskladr@imb.pumc.edu.cn

171. 肠道病毒

国家科技资源标识符：CSTR:16698.06.NPRC 2.7.20

平台资源号：NPRC 2.7.20

保藏编号：CCPM（A)-V-040601

中文名称：肠道病毒 A71-HP(A672T) 型

外文名称：*Enterovirus* A71-HP(A672T)

分类学地位：Riboviria; Orthornavirae; Pisuviricota; Pisoniviricetes; Picornavirales; *Picornaviridae*; *Enterovirus*; Enterovirus A

生物危害程度：第三类

分离时间：2015-01-01

分离地址：中国北京市

分离基物：细胞培养物

致病名称：未知

致病对象：人

来源历史：←中国医学科学院病原微生物菌（毒）种保藏中心药用微生物相关菌（毒）种保藏分中心←中国医学科学院医药生物技术研究所

用　　途：药物研发

联系单位：中国医学科学院医药生物技术研究所

电子邮箱：camskladr@imb.pumc.edu.cn

172. 肠道病毒

国家科技资源标识符：CSTR:16698.06.NPRC 2.7.21

平台资源号：NPRC 2.7.21

保藏编号：CCPM（A)-V-040701

中文名称：肠道病毒 A71-CCA(P329L) 型

外文名称：*Enterovirus* A71-CCA(P329L)

分类学地位：Riboviria; Orthornavirae; Pisuviricota; Pisoniviricetes; Picornavirales; *Picornaviridae*; *Enterovirus*; Enterovirus A

生物危害程度：第三类

分离时间：2015-01-01

分离地址：中国北京市

分离基物：细胞培养物

致病名称：未知

致病对象：人

来源历史：←中国医学科学院病原微生物菌（毒）种保藏中心药用微生物相关菌（毒）种保藏分中心←中国医学科学院医药

病毒

生物技术研究所

用　　途：药物研发

联系单位：中国医学科学院医药生物技术研究所

电子邮箱：camskladr@imb.pumc.edu.cn

173. 肠道病毒

国家科技资源标识符：CSTR:16698.06.NPRC 2.5.39

平台资源号：NPRC 2.5.39

保藏编号：CAMS-CCPM-C-Ⅲ-002 003

中文名称：肠道病毒 EV68 型

外文名称：*Enterovirus* EV68

分类学地位：Orthornavirae; Pisuviricota; Pisoniviricetes; Picornavirales; Picornaviridae; *Enterovirus*; *Enterovirus* D

生物危害程度：第三类

分离时间：2012-07-16

分离地址：中国北京市

分离基物：患者肛拭子

致病名称：呼吸道疾病

致病对象：人

来源历史：←中国医学科学院病原微生物菌（毒）种保藏中心医学病原微生物菌（毒）种保藏分中心←中国医学科学院病原微生物研究所

用　　途：科研、教学等科学实验

联系单位：中国医学科学院病原生物学研究所

电子邮箱：CCPM_C@ipbcams.ac.cn

174. 肠道病毒

国家科技资源标识符：CSTR:16698.06.NPRC 2.5.40

平台资源号：NPRC 2.5.40

保藏编号：CAMS-CCPM-C-Ⅲ-002 004

中文名称：肠道病毒 E4 型

外文名称：*Enterovirus* E4

分类学地位：Orthornavirae; Pisuviricota; Pisoniviricetes; Picornavirales; Picornaviridae; *Enterovirus*; *Enterovirus* E

生物危害程度：第三类

分离时间：2018-11-15

分离地址：中国云南省瑞丽市

分离基物：患者血清

致病名称：手足口病

致病对象：人

来源历史：←中国医学科学院病原微生物菌（毒）种保藏中心医学病原微生物菌（毒）种保藏分中心←中国医学科学院病原微生物研究所

用　　途：科研、教学等科学实验

联系单位：中国医学科学院病原生物学研究所

电子邮箱：CCPM_C@ipbcams.ac.cn

十五、埃可病毒

175. 埃可病毒

国家科技资源标识符：CSTR:16698.06.NPRC 2.13.92

平台资源号：NPRC 2.13.92

保藏编号：GDPCC 2.00164

中文名称：人埃可病毒 11 型

外文名称：*Human echovirus* 11

分类学地位：Orthornavirae; Pisuviricota; Pisoniviricetes; Picornavirales; Picornaviridae; *Enterovirus*; *Enterovirus* B

生物危害程度：第三类

分离时间：2019-07-01

分离地址：广东省广州市番禺区

分离基物：患者肛拭子

致病名称：手足口病

致病对象：人

来源历史：←广东省人间传染的病原微生物菌（毒）种保藏中心←广东省疾病预防控制中心

用　　途：传染病病原监测和溯源

联系单位：广东省疾病预防控制中心病原微生物
检验所

电子邮箱：sjkzx_wjs@gd.gov.cn

176. 埃可病毒

国家科技资源标识符：CSTR:16698.06.NPRC 2.13.93

平台资源号：NPRC 2.13.93

保藏编号：GDPCC 2.00167

中文名称：人埃可病毒 11 型

外文名称：*Human echovirus* 11

分类学地位：Orthornavirae; Pisuviricota; Pisoniviricetes; Picornavirales; Picornaviridae; *Enterovirus*; *Enterovirus* B

生物危害程度：第三类

分离时间：2019-09-16

分离地址：广东省广州市番禺区

分离基物：患者肛拭子

致病名称：手足口病

致病对象：人

来源历史：←广东省人间传染的病原微生物菌
（毒）种保藏中心←广东省疾病预防
控制中心

用　　途：传染病病原监测和溯源

联系单位：广东省疾病预防控制中心病原微生物
检验所

电子邮箱：sjkzx_wjs@gd.gov.cn

177. 埃可病毒

国家科技资源标识符：CSTR:16698.06.NPRC 2.13.94

平台资源号：NPRC 2.13.94

保藏编号：GDPCC 2.00169

中文名称：人埃可病毒 18 型

外文名称：*Human echovirus* 18

分类学地位：Orthornavirae; Pisuviricota; Pisoniviricetes; Picornavirales; Picornaviridae; *Enterovirus*; *Enterovirus* B

生物危害程度：第三类

分离时间：2019-05-12

分离地址：广东省广州市番禺区

分离基物：患者肛拭子

致病名称：手足口病

致病对象：人

来源历史：←广东省人间传染的病原微生物菌
（毒）种保藏中心←广东省疾病预防
控制中心

用　　途：传染病病原监测和溯源

联系单位：广东省疾病预防控制中心病原微生物
检验所

电子邮箱：sjkzx_wjs@gd.gov.cn

178. 埃可病毒

国家科技资源标识符：CSTR:16698.06.NPRC 2.13.95

平台资源号：NPRC 2.13.95

保藏编号：GDPCC 2.00170

中文名称：人埃可病毒 18 型

外文名称：*Human echovirus* 18

分类学地位：Orthornavirae; Pisuviricota; Pisoniviricetes; Picornavirales; Picornaviridae; *Enterovirus*; *Enterovirus* B

生物危害程度：第三类

分离时间：2019-06-15

分离地址：广东省广州市番禺区

分离基物：患者肛拭子

致病名称：手足口病

致病对象：人

来源历史：←广东省人间传染的病原微生物菌
（毒）种保藏中心←广东省疾病预防
控制中心

用　　途：传染病病原监测和溯源

联系单位：广东省疾病预防控制中心病原微生物
检验所

电子邮箱：sjkzx_wjs@gd.gov.cn

病

毒

179. 埃可病毒

国家科技资源标识符：CSTR:16698.06.NPRC 2.13.97

平台资源号：NPRC 2.13.97

保藏编号：GDPCC 2.00172

中文名称：人埃可病毒 18 型

外文名称：*Human echovirus* 18

分类学地位：Orthornavirae; Pisuviricota; Pisoniviricetes; Picornavirales; Picornaviridae; *Enterovirus*; *Enterovirus* B

生物危害程度：第三类

分离时间：2019-06-10

分离地址：广东省广州市番禺区

分离基物：患者肛拭子

致病名称：手足口病

致病对象：人

来源历史：←广东省人间传染的病原微生物菌（毒）种保藏中心←广东省疾病预防控制中心

用　　途：传染病病原监测和溯源

联系单位：广东省疾病预防控制中心病原微生物检验所

电子邮箱：sjkzx_wjs@gd.gov.cn

180. 埃可病毒

国家科技资源标识符：CSTR:16698.06.NPRC 2.13.98

平台资源号：NPRC 2.13.98

保藏编号：GDPCC 2.00173

中文名称：人埃可病毒 25 型

外文名称：*Human echovirus* 25

分类学地位：Orthornavirae; Pisuviricota; Pisoniviricetes; Picornavirales; Picornaviridae; *Enterovirus*; *Enterovirus* B

生物危害程度：第三类

分离时间：2019-05-30

分离地址：广东省广州市番禺区

分离基物：患者肛拭子

致病名称：手足口病

致病对象：人

来源历史：←广东省人间传染的病原微生物菌（毒）种保藏中心←广东省疾病预防控制中心

用　　途：传染病病原监测和溯源

联系单位：广东省疾病预防控制中心病原微生物检验所

电子邮箱：sjkzx_wjs@gd.gov.cn

181. 埃可病毒

国家科技资源标识符：CSTR:16698.06.NPRC 2.13.99

平台资源号：NPRC 2.13.99

保藏编号：GDPCC 2.00174

中文名称：人埃可病毒 18 型

外文名称：*Human echovirus* 18

分类学地位：Orthornavirae; Pisuviricota; Pisoniviricetes; Picornavirales; Picornaviridae; *Enterovirus*; *Enterovirus* B

生物危害程度：第三类

分离时间：2019-05-25

分离地址：广东省广州市番禺区

分离基物：患者粪便

致病名称：手足口病

致病对象：人

来源历史：←广东省人间传染的病原微生物菌（毒）种保藏中心←广东省疾病预防控制中心

用　　途：传染病病原监测和溯源

联系单位：广东省疾病预防控制中心病原微生物检验所

电子邮箱：sjkzx_wjs@gd.gov.cn

182. 埃可病毒

国家科技资源标识符：CSTR:16698.06.NPRC 2.13.100

平台资源号：NPRC 2.13.100

保藏编号：GDPCC 2.00175

中文名称：人埃可病毒 7 型

外文名称：*Human echovirus* 7

分类学地位：Orthornavirae; Pisuviricota; Pisonivir-
icetes; Picornavirales; Picornaviridae;
Enterovirus; Enterovirus B

生物危害程度：第三类

分离时间：2019-07-16

分离地址：广东省广州市番禺区

分离基物：患者肛拭子

致病名称：手足口病

致病对象：人

来源历史：←广东省人间传染的病原微生物菌
（毒）种保藏中心←广东省疾病预防
控制中心

用　　途：传染病病原监测和溯源

联系单位：广东省疾病预防控制中心病原微生物
检验所

电子邮箱：sjkzx_wjs@gd.gov.cn

183. 埃可病毒

国家科技资源标识符：CSTR:16698.06.NPRC 2.13.101

平台资源号：NPRC 2.13.101

保藏编号：GDPCC 2.00176

中文名称：人埃可病毒 7 型

外文名称：*Human echovirus* 7

分类学地位：Orthornavirae; Pisuviricota; Pisonivir-
icetes; Picornavirales; Picornaviridae;
Enterovirus; Enterovirus B

生物危害程度：第三类

分离时间：2019-07-23

分离地址：广东省广州市番禺区

分离基物：患者肛拭子

致病名称：手足口病

致病对象：人

来源历史：←广东省人间传染的病原微生物菌
（毒）种保藏中心←广东省疾病预防
控制中心

用　　途：传染病病原监测和溯源

联系单位：广东省疾病预防控制中心病原微生物
检验所

电子邮箱：sjkzx_wjs@gd.gov.cn

十六、鼻病毒

184. 鼻病毒

国家科技资源标识符：CSTR:16698.06.NPRC 2.3.388

平台资源号：NPRC 2.3.388

保藏编号：CHPC 2.7.7.BJXC/21/001.22

中文名称：鼻病毒 / 北京西城 /2021

外文名称：*Rhinovirus*/Beijing-Xicheng/2021

分类学地位：Orthornavirae; Pisuviricota; Pisonivir-
icetes; Picornavirales; Picornaviridae;
Enterovirus; Human Rhinovirus

生物危害程度：第三类

分离时间：2021-07-06

分离地址：中国北京市西城区

分离基物：患者咽拭子

致病名称：呼吸道感染

致病对象：人

来源历史：←中国疾病预防控制中心病原微生物
菌（毒）种保藏中心病毒病所分中心
←中国疾病预防控制中心病毒病预防
控制所病毒资源中心

用　　途：传染病病原监测和溯源

联系单位：中国疾病预防控制中心病毒病预防控
制所

电子邮箱：chpcnet@ivdc.chinacdc.cn

185. 人鼻病毒

国家科技资源标识符：CSTR:16698.06.NPRC 2.5.25

平台资源号：NPRC 2.5.25

保藏编号：CAMS-CCPM-C- Ⅲ -003

病

毒

中文名称：人鼻病毒 16 型

外文名称：*Adenovirus* 16

分类学地位：Bamfordvirae; Preplasmiviricota; Tectiliviricetes; Rowavirales; Adenoviridae; *Mastadenovirus*; *Human mastadenovirus* B

生物危害程度：第三类

分离时间：未知

分离地址：中国北京市

分离基物：患者咽拭子

致病名称：呼吸道感染

致病对象：人

来源历史：←中国医学科学院病原微生物菌（毒）种保藏中心医学病原微生物菌（毒）种保藏分中心←中国医学科学院病原微生物研究所

用　　途：科研、教学等科学实验

联系单位：中国医学科学院病原生物学研究所

电子邮箱：CCPM_C@ipbcams.ac.cn